JN304801

新装版

技工に強くなる本 上

監著：田村勝美
著者：久野富雄／佐々木雅史／
陸 誠／土師幸典／佐藤幸司

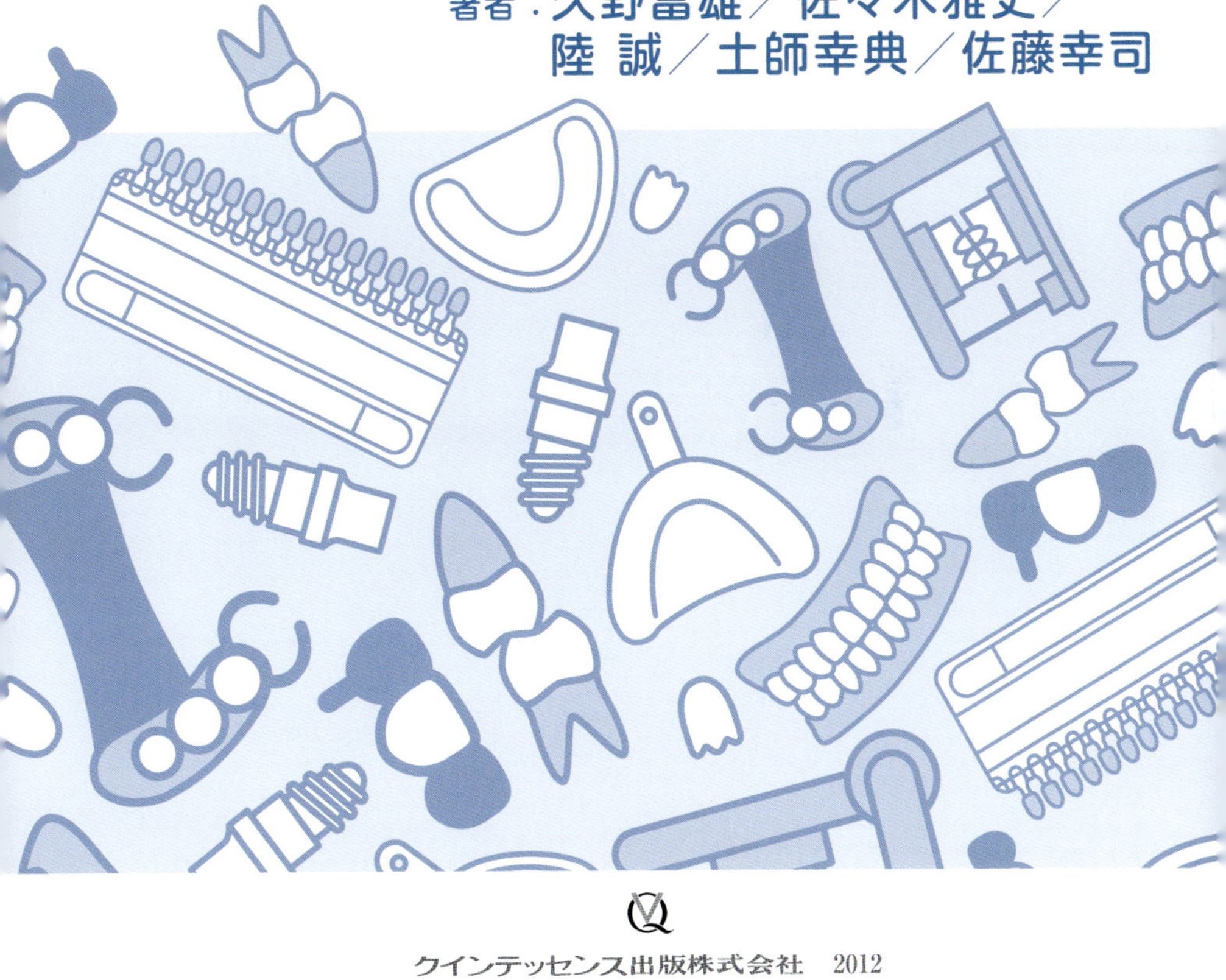

クインテッセンス出版株式会社　2012
Tokyo, Berlin, Chicago, London, Paris, Barcelona, Istanbul, Milano, São Paulo, Moscow, Prague, Warsaw,
Delhi, Beijing, Bukarest, and Singapore

はじめに

歯科医学の進歩は目覚ましく、今は新しかったものが数年後には古くなり、今後どのような新技術が誕生するか予想もできない状況です。当然、われわれが携わっている歯科技工の分野も例外ではありません。一例を挙げると　前回の「技工に強くなる本」が発刊されて、30年近い年月が過ぎましたが、その時代の歯科技工のなかで、とくにセラミック修復物製は、今日のようにＣＡＤ／ＣＡＭが普及し、当たり前のように使いこなされることは誰も想像していませんでした。

実は、当時からＣＡＤ／ＣＡＭの技術を歯科に転用させようという研究はなされてはいましたが、同じ型の物を大量生産する一般工業界とは異なり、歯科の場合は1つとして同じ型、大きさはないということで、ＣＡＤ／ＣＡＭの研究に対して懐疑的な意見がありました。しかし、ＣＡＤ／ＣＡＭの歯科への転用の研究は日々少しずつ進められ、今ではその適合精度には目を見張るものとなりました。

もし皆さんのなかで歯科技工技術は成熟し、今は新しいものはないと思っている人がいるなら、それは大きな錯覚です。技術の新しい変化はある日突然やってくるものではなく、実際には、徐々にではありますが、その変化は進んでいるのです。突然と思われる大きな変化に驚かされるということは、毎日起こっていた小さな変化に気づかなかったからにほかならないのです。「技術的進歩は永続的」なのです。

福沢諭吉は「学問のすすめ」のなかで、「活用なき学問は無学に等し」と言っています。この言葉の説明に以下のことが書かれています。「文字は学問をするための道具にて、譬《たと》えば家を建つるに槌鋸《つちのこぎり》の入用なるが如し。槌鋸は普請に欠くべかる道具なれども、その道具の名を知るのみにて家を建つることを知らざる者は、これを大工というべからず。正しくこの訳にて、文字を読むことのみを知って物事の道理を弁えざる者は・・・」。

つまり知識はあっても、実務に携わらなければ、何もしないことと同じだということでしょう。われわれが従事する歯科技工もさまざまな補綴物を製作するのが本分で、卓上の学問だけでは成り立たちません。そのためには日々の技術的進歩を知り、またそれを実務に取り入れていくとこが必要なのです。われわれ歯科技工士というプロフェッションのなかで生き残るためには基礎技術をしっかり身につけ、つねにトレーニングを怠らず、知識をリフレッシュする必要があるのです。

そのために本書は上巻に咬合、クラウン・ブリッジ、パーシャルデンチャー、下巻にセラミックレストレーション、コンプリートデンチャー、インプラント技工と6つの分野について、それをもっとも得意とする著者たちに最新の実務について執筆してもらいました。

本書が若手の歯科技工士の技術向上に少しでも貢献できれば、著者一同無上の喜びとするところです。

２０１２年３月

著者を代表して　田村勝美

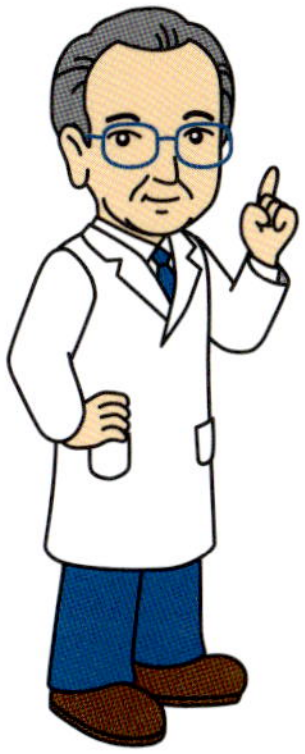

監著者略歴

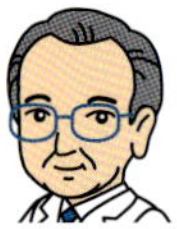

田村勝美（たむら　かつみ）

1968年　九州歯科技工専門学校卒業、同校講師
1970年　同校教務主任
1971年　南カルフォルニア大学歯学部補綴学主任教授
　　　　Henry N Yamadaに師事
1974年　国際デンタルアカデミー技術部長
1981年　国際デンタルアカデミー副所長・同ラボテックスクール校長
2005年　総合歯科補綴研究所／㈲ハイテック・デント設立
　　　　デンタルヘルスアソシエート（DHA）技工担当講師
現　在　総合歯科補綴研究所／㈲ハイテック・デント代表取締役社長、日本顎咬合学会評議員

●所属学会など
日本顎咬合学会

主な著書として「咬合面ワクシングガイド（共著・クインテッセンス出版）」「アトラス歯科技工大系（同）」「技工に強くなる本（同）」「ルネッサンス・クラウン（同）」などがある。

著者略歴

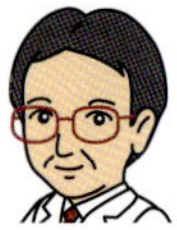

久野富雄（くの　とみお）

1973年　日本大学歯学部付属歯科技工士学校卒業
1975年　株式会社ジョエル設立
1977年　国際デンタルアカデミー卒業
1985年　日本歯科技工士会認定講師、日本歯科技工士会生涯研修講師
1993年　東海歯科医療専門学校非常勤講師
1996年　日本歯科技工士会学術部員、無名会会長
2008年　愛知県歯科技工士会専務理事
現　在　株式会社ジョエル代表取締役社長

●所属学会など
日本歯科技工士会、日本歯科技工学会、日本歯科審美学会、日本口腔インプラント学会、日本歯科管理学会、日本チタン学会、無名会、臨床咬合研究会

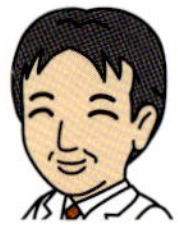

佐々木雅史（ささき　まさし）

1987年　新大阪歯科技工士専門学校卒業
1987年　河本デンチャー歯研株式会社入社
1991年　佐々木歯研設立
1996年　株式会社ツヤデンタル設立
現　在　株式会社ツヤデンタル代表取締役社長

●所属学会など
臨床咬合研究会、WAの会、FOX、日本顎咬合学会

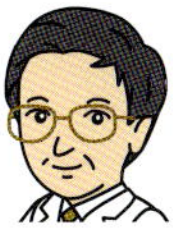

陸　誠（くが　まこと）

1978年　大阪歯科学院専門学校卒業
1978年　株式会社クワタパンデント入社
1983年　株式会社コアデンタルラボ横浜入社
1988年　日本歯科技工士会認定講師
2006年　株式会社コアデンタルラボ横浜専務取締役
現　在　株式会社コアデンタルラボ横浜代表取締役社長

●所属学会など
日本歯科技工士会、日本歯科技工学会、日本補綴歯科学会、日本歯科審美学会、日本チタン学会、東京S.J.C.D

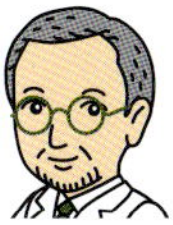

土師幸典（はぜ　ゆきのり）

1973年　大阪歯科大学歯科技工士専門学校卒業
1974年　同校専攻科卒業
1981年　国際デンタルアカデミー研修コース修了
1982年　有限会社ハゼ・デンタル開設
1989年　クラレメディカル技工情報サービス主幹
1994年　日本歯科技工士会生涯研修認定講師
現　在　有限会社ハゼ・デンタル代表取締役

●所属学会など
日本歯科技工士会、日本顎咬合学会、日本歯科審美学会

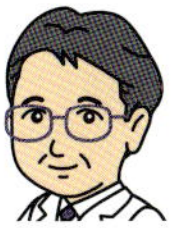

佐藤幸司（さとう　こうじ）

1975年　大分県歯科技術専門学校卒業（納富哲夫先生に師事）
1985年　佐藤補綴研究室開設、日本歯科技工士会生涯研修認定講師
1990年　名古屋市立大学医学部第一解剖学教室研究員
1996年　愛知医科大学病院歯科口腔外科非常勤
2003年　明倫短期大学臨床教授
2009年　台北医学大学口腔医学院臨床教授
2010年　大阪大学歯学部付属病院招聘教員
現　在　佐藤補綴研究室代表、日本歯科技工学会理事、明倫短期大学臨床教授

●所属学会など
日本歯科技工士会、日本歯科技工学会

■上記以外に原稿を執筆された先生方（五十音順）

浅水広太	井出幹哉	薄井秀敏	川島雄太	京須隆行
齋藤　隆	坂本俊之	滝沢琢也	高橋成経	田中文博
塚田大基	中島康人	橋本章冴	東垣外　英彦	松田永智
松原　功	吉岡雅史			

以上・株式会社コアデンタルラボ横浜

Contents

目次　上巻

第3部 パーシャルデンチャー

目次　下巻（別売）

第6部 インプラント技工

装丁：サン美術印刷株式会社
イラスト：飛田 敏／満田 享

本書の構成

本書は上巻と下巻に分かれています。上巻は「第１部・咬合」から「第３部・パーシャルデンチャー」までを収録しています。「第４部・セラミッククレストレーション」から「第６部・インプラント技工」までは下巻に収録されています。

第1部

咬合

―歯科技工士に必要な咬合の基礎知識―

1　下顎運動の決定要素

補綴物を製作する立場にある歯科技工士にとって咬合に関する問題はつねについてまわるものです。もしあなたが日常の臨床で補綴物、とくに咬合面を回復するとき何の疑問もいだかずに仕事が進んでいると思っているならば、超人的な才能をもった天才か、あるいは、ただ漠然と仕事をこなしているだけでしょう。歯科技工士であればいつもに疑問と闘いながら仕事をしているはずです。

その疑問を少しでもなくすために咬合理論を勉強するのです。歯科技工士の仕事は一般的に咬合器と作業用模型が相手ですから、その補綴物が口腔内で違和感なく機能するためには生体と関連づけた咬合理論を熟知しておく必要があります。

まず、下顎の運動をコントロールしている4つの決定要素について理解しましょう。下顎運動には、機械的な限界を解剖学的に決める解剖学的制御と、筋肉が下顎に活動を起こさせるときの筋機能を支配する生理的制御とに分けられます。

解剖学的制御とは、下顎は逆さにされた三脚のような形状で頭蓋骨から吊り下げられ、三脚のおのおの脚は下顎運動の決定要素を表しています（図1-1）。

それらは、2つの後方決定要素と、1つの前方決定要素からなっていて、後方の決定要素は、左右（I・II）の下顎頭とそれらを結合している靭帯と呼ばれるものです。

この後方の決定要素は下顎運動時の回転と滑走のような幾何学的な要素に分析され、この運動は幾何学的な手段によって計測され、咬合器に再現可能です。下顎運

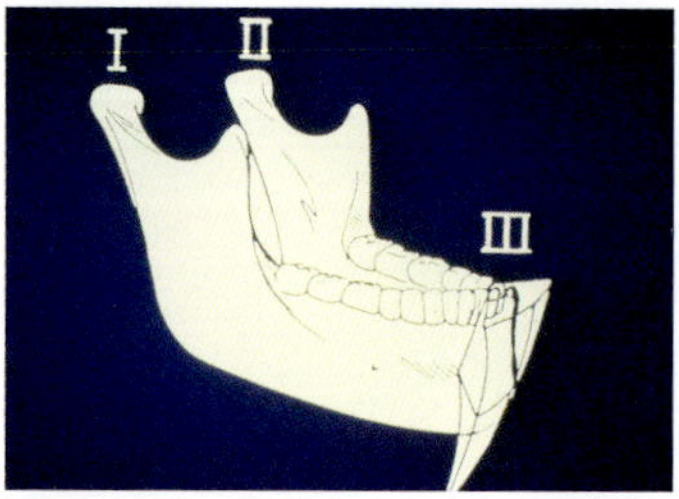

図1-1　I、IIは後方決定要素―顆路（コンダイラーガイダンス）。

動中に後方の決定要素である左右の下顎が示す運動径路のことを「顆路」と呼び、これには個人差があって、この顆路が補綴物咬合面の咬頭傾斜、溝の方向と密接な関係をもっています。

三脚の3番目の脚、つまり咬合の前方決定要素は、前歯誘導路と呼ばれるもので、下顎の偏心運動中に下顎前歯が示す運動径路、通常、切歯点が描く運動径路に代表されるため切歯路と呼ばれていますが、側方運動時の犬歯誘導路を加え、前歯誘導路と呼ばれるようになりました。

この前歯誘導路という言葉は最近では「アンテリアガイダンス」と呼ばれることが多くなっています。このアンテリアガイダンスですが、上下顎前歯の被蓋関係（オーバーバイト、オーバージェット）によって成立します（図1-2）。

アンテリアガイダンスも顆路同様、咬合面形態に大きな影響を与えます。はじめの2つの決定要素は解剖学的に決定されたもので、術者が自由に変えることはできませんが、アンテリアガイダンスは、術者の判断によってある限度内で調節が可能です。

下顎が運動するとき、その運動を起こさせるのは、咀嚼筋で代表されるような筋肉です（図1-3）。しかし実際は歯の位置、咬合面形態、そして歯牙支持組織の状態が下顎運動を決定しているのです。たとえば、前歯の植立状態が口唇、頬、舌の筋肉に対して自分の望むような発音ができるように下顎の運動をプログラミングするのです。

また、咬合面の形態は咀嚼や上下顎歯列の接触に際して歯牙の支持組織にストレスを集中させる特性をもち、それは歯牙の支持組織に影響する力の大きさと方向を

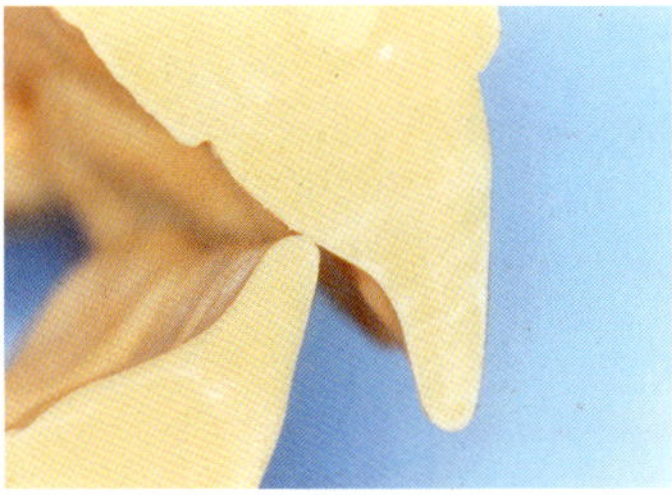

図1-2　アンテリアガイダンスは上下顎前歯の被蓋関係（オーバーバイト、オーバージェット）によって成立する。

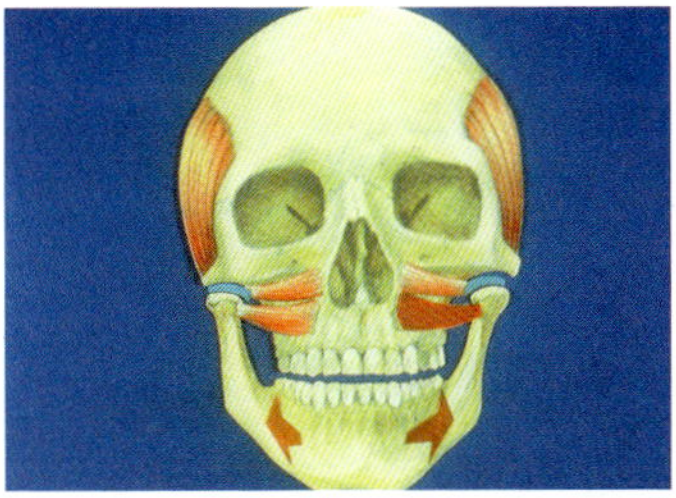

図1-3　下顎が運動するとき、その運動を起こさせるのは咀嚼筋で代表されるような筋である。

決定しています。図1－4は口腔生理学者、河村洋二郎先生（1972）による機能的咬合系の成り立ちを示したものです。神経筋機構によって制御された咀嚼筋群が下顎運動を起こすのです。

しかし、頭蓋に正しく位置づけられた下顎位をもっとも変化させやすいのは歯・歯列なのです。歯は咀嚼筋、歯（歯列）、顎関節の3要素中もっとも不安定な構成要素で、咬耗、傾斜、動揺、歯質崩壊、喪失あるいは不良補綴物などによって正常であった咬合関係は、不正異常になりその影響力は筋群、顎関節に及ぼしてしまいます。つまり歯の嵌合状態によって引き起こされる下顎位の変化に筋群と顎関節は従うしかないのです。

しかし人には個体差があって、その許容の範囲であれば神経筋機構のフィードバックメカニズムにより既存の歯・歯列のもっとも安定する下顎位が学習されて、本人の無意識のうちに顎関節と咀嚼筋がその下顎位を維持するよう順応することができます。もっとも、その許容範囲を超えると機能障害が起こってしまいます。

歯科技工士として認識してほしいことは、安定していた咬合関係を不安定にさせるのは歯・歯列であり自分の製作した不良補綴物が機能障害を起こす可能性があるかもしれないということです。

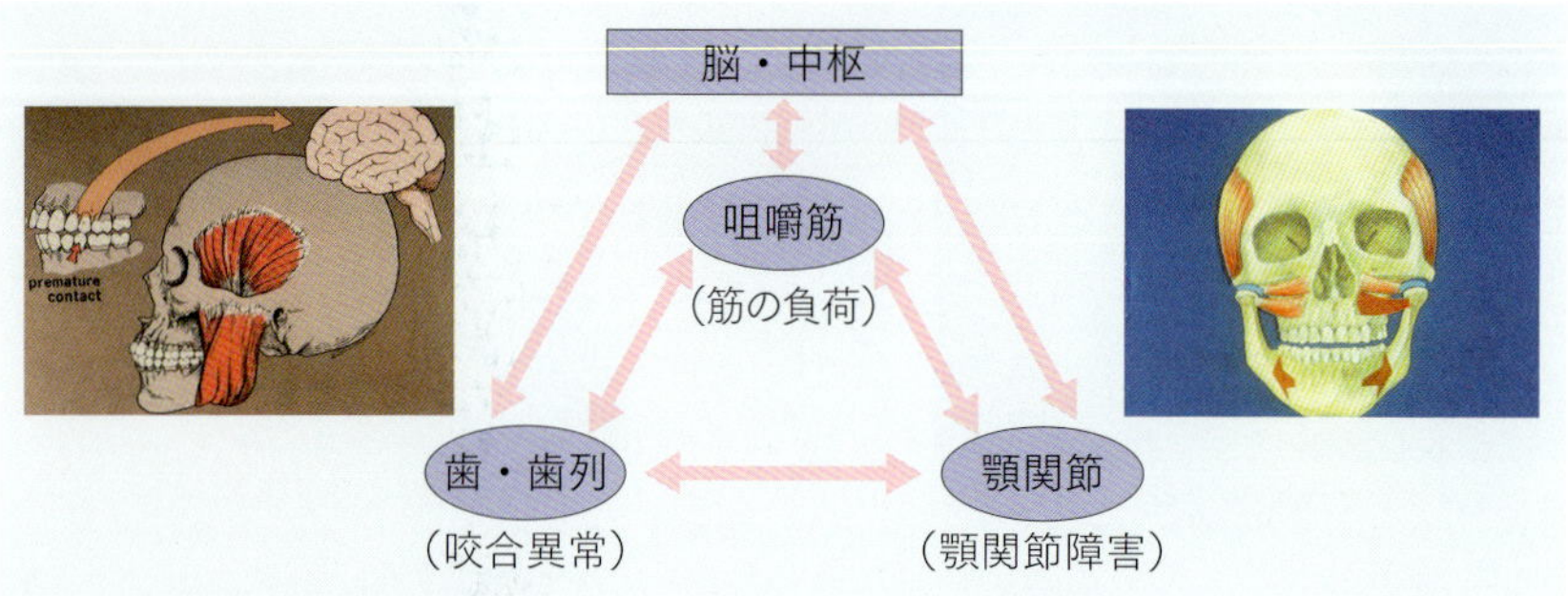

図1-4　機能的咬合系の成り立ち。

2　下顎の基本運動

ここで下顎運動を理解するため、3つの基本運動について説明しましょう。その基本運動とは「開閉運動」「偏心運動（前方運動、側方運動）」です。これらの基本運動を理解すると下顎運動と咬合面の解剖学的形態との相互関係が理解できて、咬頭干渉の少ない機能的咬合面形態を再現できるようになります（詳細は後述）。

1．開閉運動

開閉運動とは、下顎が回転しながら引き下げられたり、引き上げられる運動で下顎が純粋な回転運動を営むとき、左右の下顎頭を水平に結ぶ仮想線上に開閉軸が生じます（図2－1）。とくに下顎が中心位にあるとき発生する開閉軸のことをターミナルヒンジアキシス（終末蝶番軸）と呼んでいますが、この開閉軸の臨床上の重要性はフェイスボウトランスファーを行う際の後方の基準点となることです（図2－2）。開閉軸の計測法には、①目測法と②実測法とがあります。

①の目測法とは解剖学的平均値をもとにして、下顎頭部に設けられた顆頭点を用いる方法です（図2－3）。②の実測法とはヒンジロケーターという装置を用います（図2－4）。測定にはクラッチの内面に既硬性の石膏を盛り、下顎歯列にワセリンなどの分離剤を塗布したのちに固定して、クラッチの柄にアンテリアクロスバーとサイドアームを取り付けます。術者は患者のオトガイ部に手指をあて、下顎を後方の顆頭安定位へ誘導しやすくして、10～13度の範囲で開閉運動を行います。

◆**解剖学的平均値**

①Snowは鼻聴導線上で外耳道の前方の12.5ミリ（1898年）、②Gysiは耳珠上縁との外眼角とを結ぶ線上で、外耳道の前方の13.0ミリ（1910年）、③Honouはフランクフルト平面上で外耳道の前方の12.0ミリとした（1930年）。

◆**基準面**

下顎の運動は三次元的な空間のなかで動いている。この運動を解析するためには基準となる面に投影して互いに直交する3つの軸、あるいは互いに直交する3つの面を定めてその座標で示すのが便利である。

互いに直交する3つの軸を基本軸、互いに直交する3つの面を基準面と呼ぶ。ヒトの運動を解析する場合に用いられる基準面には「前頭面」、「矢状面」、「水平面」がある。

開閉運動

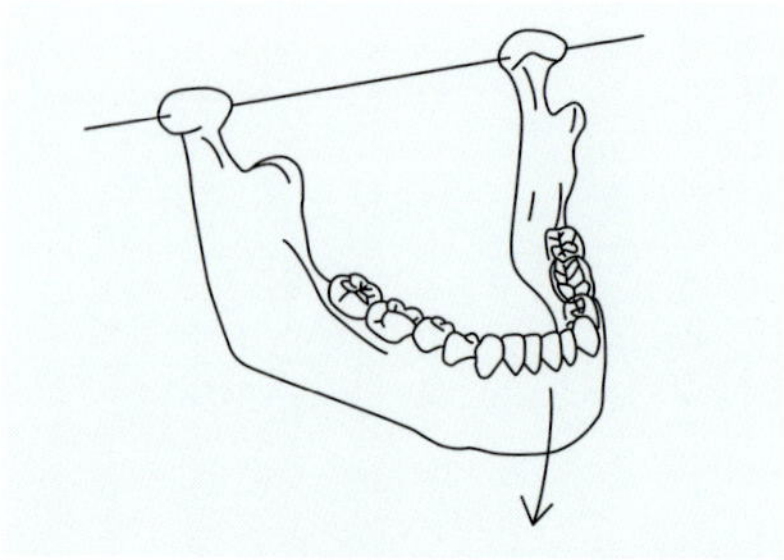

図2-1　下顎が回転運動を営むとき、左右の下顎頭を水平に結ぶ仮想線上に開閉軸が生じる。

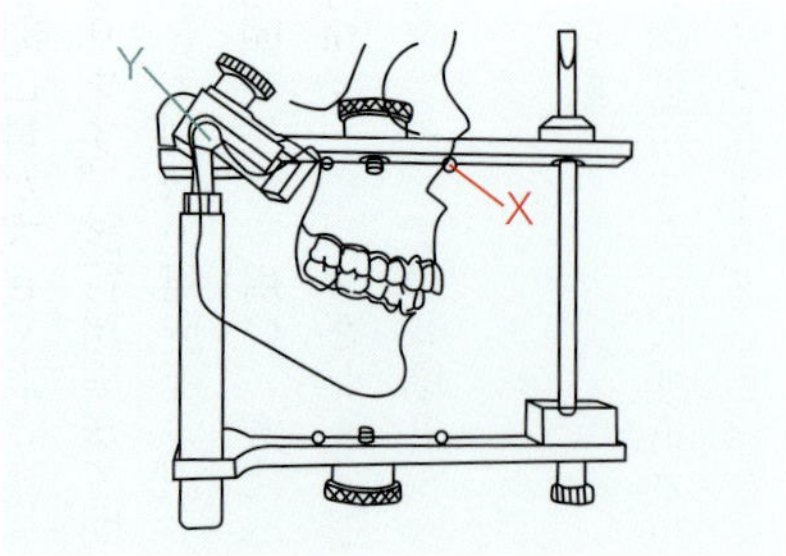

図2-2　この開閉軸は、フェイスボウトランスファーを行う際の後方基準点をとなる。

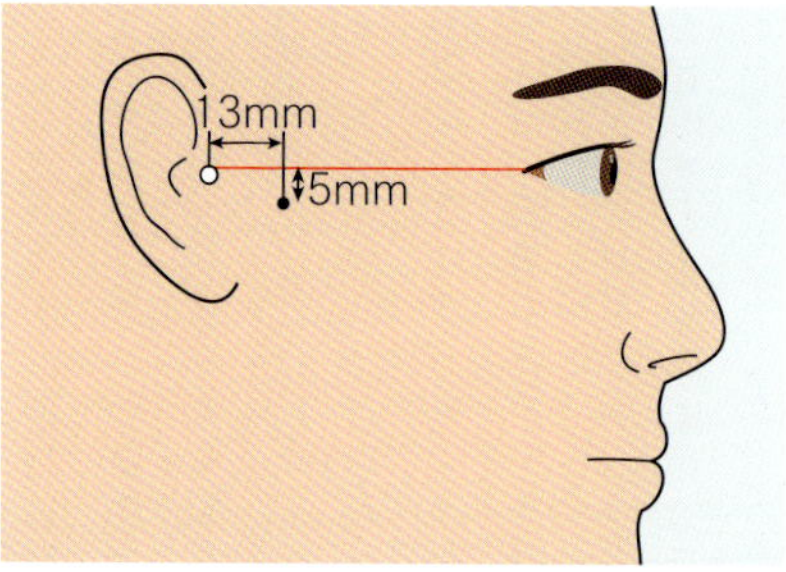

図2-3　平均的顆頭点として、一般的に外耳導上縁から外目角の線上で外耳導の前方12.0～13.0mm、下方5.0mmを用いることが多い。

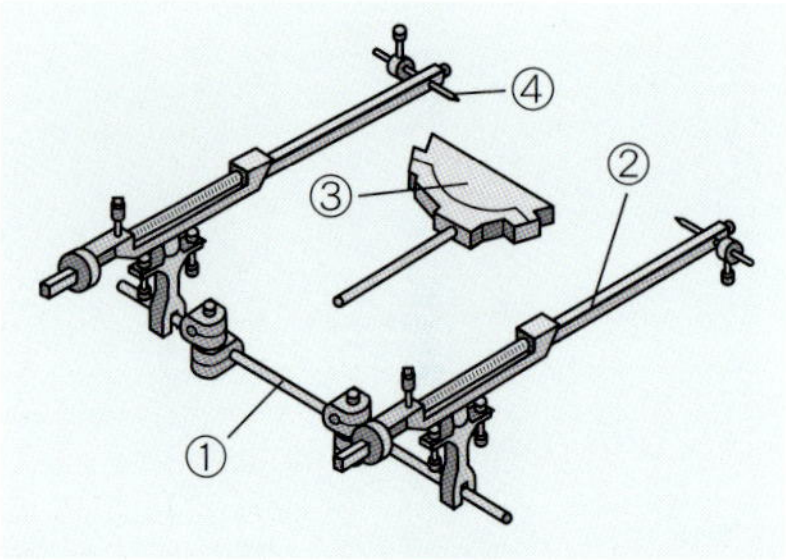

図2-4　ヒンジアキシスの実測法に用いられるヒンジロケーター。①アンテリアクロスバー、②サイドアーム、③クラッチ、④スタイラス。

◆**水平面（Horizontal Plane）**

矢状面と前頭面とに直角に交わる。身体を上下に分かつ水平な面。水平面のうち、前方基準点と左右の後方基準点を含む平面を水平基準点という。

代表的な水平基準面にフランクフルト平面、カンペル平面およびアキシス平面がある。下顎運動を水平面に投影すると、イミディエートサイドシフト、プログレッシブサイドシフト、ベネット角（水平側方顆路角）などが描かれる。

とくにこの面に描かれた切歯点の境界運動路は、ゴシックアーチと呼ばれよく知られている。

◆**矢状面（Sagittal Plane）**

頭蓋骨の矢状縫合と平行で身体を左右に分かつ垂直な面で、水平面と前頭面とに直角に交わる面。

矢状面のうち身体を対照的に左右部分に分けるものを正中面という。下顎運動を矢状面に投影すると矢状顆路や矢状切歯路が得られる。

このとき開口量が大きくなると、下顎頭は前下方へ滑走を始めるため開閉軸が求めづらくなります。試行錯誤法で開閉軸を求める方法です（図２－５）。

目測法と実測法の臨床上の使い分けとしては、目測法は咬頭嵌合位が安定した比較的小範囲の症例で用い、実測法はフルマウンリコンストラクションのような咬合関係の再構築が必要とされた症例や咬合器上で、どうしても咬合高径を変える必要がある場合に用います（図２－６～９）。

２．偏心運動

下顎が中心位または咬頭嵌合位から偏心位へ移動する運動で、前方運動と側方運動とに分けられます。

①前方運動

前方運動は左右の顆頭と関節円板が下顎窩の前下方に引き出されることにより、発生する下顎全体の前下方への運動のことです。この運動中に顆頭は下顎窩内で関節結節に向かって前進し、隆起の形態に沿って前下方に滑走します（図２－10）。

前方運動が機能的に咬合に関係するのは中心位または咬頭嵌合位から切端咬合位までです。このことは、後で説明するチェックバイト採得時に参考になるので忘れないでください。

さて、この運動中に顆頭の示す運動路を「前方顆路」と呼びますが、前方顆路は通常、下方に向かって凸状に湾曲していて、直線的なものから強いカーブのものまでいろいろな形態があり、とても個人差が大きいものです。この前方顆路を矢状面

◆前頭面（Frontal Plane）

頭蓋骨の冠状縫合と平行で、身体を前後に分かつ垂直な面、水平面と矢状面とに直角に交わる。身体の長軸に平行で正中面に直交するすべての平面で、頭蓋骨の前頭縫合とほぼ平行なため、この名があると定義されている。下顎運動の計算や解析では水平基準面と正中面に直交する平面として定義されている。

チューイングサイクルの解析には通常、切歯点または、その近傍の運動経路の前頭面投影が用いられている。咬合の解析には前頭側方切歯路傾斜度、前頭側方有効咬頭傾斜角が重要な要因であることが示されている。

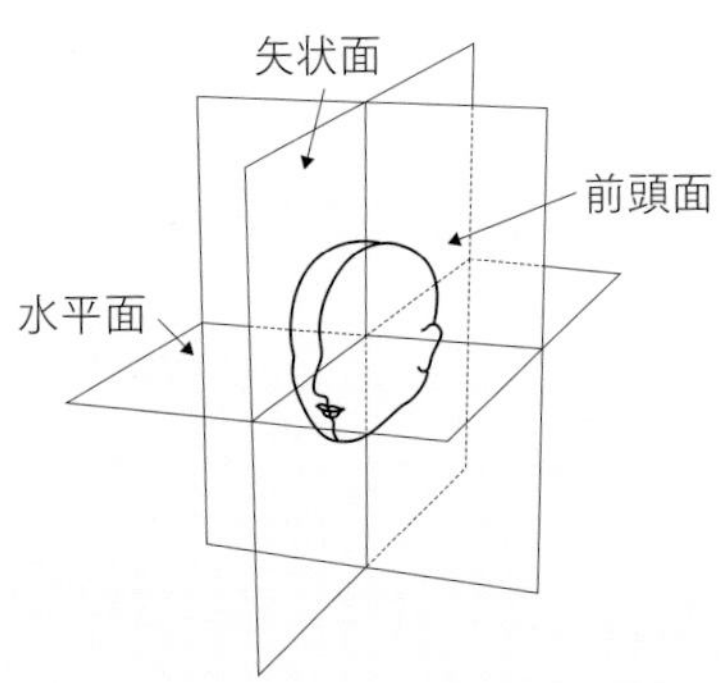

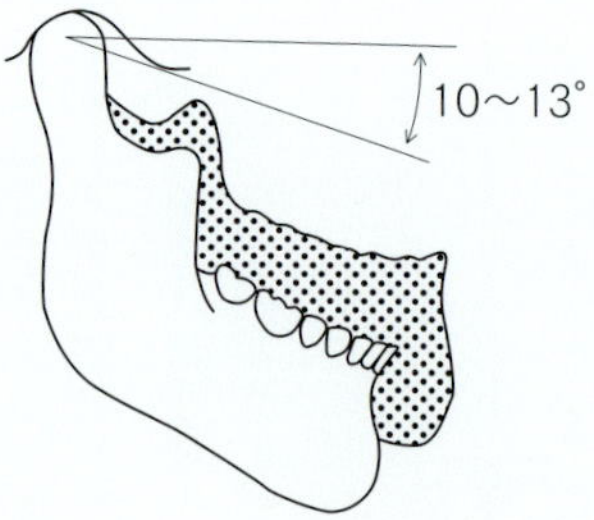

図2-5　ヒンジアキシス（開閉軸）を実測する場合、開口量は10°～13°の範囲で行うことが望ましい。

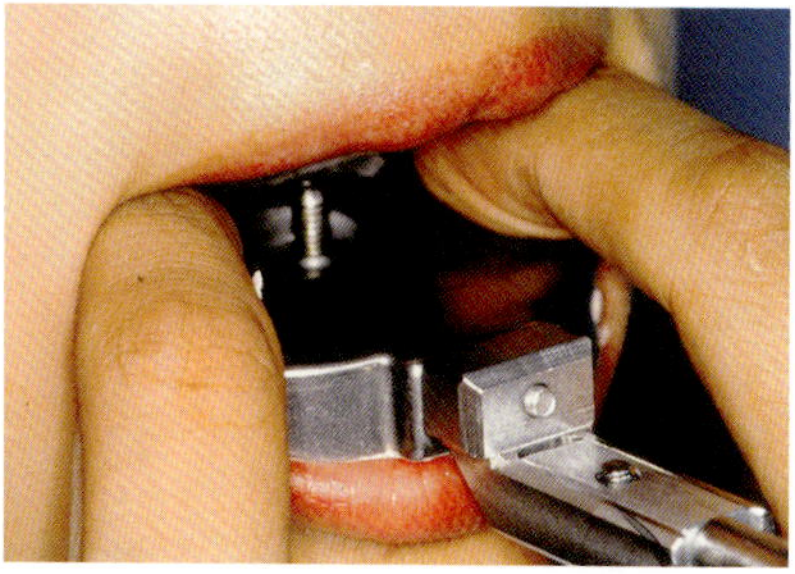

図2-6　ヒンジロケーターを固定するため、下顎歯列にクラッチをセットする。

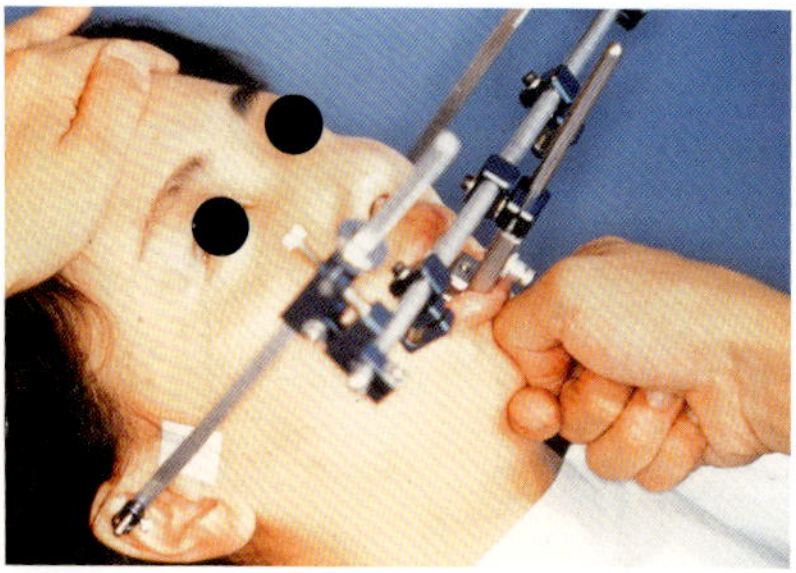

図2-7　オトガイを軽く押し、下顎がもっとも安定する位置に誘導する。

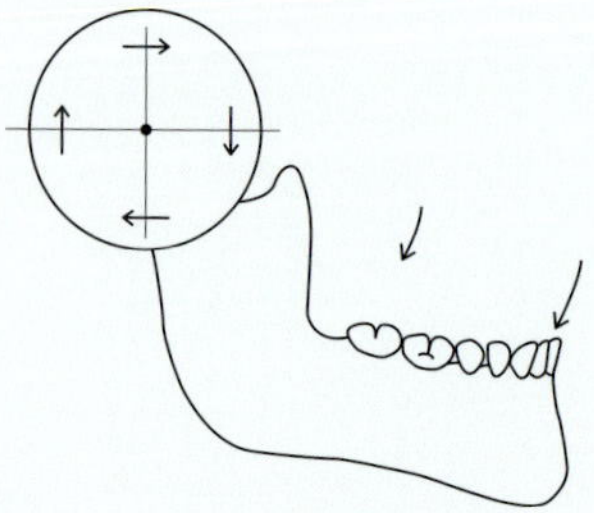

図2-8　サイドアームの先にあるスタイラスの移動方向によりサイドアームを前後、上下に調整し開閉軸を求める。

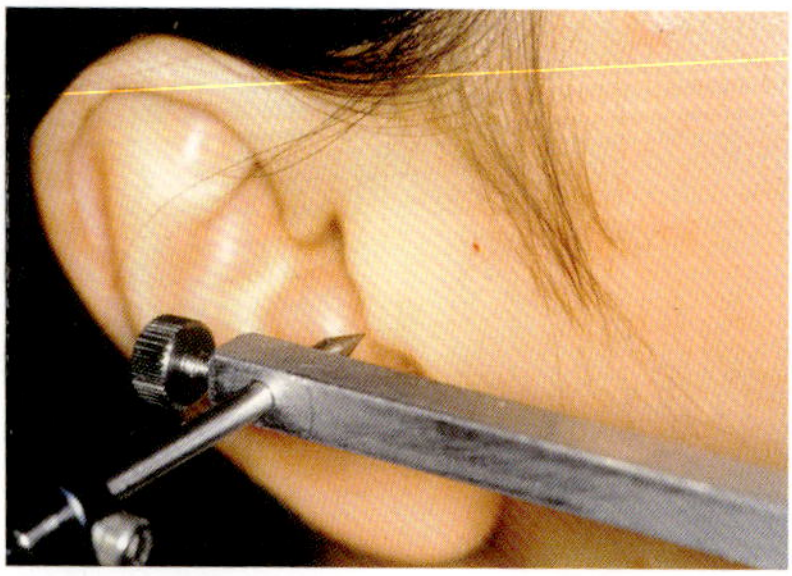

図2-9　開閉軸が求められたら、皮膚上にマークを付けておく。

偏心運動（前方運動）

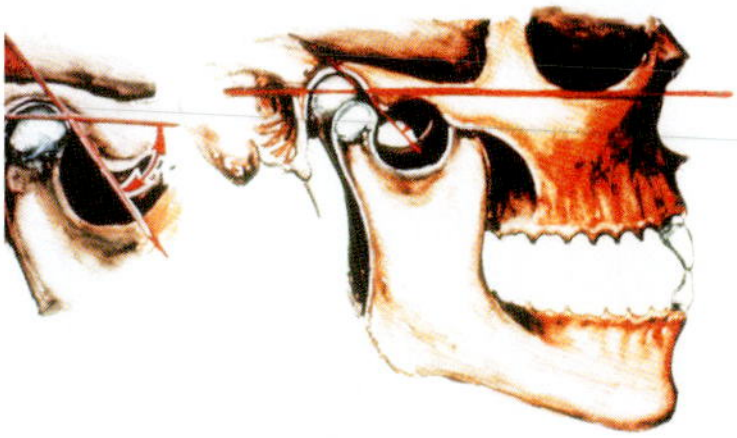

図2-11　矢状前方顆路が水平基準面とのなす角を矢状前方顆路傾斜角と呼ぶ。

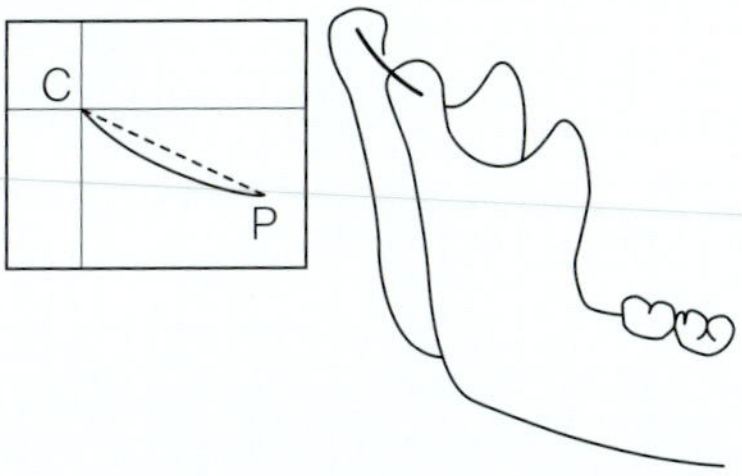

図2-10　前方運動（下顎全体の前下方の移動）。

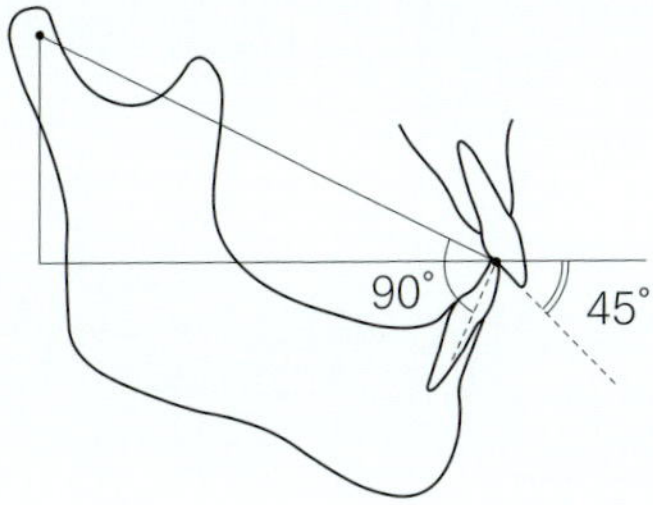

図2-13　切歯路を矢状面に投影したとき、水平基準面に対してなす角を矢状前方歯路傾斜角と呼ぶ。

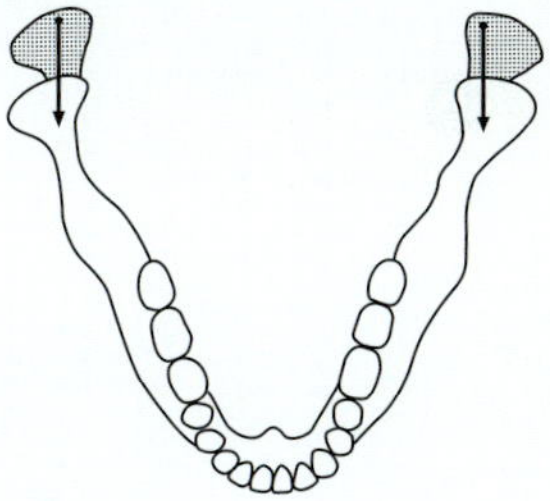

図2-12　水平面上での前方顆路は、正中と平行な比較的直ぐな軌跡を描く。

◆有歯顎者の矢状前方顆路傾斜角

Gysiのカンペル平面を基準とした測定では平均33度となるが（１９２９）、Lundeenのフランクフルト平面（アキシス・オービタル）を基準とした測定では平均40度（１９７３）となっている。

このような平均値のデータを日常臨床に応用しようとする場合、どの基準平面を用いているかを理解しておく必要がある。

に投影したものを「矢状前方顆路」と呼び、矢状前方顆路が水平基準面とのなす角を「矢状前方顆路傾斜角」と呼んでいます（図2-11）。

一方、前方顆路を水平面でみると正中と平行な比較的まっすぐな軌跡を描きます（図2-12）。この運動中切歯点が描く経路は「前方切歯路」と呼ばれ、その運動量は平均4.0ミリ程度で、その角度は前歯のオーバーバイトとオーバージェットによって決定されます。この前方切歯路を矢状面に投影したとき、水平基準面に対してなす角を「矢状前方切歯路傾斜角」と言います（図2-13）。

②側方運動

側方運動は、一方の顆頭が下顎窩内で回転し、他方の顆頭が前下内方に滑走することによって発生する下顎全体の回転様の横ずれ運動のことです（図2-15）。

この運動中に下顎が移動する側を「作業側」、その反対側を「非作業側」と呼びます。側方運動は運動学的には、下顎の作業側へのわずかな移動をともなった側方旋回運動で、純粋な回転運動でありません。また、非作業側の顆頭が作業側の顆頭よりも大きく運動するため、側方運動は片側方向への非対称的な運動となります。

この運動中に顆頭の示す運動経路を「側方顆路」と呼び、作業側の顆頭と非作業側の顆頭とではその性状が著しく異なります。側方運動における切歯点の左右的最大移動量は片側で約10.0ミリですが、側方運動が咬合に関係するのは、中心位または咬頭嵌合位から犬歯の切端咬合位までです。

側方運動中、作業側の顆頭が回転しながらわずかに外方へ移動する運動を「ベネット運動」と呼びます（図2-16）。この外方への移動は平均1.0ミリ前後のわず

◆矢状前方切歯路傾斜角

中野によれば矢状前方切歯路傾斜角の平均値はカンペル平面を基準として43.0度である（1976）。

またMchorrisの見解は前方運動時適切な臼歯離開を得るためには、矢状前方切歯路傾斜角が矢状顆路傾斜角より5度大きいことが望ましく、角度差がこれより大きくなると、患者は不快を訴えるとしている（図2-14参照・1979）。

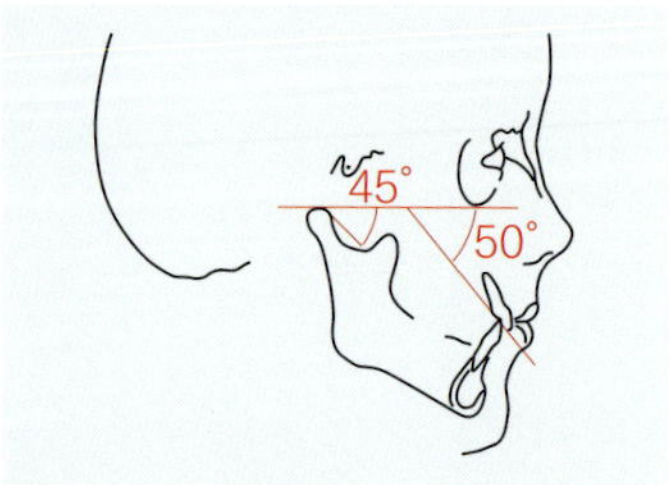

図2-14　前方運動時に、矢状前方歯路傾斜角が矢状顆路傾斜角より5°大きいことが望ましい。

偏心運動（側方運動）

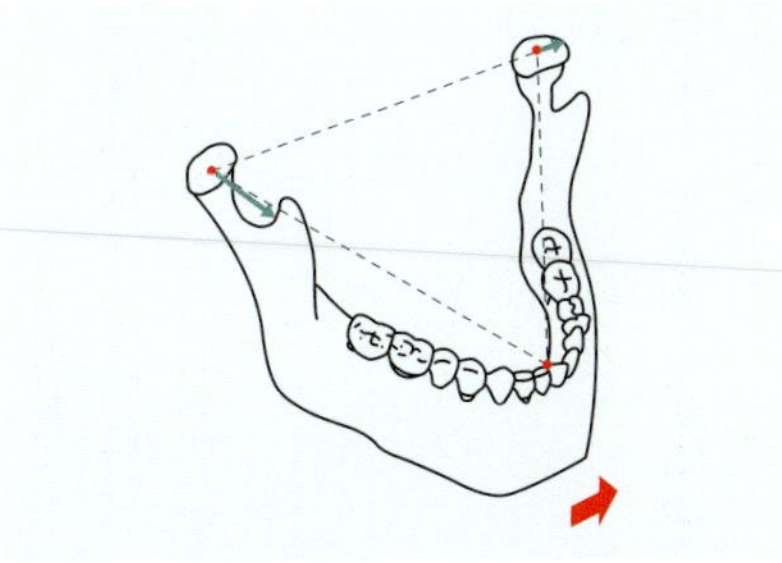

図2-15　側方運動（一方の下顎頭が間接窩内で回転し、他方の下顎頭が前下内方へ移動することによって発生する）。

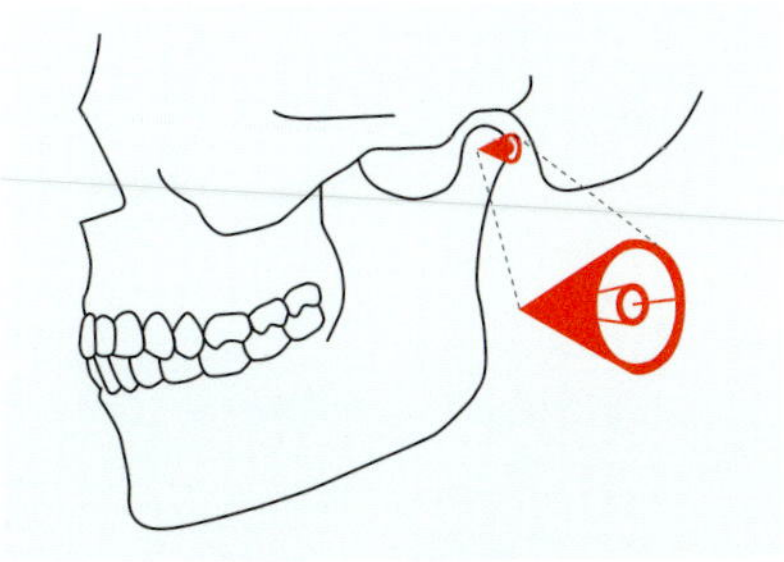

図2-16　側方運動中、作業側顆頭が回転しながら外方への移動をベネット運動と呼ぶ。その運動は多岐にわたる。

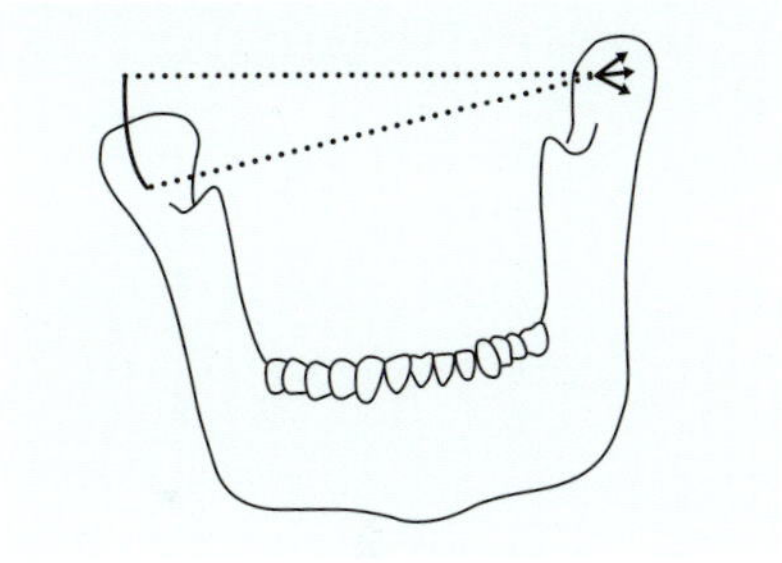

図2-17　ベネット運動の発生頻度（前頭面）上方—40%、水平—40～45%、下方—15～20%。

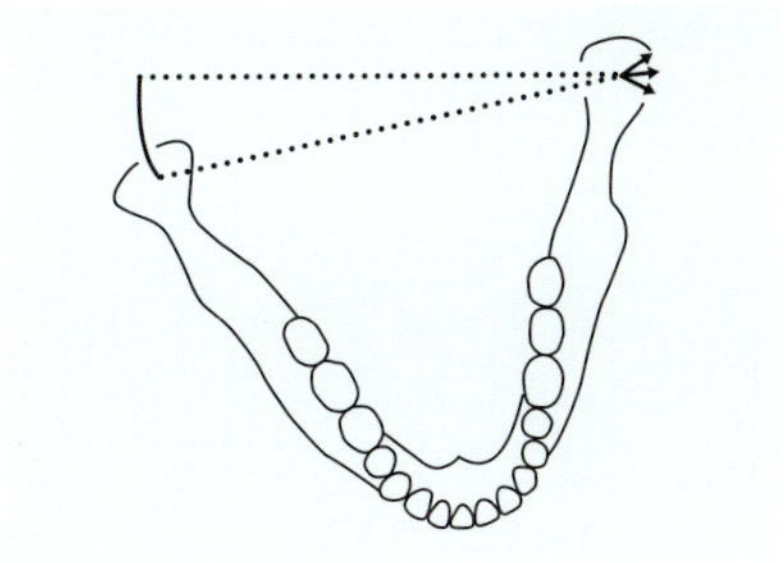

図2-18　ベネット運動の発生頻度（水平面）前方—20%、真横—30%、後方—50%。

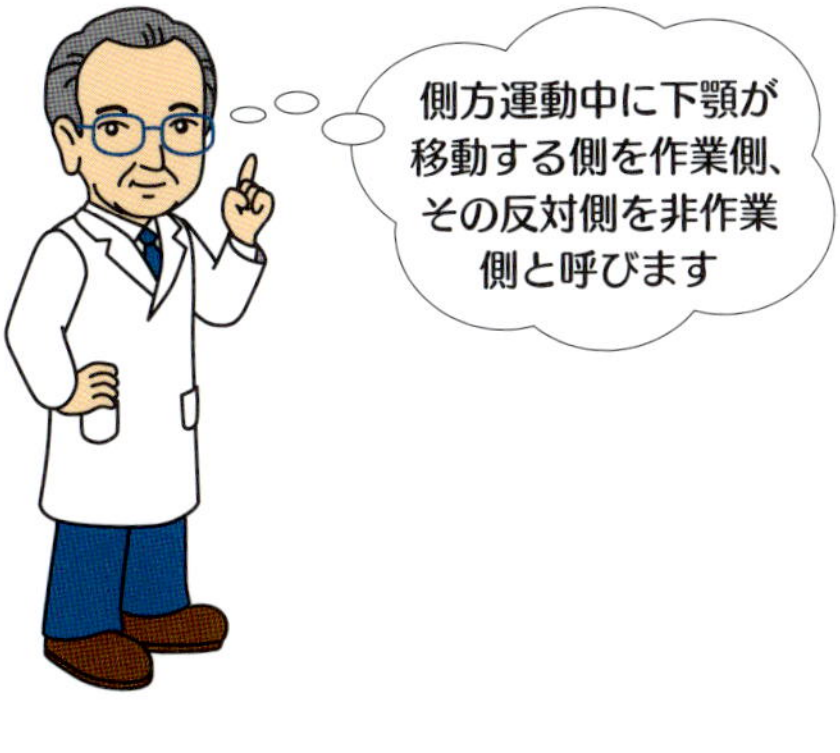
側方運動中に下顎が移動する側を作業側、その反対側を非作業側と呼びます

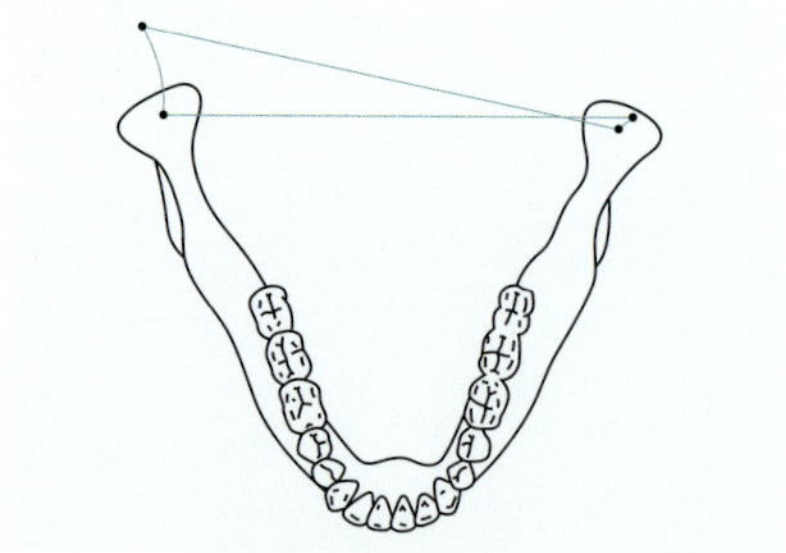

図2-20　非作業側顆頭の移動を水平面上でみると正中側へ凸状にカーブを描く。

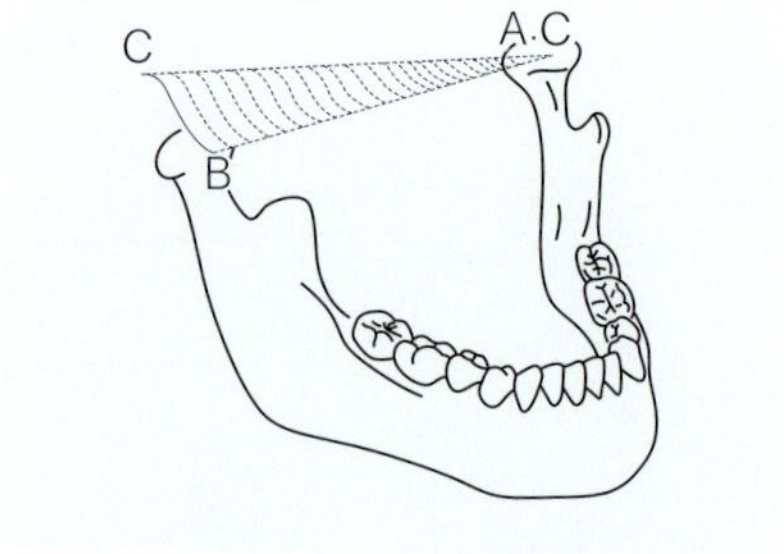

図2-19　側方運動中、非作業側顆頭は前下内方へ向かう（C→B）。

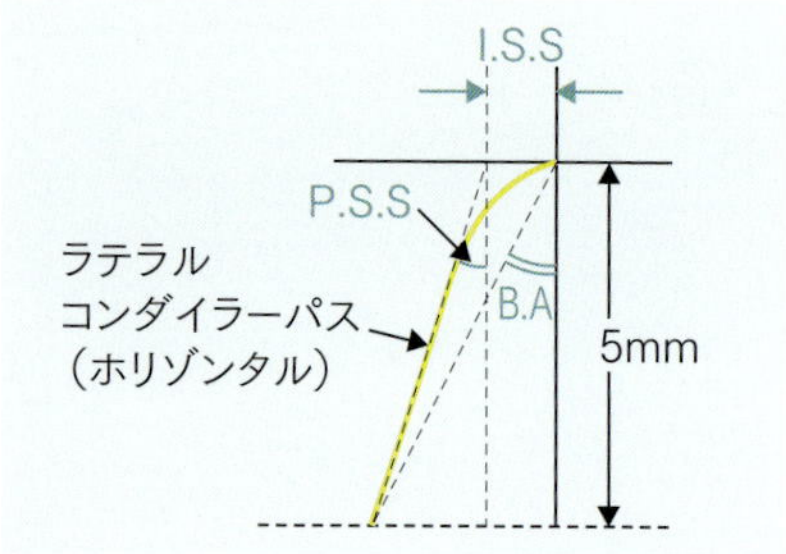

図2-22　ISS：イミディエートサイドシフト、PSS：プログレッシブサイドシフト、BA：ベネットアングル。

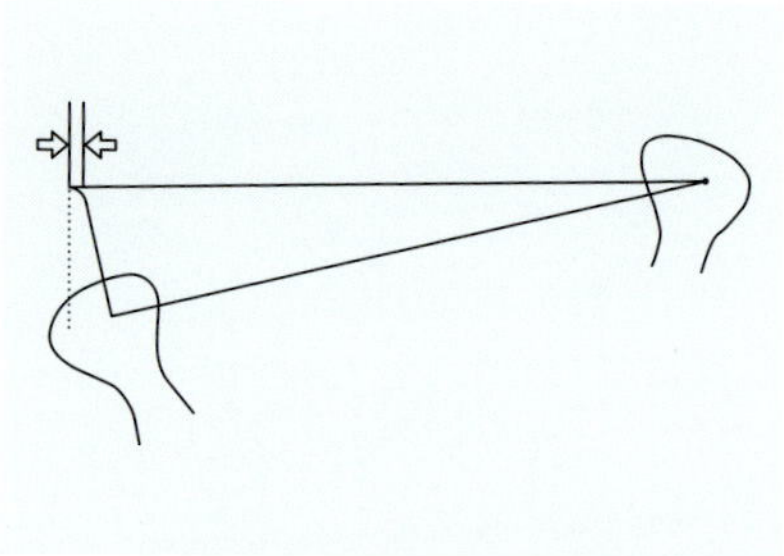

図2-21　運動が始まるやいなや正中側への横ずれをイミディエートサイドシフトと呼ぶ。

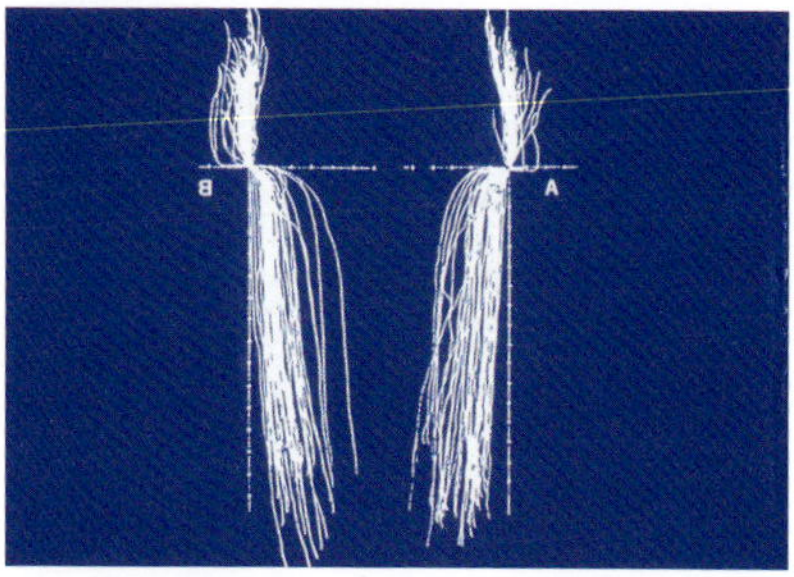

図2-24　水平面上に表された側方運動、これを分析し、プログレッシブサイドシフトは7.5°で一定、個人差があるのはイミディエートサイドシフトの差である。

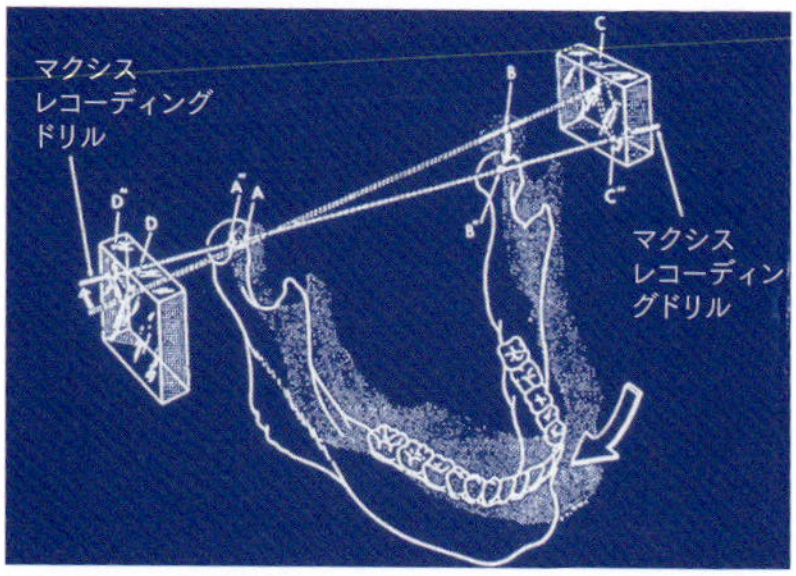

図2-23　ランディーンは、特殊なパントグラフで50名の被験者で側方運動を計測した。

かなものですが、咬合面の形態に及ぼす影響が大きいため、咬合学上重視されています。この運動は個人差の多い運動で、方向、経路、発生のタイミングなどさまざまですが、平均的に外側方に向かう運動です。この運動によって側方運動中に下顎は全体として作業側にずれることになります。作業側顆路は、水平面内で後側方に向かったり、矢状面内では上側方に向かうことがあるので、補綴物製作時の咬頭傾斜に十分注意してください（図2－17，18・詳細については後述）。

側方運動中に非作業側の顆頭は、前下内方へ向かいますが（図2－19）、その様子を水平面に描かせると、2つの異なった性質をもつ運動経路が認められます（図2－20）その1つは、運動の初期に出現するもので下顎が作業側に向かって横ずれするために現れます。

この横ずれはイミディエートサイドシフトと呼ばれます（図2－21）。このイミディエートサイドシフトは咬合面形態に大きな影響を及ぼします（詳細は後述）。ほかの1つは、イミディエートサイドシフトの終了後、作業側顆頭の回転にともなって起こる前下内方への比較的まっすぐな運動経路で移動量が多いものですが、これはプログレッシブサイドシフトと呼ばれます（図2－22）。

イミディエートサイドシフトは普通ミリ単位で表され、その平均値は0.42ミリです。プログレッシブサイドシフトは矢状面に対する角度で表され、その平均値は7.5度で個人差はあまり認められません（Lundeen1973・図2－23，24）。

◆イミディエートサイドシフトとプログレッシブサイドシフト

イミディエートサイドシフトは普通ミリ単位で表され、その平均値は0.42ミリである。

プログレッシブサイドシフトは矢状面に対する角度で表され、その平均値は7.5度で個人差はあまり認められない（Lundeen：1973）。

3　咬合器

わたしたちが補綴物を製作するときには、作業用模型を咬合器に装着しているはずです。ところで日常的に使用している咬合器の種類、その咬合器の機能や長所、短所をどれだけ知っていますか。まさか、咬合器を上下顎模型がほかの患者のものと混同しないための「模型取り付け金具」的に使用してはいませんか。

成書によると咬合器とは、上下顎模型を生体と同じ位置関係に固定し、下顎運動を再現させる器械と定義されています。また、多くの咬合器はその構造は頭蓋の下半分を機械的に模倣しています。咬合器はとくに補綴分野において、必要欠くべかざるものであり、その果たす役割はとても大きいのです（図３－１）。そのため、これまでに多くの咬合器が開発されてきました。１９４０年に最初の解剖学的咬合器を紹介したEvansに始まり、１８５４年にBonwillがボンウィルの三角を発表すると、以後解剖学的咬合器はボンウィルの三角を基準とするようになりました。

１８９９年、Snowはフェイスボウを開発し、生体から咬合器へのトランファー精度を向上させました。しかし、このときのSnowのフェイスボウは下顎頭と上顎歯列の前後的位置関係は再現できましたが、水平基準面に対しての上下的位置関係は再現できませんでした。さらに１９０８年にGysiは垂直顎間距離を保つ、切歯指導の機構を前方に備えた咬合器を発表しました。このような先駆者の偉大な業績があって、今日の日常臨床で活用されている咬合器が生まれたのです（図３－２）。

◆ボンウィルの三角

左右の下顎頭の上面中央の点と切歯点とを結ぶことで現れる1辺4インチ（約10.0センチ）の正三角形のこと。

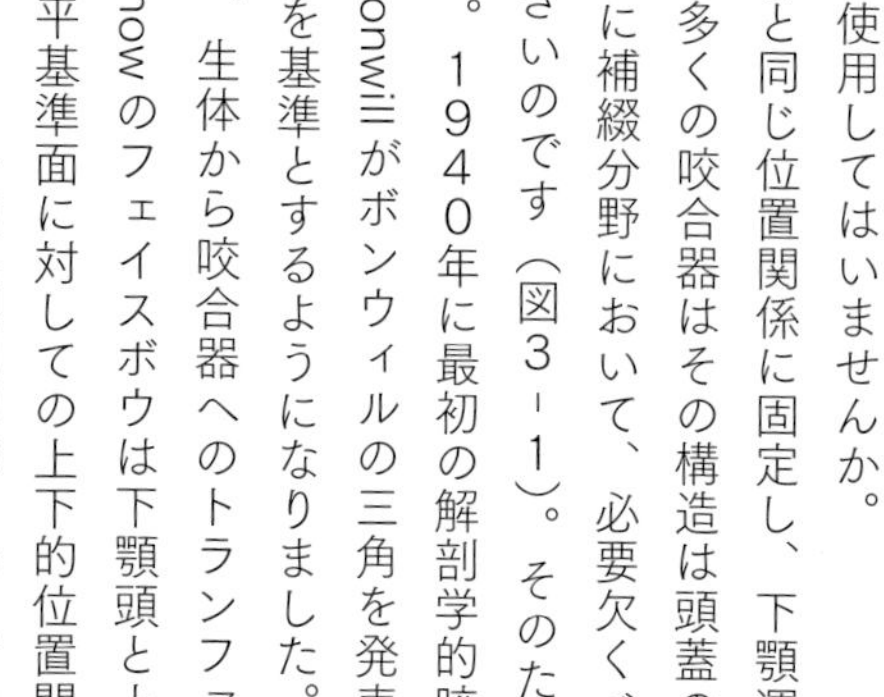

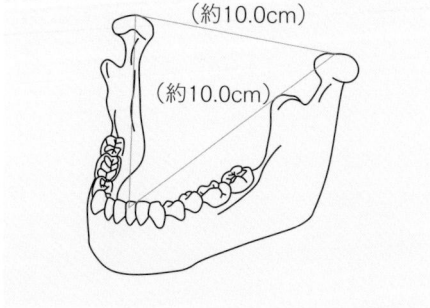

1．機能による咬合器の分類

①平線咬合器

蝶番回転運動のみを行うもので、咬合器の歴史上もっとも初期のものにGariot（1805）があります。おそらくこれが咬合器の原型であると考えられますが、今もって臨床の現場でみかけることがあります。この咬合器では咬頭嵌合位を確保できますが、偏心位については再現されないため、この咬合器で製作された補綴物は口腔内での調整量と時間を必要とします（図3-3）。

②自由運動咬合器

現在市販されているこの種の咬合器の代表的なもので「南加大型」と呼ばれているものがあります。なぜ南加大型と呼ばれているかは定かではありませんが、南加大とは南カルフォルニア大学なので、もしかして、昔、南加大で考案され使用されていたものなのかもしれません。この咬合器は臨床の現場で多くみかけます。咬合器の上弓と下弓がスプリングによって固定されているため術者が自由に動かすことができます。そのため、上下顎模型のファセットをもとに接触滑走させることができるというのが特徴です（図3-4）。

2．解剖学的咬合器の分類

顎関節部の構造が生体の顎関節に近似し、大きさもボンウィルの三角を基準としています。咬合器の大きさは（図3-5，6）に示すように咬合面形態に大きく影響するため、今日では解剖的咬合器が主役となっています。これらは調節性により

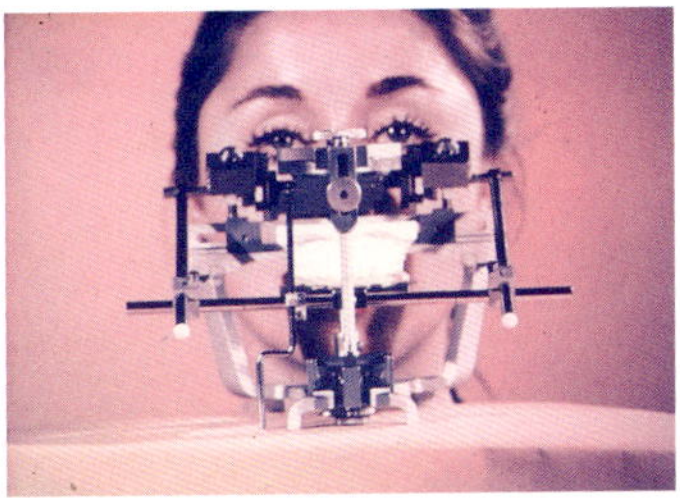

図3-1　咬合器は、上下顎模型を生体と同じ位置関係に固定し、下顎運動を再現させる器械である。

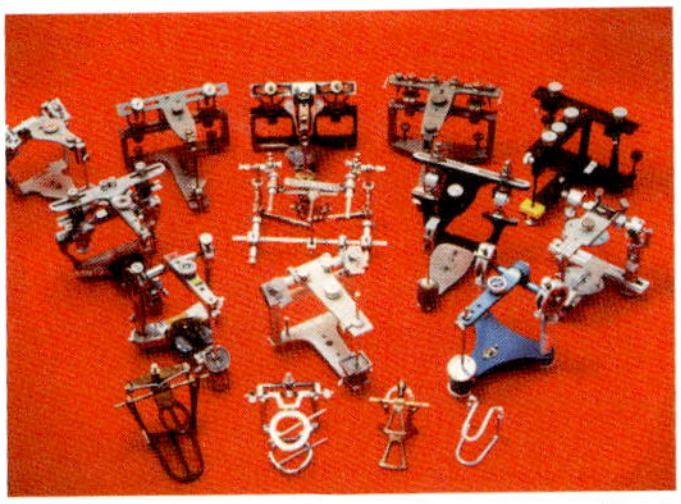

図3-2　咬合器は使用目的によって数10種類が開発された。

つぎのように分類されます。

①非調節性咬合器

平均値に固定された一定の顆路だけをもつ咬合器で平均値咬合器とも呼ばれています。このタイプの咬合器のほとんどは、顆頭間距離100～110ミリ、矢状顆路角30度、ベネット角15度で、ベネット運動は真横に外側移動するだけです。またインサイザルテーブルは平坦なものと、矢状切歯路角と側方切路角はともに10度のものがほとんどです。

ここで大切なことは、このタイプの咬合器を選択する際、フェイスボウトランスファーが可能かどうか、セントリッククラッチによって上下顎フレームが強固に保持されるかどうかを見極めることでしょう。このようなタイプの代表的なものに、ハンディーIIA型、デンタルホビー、プロアーチ1G型などがあります（図3-7～9）。

②半調節性咬合器

この咬合器は、前方顆路と非作業側顆路の調節機構をもち、それぞれの顆路はチェックバイトによって調節され、顆路は直線によって再現されます。半調節性咬合器を選択する際の重要なポイントは、解剖学的咬合器のすべてに言えることですが、フェイスボウトランスファーが可能であること。セントリッククラッチ機構が確実に機能することです。

偏心運動時の前方顆路、側方顆路の多くは、下方に向かって、凸状のカーブある

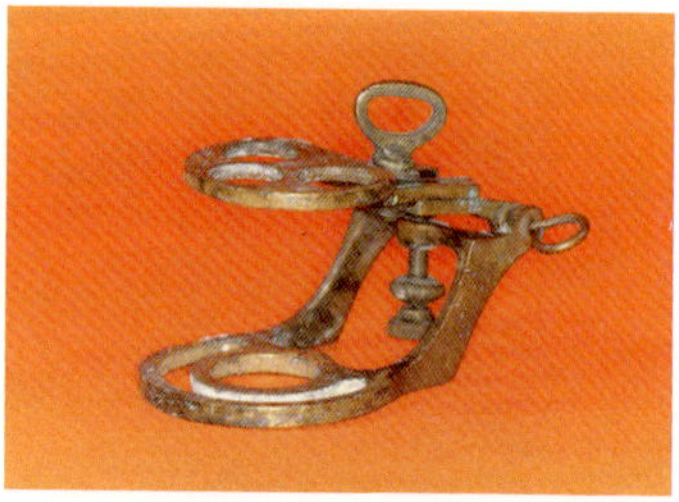

図3-3　平線咬合器の一種で、咬合器の歴史上最も初期のものとされている。

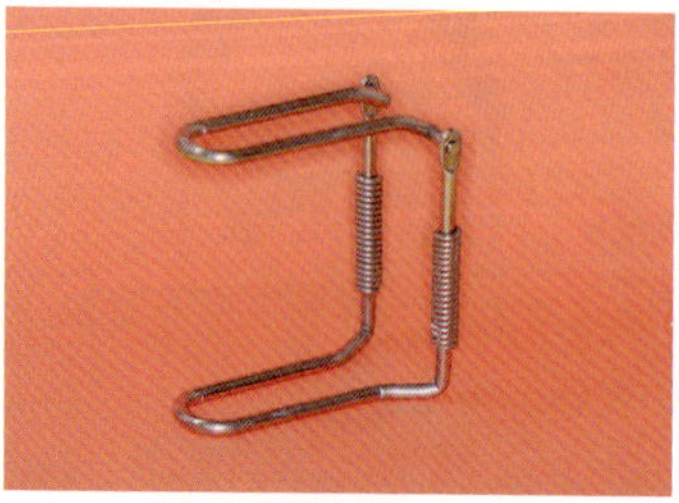

図3-4　南加大型咬合器。

解剖学的咬合器（非調節性咬合器）

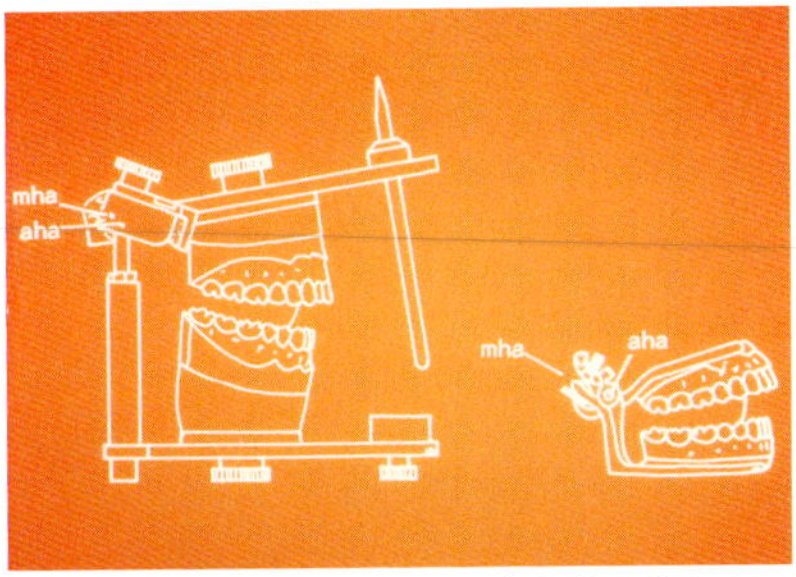

図3-6　開閉運動時において咬合器の大きさの違いによって咬頭傾斜に誤差が生じる。

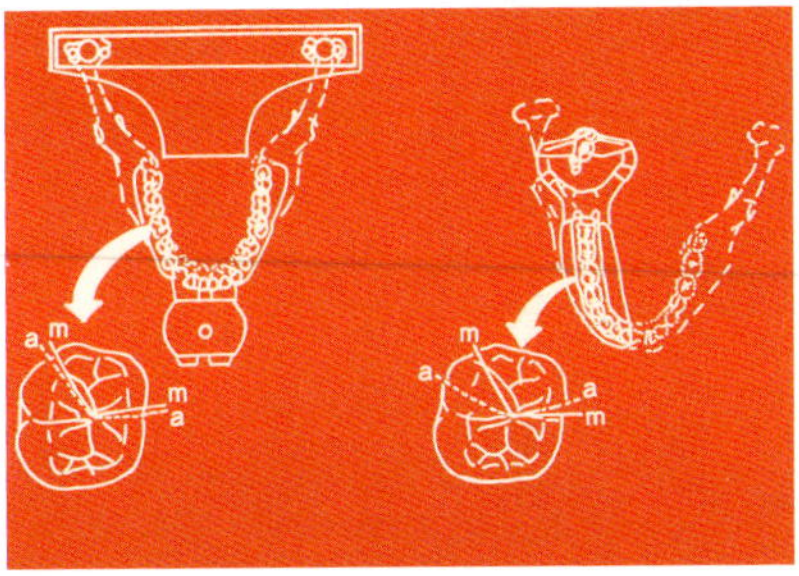

図3-5　水平観において咬合器の大きさの違いによって溝の方向に誤差が生じる。

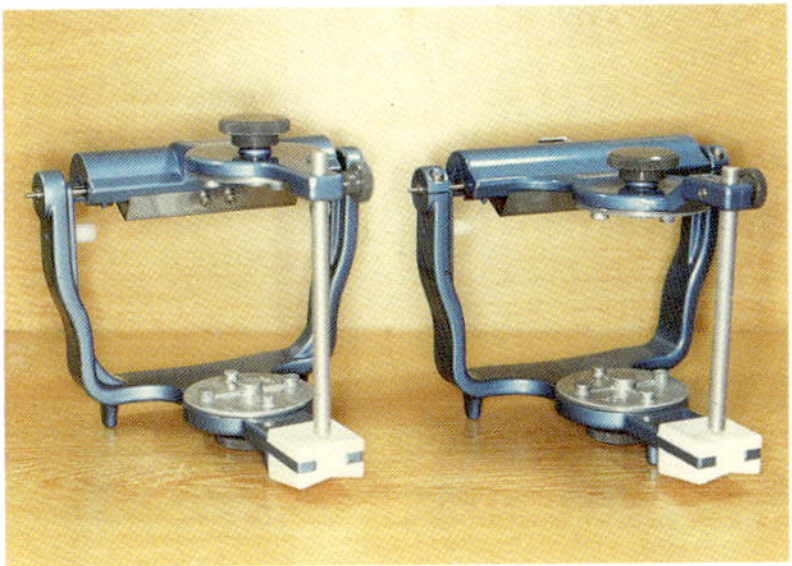

図3-8　デンタルホビー。Sタイプ（右）、Lタイプ（シオダ）。

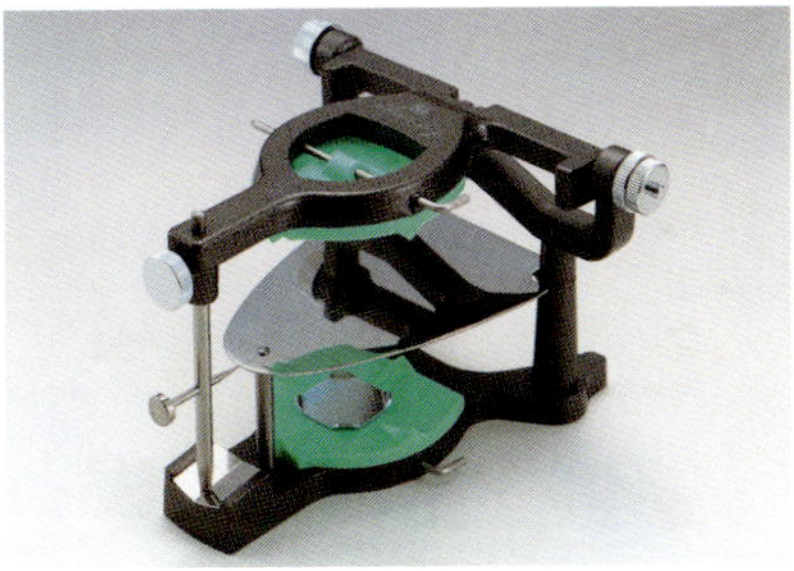

図3-7　ハンディーII A型（松風）。

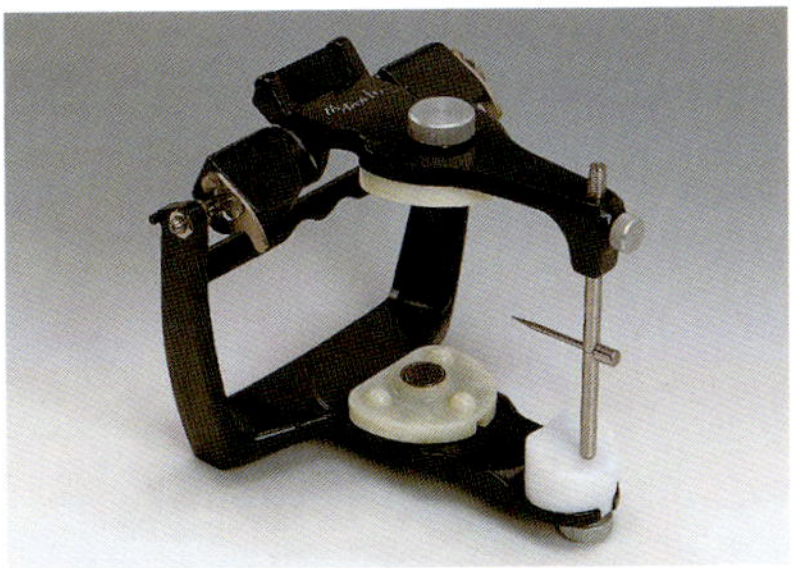

図3-9　プロアーチＩG型（松風）。

いは正中方向に向かってカーブを描いています。ところがチェックバイトでは、顆路は直線でしか再現されません。そのため咬合面の咬頭傾斜、溝も直線でしか再現されません。そのような条件で製作された補綴物は口腔内での咬頭干渉は避けられないでしょう。

　非作業側の側方顆路には、イミディエートサイドシフトとプログレッシブサイドの2つの要素からなっていますが、このイミディエートサイドシフトの調節機構を備えたもの、さらに作業側顆路の調節機構を備えていることも重要です。

　後述しますが、作業側顆路（ベネット運動）の発生頻度、水平面で約50％が後方、前頭面では約40％が上方というデータもあります。そうなると作業側における咬頭干渉も発生する可能性をもっています。このタイプの代表的なものには、ハノーH2O、ウィップミックス、ディナーマークⅢ、パナホビー、プロアーチタイプⅢなどがあります（図3-10～14）。

③全調節性咬合器

　前方顆路と非作業側ならびに作業側の側方顆路の調節機構をもち、顆路の計測にはパントグラフが用いられ、それぞれの顆路の限界運動を生体と同じ曲線によって再現する咬合器です。

　この全調節性咬合器は、現存する咬合器のなかでもっとも精密に下顎運動を再現できるため、オーラルリハビリテーションを可能にしましたが、その反面、操作法が複雑で、技術的にも熟練が必要あること、しかも高価であるためなかなか普及していません。代表的なものには、Stuaut のスチュアート咬合器や Guichet のディ

◆解剖学的咬合器

　解剖学的咬合器には、関節部の構造によりアルコン型（左上図）とコンダイラー型に分類される。

　アルコン型とは、上顎フレームに顆路指導部を備えており、下顎にコンダイル（顆頭球）を有している。この種のものは構造的に生体と類似しており、下顎運動を学ぶうえでも理解しやすい。

　一方コンダイラー型は、下顎フレームに顆路指導部を備えており、上顎フレームにコンダイルを有している。この種の咬合器は、上下顎フレームを分離することが不可能で操作性に不便はあるものの、セントリックの保持が確実なため、総義歯の臨床に広く用いられている。

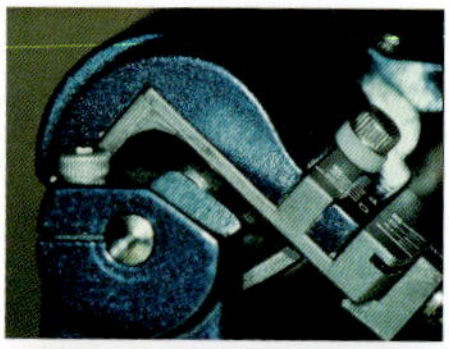

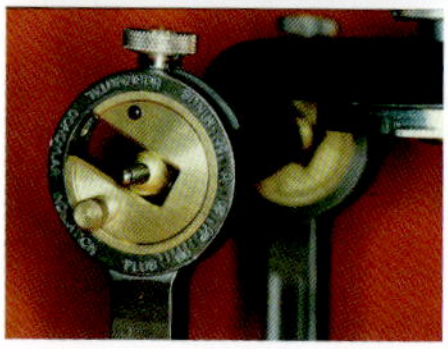

解剖学的咬合器（半調節性咬合器と全調節性咬合器）

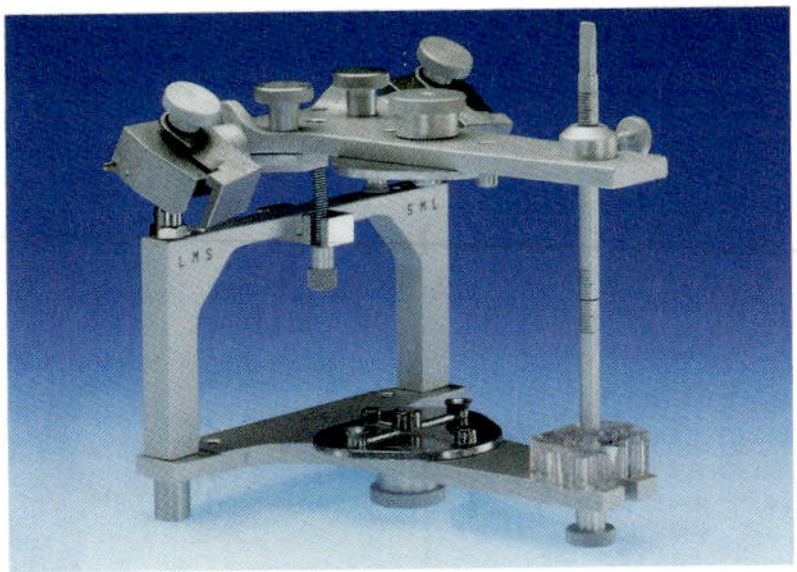

図3-11　ウィップミックス。

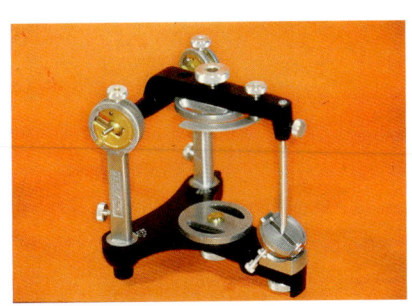

図3-10　ハノーH2O。

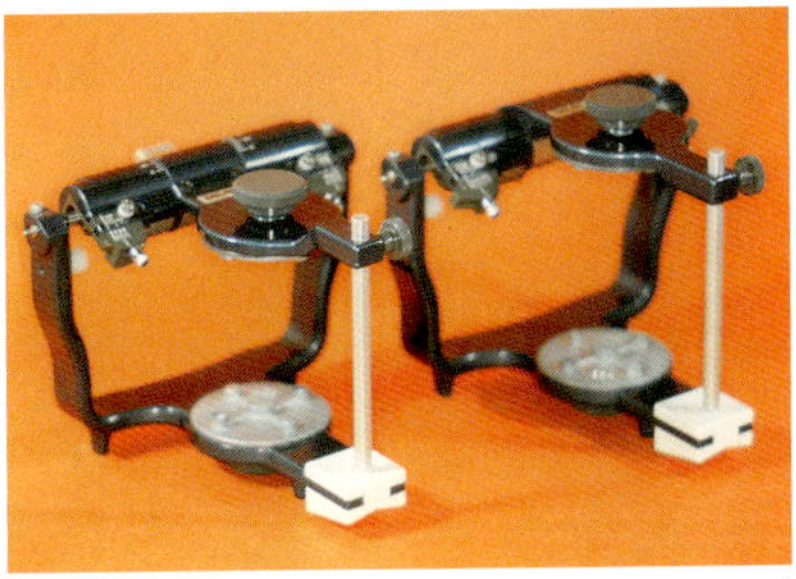

図3-13　パナホビー。Sタイプ（左）、Lタイプ（右）（シオダ）。

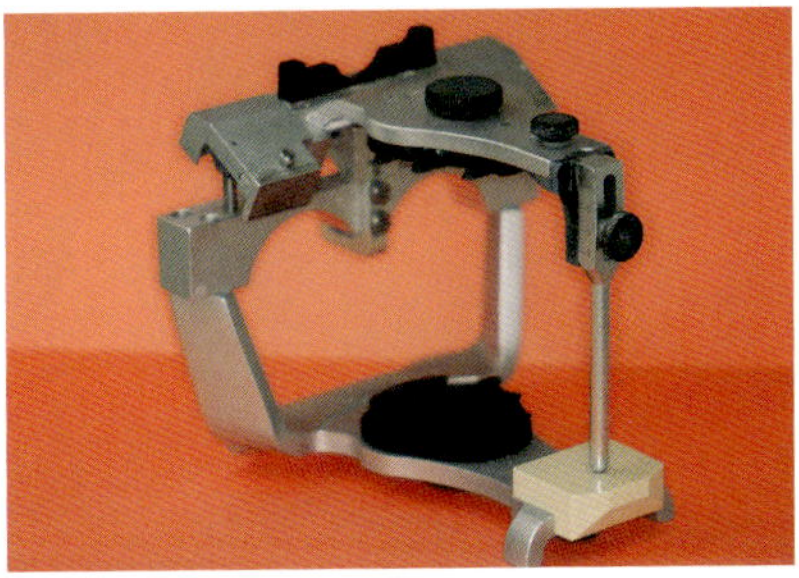

図3-12　ディナーマークIII。

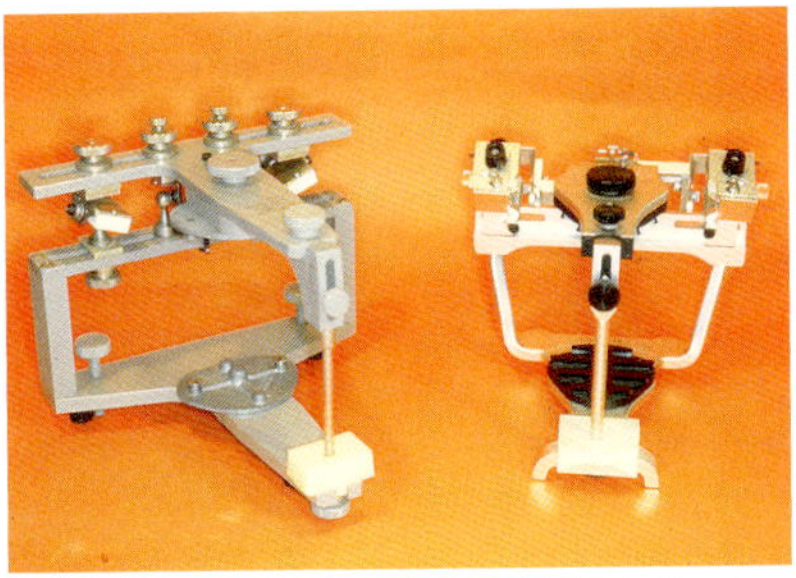

図3-15　スチュアート咬合器（左）とディナーD5A咬合器（右）。

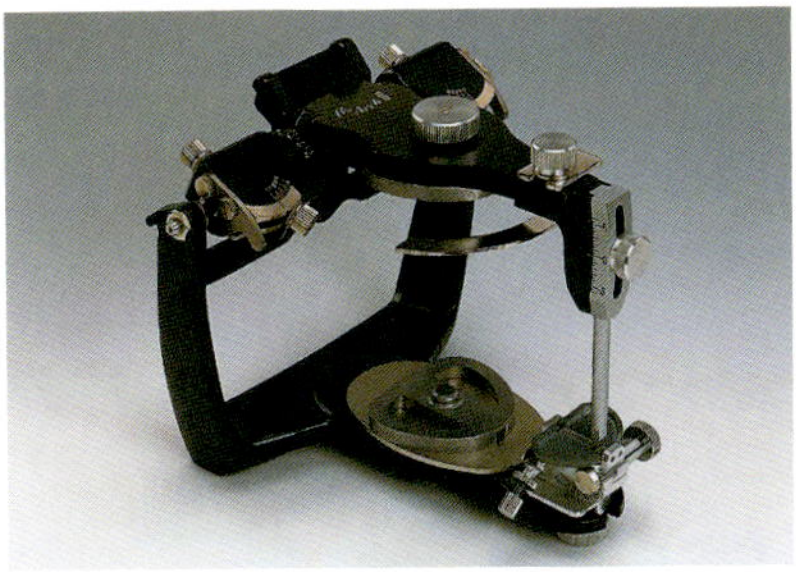

図3-14　プロアーチタイプIII。

ナーD5A咬合器などがあります（図3-15）。

3．メーカーによる分類

咬合器はメーカーによっていくつかの特徴を備えています。そこで、ここではプロアーチ（松風）、デンタルホビー（シオダ）、アーテックス（白水貿易）3社の咬合器をそれぞれ比較してみました。咬合器を選択する際の参考にしてください。

①プロアーチ（表3-1，図3-16～20）

プロアーチの特徴にプロアーチⅣ型、Ⅲ型、ⅢEG型では作業側側方顆路角の調節が可能であること。また、プロアーチⅠG型以外の4機種にツインプレート（顆路下方指導板）を備えていることがあります。これは咬合器のハンドリングにおいてフォッサボックスの上壁からコンダイルが浮き上がるのを防ぐことができ、この機構を備えていることにより、クラウンやブリッジのみならず総義歯製作も有利となります。

②デンタルホビー（表3-2，図3-21～25）

デンタルホビーのシリーズでの大きな特徴はゼロホビーでしょう。これは、デンタルホビーをベースにし、まったく新しいタイプの咬合器と言えます。この咬合器は顆路を計測することなく良好な

表3-1　プロアーチ咬合器の特徴

仕様　モデル			プロアーチ Ⅳ型	プロアーチ Ⅲ型	プロアーチ ⅢEG型	プロアーチ ⅡG型	プロアーチ ⅠG型
型式			アルコン型	アルコン型	アルコン型	アルコン型	アルコン型
顆頭間距離			110mm	110mm	110mm	110mm	110mm
上弓・下弓間距離			110mm	110mm	110mm	110mm	110mm
顆路調節機構	矢状顆路傾斜度		−20°～+80°	−20°～+80°	−20°～+80°	−20°～+80°	30°（固定）
	非作業側側方顆路角		0°～30°	0°～40°	0°～40°	15°（固定）	15°（固定）
	イミディエート・サイドシフト		0～4mm	—	—	—	—
	作業側側方顆路角		−30°～+30°	−40°～+30°	−40°～+30°	—	—
切歯路調節機構	調節性インサイザルテーブル	矢状切歯路傾斜角	−10°～+75°	−10°～+75°	—	—	—
		側方切歯路傾斜角	0°～50°	0°～50°	—	—	—
	インサイザルテーブル		—	—	前方・側方とも0°、5°、10°、15°	前方・側方とも0°、10°	前方・側方とも10°
フェースボウトランスファー機構			プロアーチ　フェースボウ				

プロアーチ咬合器

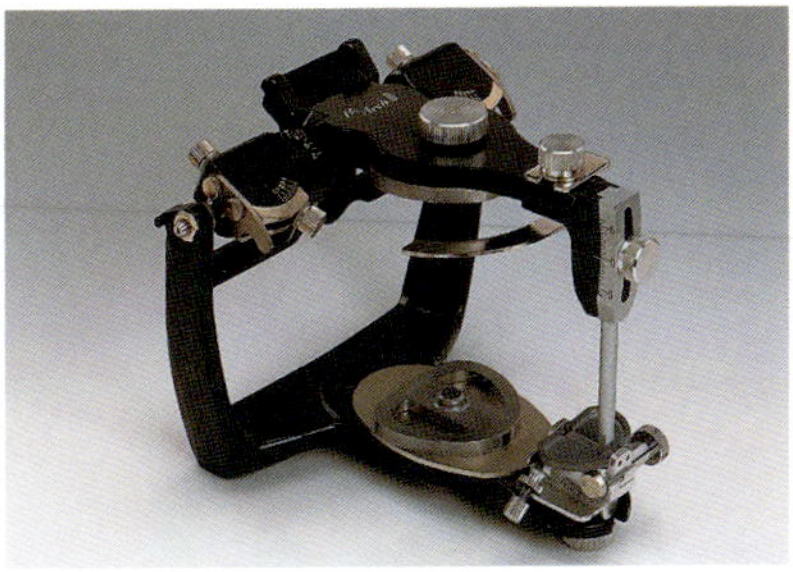

図3-17　プロアーチIII。

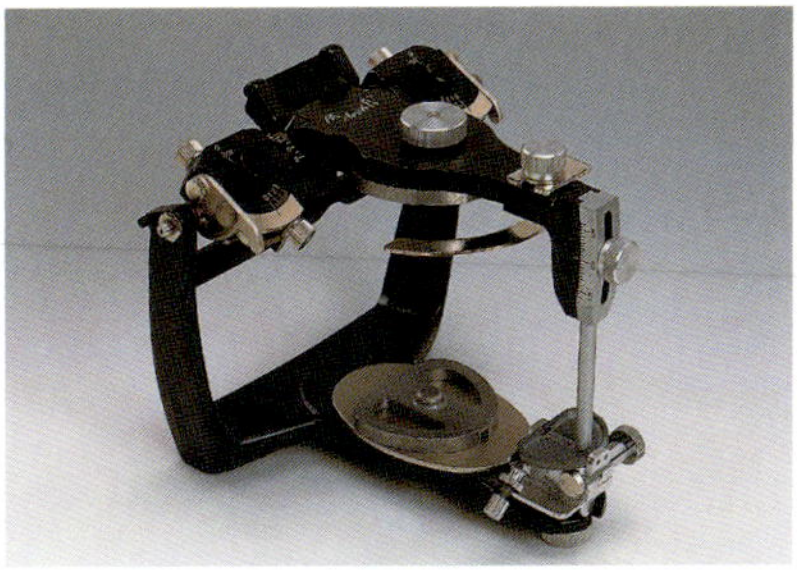

図3-16　プロアーチIV。

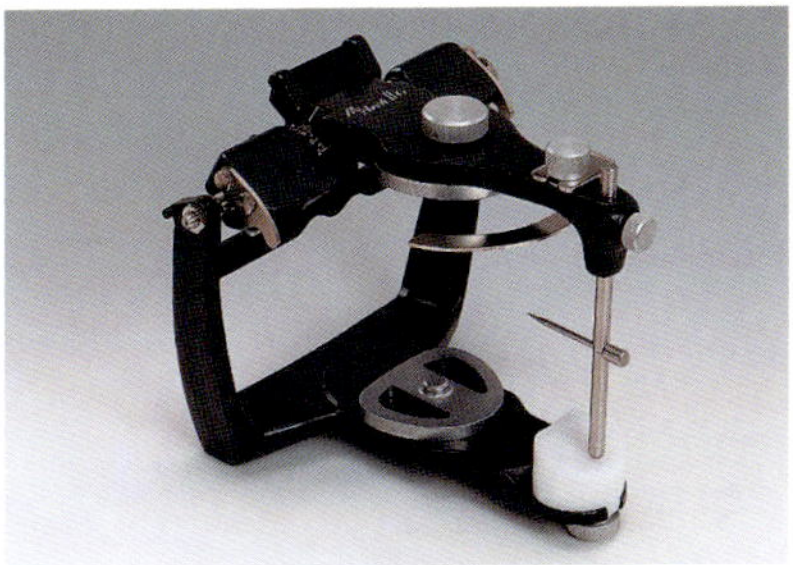

図3-19　プロアーチII G。

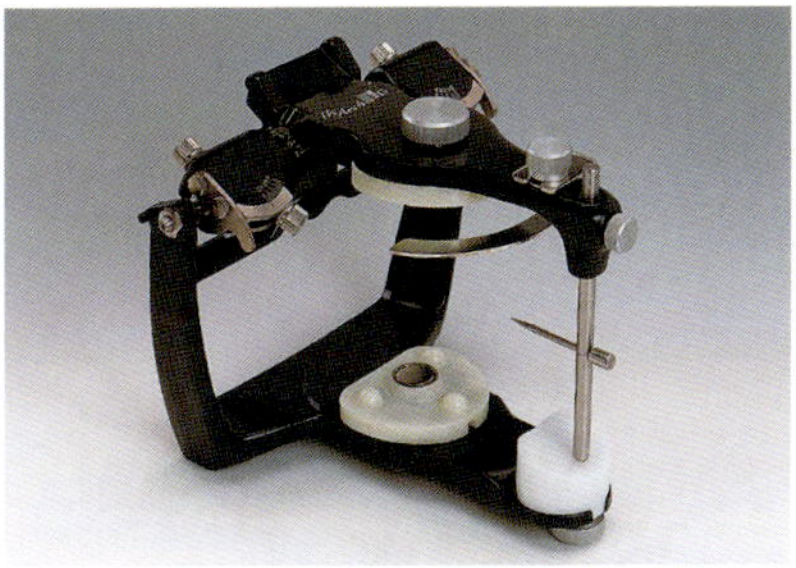

図3-18　プロアーチIII EG。

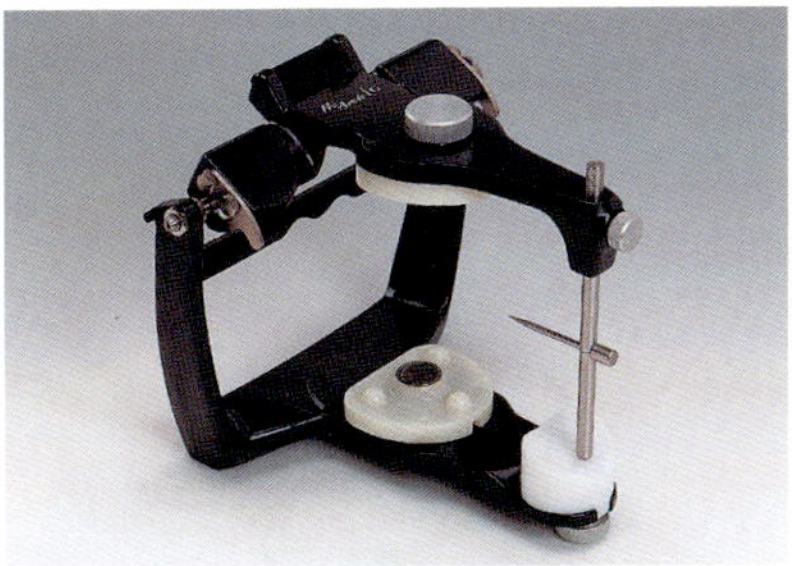

図3-20　プロアーチ I G。

アンテリアガイダンスと臼歯離開を再現することを目的としています。

またゼロホビーの特徴に、フォッサボックスの上壁にエレベーティングスクリューが付いており、これは0～3.0ミリの範囲で挙上ができるようになっており、また、インサイザルポールにも0～3.0ミリの範囲で目盛が刻まれているので、両者を調節することで咬合器の上顎フレームを術者の望む量だけ上方にもち上げることができることです。この機構によりスプリント製作に適した顆頭位を再現でき、また、焼成収縮を見越したポーセレン築盛を行うことが可能です。

③アーティクス咬合器（表3-3，図26～30）

アーティクス咬合器のシリーズにはコンダイラー型とアルコン型があり、目的に応じて使い分けることができます。義歯はコンダイラー型、クラウンとブリッジはアルコン型が一般的です。また、アーティクスCRについては、後方運動が0～2ミリ可能ですから咬合の診断を行ったり、咬合面を再現するときの後方への「あそび」をつくることによって口腔内での咬頭干渉を回避できます。

また、アーティクスCCRとCPにディストラクションという項目がありますが、これはゼロホビーのところでも述べましたが、咬合器の上顎フレームを上方へもち上げることができます。さらに、

表3-2　デンタルホビー咬合器の特徴

仕様　モデル			パナホビーL	ゼロホビー	ツインホビー	デンタルホビーFF	デンタルホビーL
型式			アルコン型	アルコン型	アルコン型	アルコン型	アルコン型
顆頭間距離			105mm	105mm	105mm	105mm	105mm
上弓・下弓間距離			100mm	100mm	100mm	100mm	100mm
顆路調節機構	矢状顆路傾斜度		0°～60°	赤線20°、青線80°	赤線20°、青線80°	30°（固定）	30°（固定）
	非作業側側方顆路角		0°～25°	15°（固定）	15°（固定）	7.5°	7.5°
	イミディエート・サイドシフト		0～4mm	—	—	—	—
	作業側側方顆路角		—	—	—	—	—
切歯路調節機構	調節性インサイザルテーブル	矢状切歯路傾斜角	—	25°、45°	0°～70°	—	—
		側方切歯路傾斜角	—	10°、20°	0°～45°	—	—
	インサイザルテーブル		0°前方・側方10°	—	—	0°前方・側方10°	0°前方・側方とも10°
フェースボウトランスファー機構			エキザクタ　フェースボウ　マークIII				

デンタルホビー咬合器

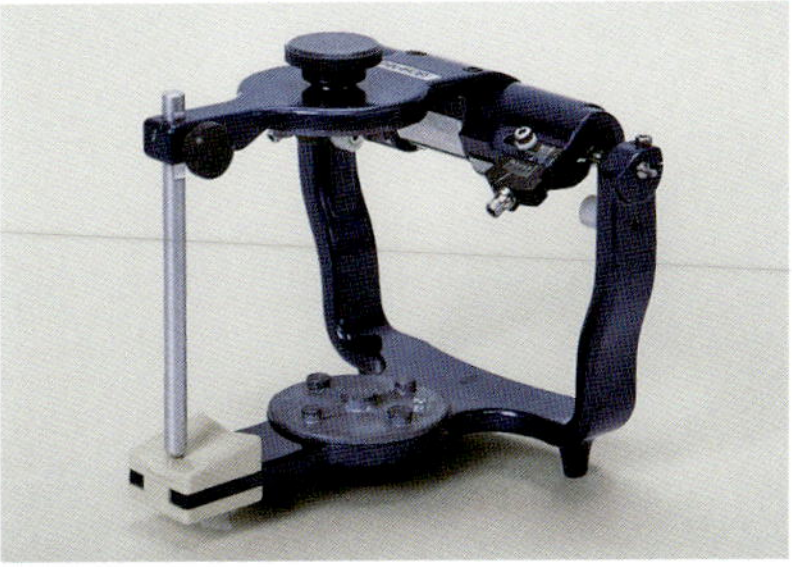

図3-21　パナホビーL。

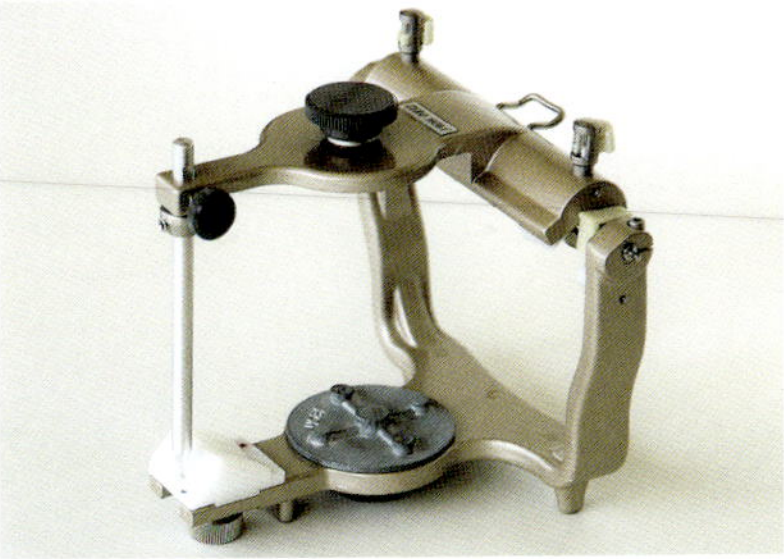

図3-22　ゼロホビー。

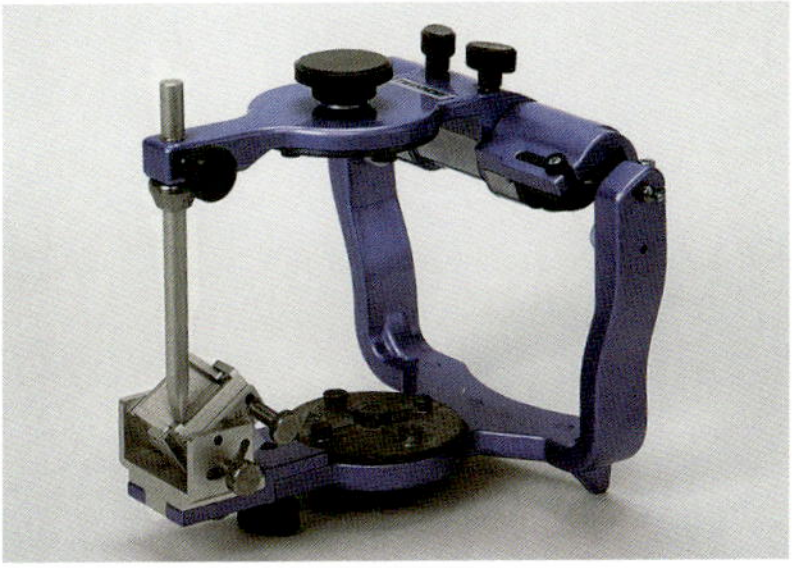

図3-23　ツインホビー。

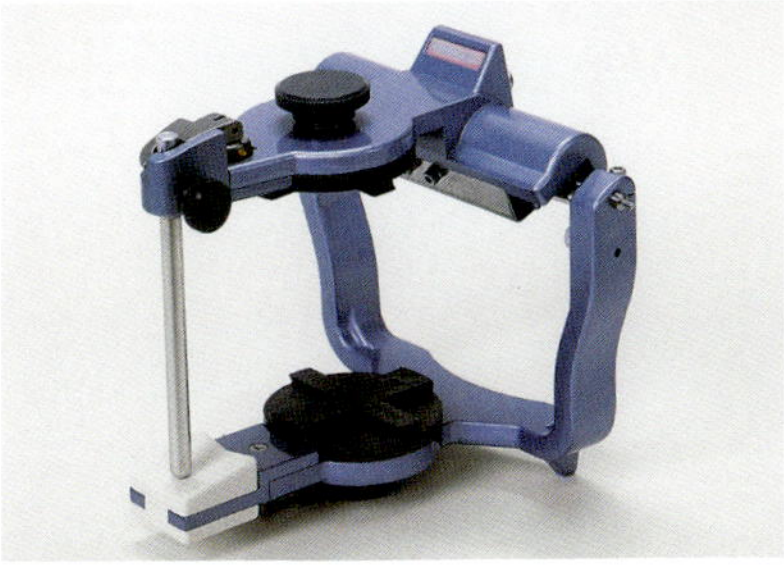

図3-24　デンタルホビーFF。

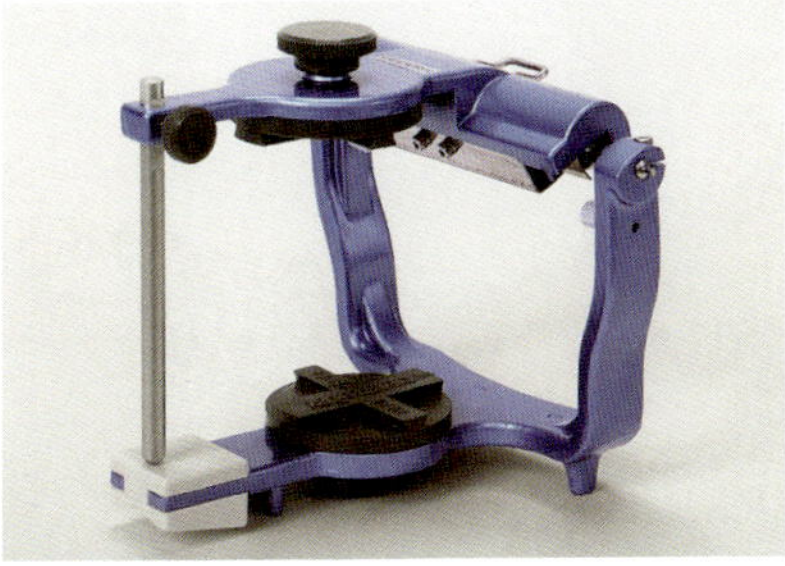

図3-25　デンタルホビーL。

クリノメーターを用いることによって患者の顔貌の情報を計測し、その情報を咬合器へトラスファーすることができるのです。

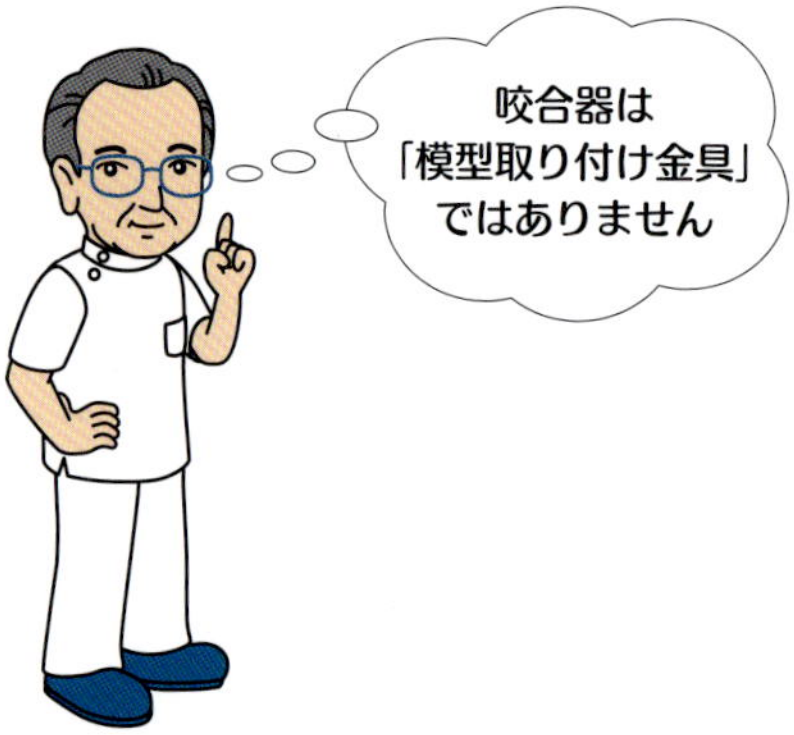

表3-3　アーティクス咬合器の特徴

仕様　モデル	アーテックス BN	アーテックス CN	アーテックス CT	アーテックス CP	アーテックス CR
型式	コンダイラー型	コンダイラー型	コンダイラー型	アルコン型	アルコン型
矢状顆路傾斜度	35°（固定）	35°（固定）	−15°～+60°	−20°～+60°	−20°～+60°
非作業側側方顆路角	15°（固定）	0°～+20°	0°～+20°	−5°～+30°	−5°～+30°
イミディエートサイドシフト	—	—	—	—	0～1.5mm
後方運動	—	—	—	—	0～2mm
ディストラクション	—	—	—	0～3mm	0～3mm
調節性インサイザルテーブル　矢状切歯路傾斜角	—	—	—	—	—
調節性インサイザルテーブル　側方切歯路傾斜角	—	—	—	—	—
インサイザルテーブル	0°				
フェースボウトランスファー機構	アーテックス フェースボウとクリノメーター				

アーティクス咬合器

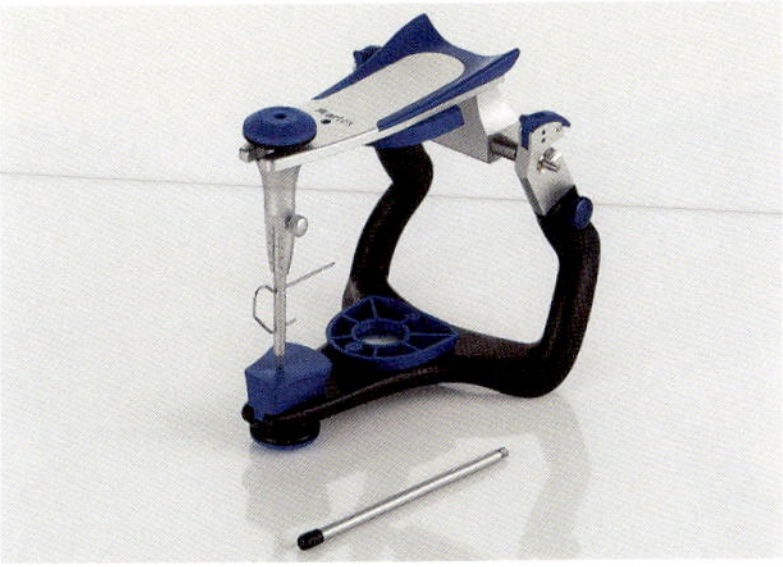

図3-27　アーテックスCN。

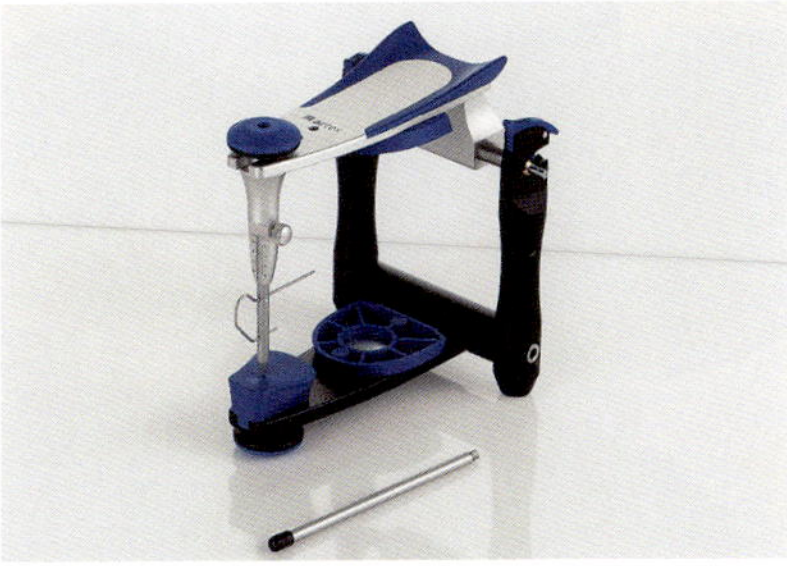

図3-26　アーテックスBN。

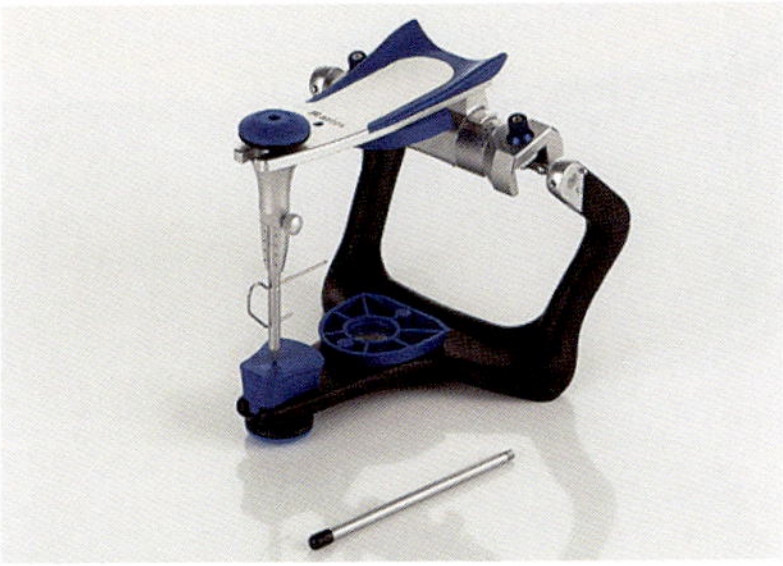

図3-29　アーテックスCP。

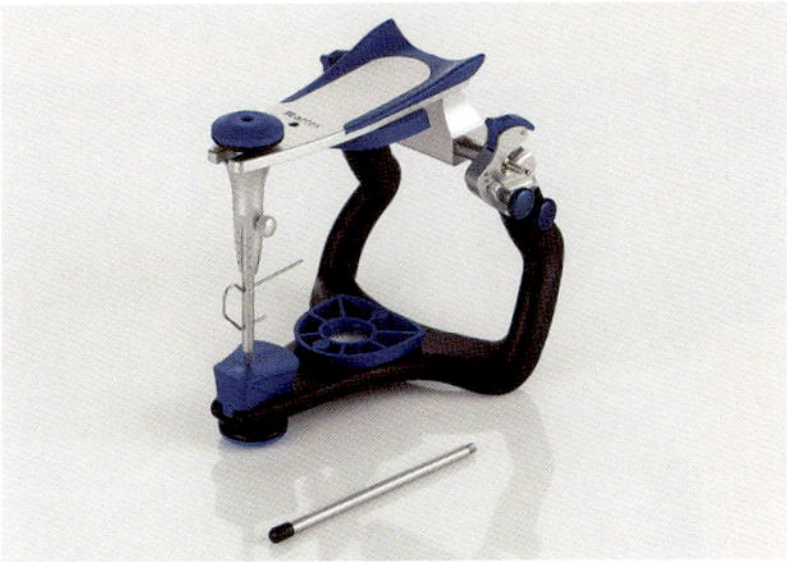

図3-28　アーテックスCT。

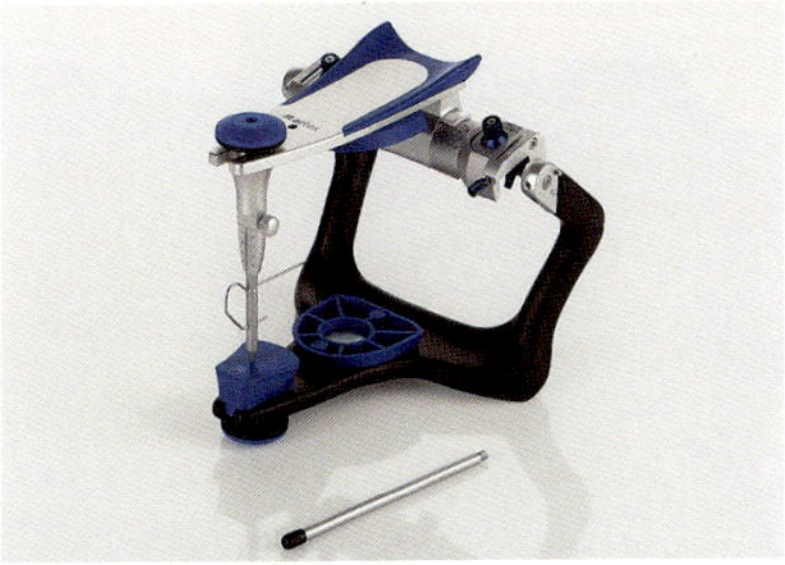

図3-30　アーテックスCR。

4 フェイスボウトランスファー

フェイスボウトランスファーとは、後方基準点と前方基準点を使って頭蓋と上顎歯列との位置関係を計測し、それを咬合器上へ移す操作のことです。（図4-1，2）。

歯科医師が患者の口腔内の診査、診断を行い、治療計画の立案の際、口腔内を直視したり、エックス線などのほかにスタディーモデルを咬合器に装着し、口腔外で行うこともあります。

また補綴物を製作する際も咬合器に作業用模型を装着します。このとき重要なことは、上顎模型が生体と近似した位置関係に咬合器へ装置されなければなりません。

ではフェイスボウトランスファーを行わないと、どのような問題が生じるのでしょうか。安定した質の高い咬合を構築するためには中心咬合位でのバランスの取れた咬合接触は言うに及ばず、顎口腔系にもっとも有害な偏心運動時の咬頭干渉が発生する率が高くなるのです。フェイスボウトランスファーを行うことによって補綴物をセットする際の咬頭干渉のない、あるいは調整量を少なくすることになるのです。フェイスボウトランスファーは治療計画、補綴物製作にとって必要不可欠な第1歩なのです。

しかし、残念ながら実際臨床の現場ではフェイスボウトランスファーを行う頻度はかなり少ないのも現実です。これだけは咬合のことをよく勉強している歯科技工士がその重要性を叫んでも歯科医師の判断、考え方によるものでいかんともしがた

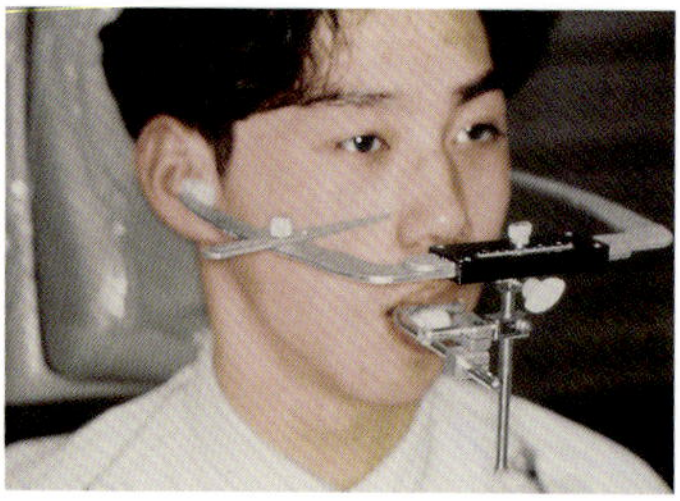

図4-1　生体における頭蓋に対して上顎歯列の位置関係を計測する。

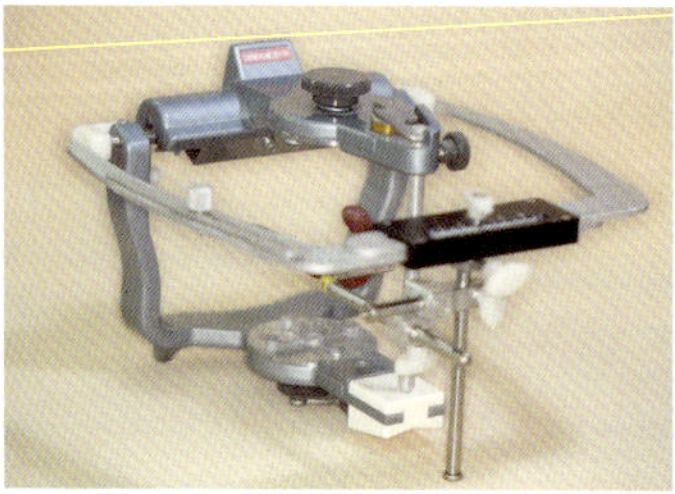

図4-2　上顎歯列を咬合器へ移す操作を行う。

い問題です。筆者があるとき歯科医師にフェイスボウトランスファーの問題を質問してみたことがありますが、そのときの答えが「面倒である」「時間がかかる」「歯科技工士がそのことを理解していない」というものでした。しかし、この操作は慣れると5分もかかりません。とくに歯科技工士のせいにされるのは残念でなりません。勉強しましょう。

フェイスボウトランスファーの実際について理解するのに大切なことは後方基準点（左右2ヵ所）と前方基準点（1ヵ所）を結ぶことによってつくられる上顎三角「基準平面」を知ることです（図4-3）。後方基準点には開閉運動の項で前述したように実測する方法と解剖学的平均値を用いる2つの方法があります。

前方基準点とは、頭蓋と上顎歯列の垂直的位置関係を咬合器に移すためのもので、前方基準点を顔面の前方の適切な高さに設定することで、上顎模型を咬合器の上下顎フレームの中央に取り付けることができます。また前方基準点の位置によって水平基準面は異なってきます。

図4-4は解剖学データ用いた各種水平基準面ですが、一般的にフェイスボウトランスファー時に用いられる水平基準面はつぎのとおりです。

①アキシスオルビタール平面：眼窩下点と左右顆頭の中点を結んだ線（Ao-PM）。
②フランクフルト平面：眼窩下点と外耳道上縁を結んだ線（Fr-Pa）。
③カンペル平面：鼻翼下縁と外耳道上縁を結んだ線（Ca-Pc）。
④アキシス平面（Guichet）：上顎右中切歯縁より上方43.0ミリまたは内眼角から下方23.0ミリの点（フランクフルト平面とカンペル平面の中間・Av-Pg）。

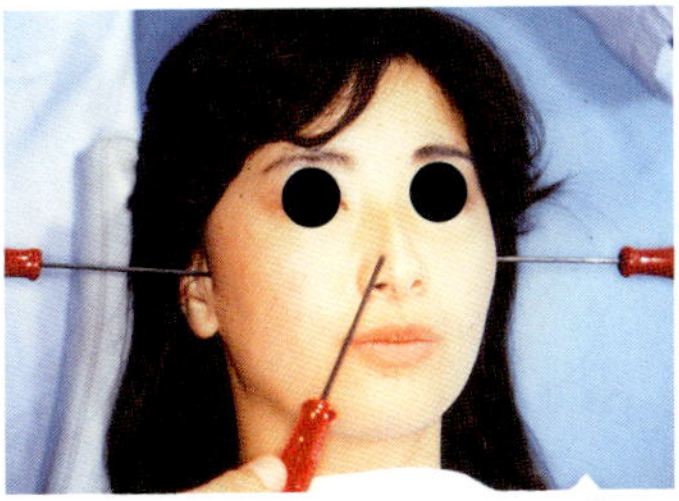

図4-3　後方2ヵ所、前方1ヵ所を結ぶ、基準平面を求める。

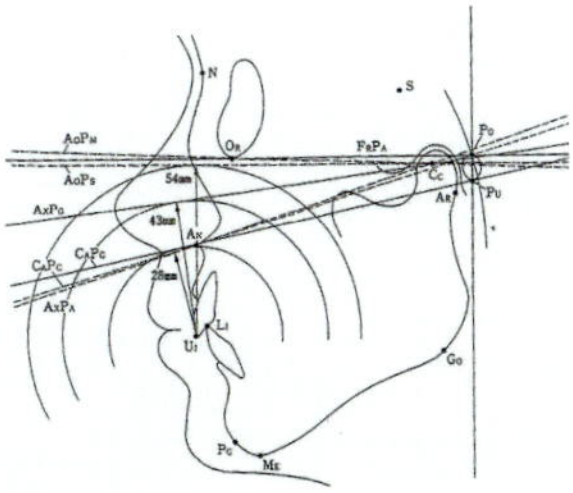

図4-4　解剖学データを用いた各種水平基準面。

1．フェイスボウトランスファーの実際

フェイスボウには「ヒンジボウ」と「シンプルボウ」に分けられ、ヒンジボウは後方基準点を実測値（ヒンジポイント）を用います。ヒンジボウは精度が高く全調節性咬合器にトランスファーされます。一方、シンプルボウは後方基準点を解剖学的平均値（任意顆頭点）が用いられ、操作を簡便にするため後方のイヤーロッドを外耳孔に挿入して安定を図るため別名「イヤーボウ」とも呼ばれています。

　フェイスボウトランスファーの実際において歯科技工士の行う作業は咬合器へのトランスファーですが、チェアーサイドでの操作手順を知ることは大切です。

　図4-5〜17に「エグザクタフェイスボウマークⅢ」を用いたチェアーサイドでの操作手順を示しておきます（協力：いしかわ歯科医院 石川　明先生）。

2．咬合器へのトランスファー

　前項で示したエグザクタフェイスボウマークⅢは、フェイスボウ本体とトランスファーピンが分離でき、また簡単に復元できます。そのため外注技工の場合、技工所へ作業用模型を送るとき、フェイスボウ全体を送る必要はなく、技工所に同じフェイスボウ本体があれば、トランスファーピンとバイトフォークを送れば、技工所にあるフェイスボウ本体に復元し、咬合器へのトランスファーが可能です（図4-18〜23）。

3．咬合器の0セッティング

①咬合器の上顎フレームと下顎フレームを平行に保つためインサイザルピンを調節

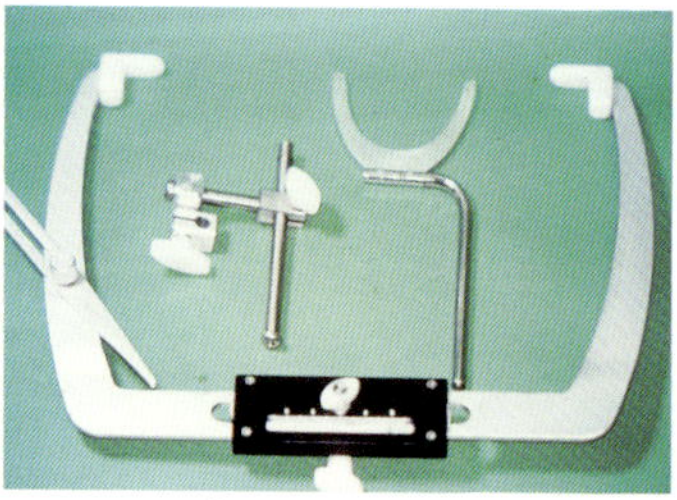

図4-5　エグザクタフェイスボウマークⅢ。

フェイスボウトランスファーの手順

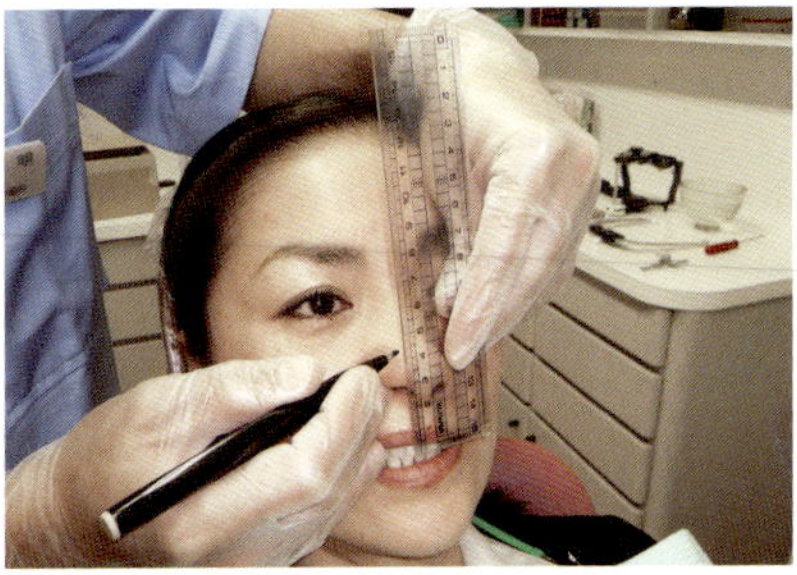

図4-6　前方基準点をマークする。

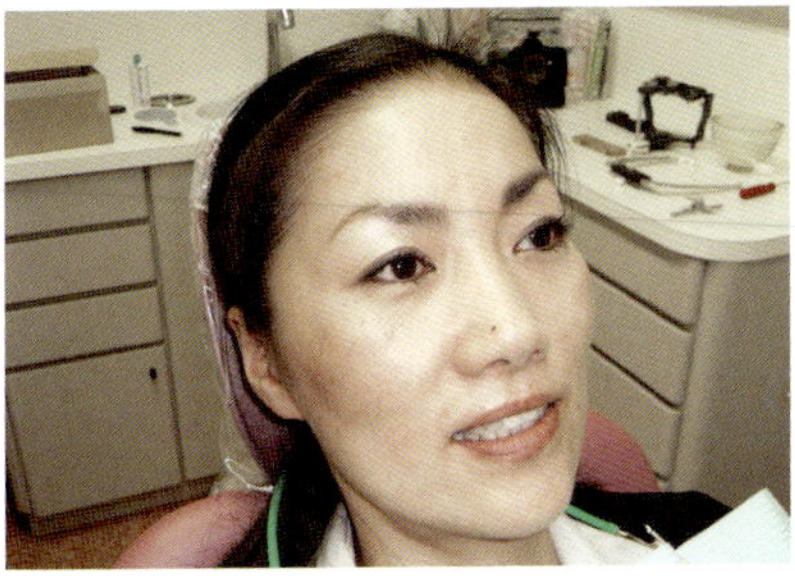

図4-7　上顎右中切点より上方43.0mm。

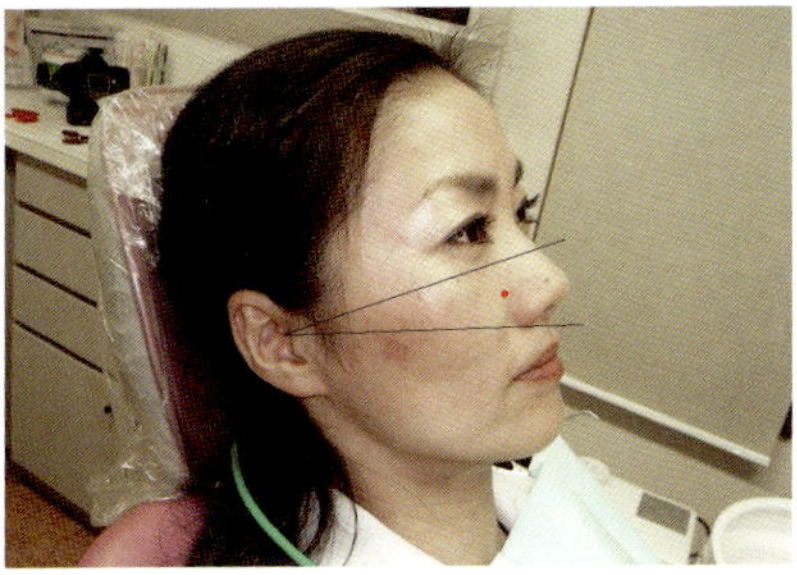

図4-8　もし、中切歯が欠損しているならば、フランクフルト平面とカンペル平面の中間点を用いる。

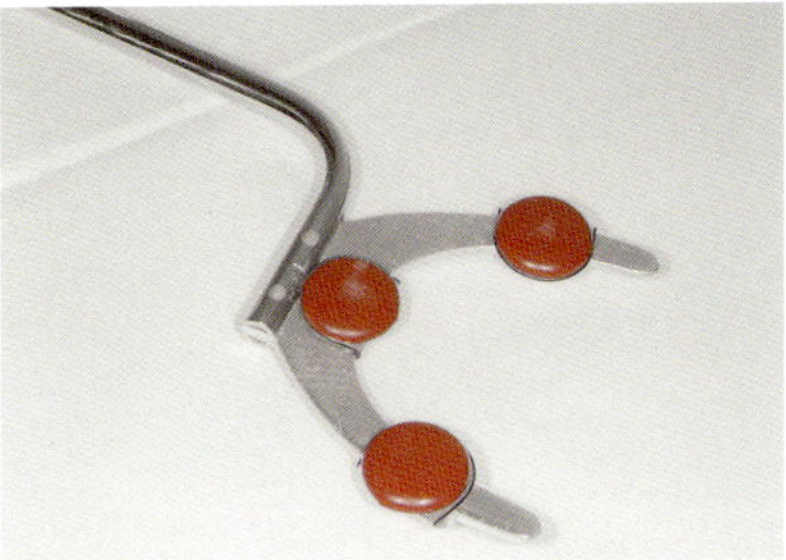

図4-9　バイトフォークに前方1ヵ所と後方2ヵ所にバイトタブを取り付ける。

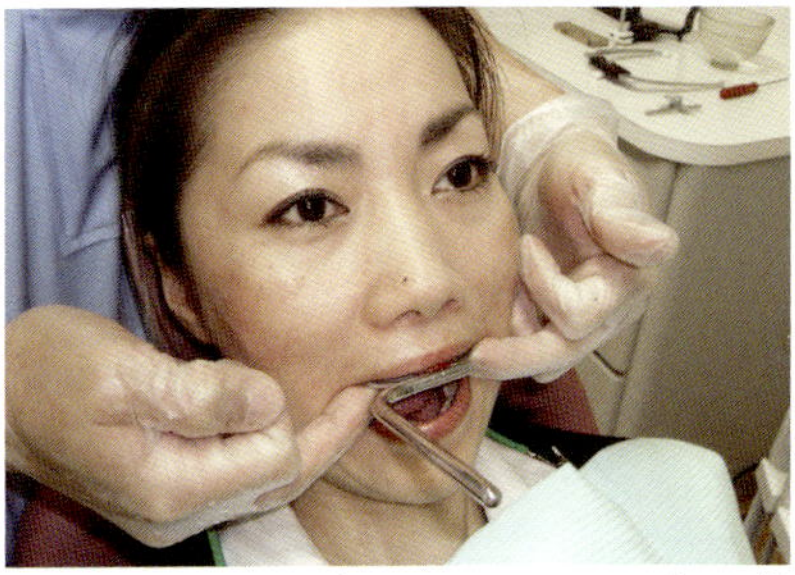

図4-10　バイトタブはお湯につけ、わずかに軟化して上顎歯列に圧着する。

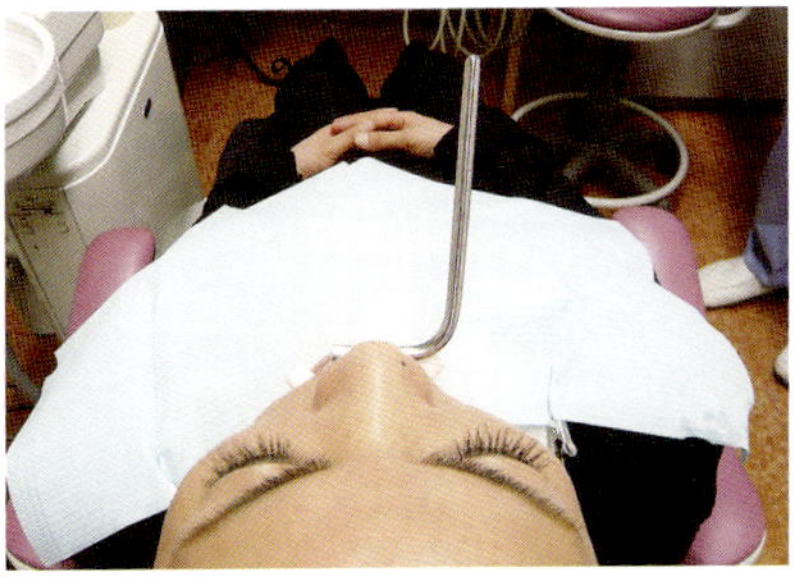

図4-11　バイトフォークの柄は顔の右側で顔面に対して直角にする。

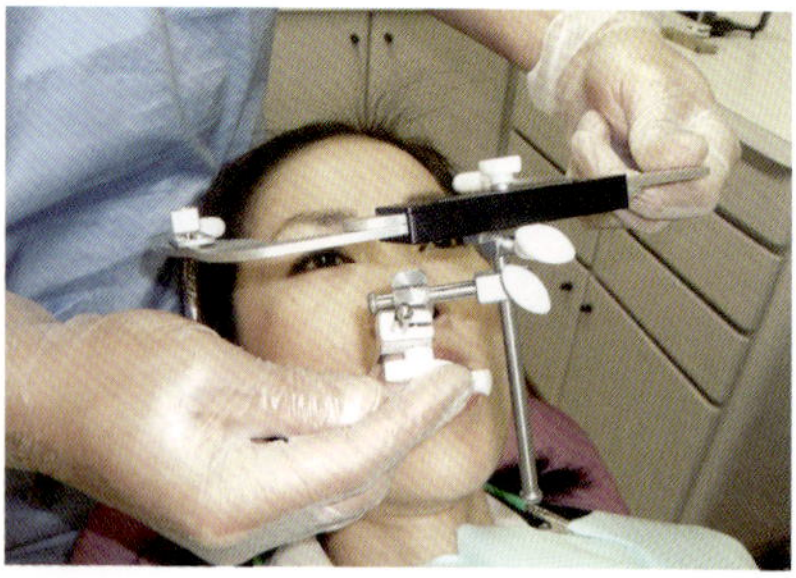

図4-12　フェイスボウのトランスファー部にバイトフォークの柄を挿入する。

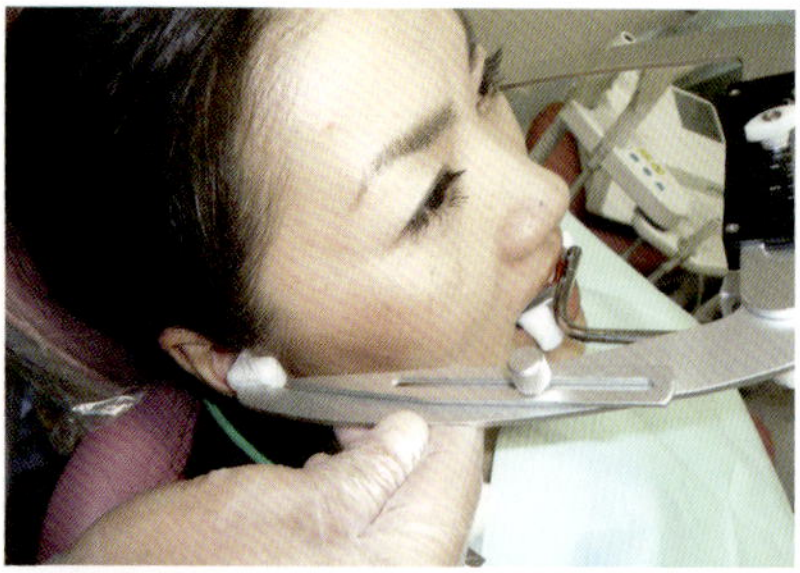

図4-13　フェイスボウのイヤーロッドを左右の外耳導に挿入する。

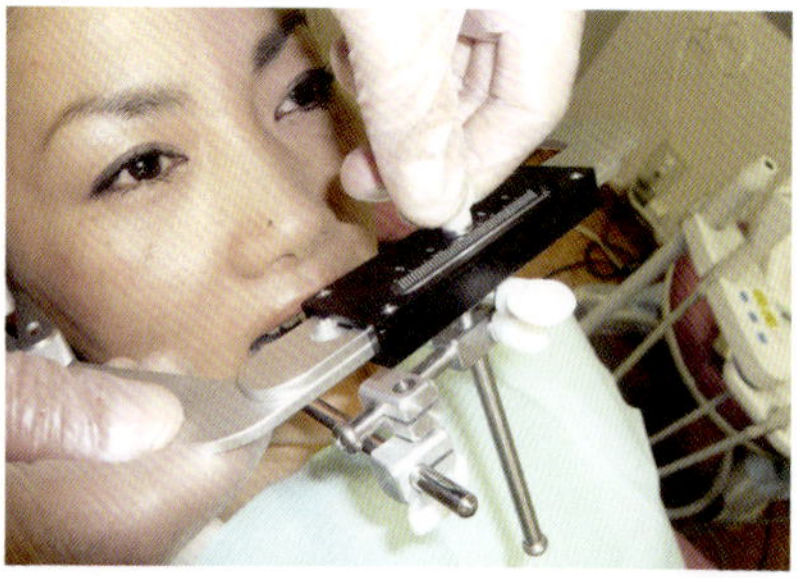

図4-14　フェイスボウのスライド部固定ネジをロックする。

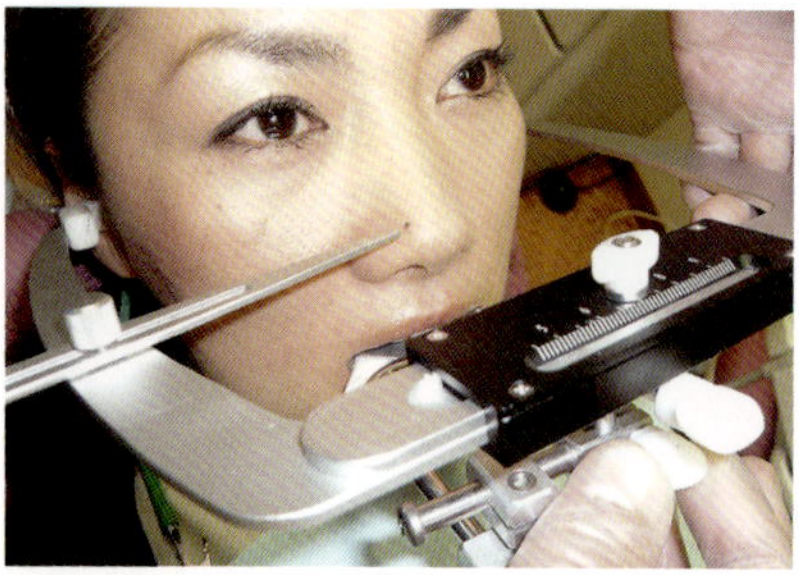

図4-15　前方基準にリファレンスポクターを合わせる。

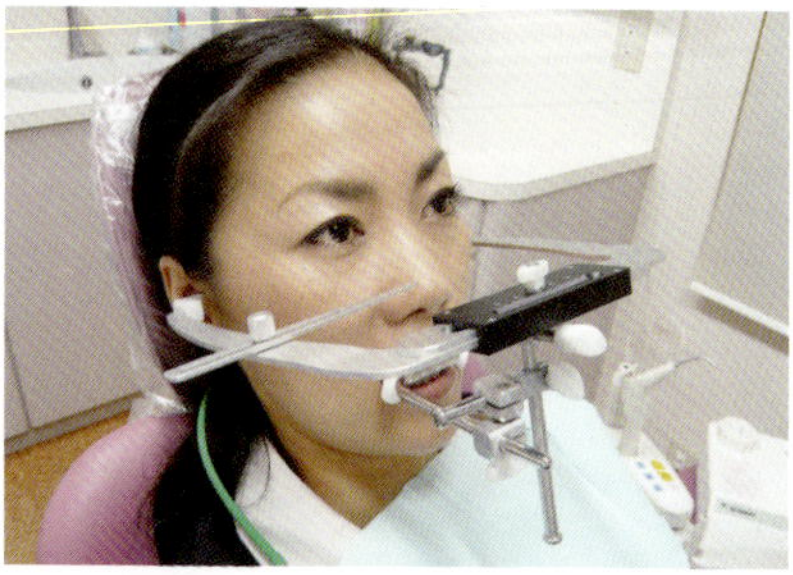

図4-16　フェイスボウのセット完了。

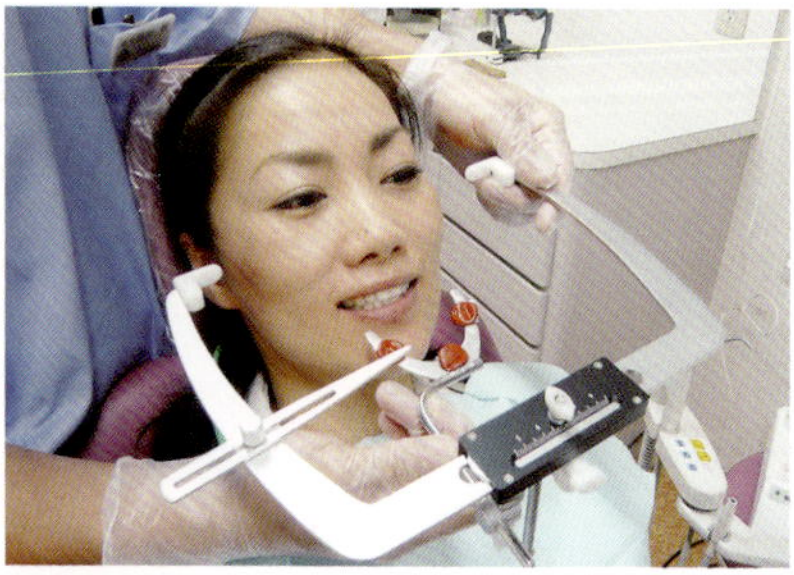

図4-17　フェイスボウのスライド部固定ネジを緩め、サードアームを広げフェイスボウ全体を取り出す。

咬合器のトランスファー

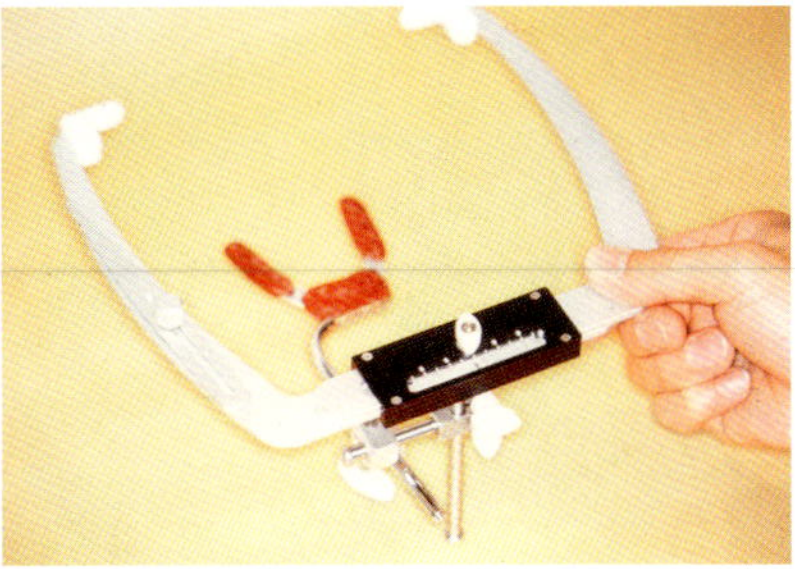

図4-18　口腔外に取り出されたフェイスボウ。

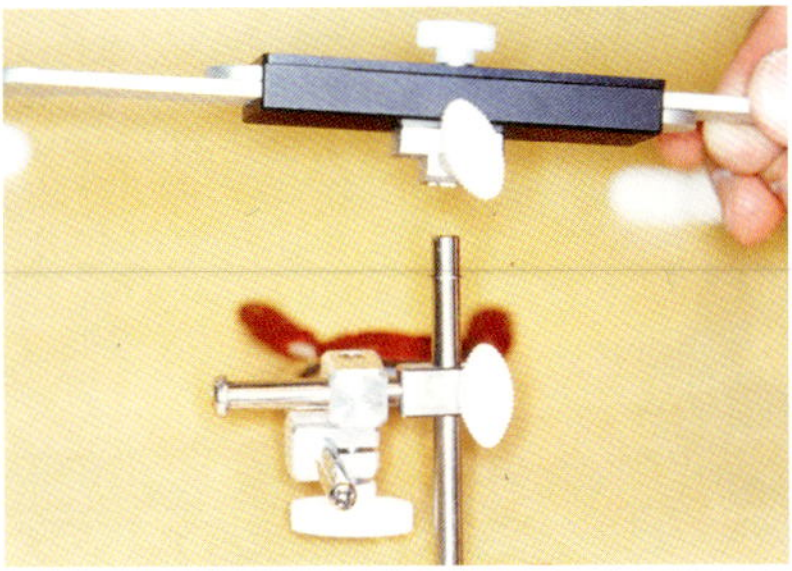

図4-19　フェイスボウアームからバイトフォークを外す。

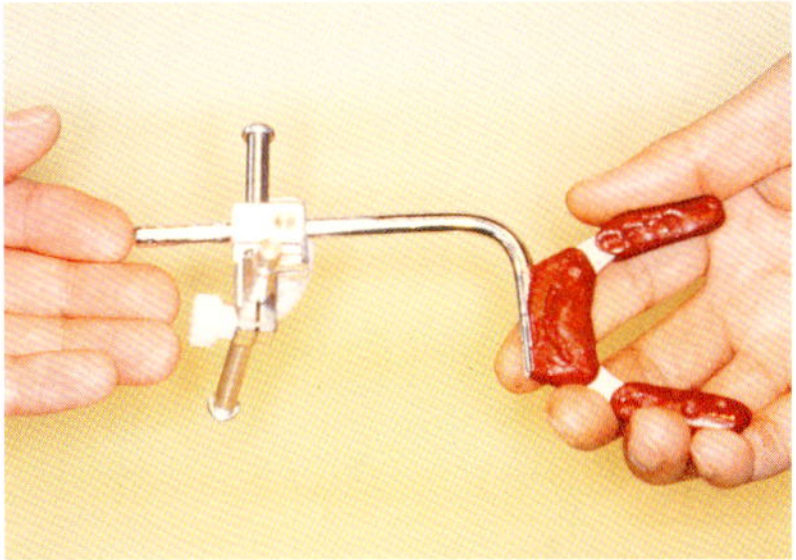

図4-20　バイトフォークだけを歯科技工士に手渡す。

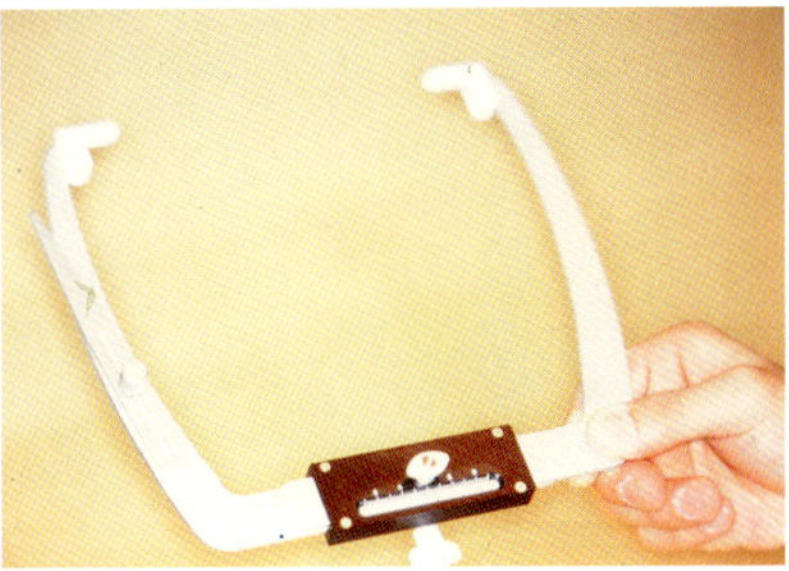

図4-21　技工室または技工所に用意してあるフェイスボウアーム。

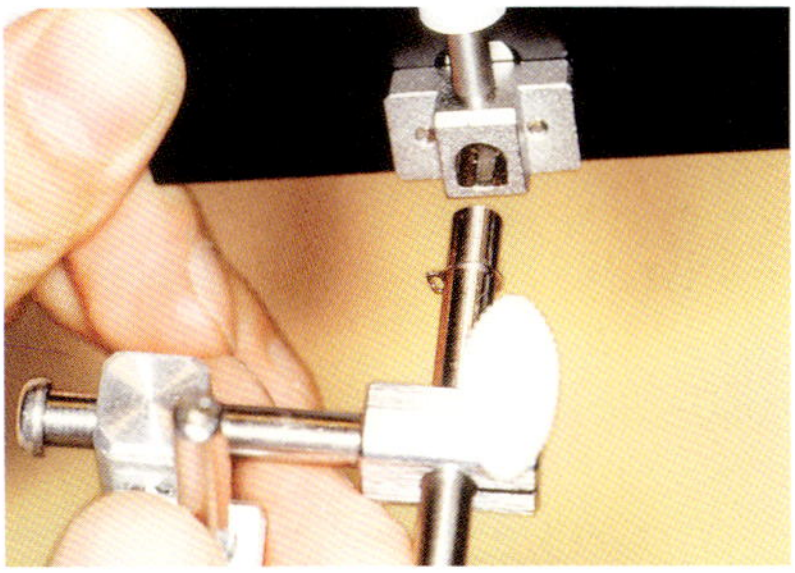

図4-22　フェイスボウアームにバイトフォークを固定する。

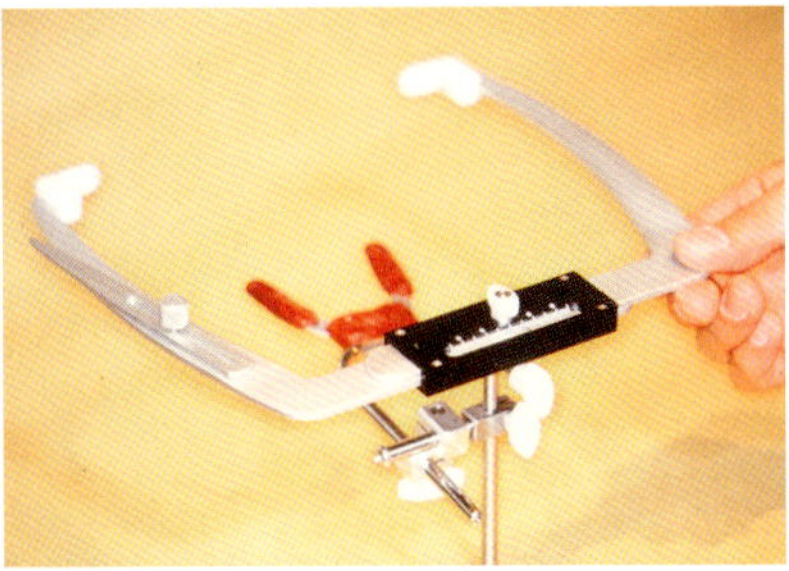

図4-23　復元されたフェイスボウとバイトフォーク。

します。具体的に言えば、咬合器上顎フレームの上面とインサイザルピンの目を合わせます（図4 - 24）。

②顆路傾斜角度を30~35度に合せイミディエートサイドシフトを0ミリ、プログレッシブサイドシフト角を0度に固定します（図4 - 25, 26）。

③フェイスボウのイヤーロッドの内側に小さな穴があるので、それを咬合器の開閉軸を表すピンに挿入し固定します（図4 - 27~29）。

④バイトフォークの下に模型の重みでバイトフォークの位置がくるわないようキャストサポートをセットし、続いて上顎模型をバイトフォークの圧痕に合せマウンティングストーンを用いて固定しますが、石膏はかならず硬化時に膨張します。そしてその膨張が大きいとすべてに誤差を生じます。また石膏の硬化膨張は使用する石膏の量に比例しますから、可能なかぎり少ない量で装着することが大切です。マウンティングストーンは作業効率を上げるため硬化時間3分間以内、硬化後の強度があり、最大の特長は硬化膨張を抑えてあることです。筆者らが日常臨床で用いているものを図4 - 30, 31に示します。

⑤石膏硬化後、咬合器からフェイスボウを取り外します。

以上の操作で上顎歯列模型が生体と近似した位置に咬合器に装着されたことになります（図4 - 32~35）。

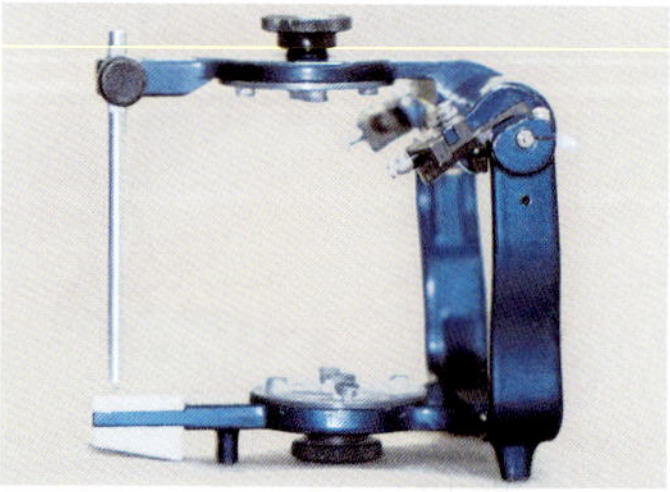

図4-24　咬合器の上下顎フレームが平行になるようインサイザポールを調整する。

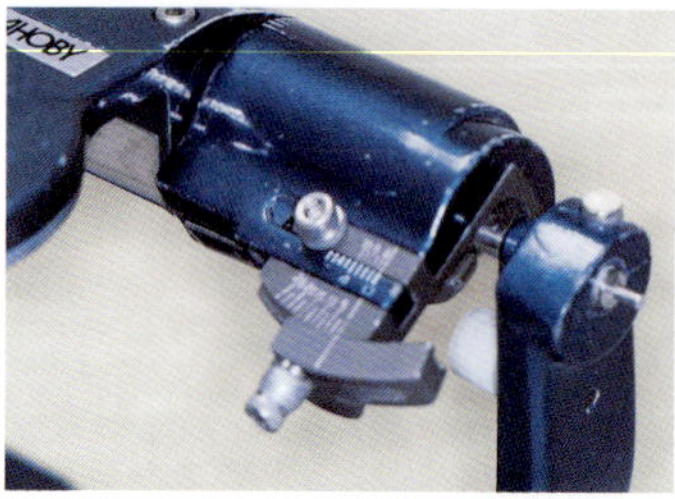

図4-25　顆路傾斜角度30～35°、イミディエートプログレッシブサイドシフトを0°に調整する。

咬合器の0セッティング

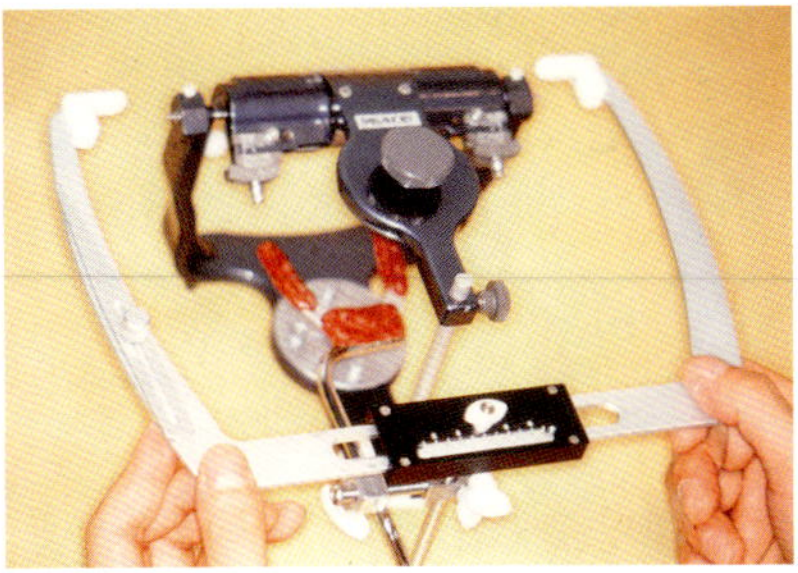

図4-26　"0"セッティングされた咬合器へフェイスボウをセットする。

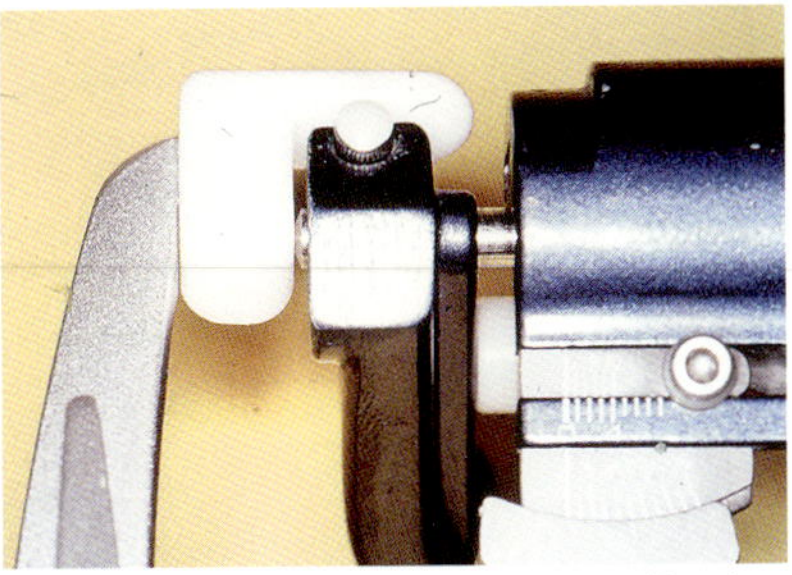

図4-27　イヤーロッドを咬合器の開閉軸に合わせる。

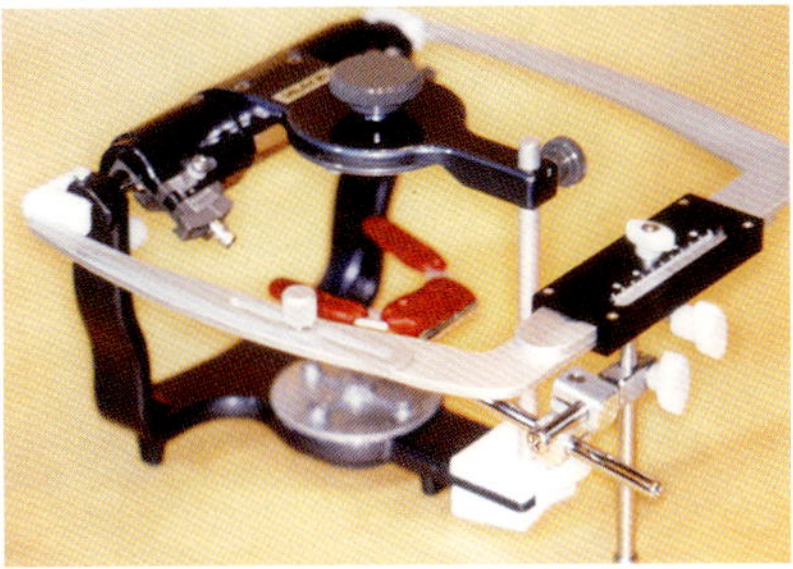

図4-28　咬合器へフェイスボウをセット、この段階で各調節ネジの緩みがないことを確認する。

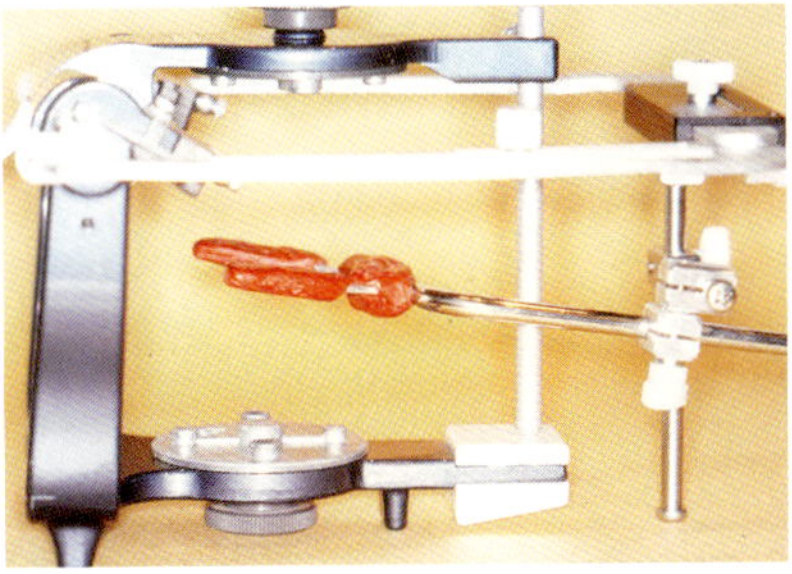

図4-29　咬合器の上顎、下顎フレームが平行になっていることを確認する。

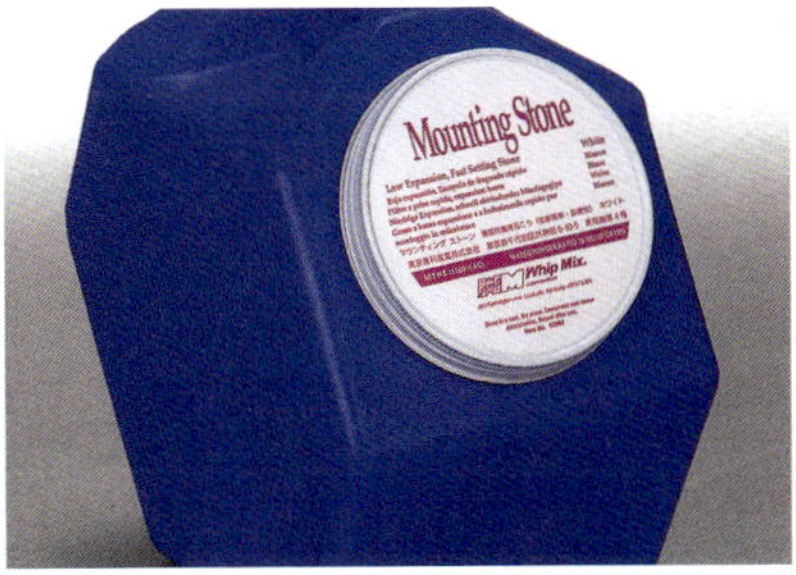

図4-30　マウンティングストーン（ウィップミックス社）。

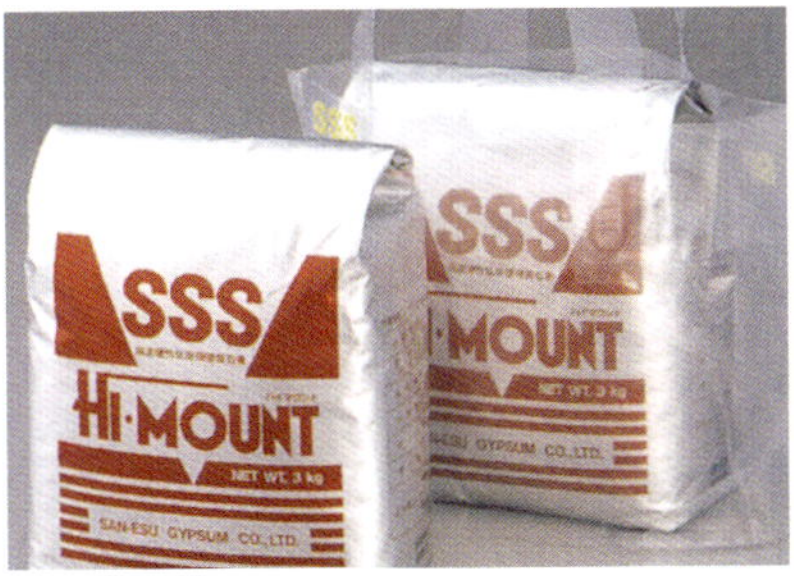

図4-31　ハイマウント（サンエス石膏）。

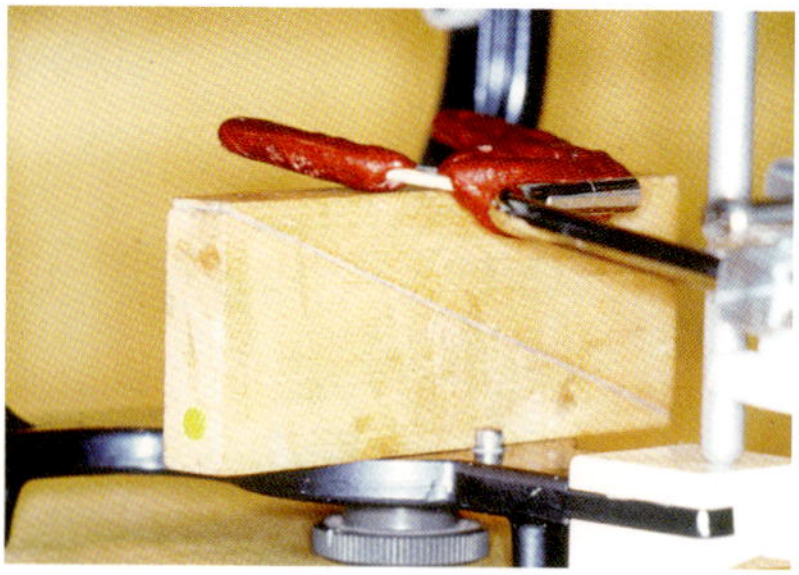

図4-32　バイトフォークの下にキャストサポートをおく。

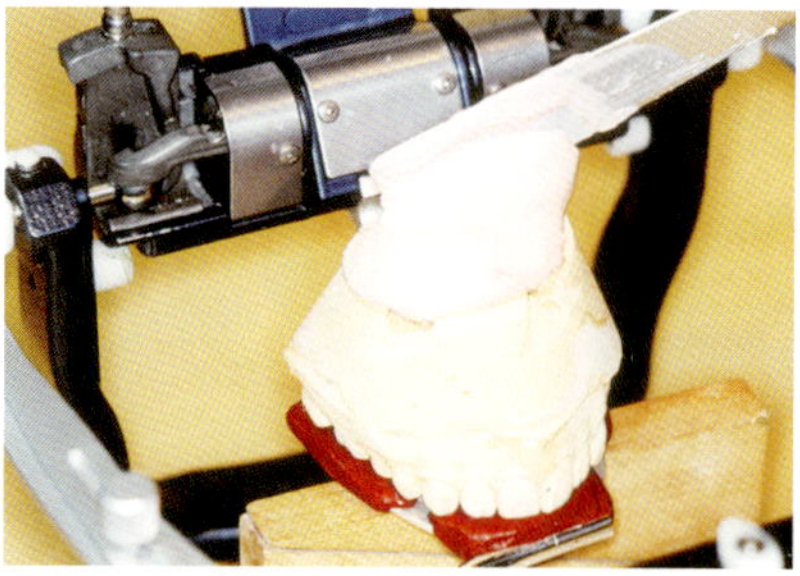

図4-33　石膏模型の基底面を水でぬらし石膏を盛る。

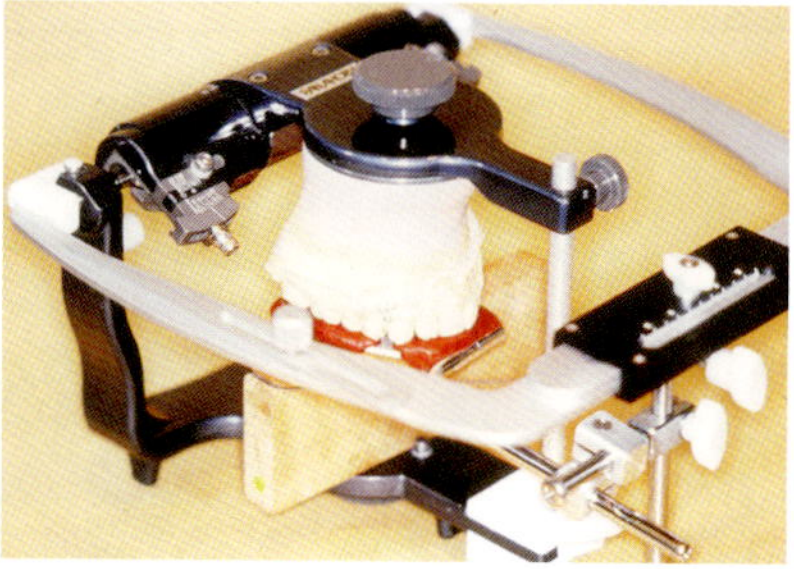

図4-34　咬合器の上顎フレームを閉じ、石膏の硬化を待つ。

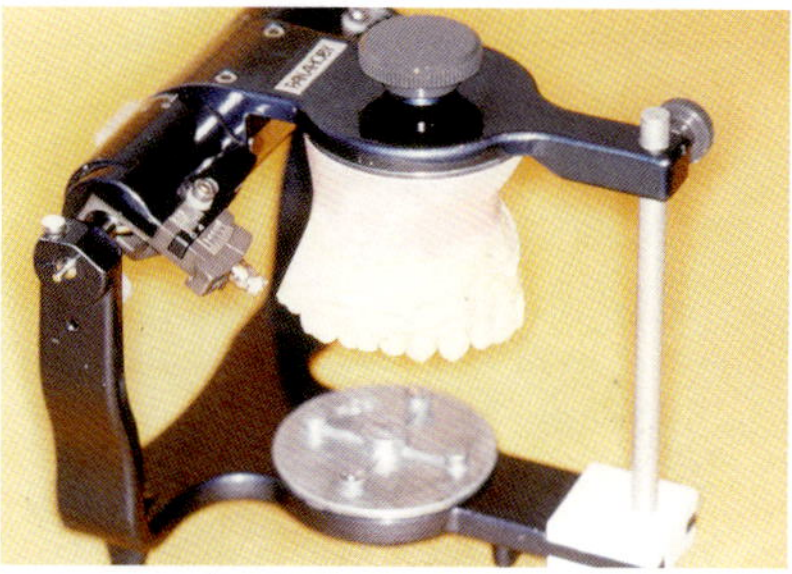

図4-35　石膏硬化後、フェイスボウを外し、上顎模型のトランスファー終了。

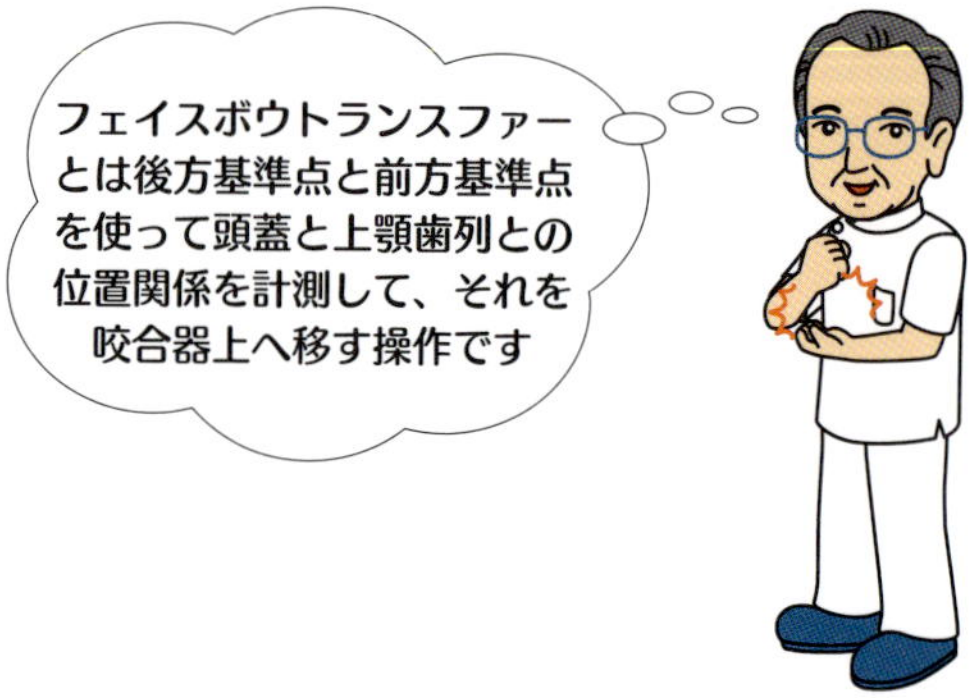
フェイスボウトランスファーとは後方基準点と前方基準点を使って頭蓋と上顎歯列との位置関係を計測して、それを咬合器上へ移す操作です

5　下顎位の記録
——アンテリアジグの目的とその製作法を知ろう

ここではアンテリアジグの製作の目的と下顎位のことについて解説したいと思います。まず下顎位とは頭蓋に対する下顎の位置で、下顎運動中にしばしば現れる下顎の基本位と呼ばれ、咬合の診断、下顎運動の再現、下顎模型の咬合器への取り付けなどに使われます。下顎の基本位には中心位、咬頭嵌合位などがあります。

中心位とは従来、顆頭が下顎窩内で緊張することなく最後上方に位置し、そこから自由に側方運動を行えるときの頭蓋と下顎の位置的関係と定義されてきましたが（図5－1）、最近では、顆頭が関節円板を介し、下顎窩の前上方に位置した状態を適正顆頭位と呼び、下顎の基本位としています。

咬頭嵌合位とは上下顎歯列の相対する咬頭と斜面が最大面積で接触し、咬頭が密接に嵌合し、安定した状態のことです。咀嚼運動の終末はこの位置になります。中心位と咬頭嵌合位は早期接触歯があると一致しません。そのような状態は筋肉や顎関節のストレスの原因となり、咬合学的に好ましくないため改善が望まれます（図5－2）。下顎位の記録に用いるバイトには、中心位で採得するセントリックバイトと咬頭嵌合位で採得するマッシュバイトの2種類があります。顎位の記録は、歯科医師が行う作業ですが、その作業の目的を知ることは歯科技工士にとって重要なので、ここではセントリックバイトの採得について解説します。

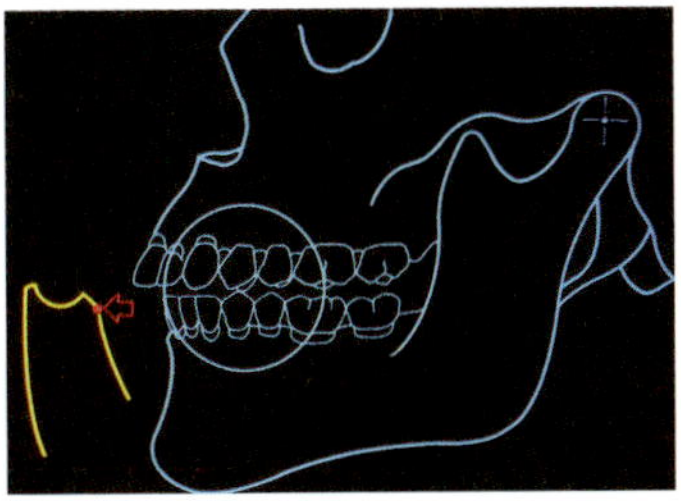

図5-1　中心位。

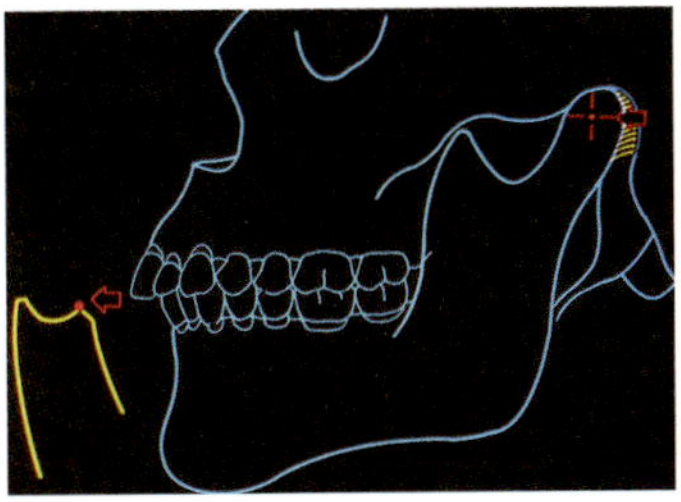

図5-2　咬頭嵌合位。

1. センタリックバイトの採得法

中心位における上下顎の位置関係を記録するもので、わずかに開口させ上下顎歯牙が接触しない状態で採得します。中心位へ下顎を誘導するのが難しい場合はLucia（1961）のアンテリアジグを併用します。これにより上下顎の歯列が離開し、神経筋機構がブロックされるため、下顎を比較的容易に中心位へ誘導することができます。アンテリアジグはルシアによって考案されたものなので「ルシアのジグ」とも呼ばれています。

これは既時レジンで製作し、患者の上顎前歯両中切歯の幅に一致した大きさで、唇側は中切歯頸線を2～3ミリ超えた長さ、口蓋側は左右犬歯あるいは第一小臼歯の遠心を結んだ線上まで延長します。

2. アンテリアジグの製作

まず外形線の印記を行います。唇側は左右中切歯の遠心をわずかに超えた位置、歯頸部は歯頸線から約2～3ミリ下方で唇小帯を避けます。口蓋側は、通常左右犬歯を結んだ位置ですが、症例によっては下顎が大きく後退することがあるため、第一小臼歯の遠心まで延ばしておくと良いでしょう。続いてクッキンホイルの圧接を行います。これは即時重合レジンと石膏模型との分離を容易にするもので圧接にはコットンロールなどを用いると良いでしょう。即時重合レジン（トレーレジン）を練和し、長さ約3.5センチ、幅約2.0センチ、厚さ約0.5センチの短冊状のものを用意します。それを唇側から口唇側に向かって圧接しますが、そのとき中切歯切端を圧接しすぎて薄くならないように注意が必要です。

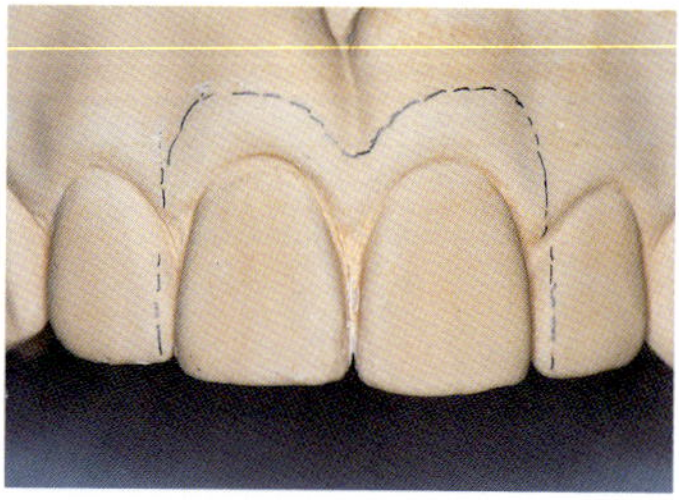

図5-3　外形線の印記、唇側は左右中切歯の遠心、歯頸部は歯頸線から約２～３mm下方で唇小帯を避ける。

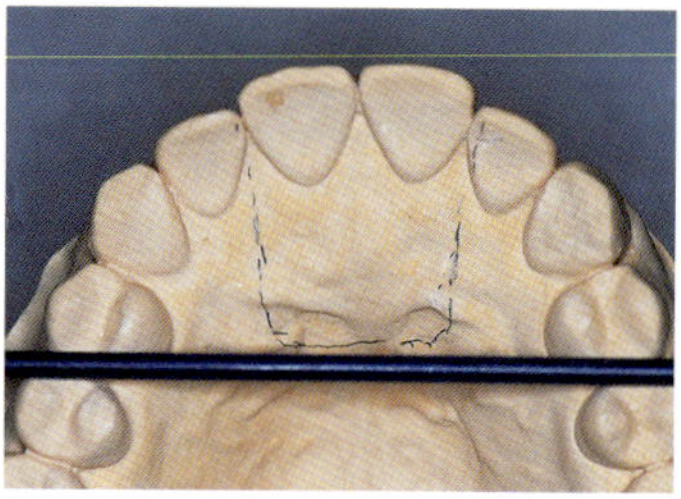

図5-4　口蓋側は、左右の犬歯あるいは第一小臼歯の遠心を結んだ線上まで延長する。

アンテリアジグの製作

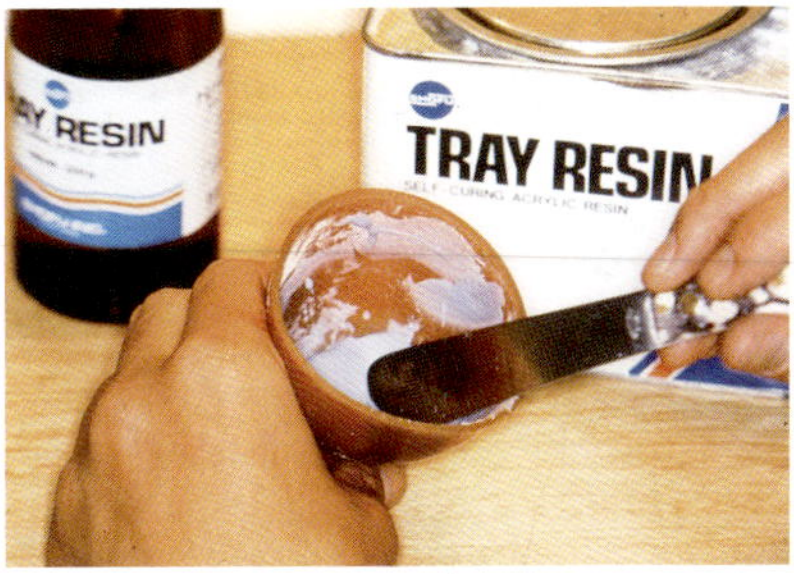

図5-6　トレーレジンを用意する。

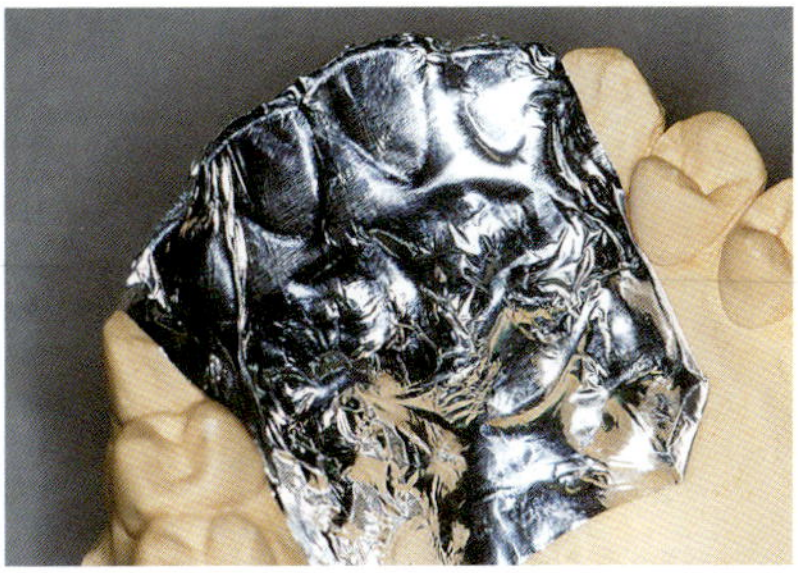
図5-5　クッキングホイルを圧接し、ジグの外形より大きめに圧接しておく。

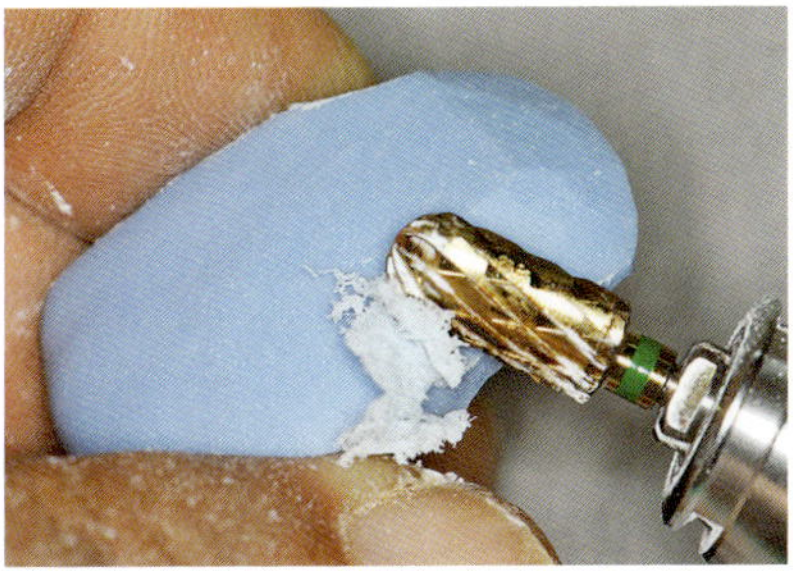
図5-8　レジン硬化後、外形線に合わせトリミングを行う。

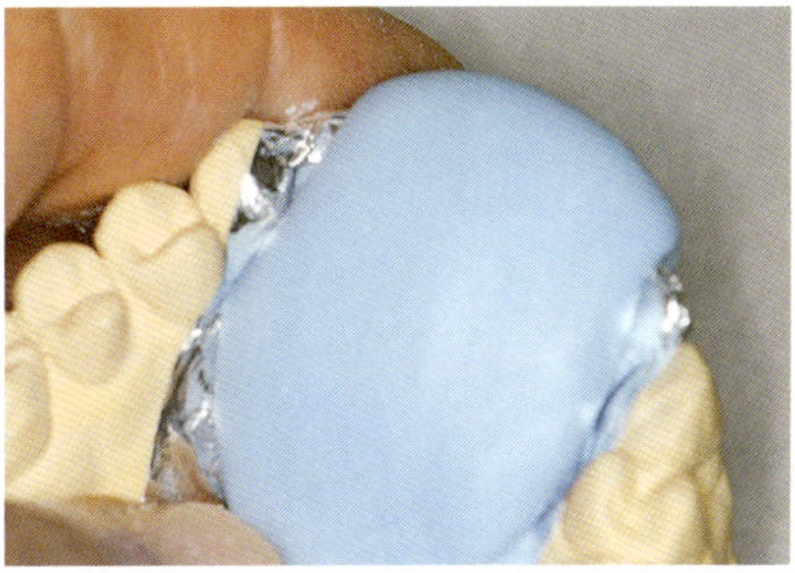
図5-7　練和したトレーレジンを短冊状にして、模型に圧接する。

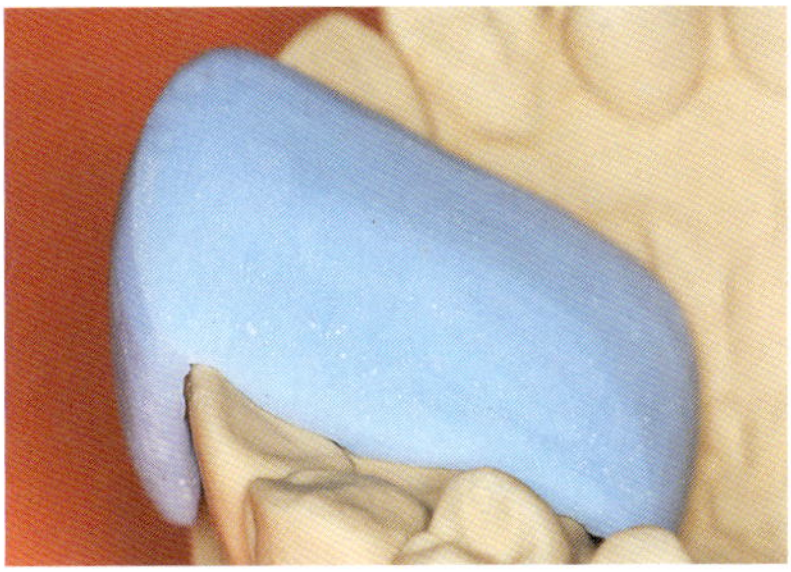
図5-9　アンテリアジグの完成

ワックスバイトの製作

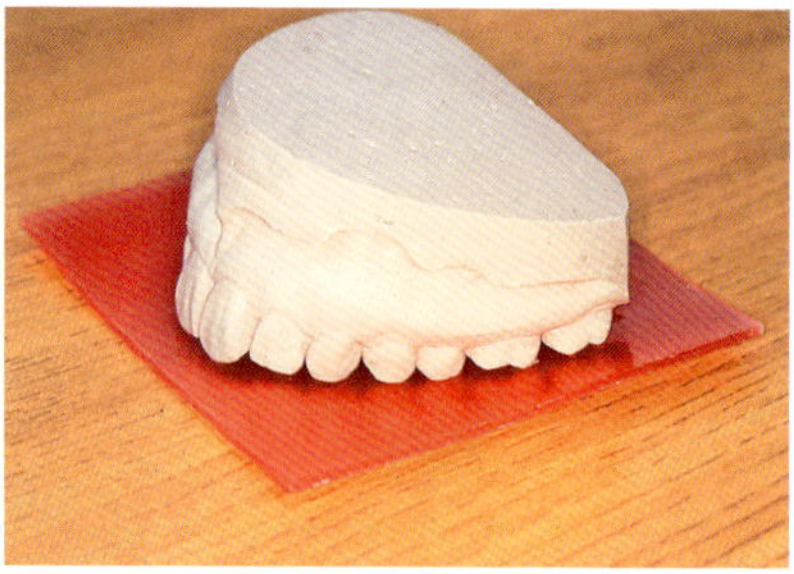

図5-10　上顎歯列模型をパラフィンワックスの上に載せる。

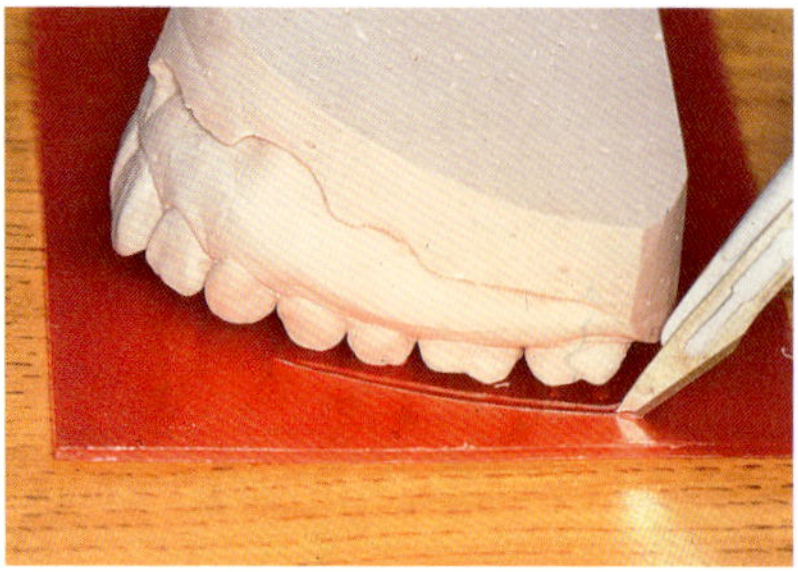

図5-11　臼歯頬側咬頭より約3.0mm外側に切り込みを入れる。

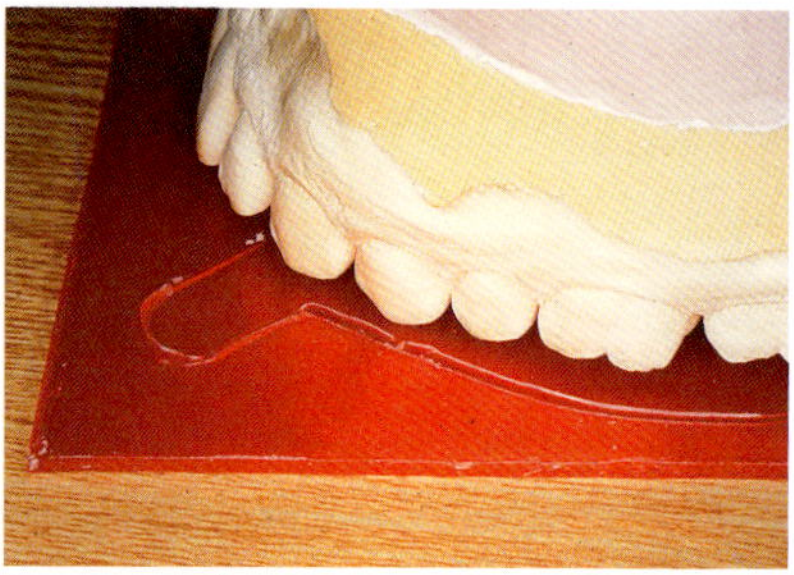

図5-12　犬歯の部分は、犬歯の近遠心幅で、長さ約10mmを残す。

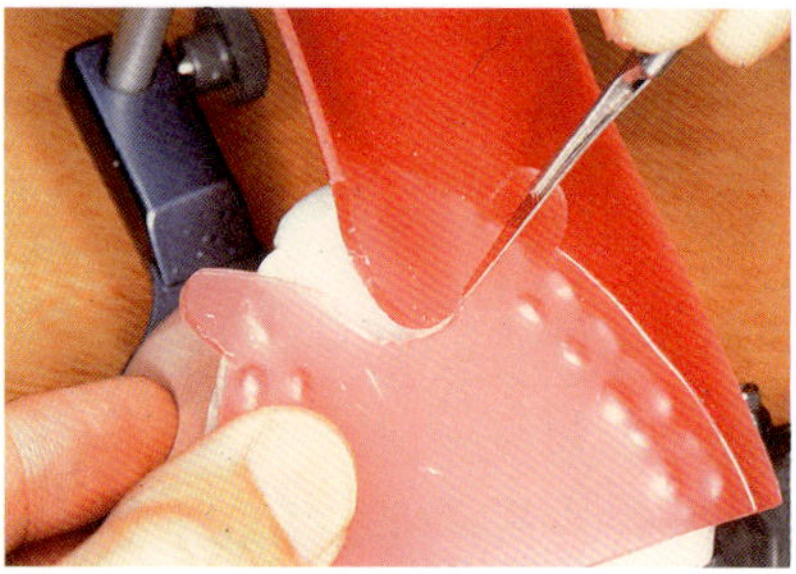

図5-13　口蓋側でアンテリアジグが入る部分をカットする。

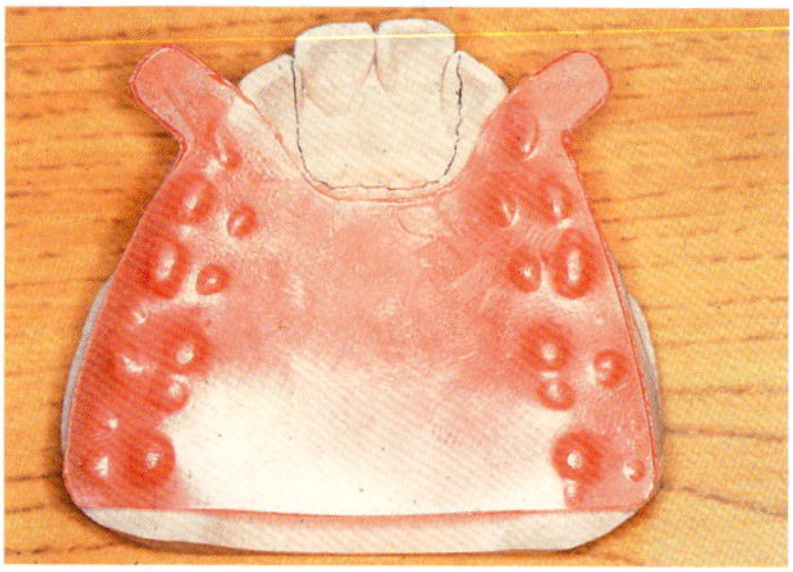

図5-14　上顎歯列に軽く押しあて、圧痕を付けておく。

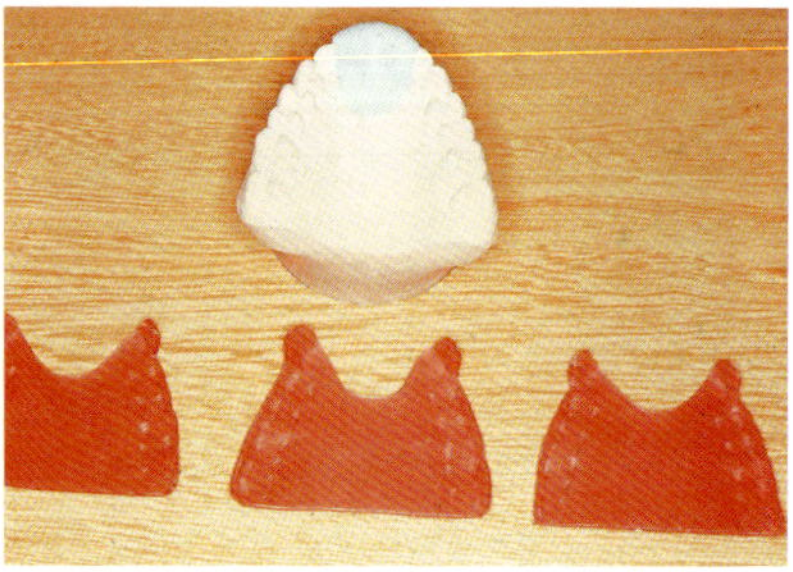

図5-15　ワックスバイトは、合計３枚製作しておく。

レジン硬化後、模型からジグを外し、外形線に合せトリミングを行います。口蓋側は下顎切歯が1~2点接触するよう周囲を削除しますが、このとき垂直顎間距離を増加させないこと、下顎切歯が接する部分に急斜面にしないことが重要です（図5－3~9）。

3．ワックスバイトの製作

セットリックの採得は、上下顎歯列をわずかに開口した状態で採得するため、その操作は慎重に行う必要があり、咬合器装着時の誤差を少なくするためバイトは3枚採得されます。

ワックスバイトの製作には、まず上顎模型と3枚のパラフィンワックスを用意します。パラフィンワックスの上に上顎模型を軽く圧接し、臼歯部頬側から約3.0ミリ外側に外形線を記入します。前歯部は犬歯の近遠心径、長さ約1.0センチのドッグイヤーをつけます。これは咬合採得時の保持に用いられます。口蓋側はアンテリアジグとワックスバイトが接触しないようワックスバイトの前方部にU字型にカットします。こうしてワックスバイトは同じものを3枚製作します（図5－10~15）。

4．セントリックバイトの採得

あらかじめ模型上で製作したジグを口腔内で調整しておきます。この調整では下顎の切歯が1点で接触し、セントリックで安定することが必要です。上下顎歯列が約1.0ミリのスペースになるよう垂直顎間距離を調整します。これらの操作が終了したら、ジグを上顎前歯にユージノルペーストなどを用いて固定します。セントリックバイトの採得ではワックスバイトの上面を下面にユージノルペースなどを塗布して上・下顎歯列の記録を取ります。セントリックバイトも合計3枚採得します（図5-16～25）。

5. スプリットキャスト模型の製作

上顎模型の基底面をモデルトリマーで平面に削合し、前方1ヵ所、後方左右2ヵ所V字型のノッチをつけます。基底面の周囲を幅約1.5センチのワックスでブロックアウトし、石膏面に二次石膏との分離のために石膏分離剤を塗布します。続いて、二次石膏を注入し、石膏硬化後ブロックアウトしたワックスを外し、周囲を整えるためモデルトリマーで削合します。この段階で両者は分離（スプリットキャスト）するため、その後の作業で外れないように絶縁テープなどに固定します（図5-26～31）。

6. セントリックバイトの再現精度の確認

フェイスボウによって上顎模型を咬合器に装着したのち3枚のセントリックバイトのうち1枚を用いて下顎模型の装着を行います。スプリットキャストになっている上顎模型のテープを外し、2つに分割します。続いて、2枚目のセントリックバイトを下顎歯列に適合し、その上面に上顎歯列を適合させます。咬合器上顎フレームに装着されている二次石膏の部分をとじて、スプリットキャストになっている部分の隙間がないことが確認できれば、1枚目と2枚目のバイトには誤差がなかったことになります。同様に2枚目も同様なステップで確認します。3枚とも精度の確認ができたらスプリットキャストの部分は完全に固定されます（図5-32～39）。

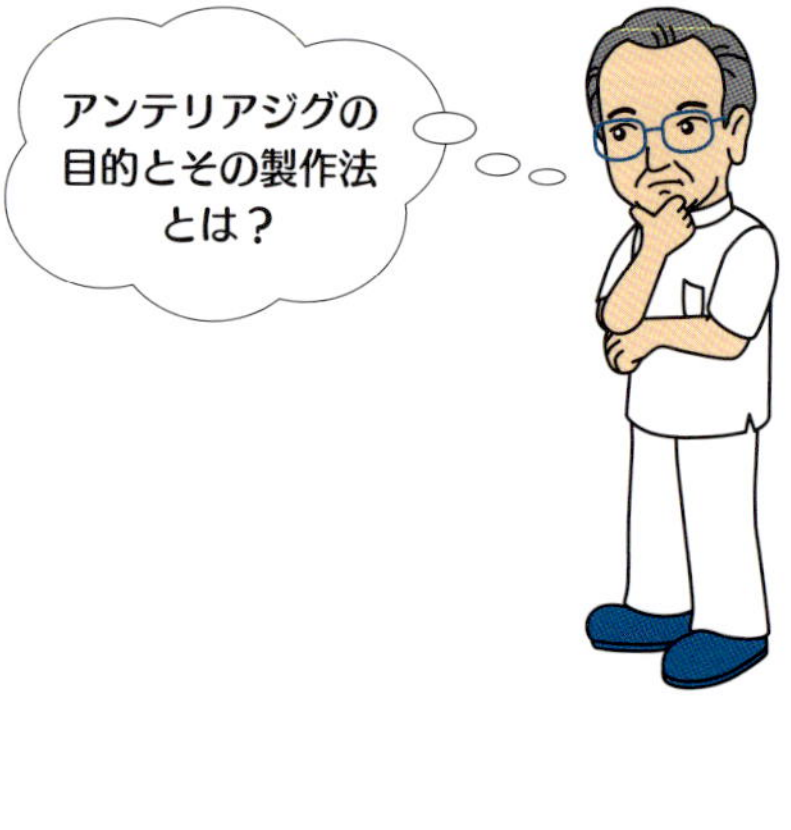

セントリックバイトの採得

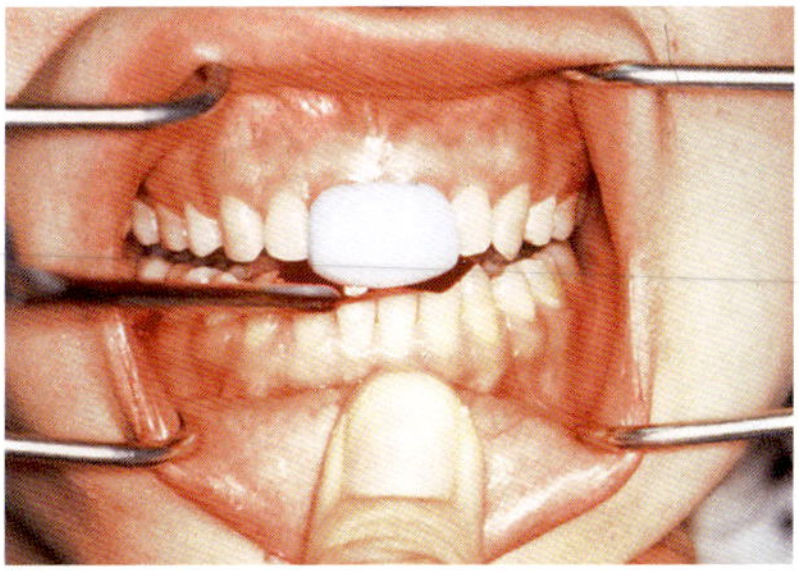

図5-16　口腔内で咬合紙を介してジグの調整。

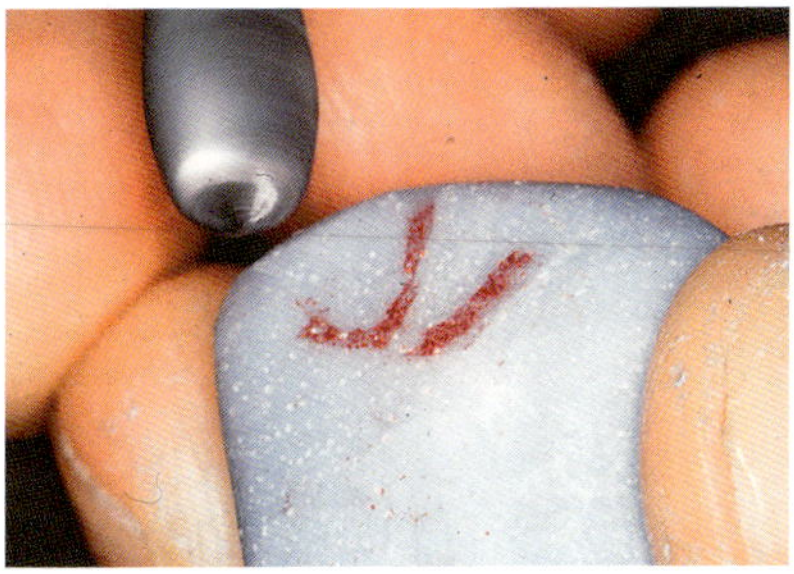

図5-17　下顎切歯1点でゴシックアーチが描けるよう干渉部を削除しておく。

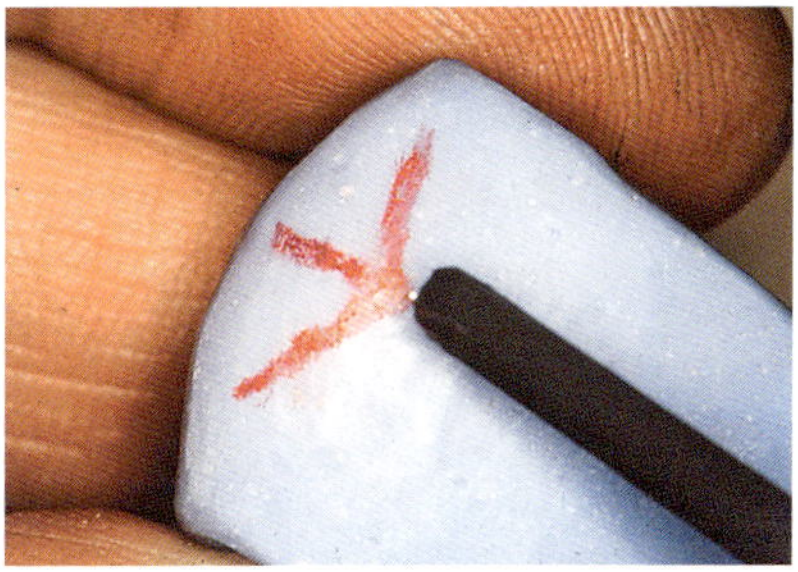

図5-18　下顎の切歯が1点で接触し、セントリックで安定する位置を決定する。

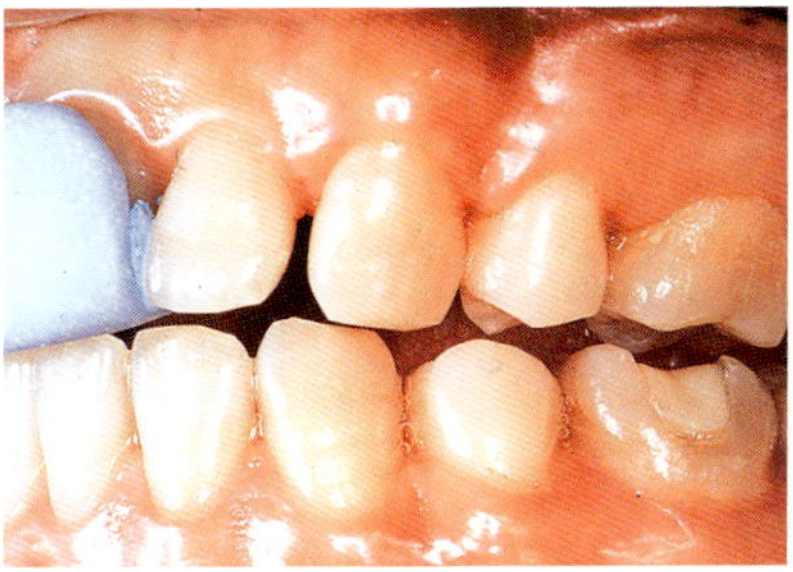

図5-19　上下顎歯列が約1.0mmのスペースになるよう調整を行う。

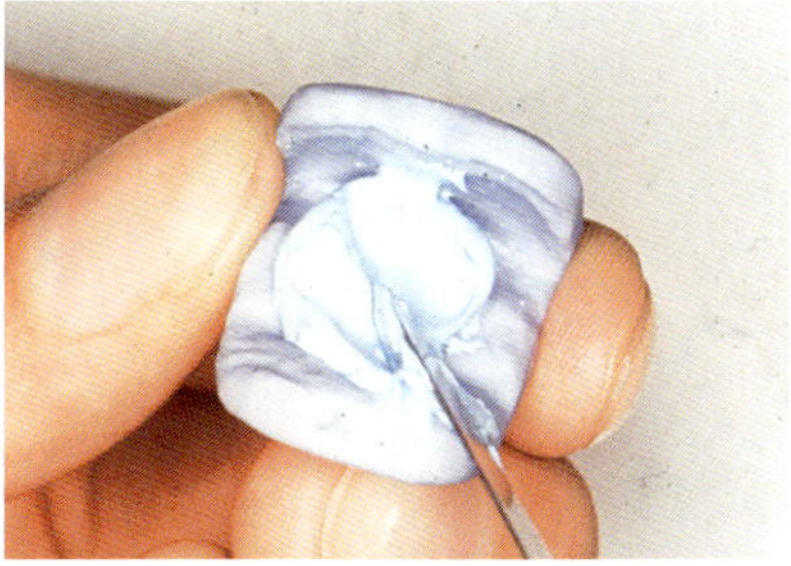

図5-20　ジグの内面にユージノルペースを入れる。

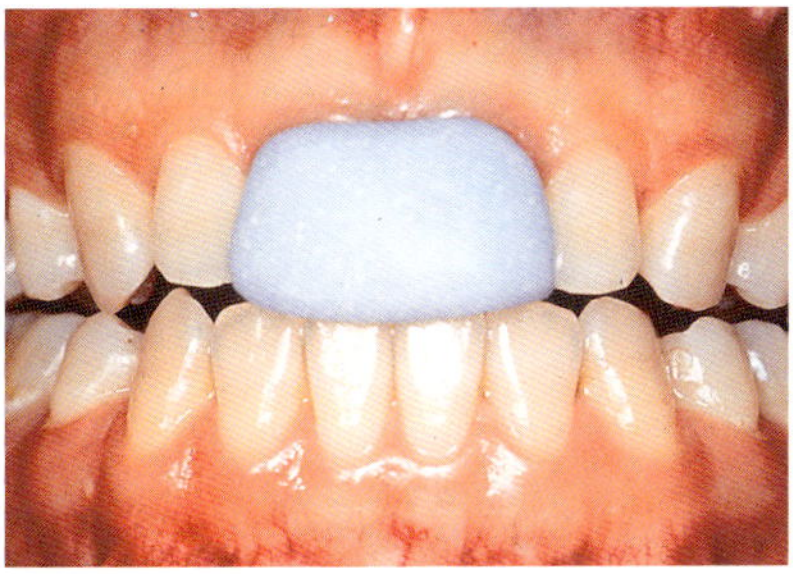

図5-21　ジグを上顎前歯に固定する。

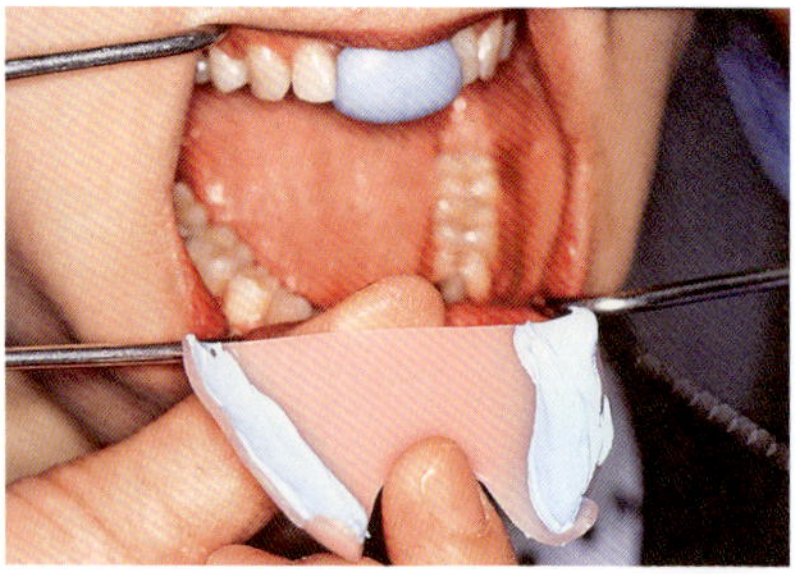

図5-22　ワックスバイトの上、下面にユージノルペーストを塗布する。

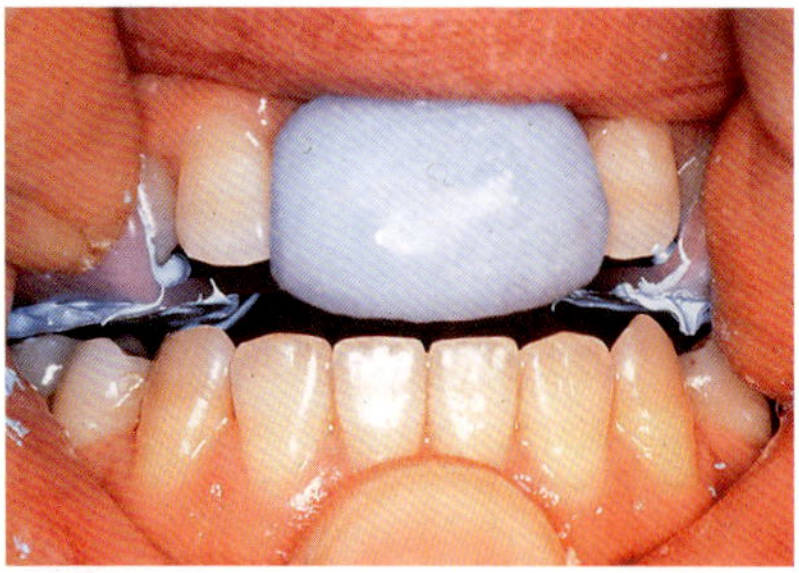

図5-23　ワックスバイトを口腔内に入れセントリックで閉じる。

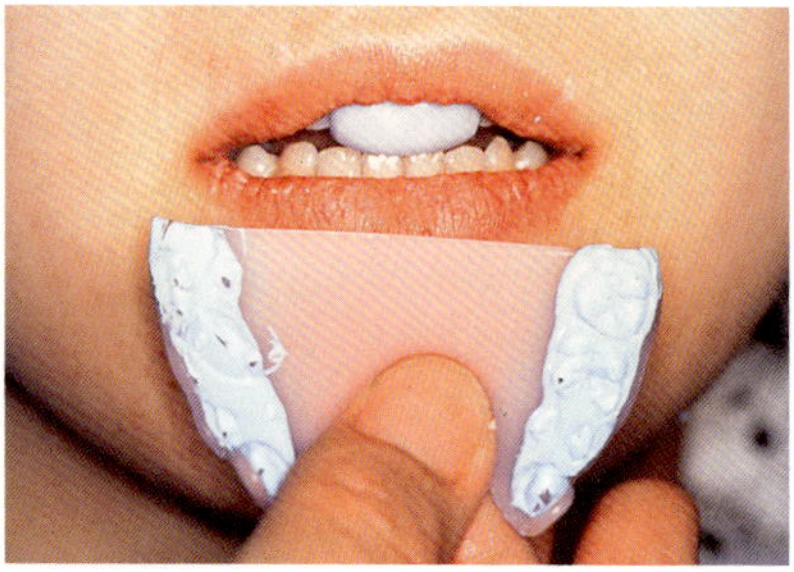

図5-24　ワックスバイトが変形しないよう十分注意して口腔外へ取り出す。

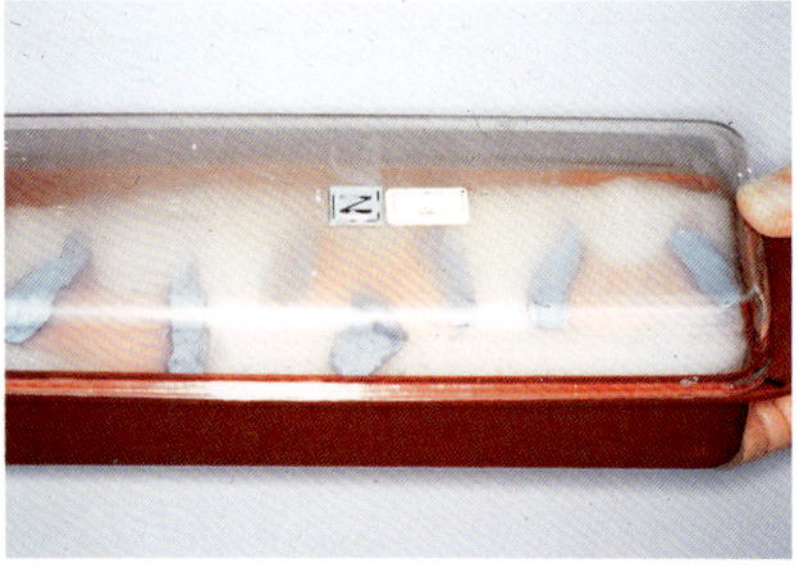

図5-25　セントリックバイトは合計３枚採得する。

スプリットキャスト模型の製作

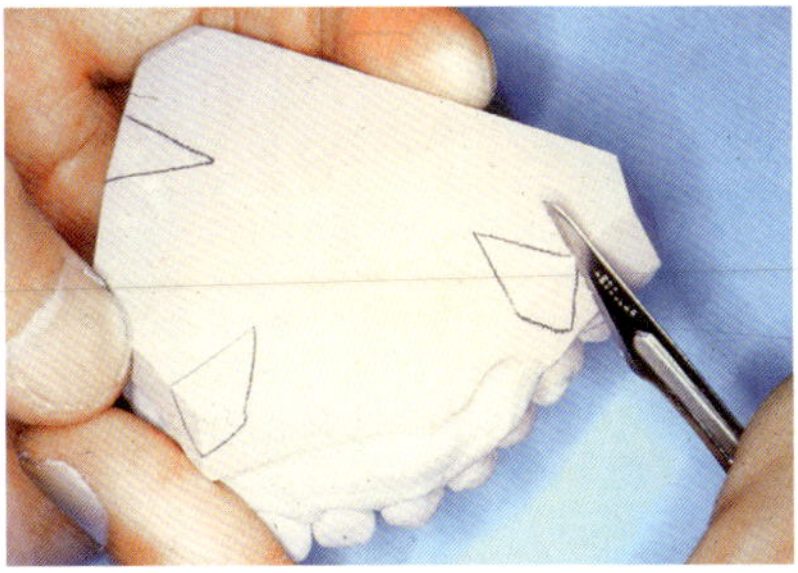

図5-26　上顎模型基底面をフラットに削り、前方１ヵ所、後方２ヵ所にＶ字型のノッチを入れる。

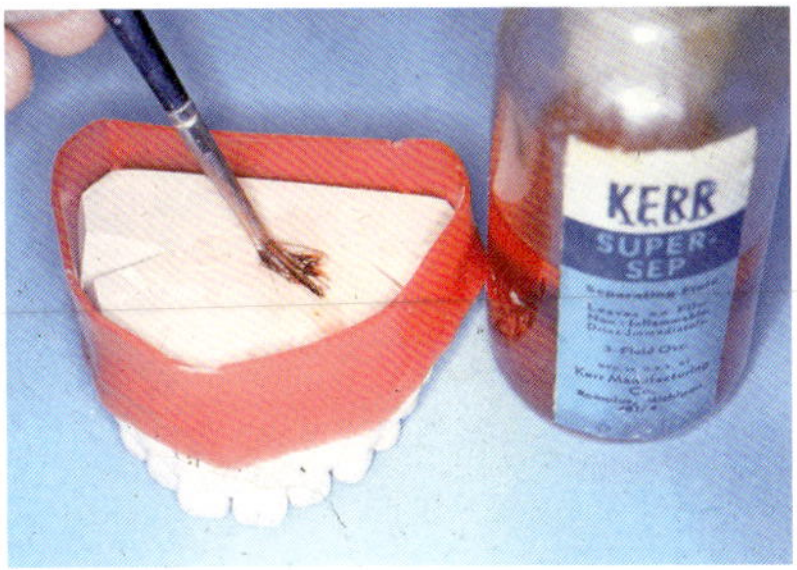

図5-27　パラフィンワックスで周囲をブロックアウトし、石膏面に石膏分離剤を塗布する。

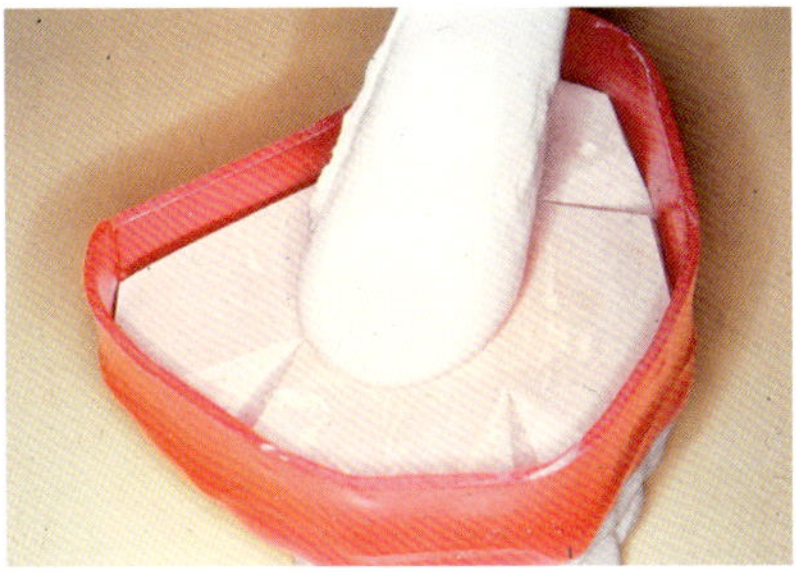

図5-28　二次石膏を注入する。

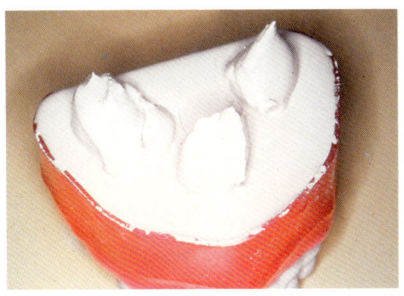

図5-29　維持用のノブを付け石膏の硬化を待つ。

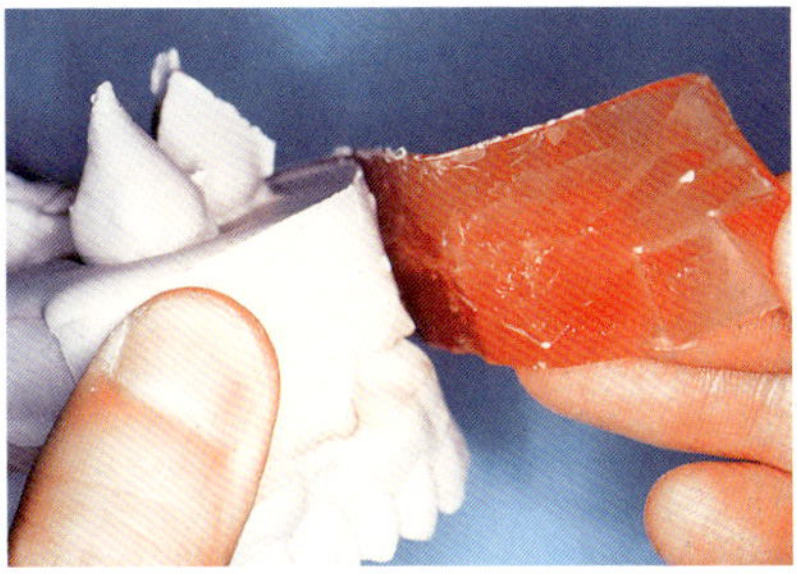

図5-30　石膏硬化後、パラフィンワックスを取り外し、周囲をトリミングする。

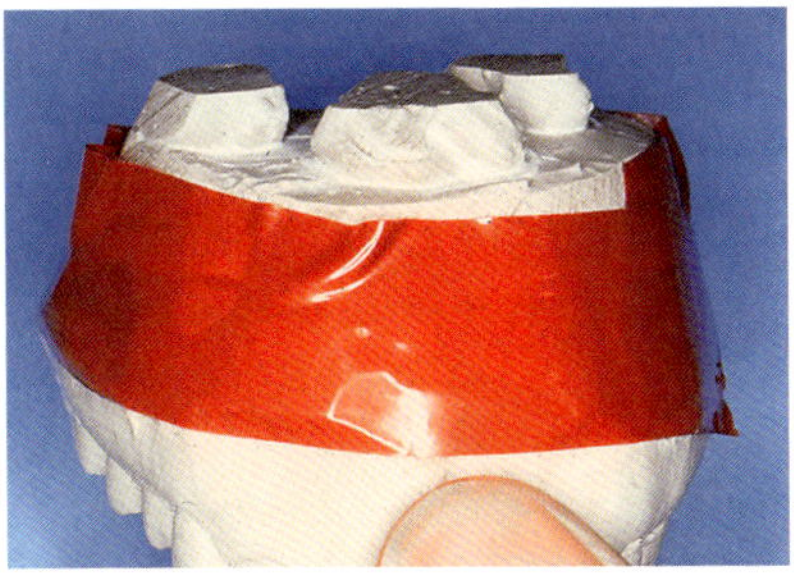

図5-31　スプリットキャストの部分が外れないようテープで固定しておく。

セントリックバイトの再現精度の確認

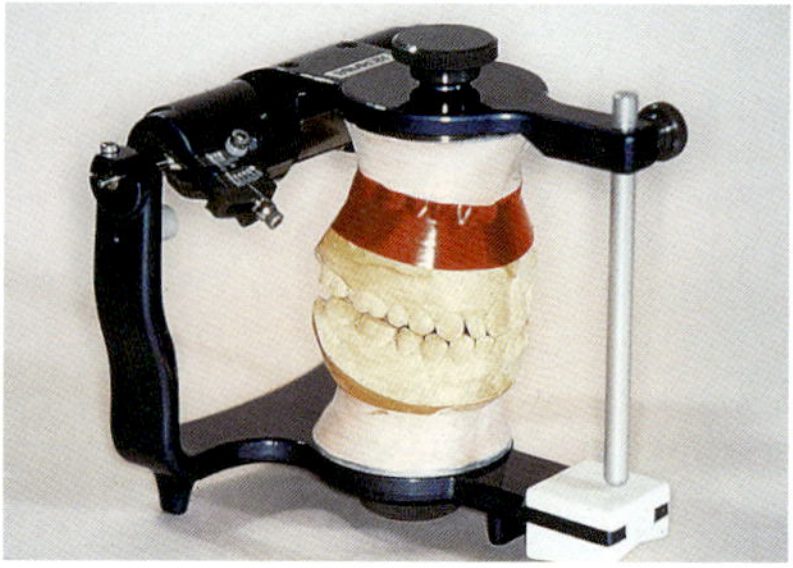

図5-32　フェイスボウによって上顎模型を装着後、セントリックバイト3枚中のどれか1枚を使って下顎模型を装着する。

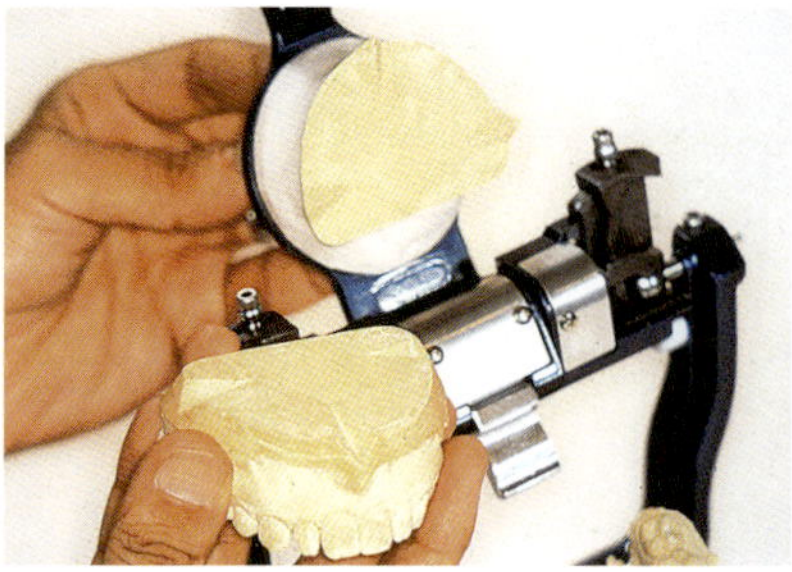

図5-33　上顎スプリットキャストになっている部分の固定用テープを外し、模型を分離しておく。

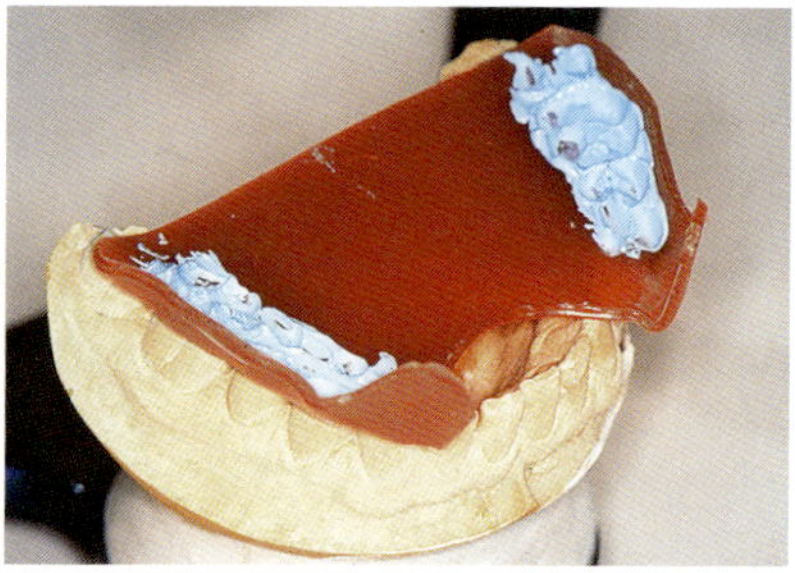

図5-34　2枚目のセントリックバイトを下顎歯列に適合する。

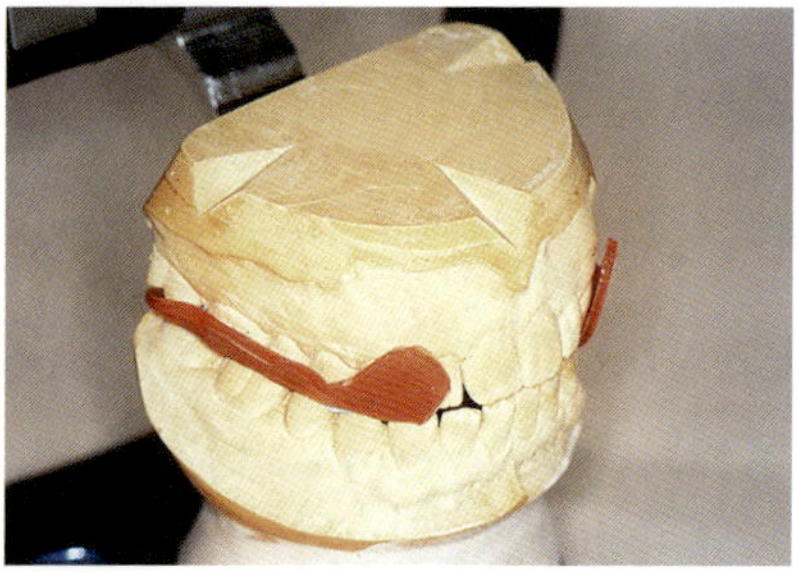

図5-35　上顎模型をバイトの圧痕に適合させる。

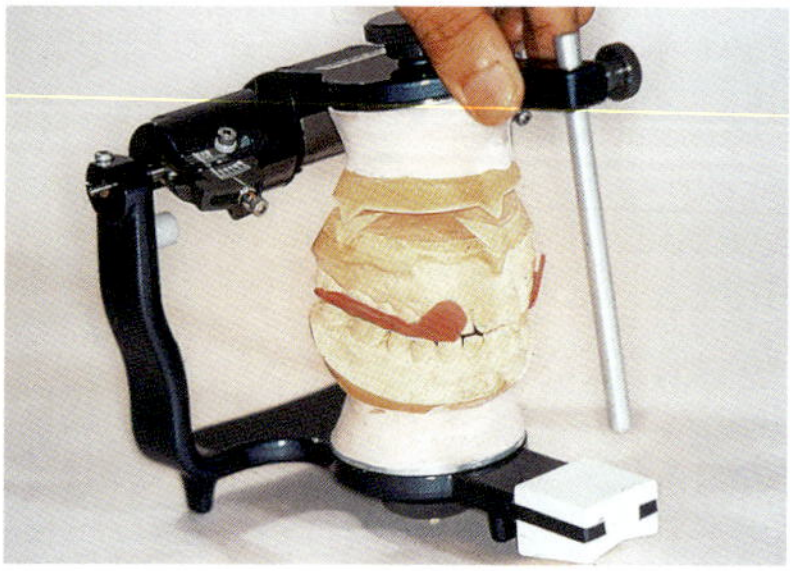

図5-36　咬合器の上顎フレームを閉じる。

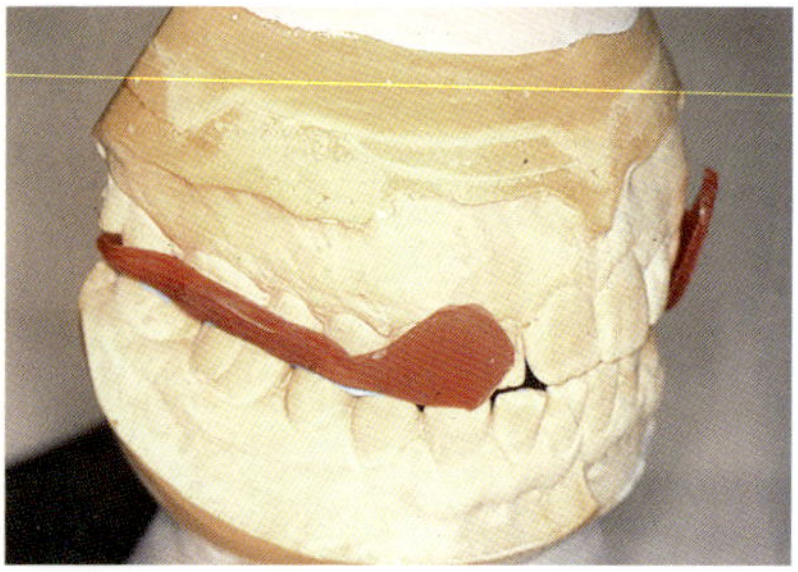

図5-37　スプリットキャストになっている部分に隙間がないことが確認されれば、1枚目と2枚目に誤差がないことになる。

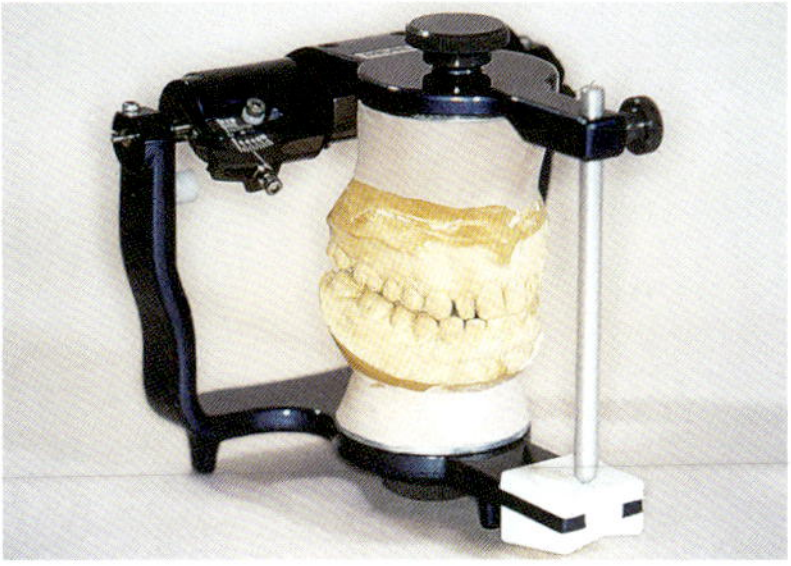

図5-39　セントリックで咬合器に装着された模型。

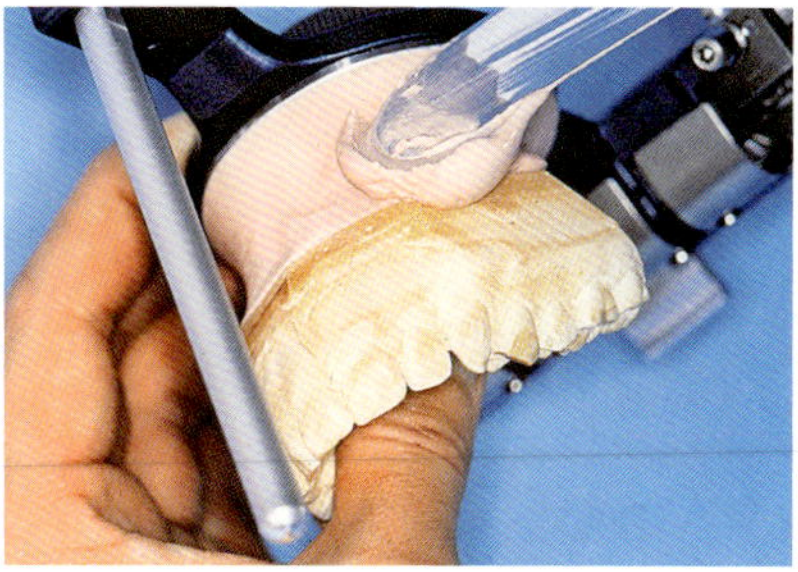

図5-38　3枚とも隙間がないと確認されたらスプリットキャストの部分を固定する。

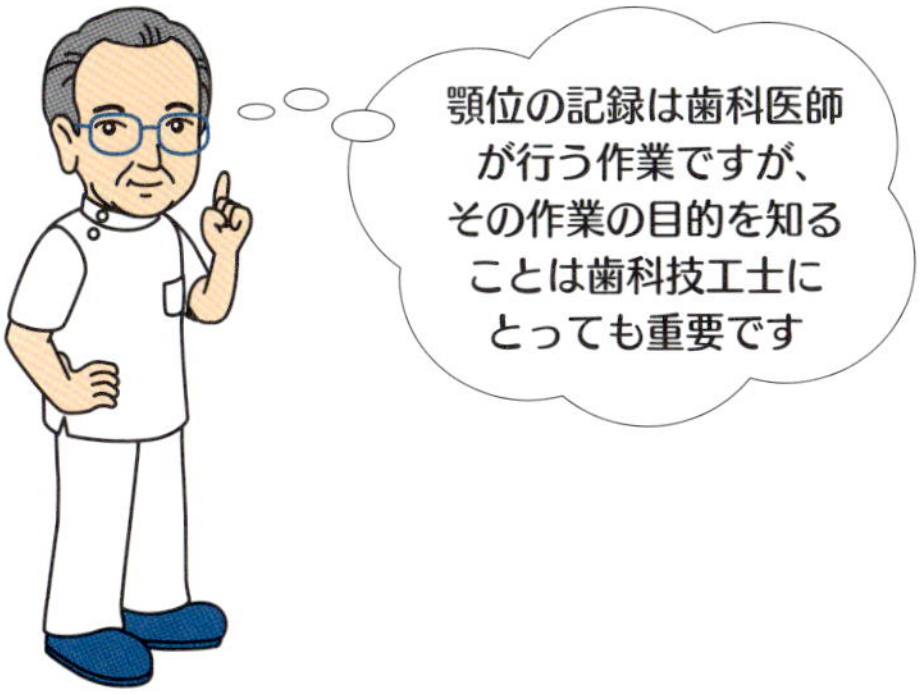
顎位の記録は歯科医師
が行う作業ですが、
その作業の目的を知る
ことは歯科技工士に
とっても重要です

6 偏心位の理想咬合

Guichet（1970）は咬合を再構築するときの理想的な咬合として、顎口腔系にとって快適で咀嚼効率が優れ、生理的、形態的に異常がなく、審美的にも良好な咬合と定義しています。さらにGuichetは具体的に理想咬合の基準として、①垂直的咬合圧によってストレス（応力）を減少させる要素を咬合に結びつけること。②顆頭が中心位にあるとき、歯は咬頭嵌合位を保つこと。③中心位から水平的咬合圧を受けるのにもっとも適した歯が機能するまで、下顎の水平的運動を許すこと。といった3つ基準を挙げています。

歯科技工士が補綴物を製作する際、つねにGuichetの基準に基づき、歯科医師と症例を検討し、治療の成功度を評価し、患者にとって適切な咬合パターンを付与すべきです。ただしすべての患者に共通する咬合はありえません。

咬合様式の目的として筋の活動を最小限に保つことで、偏心運動時に発生する有害な水平咬合圧をいかに歯と顎関節に安全に配分するかについて種々の異なった見解がありますが、今日、偏心位の理想咬合は、バランスドオクルージョン、グループファンクションドオクルージョン、ミューチュアリプロテクテッドオクルージョンの3つに分類されています。

歯科技工士は歯科医師の指示によって補綴物の咬合を構築するのですから、それぞれの理想咬合を理解し、できるようにしておく必要があります。それではそれぞれの理想咬合について簡単に説明していきましょう。

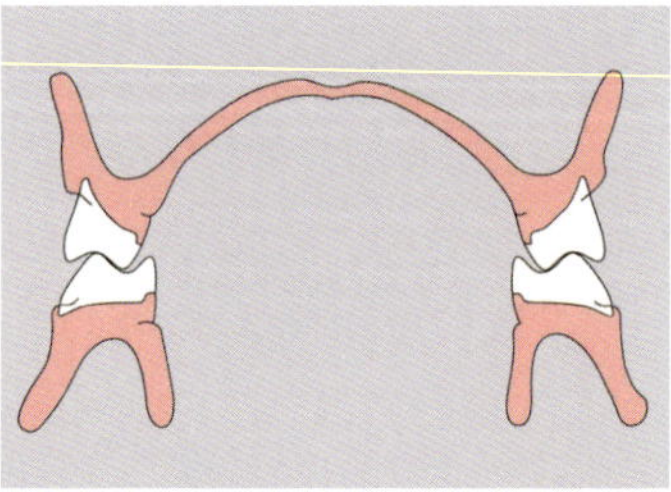

図6-1　咬頭嵌合位では、すべての歯が接触している。

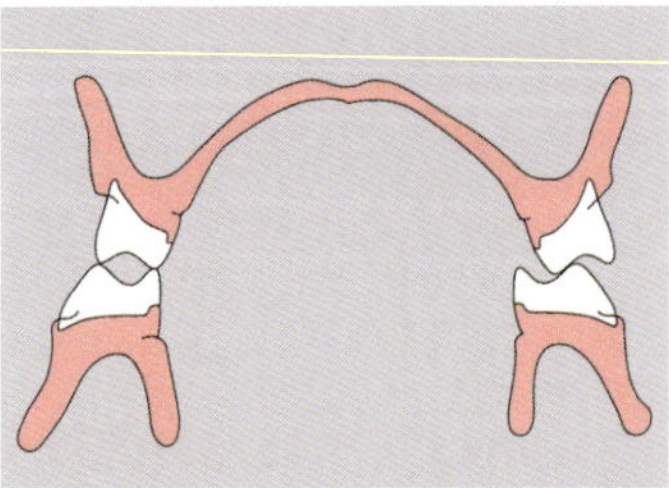

図6-2　咬頭嵌合位から側方位への運動時に作業側、非作業側ともに咬合面は接触し、義歯が安定する。

1．バランスドオクルージョン

バランスドオクルージョンは3つの理想咬合のうちで、もっとも古く、咬頭嵌合位と偏心運動の全過程においてすべての歯が同時に接触するような咬合様式です（図6－1～3）。フルバランスドオクルージョンあるいはbilateral balannce（両側性咬合平衡）とも呼ばれます。

下顎の偏心運動中にすべての歯を同時に接触滑走させることによって、咀嚼中に発生する水平咬合圧（側方圧）を各歯と顎関節に均一に分散させることで、側方圧は歯と顎関節とが生理的に分担できる範囲内まで軽減できると考えられました。

バランスドオクルージョンは咀嚼運動が垂直的ではなく、水平的に発生するという学説を前提として樹立されましたが、これに従えば咀嚼運動とは歯にとって有害な側方圧を連続的に加える作用ということになり、側方圧を少数の歯に負担させることは、歯周組織の保護の観点から好ましくないことになります。

この咬合様式は、古典的下顎運動理論を基盤とし、はじめは総義歯のための咬合として考案されたもので、その起源は前世紀にさかのぼります。しかし年月の経過とともに、このような咬合が無歯顎、有歯顎を問わず広い意味の理想咬合となり、今世紀のはじめにはこれが既成概念となりました。そのためMcCollumもオーラルリハビリテーションの理想咬合としてこの咬合を採用しています。

しかし1940年後半になって、StallandとStuartはバランスドオクルージョンを与えた症例の大半が失敗に終わったことを知り、このような咬合が果たして理想咬合といえるか疑問を抱くようになりました。

その後、バランスドオクルージョンに対する批判として、上下顎歯の過度の接触

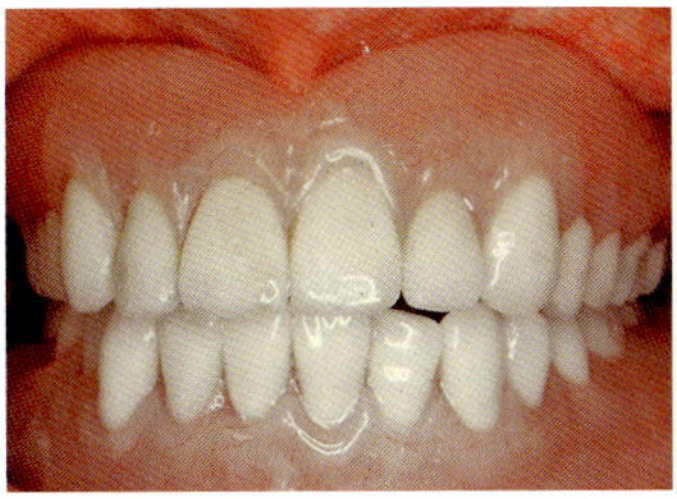

図6-3　バランスドオクルージョンは、総義歯のための理想咬合とされている。

により過度の咬耗が引き起こされること、また正常な歯周組織を有する天然歯列に完全なバランスドオクルージョンは単なる想像上の理想咬合にすぎないと考えられるようになり、今日では、バランスドオクルージョンは総義歯のための咬合と考えられて、適応症が限定されています。

ナソロジスと呼ばれる人々ははじめから、ミューチュアリープロテクテッドオクルージョンを理想咬合と考えていたのではなく、このような歴史があったのです。

2. ミューチュアリプロテクテッドオクルージョン

この咬合様式は1949年にStallandによって樹立されたもので、60～70歳という高齢にもかかわらず、ほとんど咬耗のない歯をもつ人が散見され、そういう理想的な咬合をもつ人の口腔内を診査したところ、偏心運動中に臼歯部歯列は接触せず、逆に咬頭嵌合位では前歯が臼歯を保護し、咬頭嵌合位では臼歯が前歯を保護するという相互関係をもっていることがわかりました。ミューチュアリプロテクテッドオクルージョンを日本語で「相互防御咬合」と訳されています。

この理想咬合の基本となっているのがD'Amico（1958）の「犬歯誘導の起源」の論文です。D'Amicoは原始人やプレホワイトインディアンの頭蓋骨について広範な人類学的調査を行い、彼らの歯列には極端な咬耗と切端咬合が認められるのに対し、大きな犬歯をもつ類人猿では偏心運動中に上下顎の臼歯が離開するため臼歯の咬頭は健常な状態に維持されていることを発見しました。

そして咬耗による咬合の破壊を予防するために自然の与えた適応形態が犬歯誘導咬合（カスピッドライズ）と臼歯離開であるという学説を提唱したのです。

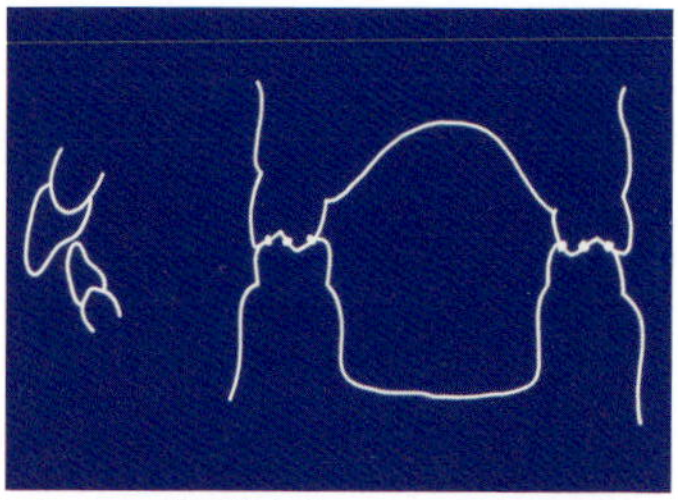

図6-4　咬頭嵌合位では、臼歯部均等に接触し、前歯はわずかに隙間がある（アンテリアカプリング）。

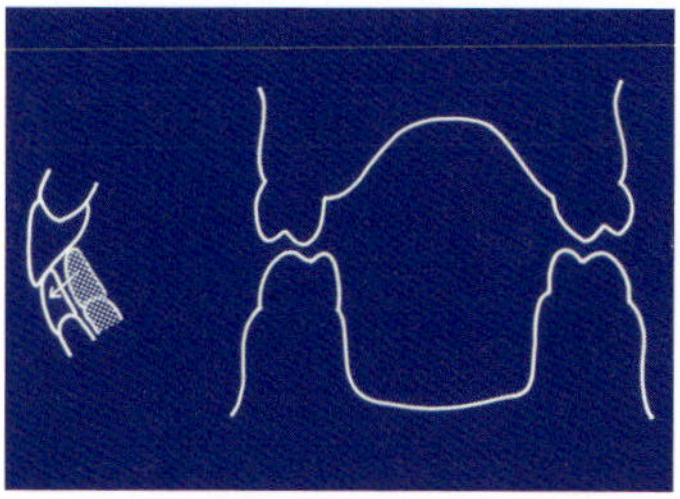

図6-5　偏心運動するやいなや前歯でガイドし、臼歯は離開する。

しかしこの理想的な咬合様式にも①犬歯だけに側方力を与えて加重負担なのでは。②犬歯が欠損している場合はどう考えるのか。③臼歯離開というか臼歯の離開量が明確でないなどの反対意見（批判）があります（図6－4～7）。

3．グループファンクションドオクルージョン

Schuyler（1959、1963）は、「犬歯1歯だけに全側方圧を負担させるよりも作業側の全歯牙に側方圧を負担させるのが良いのではないか」と述べています。さらに「側方運動中に非作業側に現れる上顎臼歯の舌側咬頭と下顎臼歯の頬側咬頭との接触滑走は歯周組織の外傷や顎関節の機能障害を誘発する原因になるので、有歯顎には絶対に与えるべきではない」また「作業側に現れる上下顎舌側咬頭どうしの接触滑走も為害性があるので避けるべき」とも述べています。

このような考え方に立ってSchuylerは側方運動中に作業側の全歯牙の頬側咬頭を接触させる一方で、作業側の舌側咬頭と非作業側の咬合接触を取り除く、グループファンクションドオクルージョンを提唱しました。

Schuylerは、この咬合様式により側方運動中に作業側の全歯牙を接触滑走させ非作業側の歯牙を離開させるように提唱していますが、これを三脚にたとえれば、2本の脚は左右の下顎頭で、もう1本の脚は作業側の歯牙の数に相当します。片側だけとはいえ、犬歯を臼歯4点の頬側咬頭が天然歯列で接触滑走する率は数%しか存在しないのではないかと考えられます。

そのためこの咬合を補綴物に付与する場合、咬合器での再現は可能であったとしても、口腔内で同じように再現されることはまれでしょう。

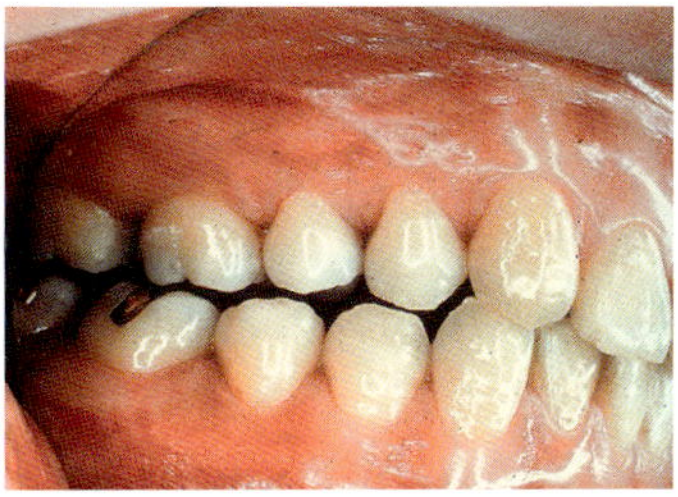

図6-6　天然歯列における臼歯離開咬合。

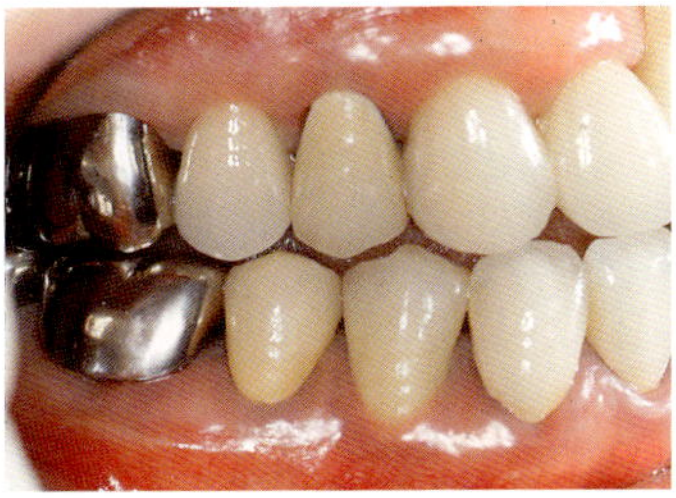

図6-7　修復治療によって付与された臼歯離開咬合。

グループファンクションドオクルージョン

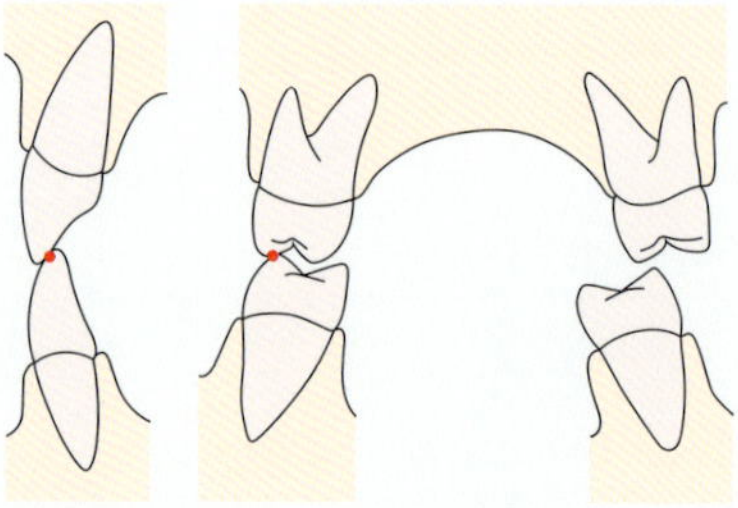

図6-8　グループファンクションドオクルージョンでは、遠心運動時、作業側の犬歯と臼歯の頬側咬頭のみの接触滑走。

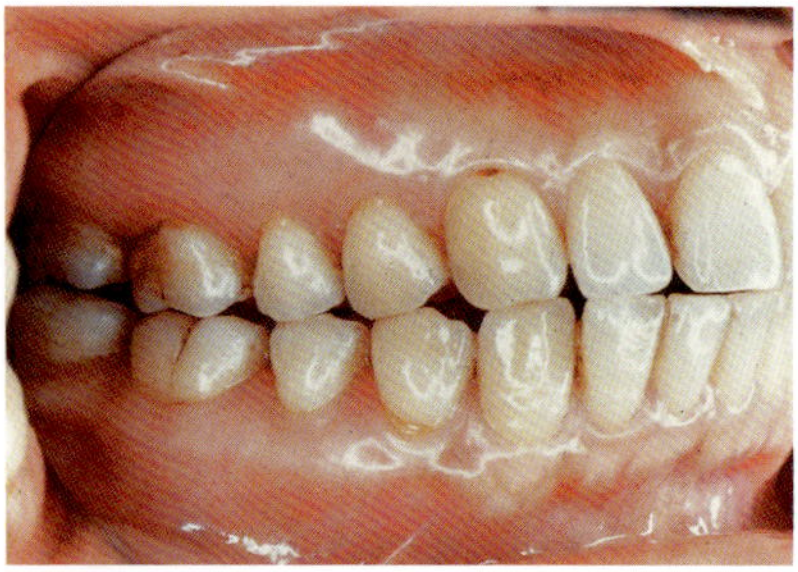

図6-10　近年、とくに最後臼歯の頬側咬頭の接触は避ける傾向にある。

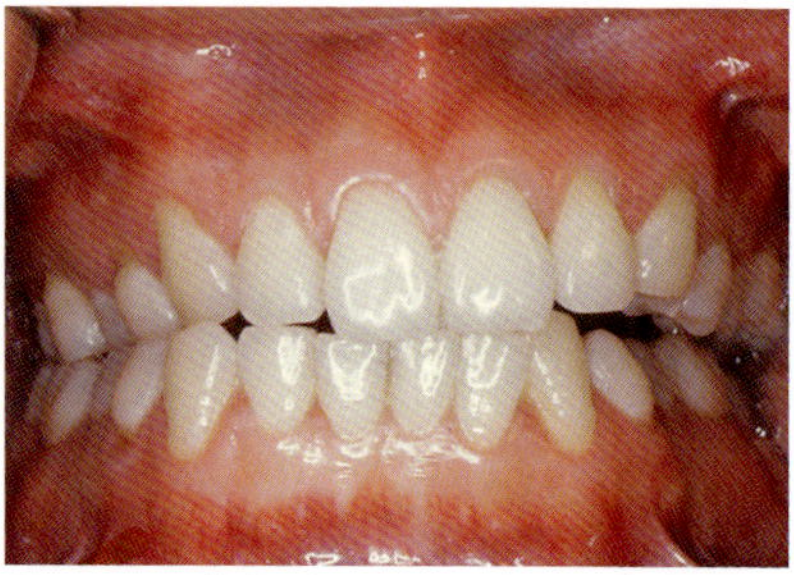

図6-9　天然歯列におけるグループファンクションドオクルージョン。これは咬合調整で簡単に再現可能である。

近年、グループファンクションドオクルージョンの定義は「側方運動中に作業側の（犬歯を含む）上下顎2歯以上が同時接触する関係にあり、それらの歯がグループとして咬合力を分散させる咬合様式」と変更されました（図6-8〜10）。

カスピッドライズを糸口として樹立されたミューチュアリプロテクテッドオクルージョンでは、側方運動中に作業側の犬歯が下顎をガイドし作業側と非作業側の全臼歯を離開させます。その結果、下顎は左右2つの顆頭と作業側の犬歯からなる3本の脚によって誘導されることになり、咬合の再構築も容易になりました。

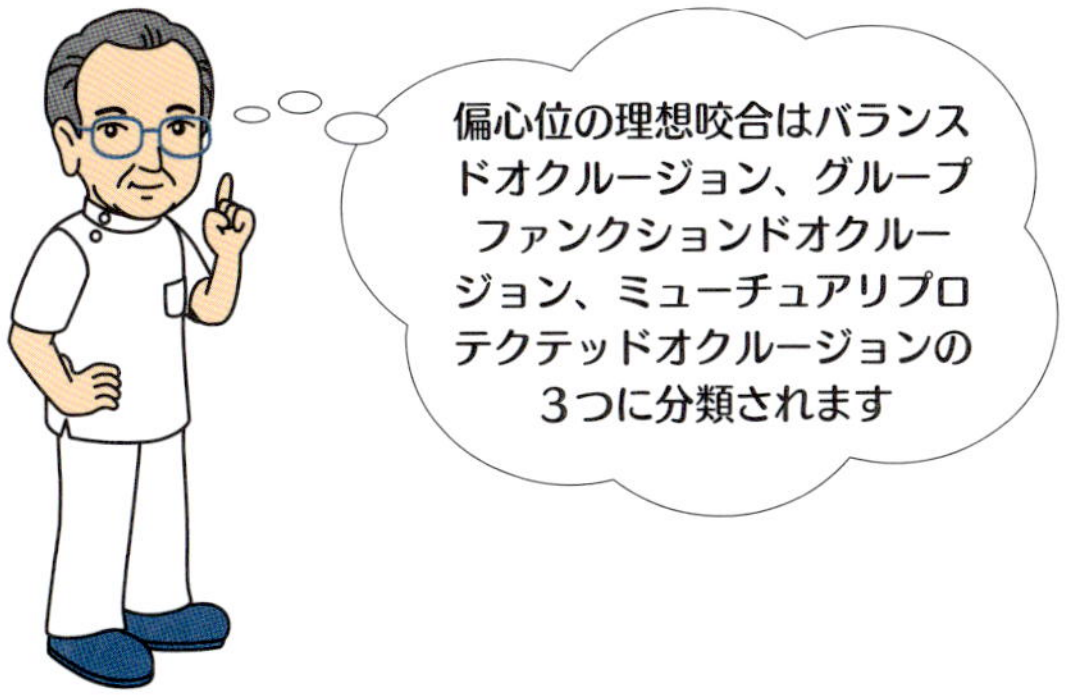
偏心位の理想咬合はバランスドオクルージョン、グループファンクションドオクルージョン、ミューチュアリプロテクテッドオクルージョンの3つに分類されます

7 偏心運動（顆路）の測定法

1．偏心運動の測定法の種類

今日臨床で用いられている偏心運動の測定法には、パントグラフ法、チェックバイト法、ゴシックアーチ描記法、電子的下顎運動測定法などがあります。

パントグラフ法は、偏心運動時の境界運動路を矢状面と水平面とに連続的運動経路として記録する口外描記法です。顆路の性状、運動のタイミングと量、作業側顆路（ベネット運動）の方向など下顎の境界運動の全貌を正確に測定する能力をもっています。その測定結果は全調節性咬合器に再現されています（図7-1～3）。

チェックバイト法は咬頭嵌合位と前方、左右側方の各任意点を結んだ直線が基準平面となす角度を測定する方法です。顆路のカーブの内側を結ぶ直線が再現されるため、矢状面でも水平面でも測定される角度は実際よりやや緩やかになる傾向があります。その測定結果は半調節性咬合器に再現されています（図7-4，5）。

ゴシックアーチ描記法は、下顎の側方限界運動時に通常切歯部で水平的に描かれる運動路のことで描記された図形がゴシック建築様式に似ていることからこの名で呼ばれるようになりました。またゴシックアーチ描記法は口外描記法と口内描記法に分けられます。

臨床での応用は総義歯の症例のように上下顎の位置関係がまったく不明となった場合、安静位でのフリーウェイスペースなどを利用した方法で垂直的顎位を安定させたのちに、水平的な下顎位を決定するためにゴシックアーチ描法が用いられてい

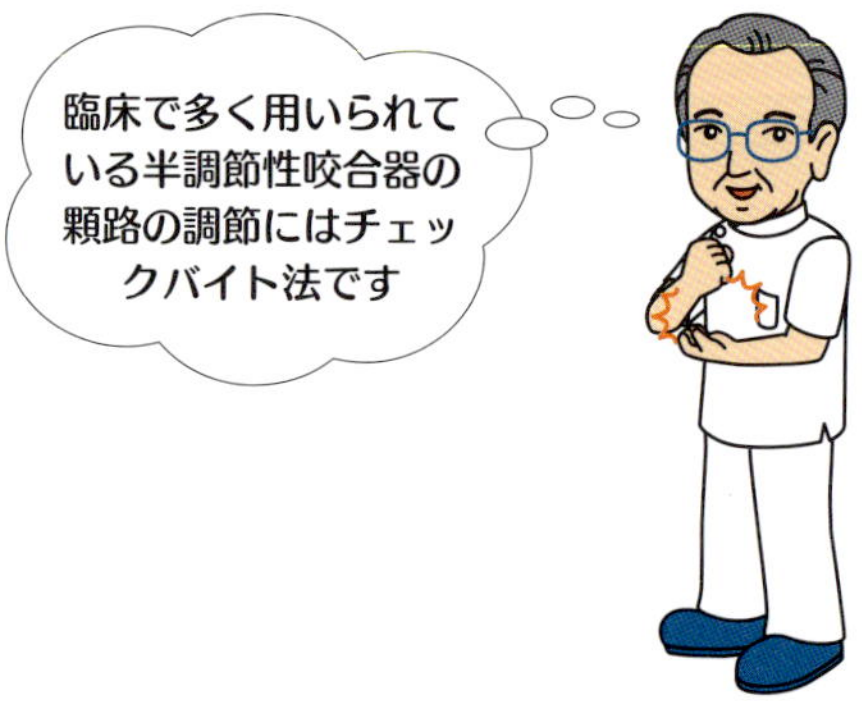
臨床で多く用いられている半調節性咬合器の顆路の調節にはチェックバイト法です

偏心運動の測定法

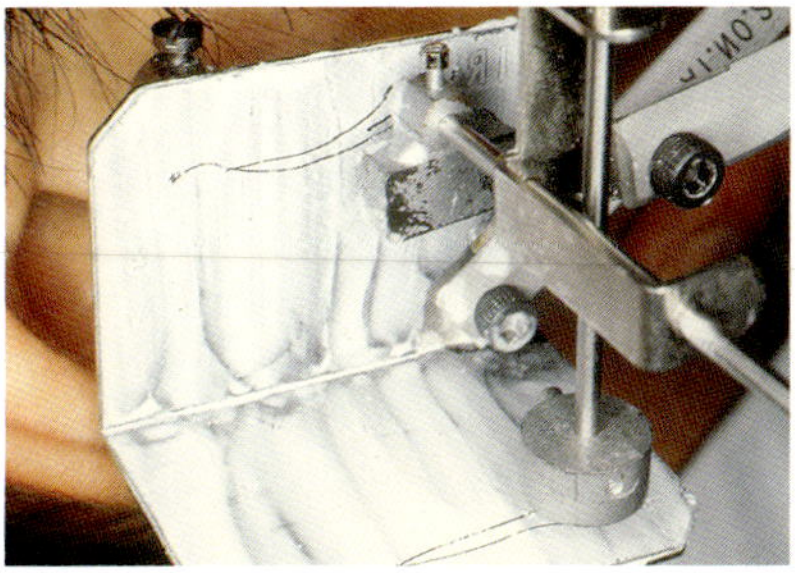

図7-2　スチアートパントグラフでは、顆路の限界運動が測定できる。

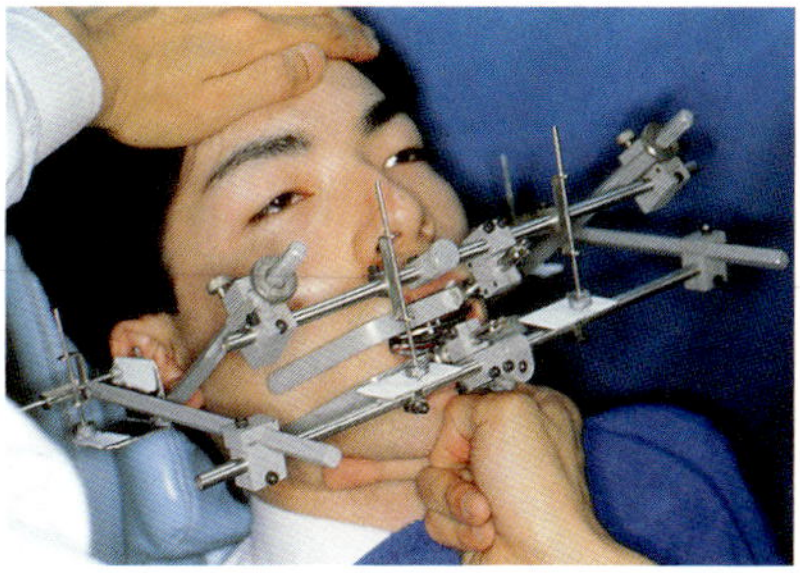

図7-1　スチアートパントグラフによる顆路の測定。

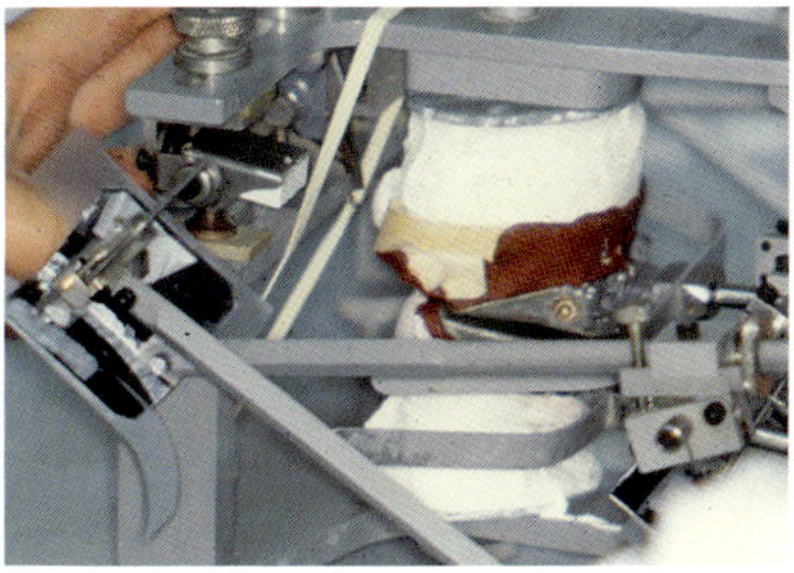

図7-3　測定された顆路は、スチアート咬合器（全調整性咬合器）によって再現される。

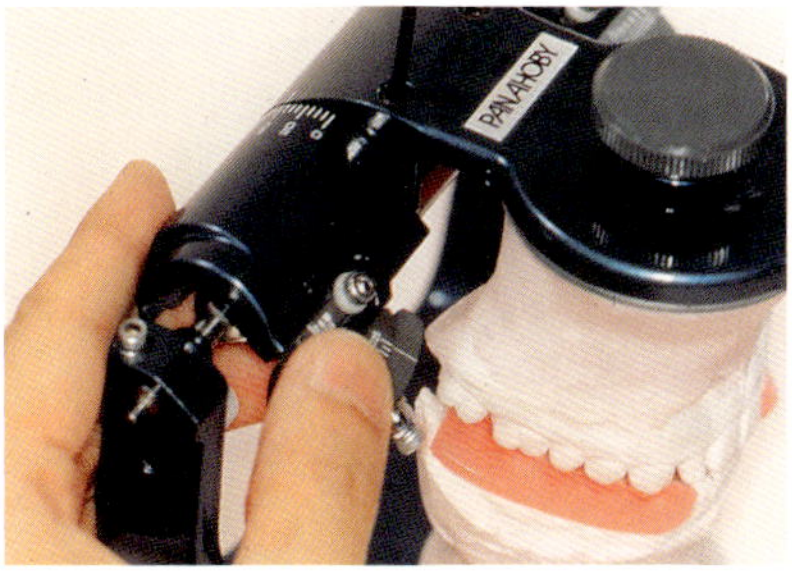

図7-5　チェックバイトによる測定結果は半調整性咬合器に顆路傾斜角として再現される。

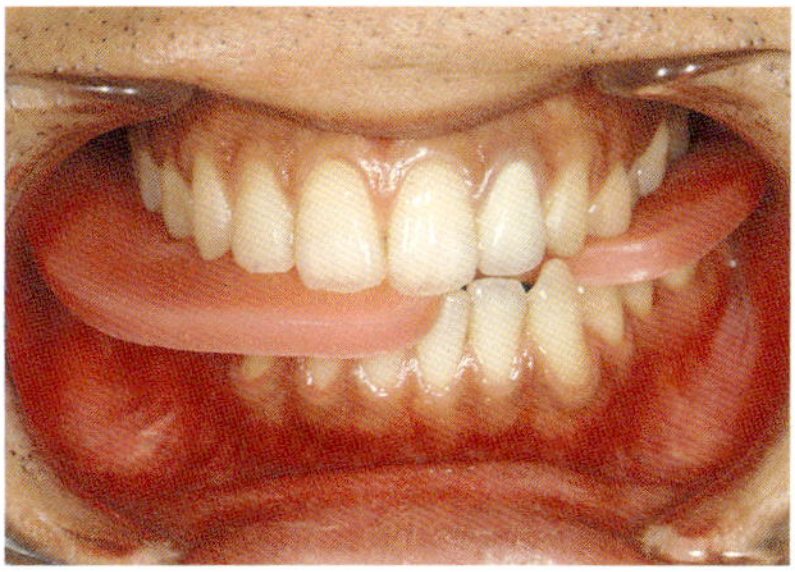

図7-4　チェックバイトによる顆路の測定。

ます（図7-6）。

電子的下顎運動測定法は新しい下顎運動の測定法です。マンディブラキネジオグラフ、シロナソグラフやナソヘキサグラフIIIのように切歯点の運動経路を矢状面、水平面、前頭面に記録する能力をもち、上下顎間に特別な固定装置を介することなく比較的自然な状態で測定できるので患者の負担も少ないのですが、その測定結果を別な装置（咬合器のようなもの）で再現することができないため、現在では診断用としてのみ使われています（図7-7）。

以上4つの偏心運動の測定法について述べましたが、臨床でもっとも多く用いられている半調節性咬合器の顆路の調節にはチェックバイト法です。ですから歯科技工士としては、この方法は完全にマスターしてください。以下にチェックバイト法について解説します。

2．チェックバイト法

チェックバイト法とは、生体の顆路の出発点とその顆路上の任意の1点とを結ぶ直線が各基準面となす傾斜角を測定する方法です（図7-8）。この方法はChristensen（1905）により開発されたといわれています。Christensenは偏心運動時に咬合堤の下顎臼歯部が下方へ沈下して離開する現象を発見し、これはのちに「クリステンセン現象」と名づけられました。

①チェックバイトによる偏心位の記録

チェックバイト法に用いるバイトレコーダーは、パラフィンワックス約2枚程度

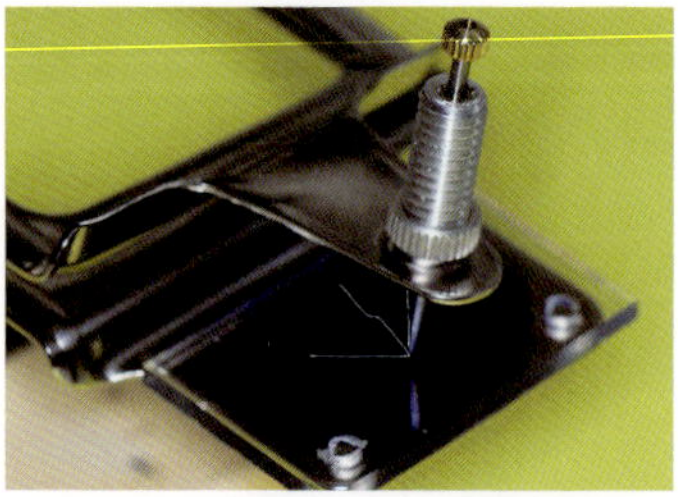

図7-6　ゴシックアーチ描記法の口外描記法。

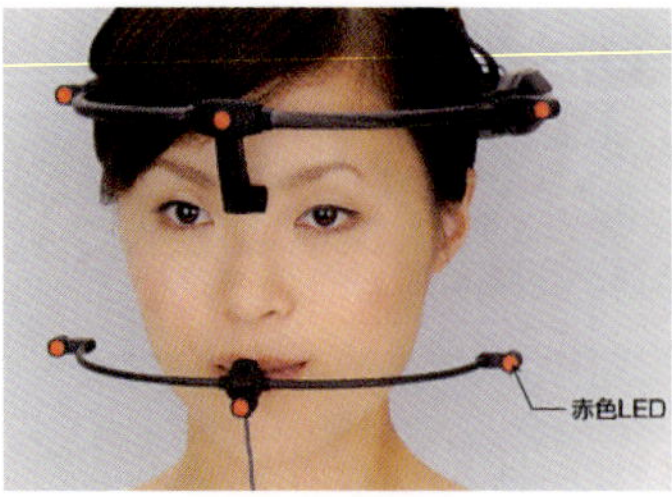

図7-7　ナソヘキサグラフIII（GC）。

チェックバイト法

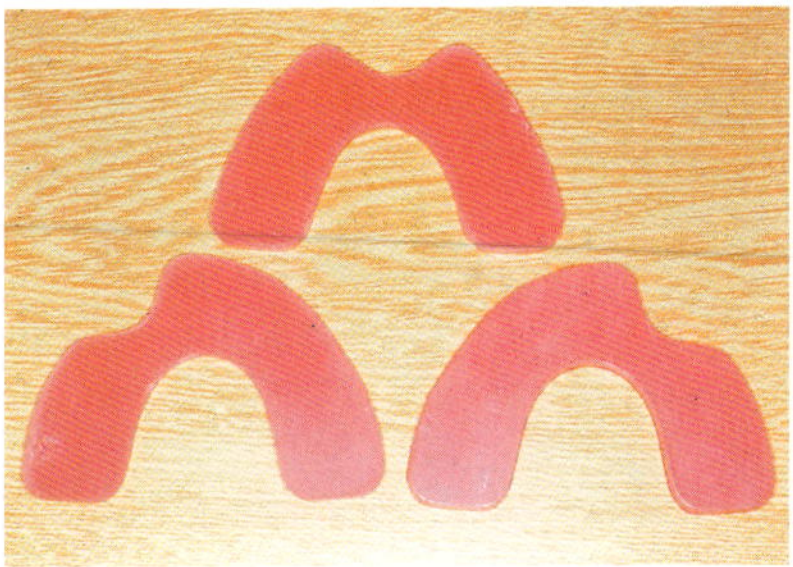

図7-9　チェックバイトレコーダー。

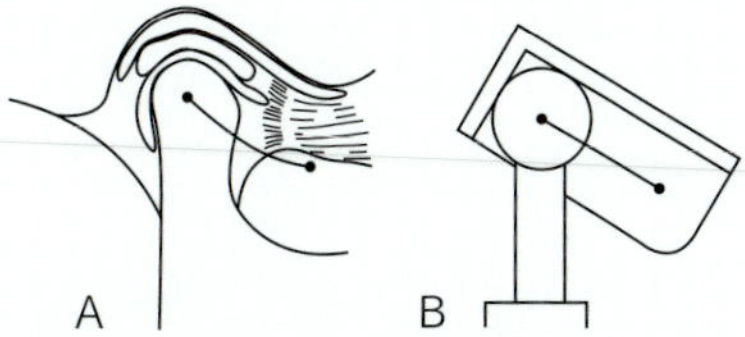

図7-8　顆路の出発点と任意の点を結び、その直線が各基準面となる角を求める。

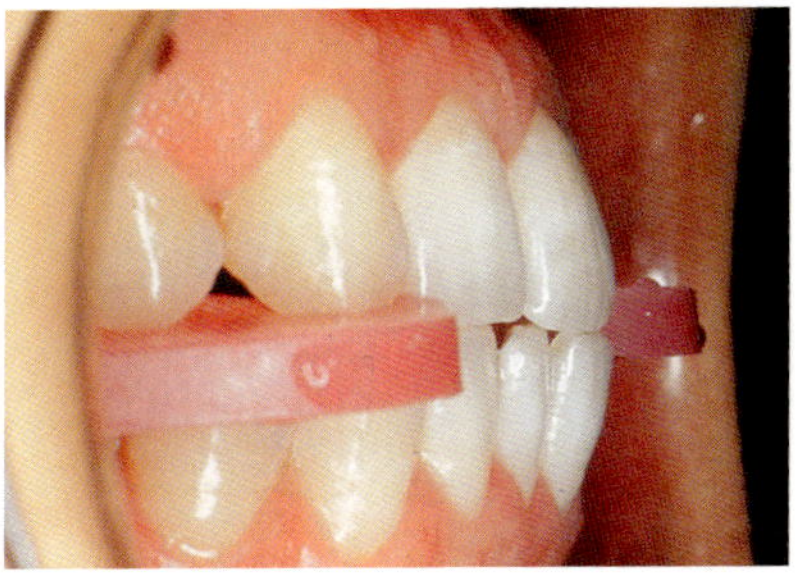

図7-11　前方位。

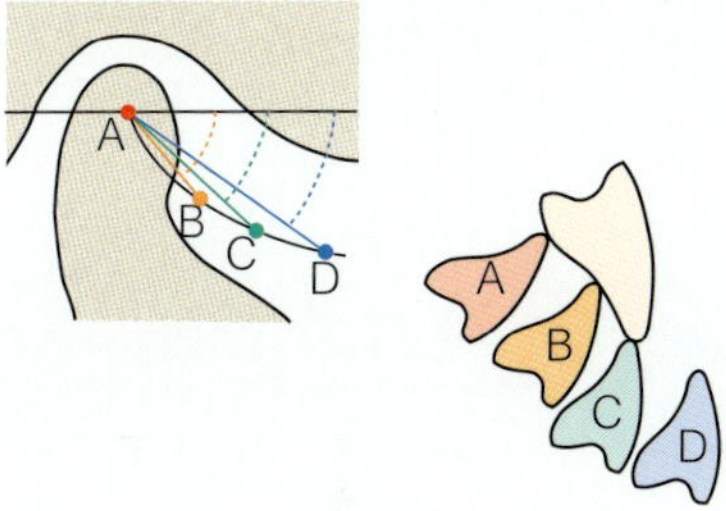

図7-10　任意の点の位置によって異なった角度が現れるので注意する必要がある。

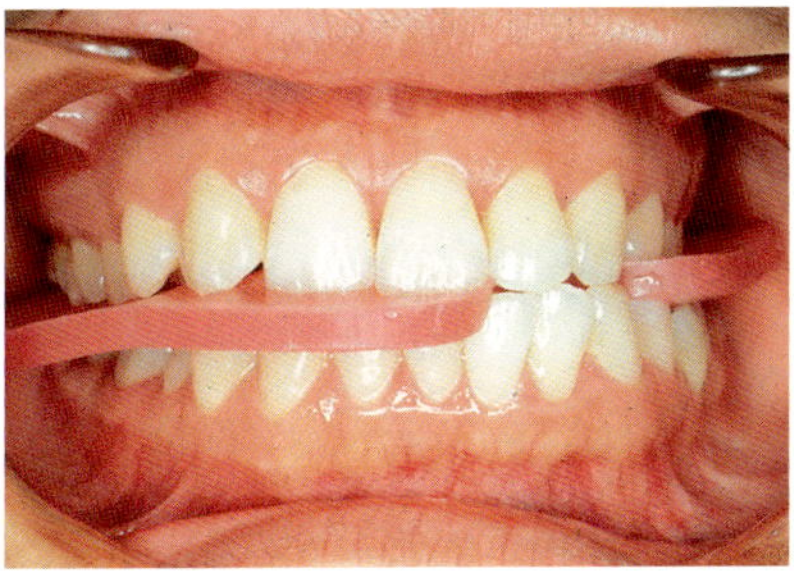

図7-13　左側方位。

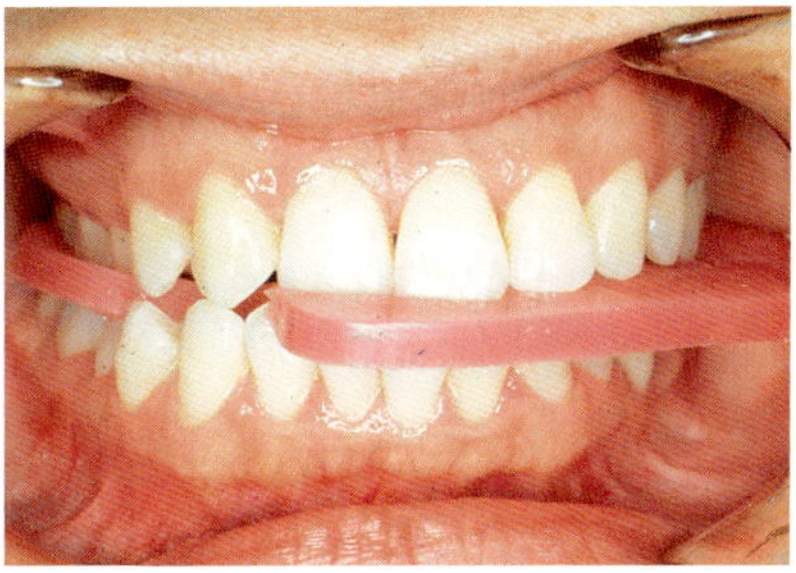

図7-12　右側方位。

の厚さにして、側方運動用2枚と前方運動用1枚の計3枚を用います（図7-9）。

偏心運動時機能的に重要な下顎の動きは切端咬合位から咬頭嵌合位までですからバイトレコーダーの側方用は上下犬歯の切端咬合の状態が確認できるようカットされ、前方用は切歯部分がカットされています。この切端咬合位の確認は顆路傾斜角に影響するからです（図7-10）。

このチェックバイトレコーダーの形状は1982年に筆者によって考案されましたが、現在までこの考え方、形状は今日でも支持されています。それまでのチェックバイトレコーダーはただ馬蹄形をしたものでもっとも重要である切端咬合位が目視できないため図7-9で示したように下顎の移動量によって咬合器の調節値が異なるという問題が発生していました。歯科医師によって前方、左右側方チェックバイトが採得されます（図7-11～13）

3．咬合器の調節

ここではパナホビー咬合器への調節法について述べます。パナホビー咬合器は半調節性咬合器に分類されます。また矢状顆路傾斜度は0～60度、イミディエートサイドシフトは0～4ミリ、プログレッシブサイドシフト角は0～25度といった調節機能があります（図7-14）。

①矢状前方顆路傾斜度の調節

矢状前方顆路傾斜度の調節は前準備として0セッティングを行いセントリックラッチを開放し、矢状顆路傾斜度0度（このときフォッサボックスハウジングの上

◆**チェックバイトレコーダー**

このチェックバイトレコーダーの形状は1982年に筆者によって考案された。現在までこの考え方、形状は今日でも支持されている。

それまでのチェックバイトレコーダーはただ馬蹄形をしたものでもっとも重要である切端咬合位が目視できないため図7-9で示したように下顎の移動量によって咬合器の調節値が異なるという問題が発生していた。

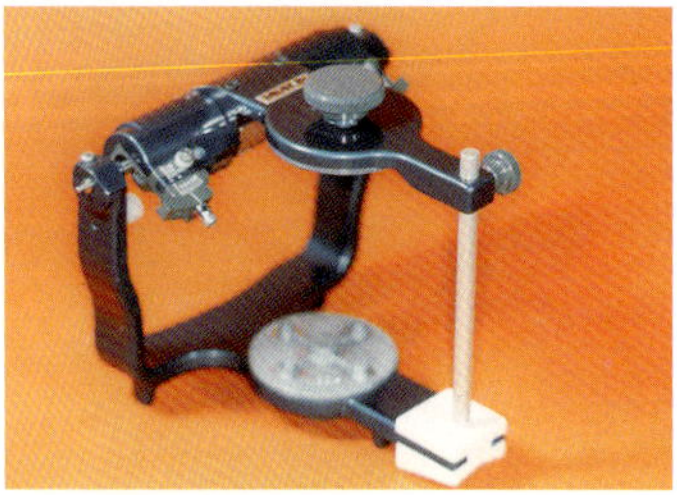

図7-14　半調整性咬合器（パナホビー：シオダ）。

矢状前方顆路傾斜度の調節

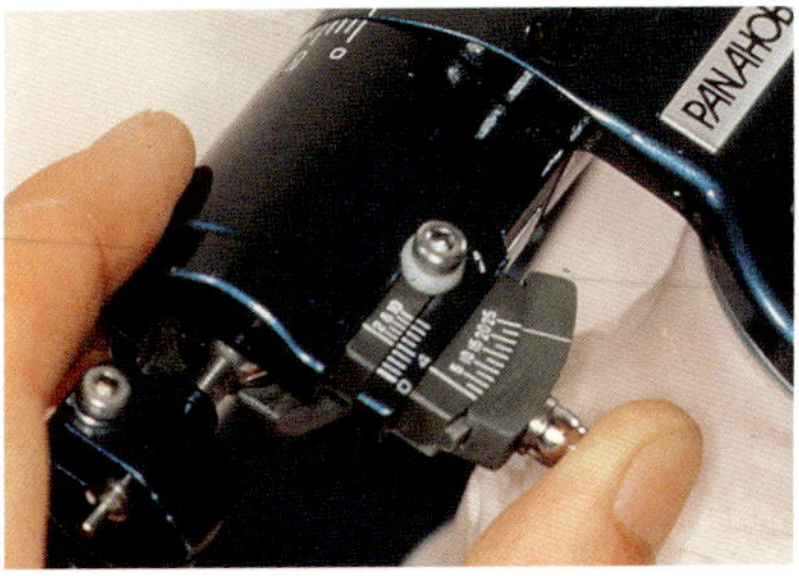

図7-15　ハウジング固定ネジを緩める。

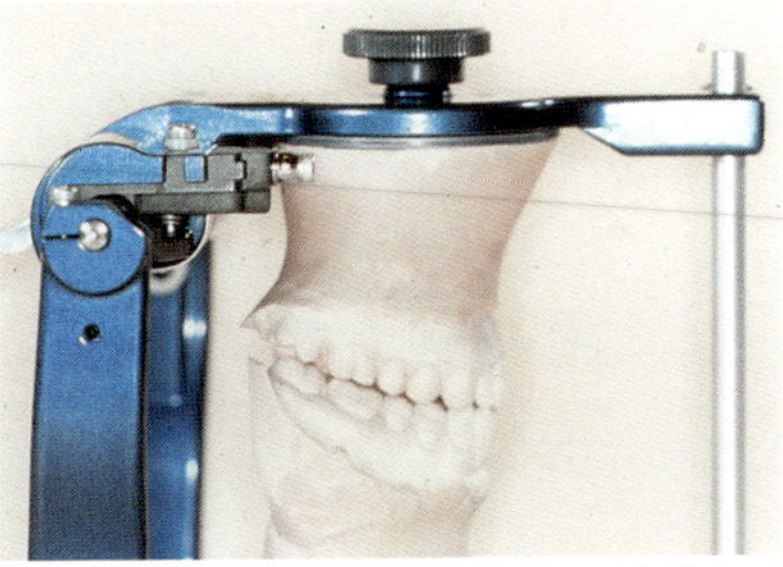

図7-16　ハウジングを上顎フレームと平行にする。

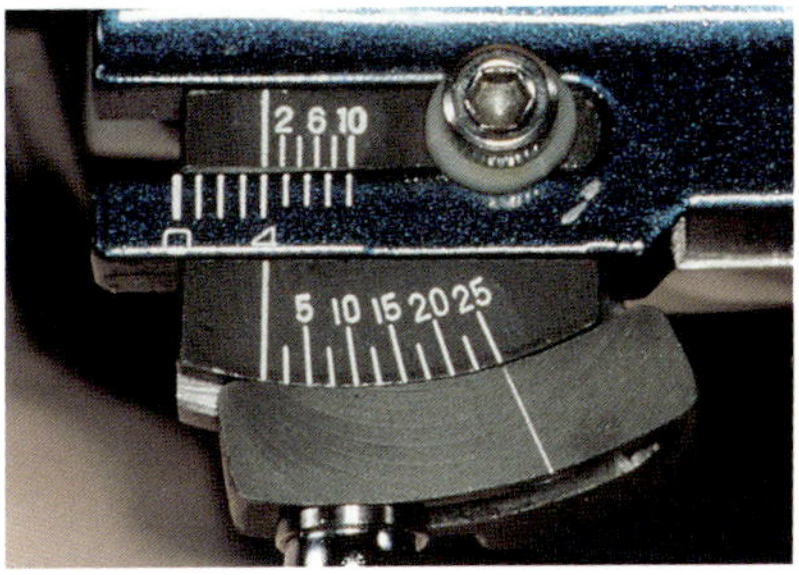

図7-17　イミディエートサイドシフトを4.0mm、プログレッシブサイドシフトを25°にする。

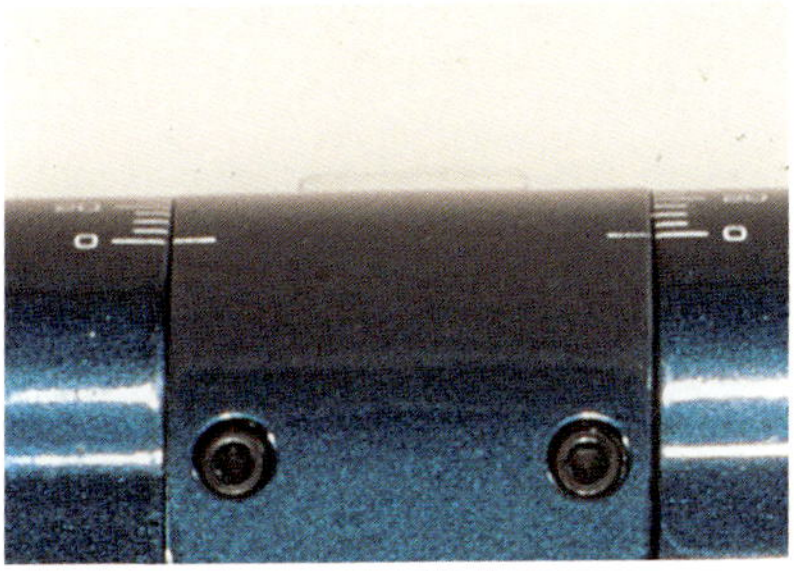

図7-18　"0" セッティングを完了する。

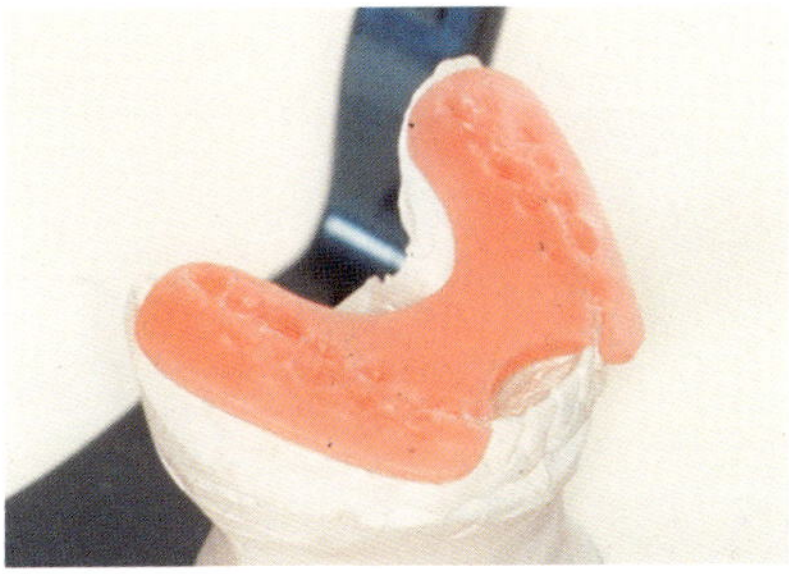

図7-19　矢状前方顆路傾斜角の調節、前方チェックバイトを下顎歯列に適合させる。

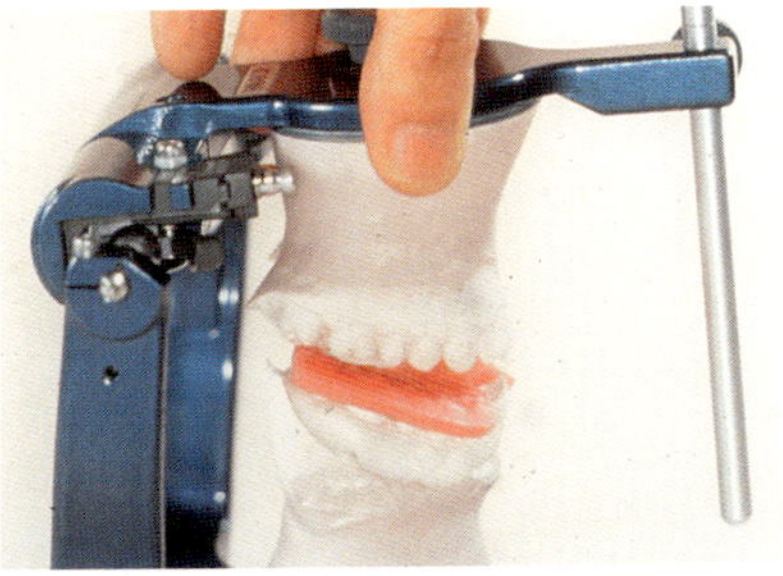

図7-20　上顎歯列模型をチェックバイトワックスの上面に適合させる。

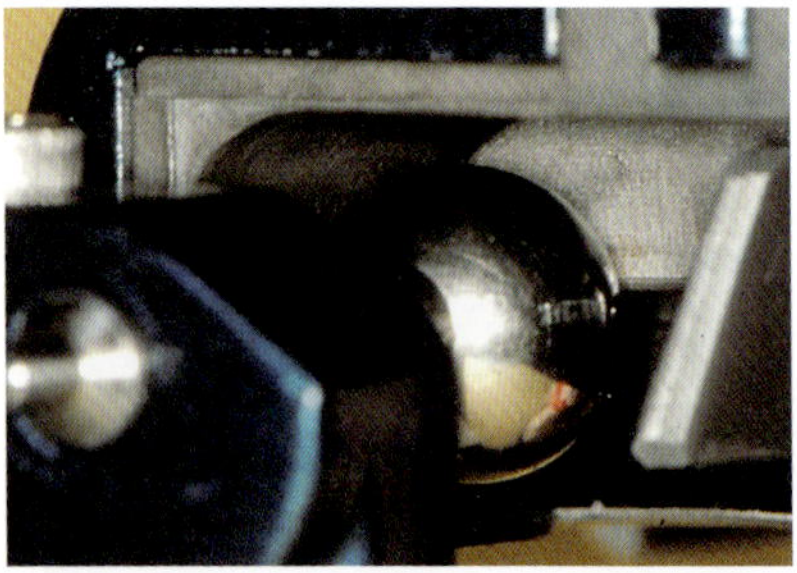

図7-21　コンダイルトとハウジング上面との間に隙間がみられる。

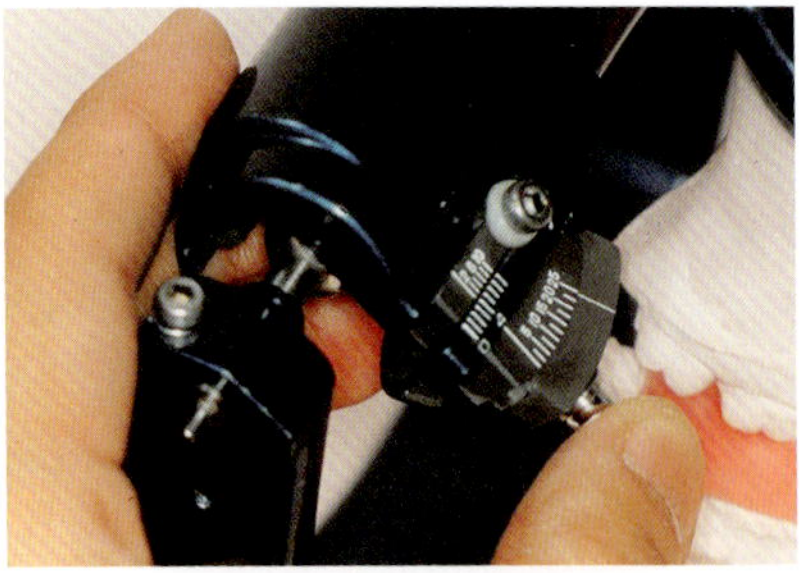

図7-22　ハウジング固定ネジを緩める。

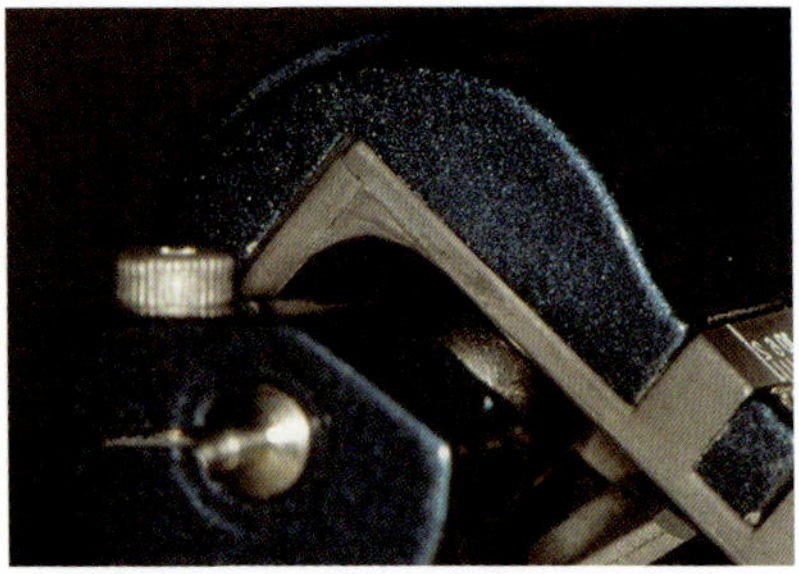

図7-23　コンダイルトとハウジングが接触した位置で固定する。

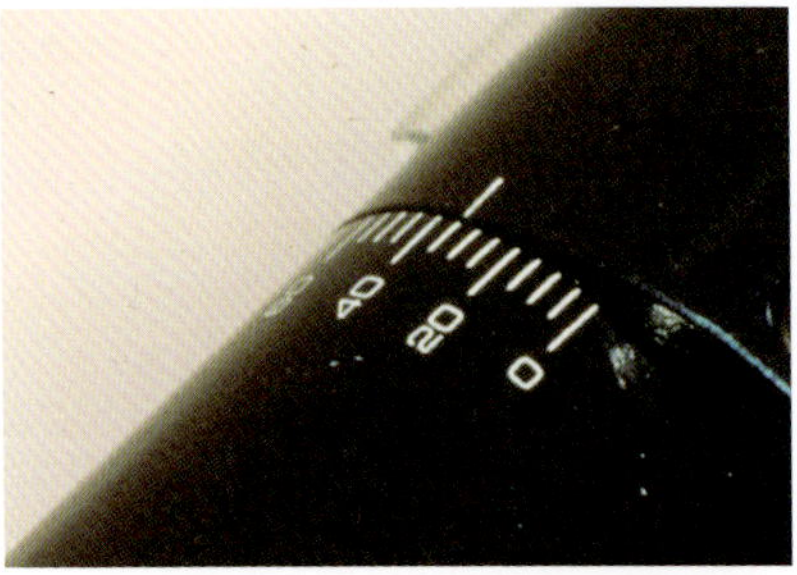

図7-24　矢状前方顆路傾斜角の数値を記録しておく。

◆クリステンセン現象

　無歯顎症例に咬合床を装着し下顎を運動させたとき、後方あるいは非作業側（平衡側）に生じる楔状の上下咬合堤間の離開現象で、矢状クリステンセン現象と側方クリステンセン現象がある。

　この現象を利用してチェックバイトにより矢状顆路角、そして側方顆路角が調節される。

矢状側方顆路傾斜度の調節

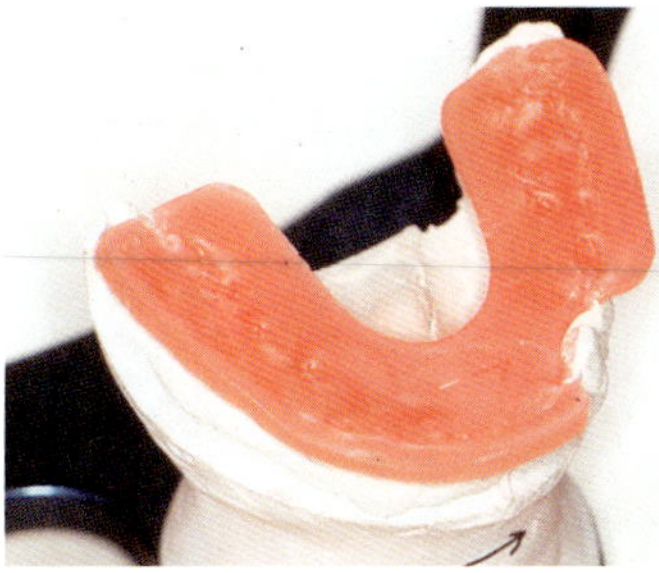

図7-25　側方チェックバイトを下顎歯列に適合する。

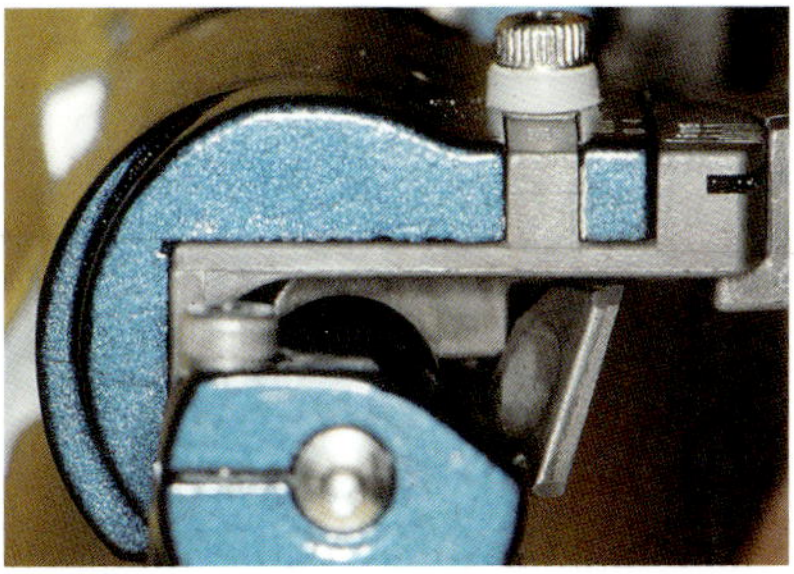

図7-26　コンダイルとハウジングとの間に隙間が現れる。

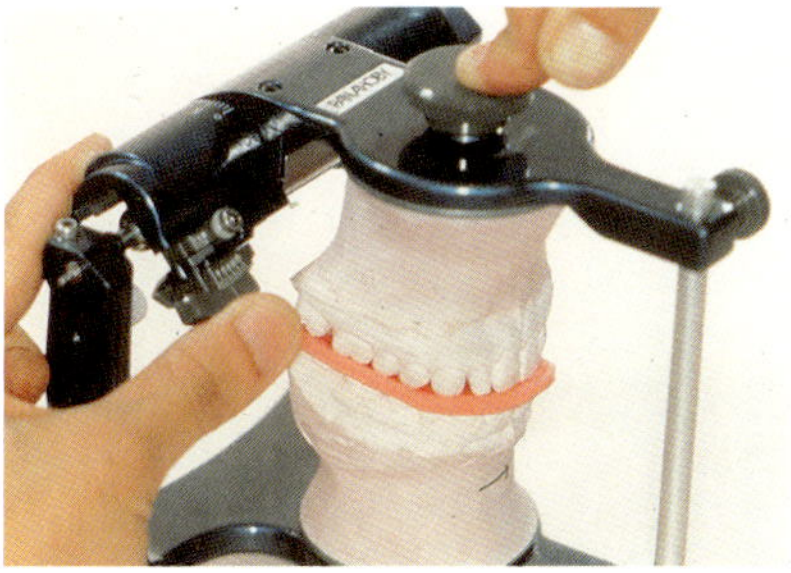

図7-27　ハウジングを回転させ、コンダイルトを接触させる。

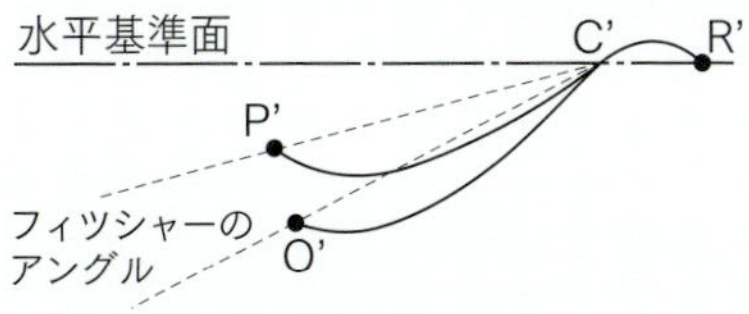

図7-28　矢状前方顆路と矢状側方顆路との間に角度の誤差が現れる。これをフィッシャー角と呼ぶ。

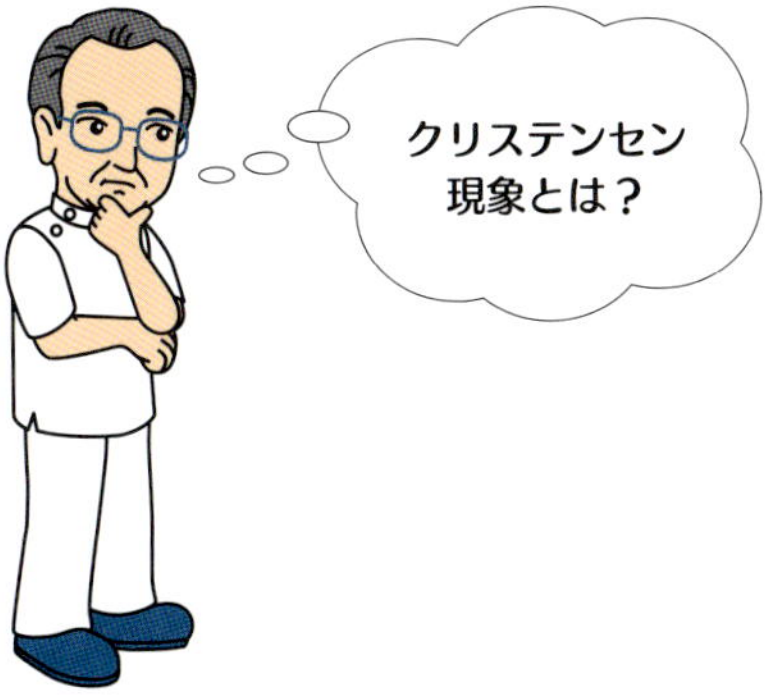

壁と咬合器の上顎フレームが平行になる)、イミディエートサイドシフトは4ミリ、プログレッシブサイドシフト角は25度の調節値に合せます(図7-15～18)。

つぎに前方位のチェックバイトを下顎模型の上におき、さらにチェックバイト上面の圧痕の上に上顎模型を乗せ、咬合器を前方位に保持します(図7-19, 20)。

左右のコンダイル上縁とフォッサボックス(ハウジング)の内壁との間に間隙が現れるので、矢状顆路傾斜度を増加し、コンダイル上縁とフォッサボックス(ハウジング)の内壁部とを接触させます。このとき目盛の値が矢状前方顆路傾斜度となることを確認します(図7-21～24)。

②矢状側方顆路傾斜度の調節

矢状側方顆路傾斜度の調節は咬合器の矢状顆路傾斜角度を0度に戻しますが、このとき必ず計測された矢状前方顆路傾斜角度を左右とも記録しておきます。つぎに側方位のチェックバイトを下顎模型の上に適合させて、上顎模型を側方位で保持した状態で非作業側の矢状顆路傾斜角度を計測します。このとき矢状前方顆路傾斜角度が急になりますが、この角度差をフィッシャー角と呼んでいます(図7-25～28)。

③水平側方顆路傾斜角度の調節

この調節法にはベネットアングル法とランディーン(値)7.5度法があります(図7-29)。ベネットアングル法は半調節性咬合器の調節法として使われている方法で、非作業側のベネットガイドウィングを回転させて運動の出発点と顆路上の任意

水平側方顆路傾斜角度の調節

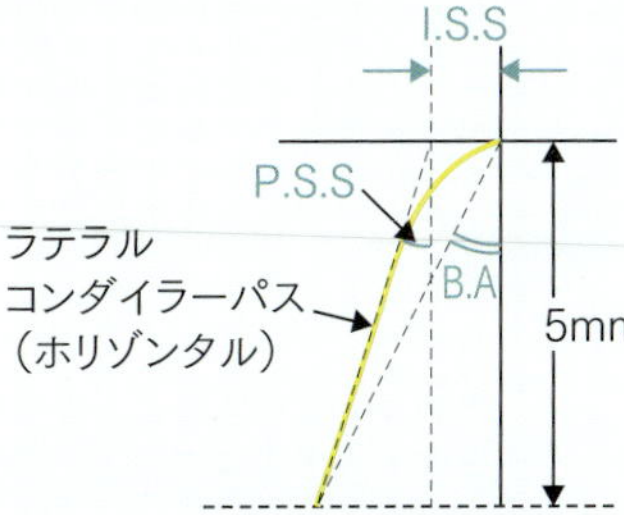

図7-29　水平側方顆路傾斜角の調整には、ベネットアングル法とランディーンの7.5°法がある。

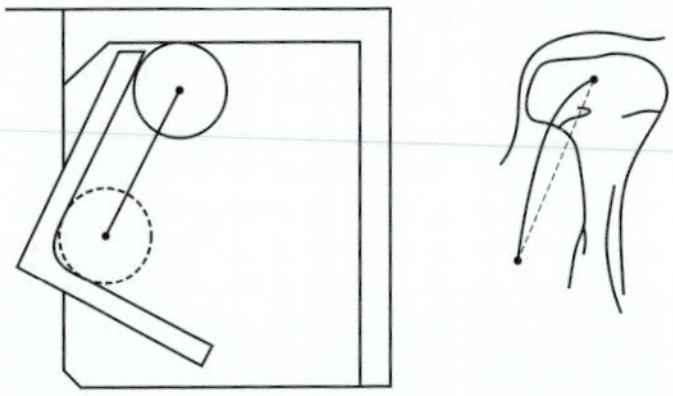

図7-30　ベネットアングル法は運動の出発点と任意の点を直線で結ぶ。

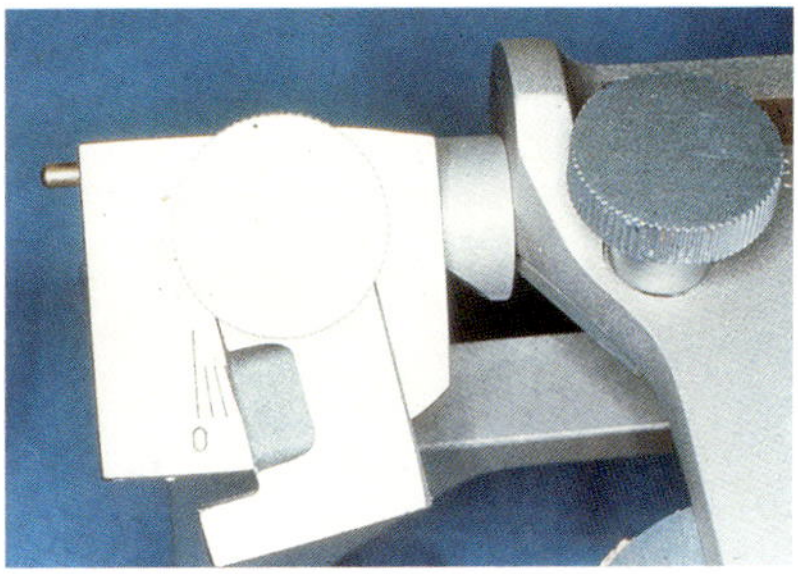

図7-31　咬合器には角度で再現される。

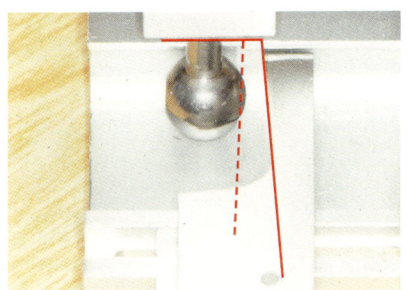

図7-32　半調整性咬合器もプログレッシブサイドシフトを7.5°に固定し、イミディエートサイドシフトのみで調整するものが多くなっている。

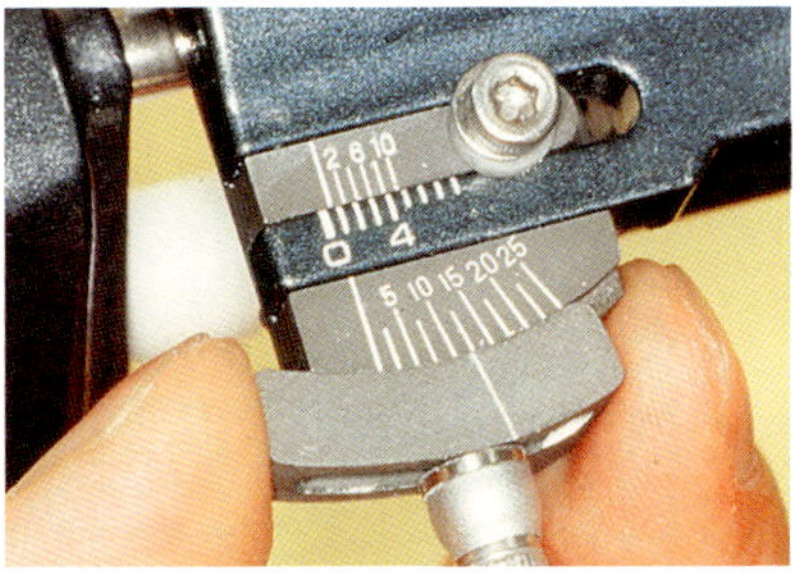

図7-33　パナホビー咬合器では、プログレッシブサイドシフトに固定する。

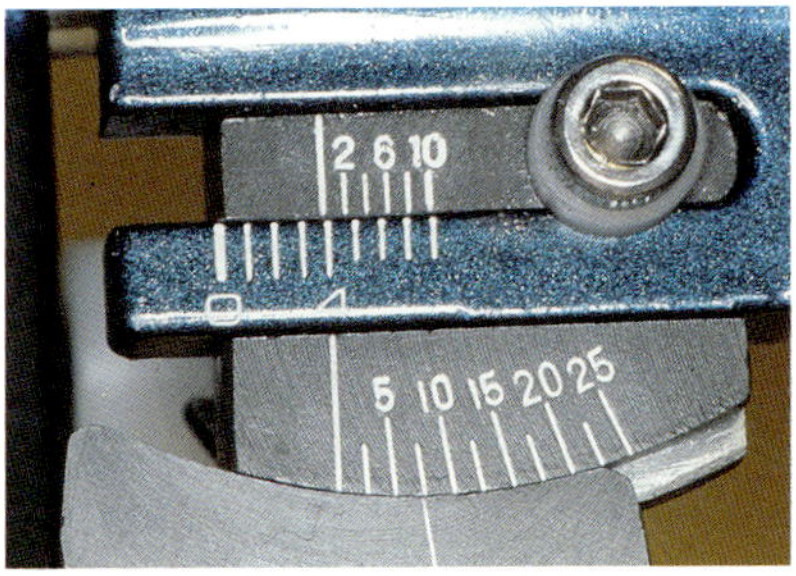

図7-34　イミディエートサイドシフトを4.0mmにしておく。

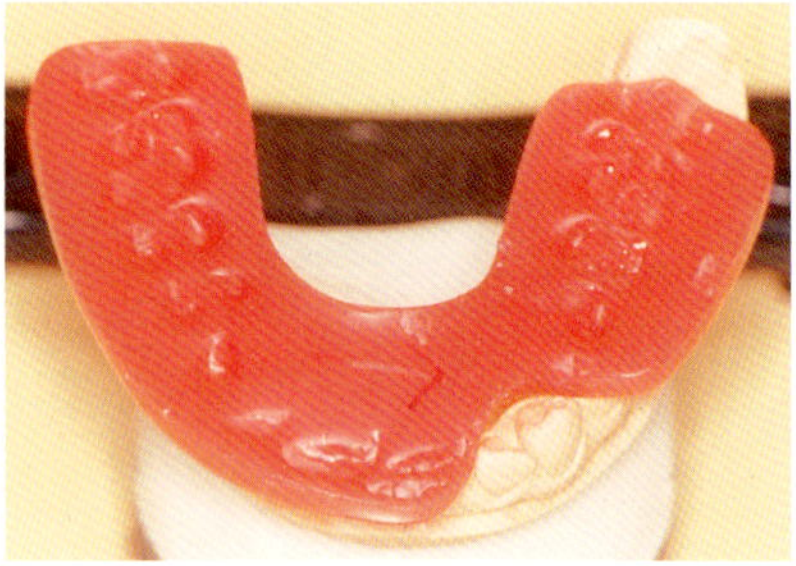

図7-35　下顎歯列に側方チェックバイトワックスを適合させる。

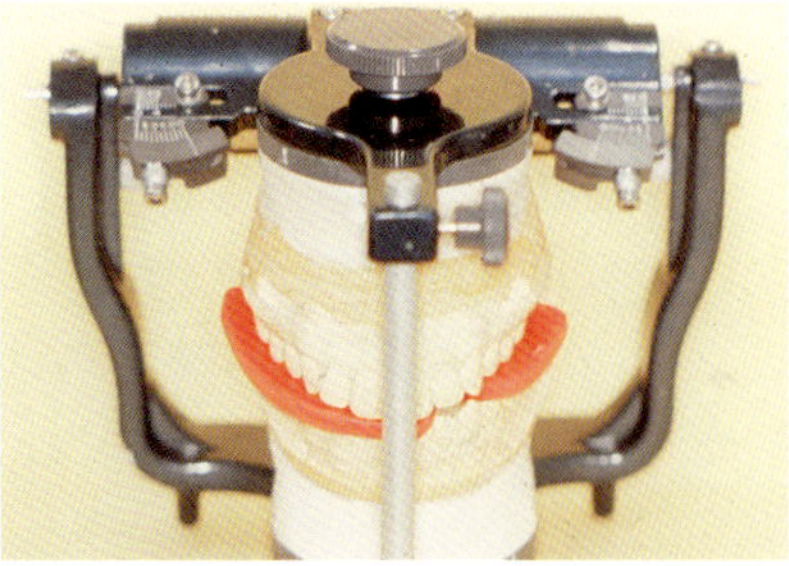

図7-36　上顎模型をチェックバイトワックスの上面に適合させる。

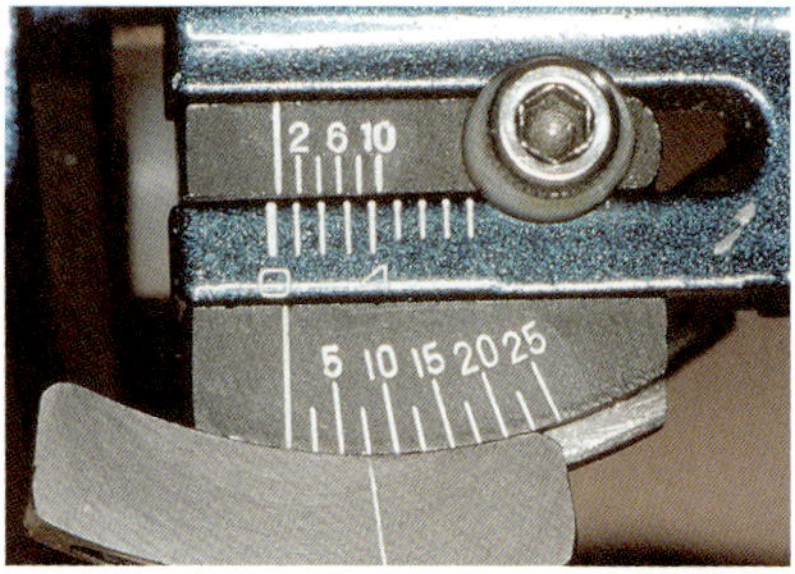

図7-37　イミディエートサイトシフト調節部を外側へ移動させる。

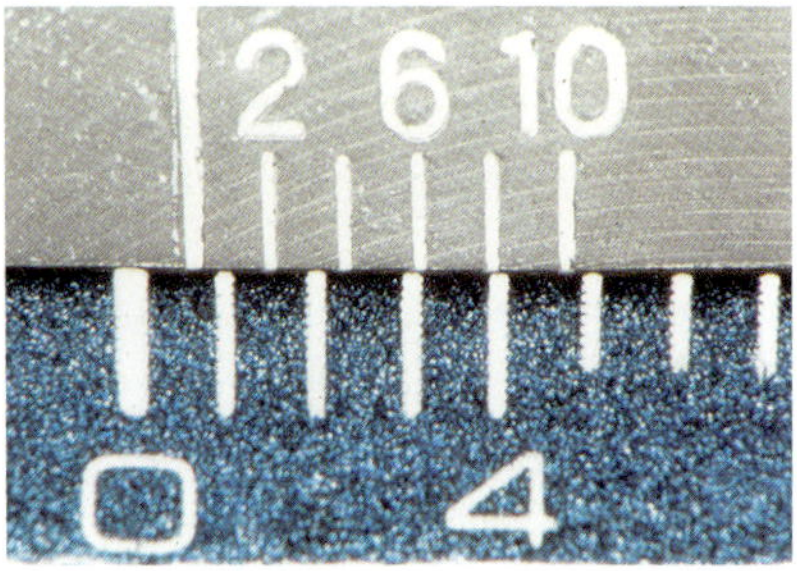

図7-38　目盛りの読みは、副尺式でこの場合は0.6mm、あるいは0.8mmとなる。

図7-39　この場合は、1.6mmとなる。

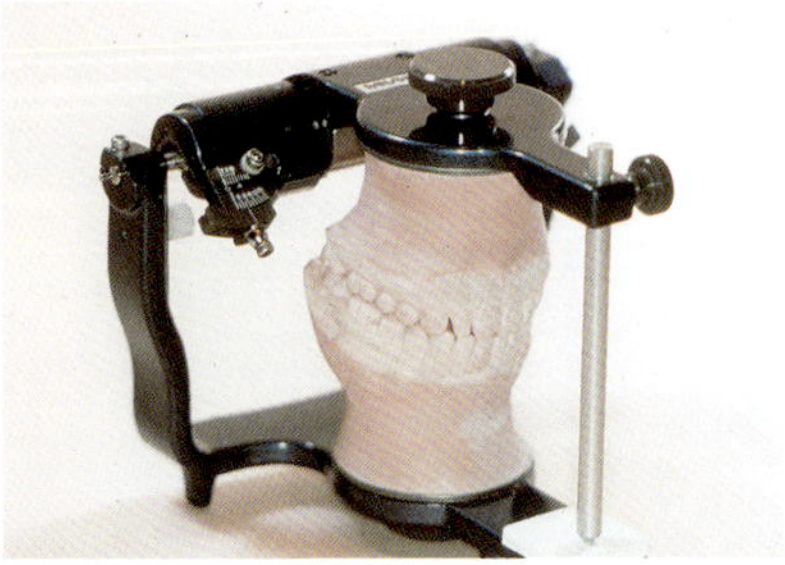

図7-40　チェックバイトによる顆路傾斜角の調整完了。

の点とを結ぶ直線が正中となる角度を再現する方法です（図7－30，31）。

ランディーン（値）7.5度法はLundeen（1973）の研究からイミディエートサイドシフトの調節機構をもつ半調節性咬合器の調節法として使われています。プログレッシブサイドシフト角を7.5度に固定して、イミディエートサイドシフトの量を再現する方法です（図7－32～40）。

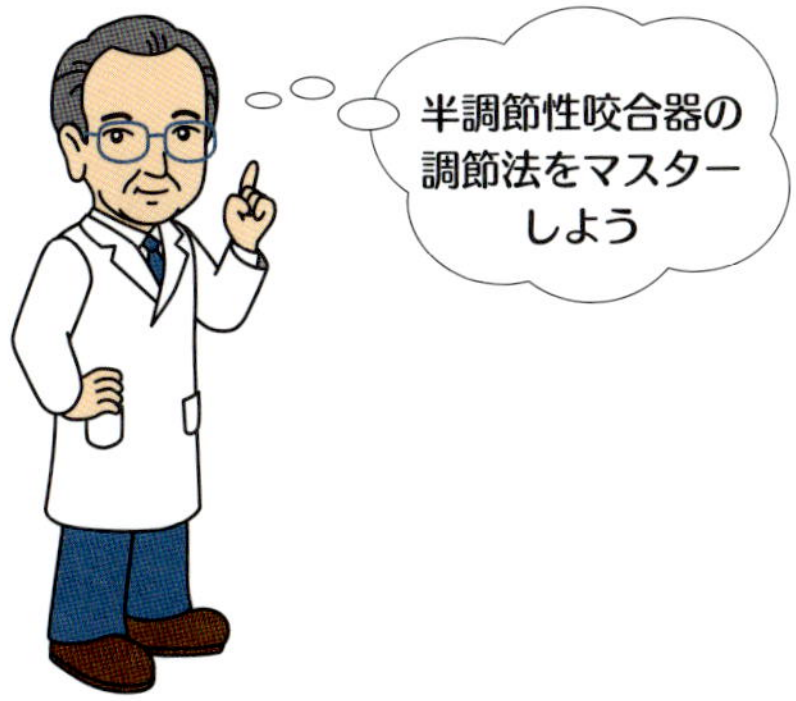

8 過補償再現の理論
―オーバーコンペンゼーション

過補償再現の理論は半調節性咬合器の調節のための理論です。咬合器上の歯列模型の運動路が生体の運動路よりもやや過剰に運動するように咬合器の顆路調節機構を設定しておくと、その咬合器上で製作された補綴物は口腔内で偏心運動を営む際に臼歯離開しやすくなるという理論です。この理論を理解することで調節性の劣る咬合器や平均値咬合器でも為害作用の少ない補綴物を製作できます。

Guichet（1969）はパントグラフのやや外側に咬合器の運動量を設定すると、つくられた補綴物が口腔内で離開することに気づき「咬合処方」と名づけました。

ここでは保母がGuichetの方法を発展させて提唱した過補償再現の理論を解説したいと思います。

その理論ですが、チェックバイト法を用いて半調節性咬合器に再現される下顎運動には、必ずある程度の誤差がともないます。そのため、このような咬合器上でつくられた補綴物は偏心運動中に対合歯と干渉するか、離れるかのエラーを引き起こすものです。バランスドオクルージョンを与える場合には、これらのエラーのうち、いずれが起きても補綴物は失敗してしまいます。

ですがミューチュアリープロテクテッドオクルージョンでは補綴物が咬頭干渉するときだけが失敗となり、離れることは臼歯離開をつくりむしろ好ましい状態といえます。そこで半調節性咬合器の運動量を調節するときはこのような好ましい状態

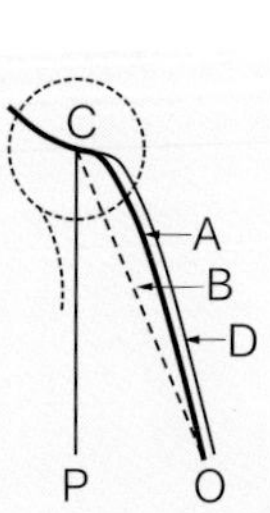

図8-1　水平面におけるAは、患者の非作業側の顆路を示している。この場合、咬合器はAの顆路に一致するよう調整すべきである。ところが、半調節性咬合器で線Bに調節された場合、線Bと線Aによって囲まれた部分は咬頭干渉が発生する可能性がある。そこで咬合器の調整を線Dのように限界運動を超えた経路に合わせておくと咬頭干渉は避けられる。

になるようにあらかじめ調節時に過補償を与えておけば良いことになります。

たとえば水平面においては図8-1~6で示すように余分な運動をするようにします。また矢状面においては逆に少なくします。ただし過補償再現の理論を拡大解釈して、平坦な咬合面を付与することがイコール為害作用の少ない補綴物をつくる近道になるということではありません。

平坦な咬合面は咀嚼効率が悪く、歯根膜に多大なる負荷を加えるため、決して好ましいものとはいえないのです。むしろ臼歯の咬頭は可久的に鋭利にするほうが良いに決まっています。

つまり過補償再現の理論に基づいてつくられた補綴物は、咀嚼効率の点でやや問題はあるのですが、このことは半調節性咬合器が対象とするような小範囲の補綴では大きな欠点とはならないということなのです(図8-7,8)。

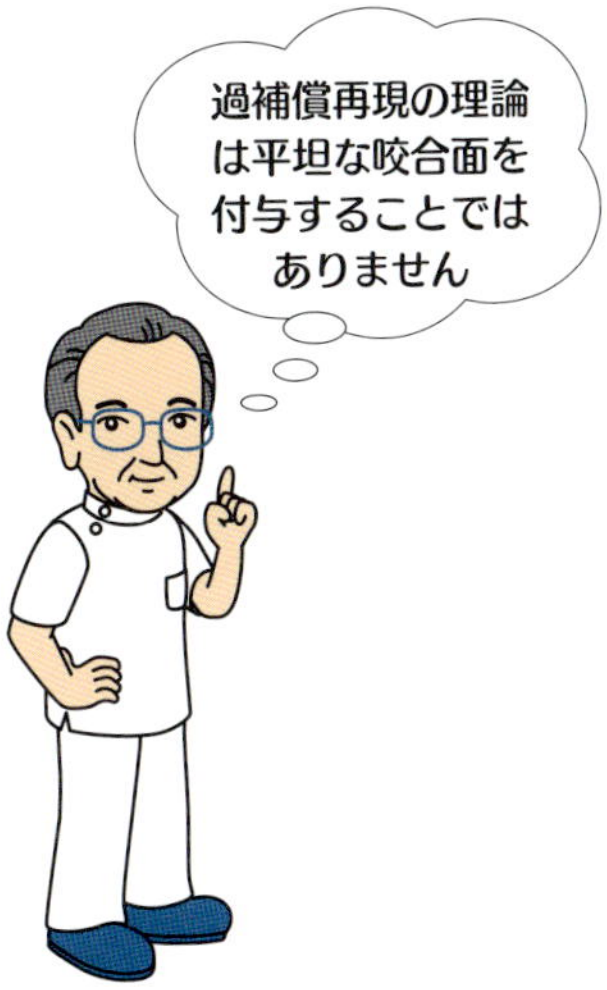
過補償再現の理論は平坦な咬合面を付与することではありません

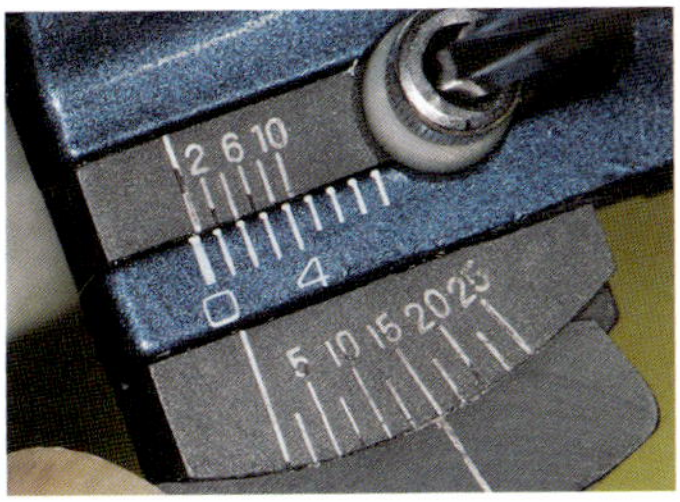

図8-2　咬合器の調節をイミディエートサイドシフト、プログレッシブサイドシフト実測より大きめの数値を与える。

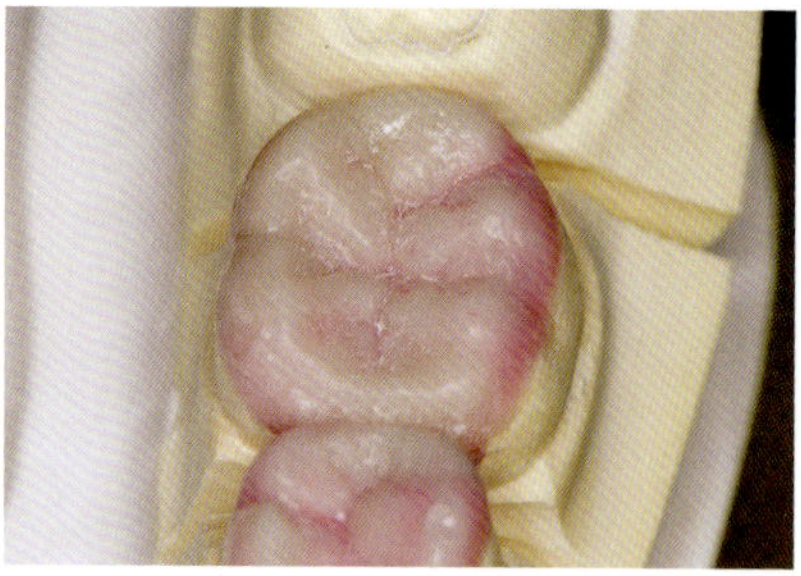

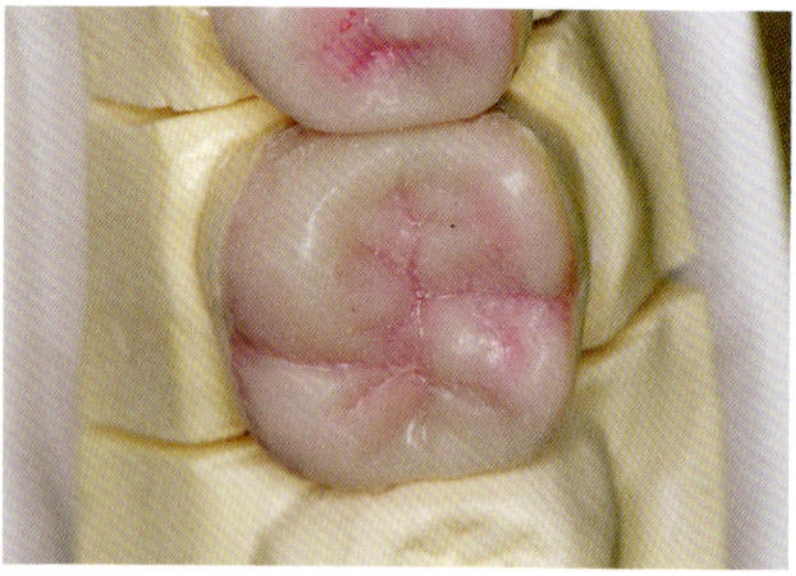

図8-3, 4　咬合面はフラットになるが、偏心位での咬頭干渉は回避できる。

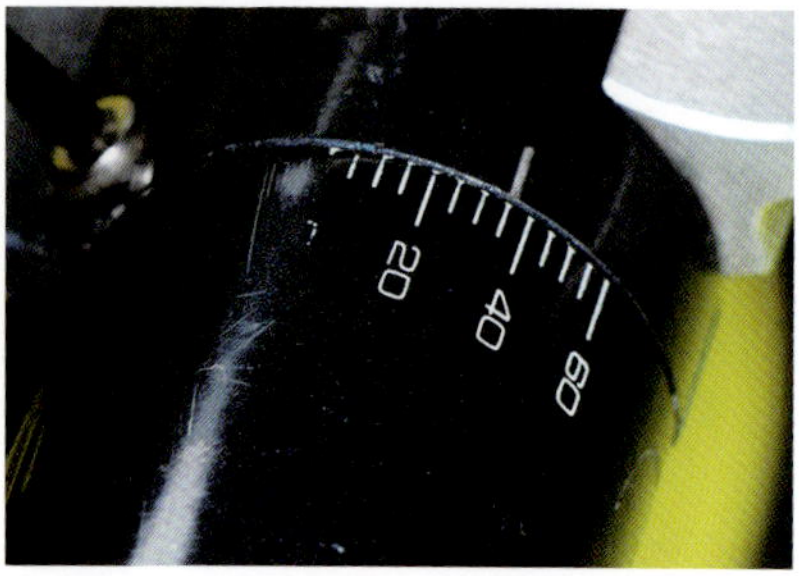

図8-6　咬合器の調節では実際より低い角を与える。

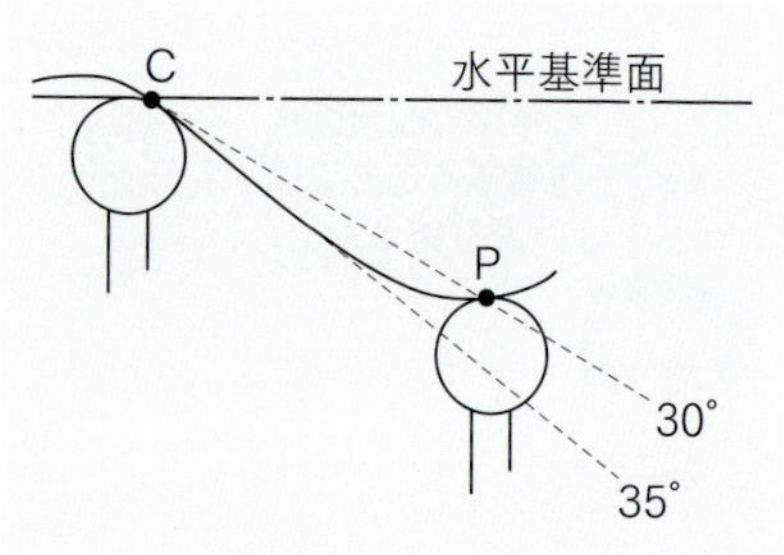

図8-5　前方運動で、C点は運動出発点で、P点は顆頭の前方位を示している。太線のCPは患者の前方顆路を示し、点線のCPはチェックバイト法で調節された真直ぐな前方顆路を表している。半調節性咬合器で咬頭干渉のない修復物を望むなら低い角度で製作すべきである。

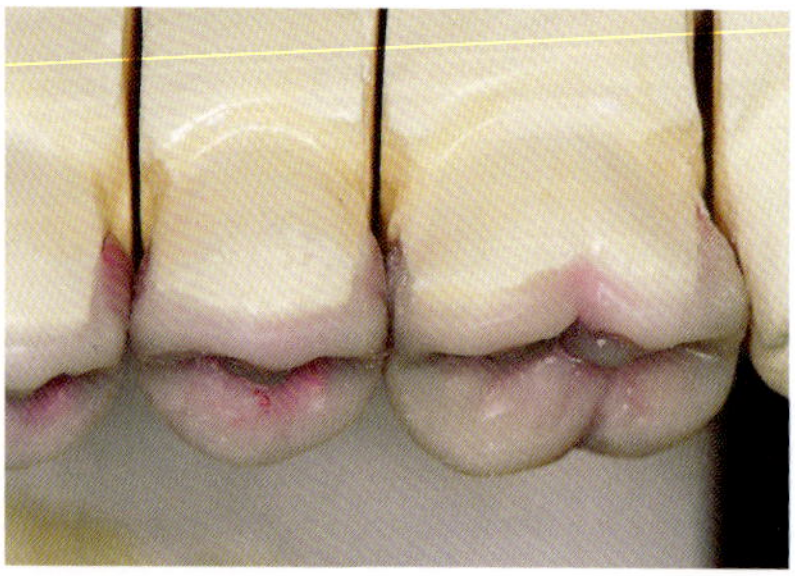

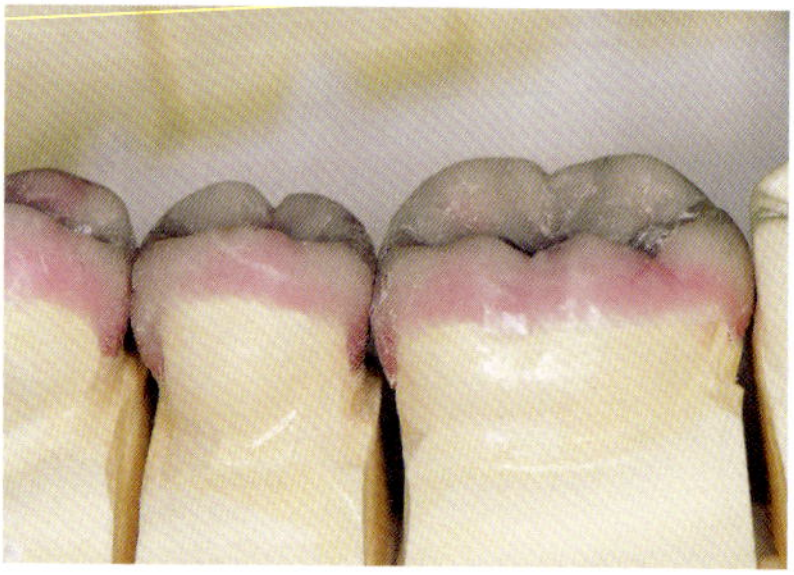

図8-7, 8　咬合面の咬頭傾斜は緩やかになる。

9 アンテリアガイダンス
——前歯の補綴はみた目だけでせめるな

1. アンテリアガイダンス

前歯を補綴する場合、多くの患者の要求は色調などの審美性の改善にあります。もちろん審美性を満足させることは大切ですが、そのことばかりを重視しすぎて機能をおろそかにしてはいけません。前歯を補綴する場合、唇側は歯の幅、切縁の位置、出具合などさまざまなことを考慮する必要があります。しかし、舌側の形態は機能的に咬合つまり「アンテリアガイダンス」を考慮してつくるべきです（図９-１〜３）。

アンテリアガイダンスとは、下顎の偏心運動中に下顎前歯が示す運動径路のことです。切歯点が描く運動径路に代表されるため切歯路と呼ばれてきましたが、側方運動時の犬歯誘導路を加え前歯誘導路（アンテリアガイダンス）と呼ばれるようになりました。

１９７９年にMcHorrisは、咬合治療の４大原則としてつぎの事項を挙げています。①臼歯の中心咬合位。②前歯のアンテリアカプリング。③アンテリア・ディスクルージョン。④長期的な咬合の安定です。

いわゆる中心咬合位あるいは咬頭嵌合位では臼歯は左右共均等な圧で咬合し、そのとき前歯の切歯では約30ミクロン、犬歯では約20ミクロンの隙間があります。こ

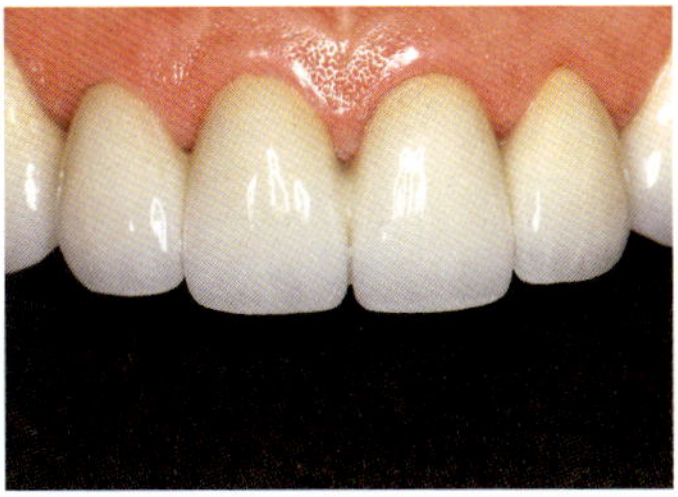
図9-1　前歯では、歯の配列、大きさ、形、さらに表面性状と色調が大切な要素となる。

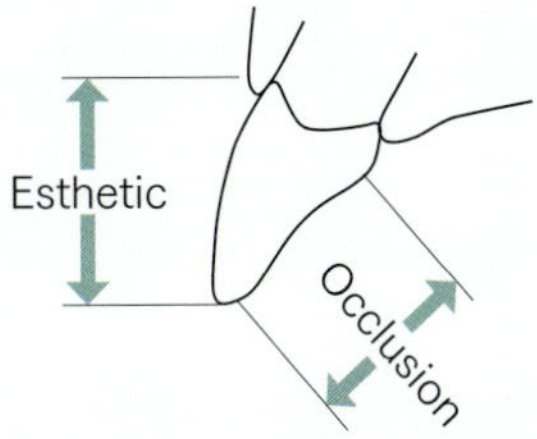

図9-2　唇側は審美性を重視し、舌側は機能性を重視する。

れをアンテリアカプリングと呼びます。そして偏心運動（前方、左右の側方）時には前歯がガイドとして臼歯が離開（ディスクルージョン）することによって臼歯に有害な側方圧を与えないことが長期的な咬合の安定につながるのです。

前述したように顆路は解剖学的個人差があり、それによって規制されているのですが、アンテリアガイダンスは術者が自由に変えることができます。ところが、その与え方をまちがえると顎関節に影響を与え、関節にさまざまな症状が生じる可能性があるのです。それでは、生体において違和感のない下顎運動と調和のとれたアンテリアガイダンスを付与するにはどのような手法があるのでしょうか。

アンテリアガイダンスの目的は、臼歯離開咬合（ディスクルージョン）を達成することにあります。このことをまず認識してください。前述した偏心位の理想咬合のなかの1つにミューチュアリープロテクテッドオクルージョンの批判に臼歯の離開量が明確にされていないことが挙げられていました。

考えてみてください。単純にアンテリアガイダンスの角度を大きく急にすれば、臼歯の離開量は大きくなり前歯への負担は大きくなります。逆に角度を緩やかにすればするほど離開量は少なくなます。臼歯の咬頭傾斜角よりさらにアンテリアガイダンスの角度を緩やかにすれば咬頭干渉が起こります。

このことは誰でも理解できると思います。となるともっとも適切な臼歯離開量を決定できれば顆路と調和のとれたアンテリアガイダンスを求めることになるのではないでしょうか。

先人達は、臼歯離開量に関するつぎのような意見を述べています。①臼歯離開量は最小限にとどめ咀嚼効率を上げる。②厚さ12.5ミクロンのオクルーザルストリップ

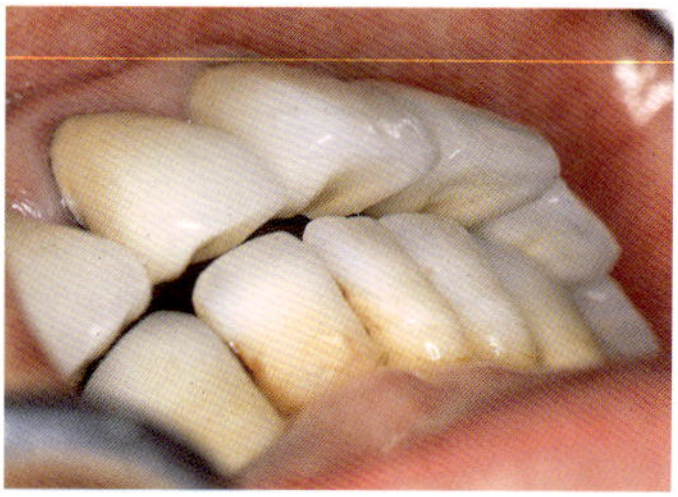

図9-3　前歯のアンテリアカプリング。

スで確認できる臼歯離開量が必要。③前歯が切端咬合位のときに垂直的に約1.0ミリの臼歯離開量を与える。

いずれにしても補綴物の微調整は口腔内で歯科医師が行うものですが、その調整量を最小限にするためにも補綴物を製作する歯科技工士に何か数値的指示があるとわれわれは大助かりです。

保母らは（1989）表9-1にあるような緩衝空隙と臼歯離開量を示しています。顎関節には下顎窩と下顎頭があり、両者の間にコラーゲンでできた関節円板が存在していますが、この関節円板が関節に直接加わる力をコントロールしていのです。すなわちショックアブソーバの役割を果たしています。

そのため、下顎が前方、側方運動するときの顆路にわずかながらの「ぶれ」があると推測されます。これらの顆路のぶれは顎節窩に存在する「緩衝空隙」と考えられています。

そこで保母らは電子計測システムを用いて顆路を繰り返し計測したところ、前方顆路と非作業側の側方顆路では最大0.8ミリ、作業側顆路で最大0.3ミリ程度のぶれを見出しました。そしてこのことをもとに臼歯離開量の目安としたのです。

2. アンテリアガイダンスの付与

アンテリアガイダンスの付与には2つの方法が考えられます。1つはメカニカルインサイザルテーブルを用いる方法（図9-4）と、プラスチック製のフラットなインサイザルテーブルに既時重合レジンを用い各個調製する方法です（図9-5）。

まず、メカニカルインサイザルテーブルを用いる方法を説明します。①半調節性

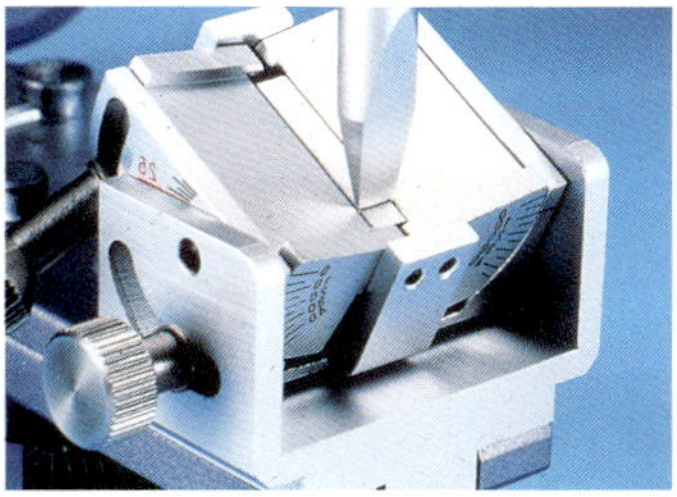

図9-4　メカニカルインサイザルテーブル。

アンテリアガイダンスの付与

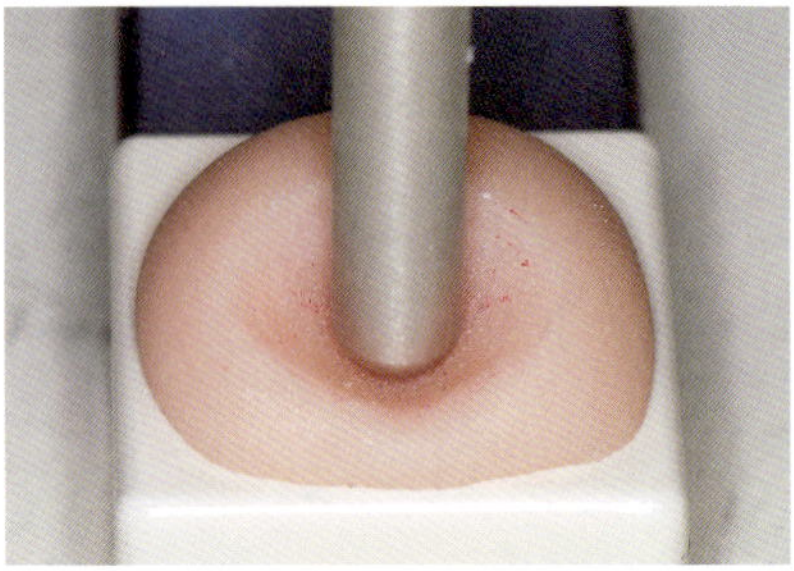

図9-5　各個製作されたレジン製インサイザルテーブル。

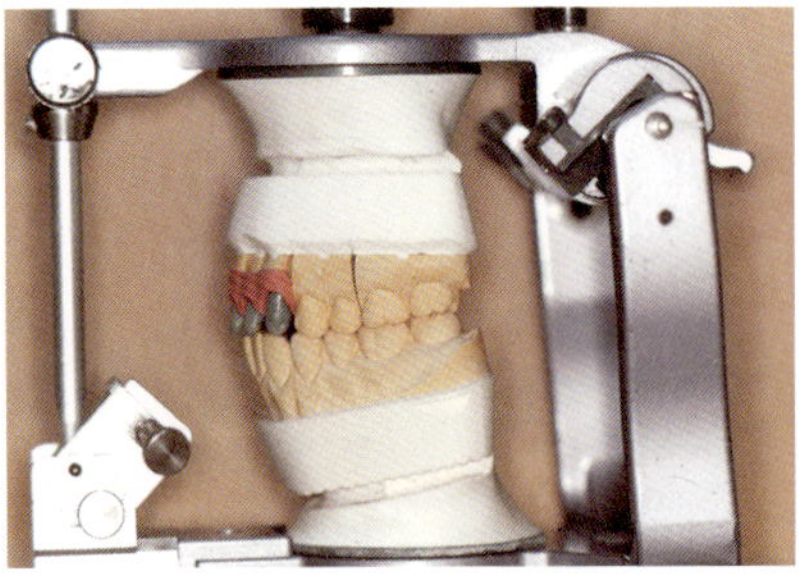

図9-6　平均的な矢状切歯路45°に合わせる。

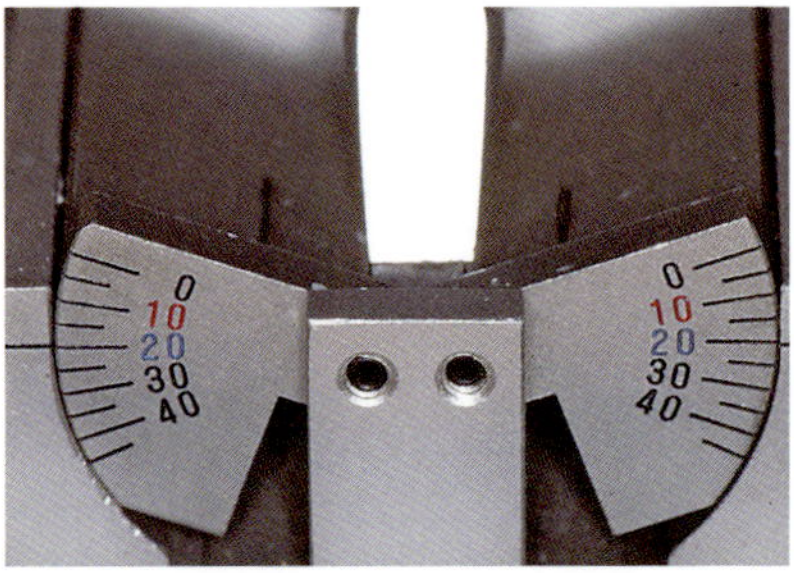

図9-7　平均的な側方切歯路20°に合わせる。

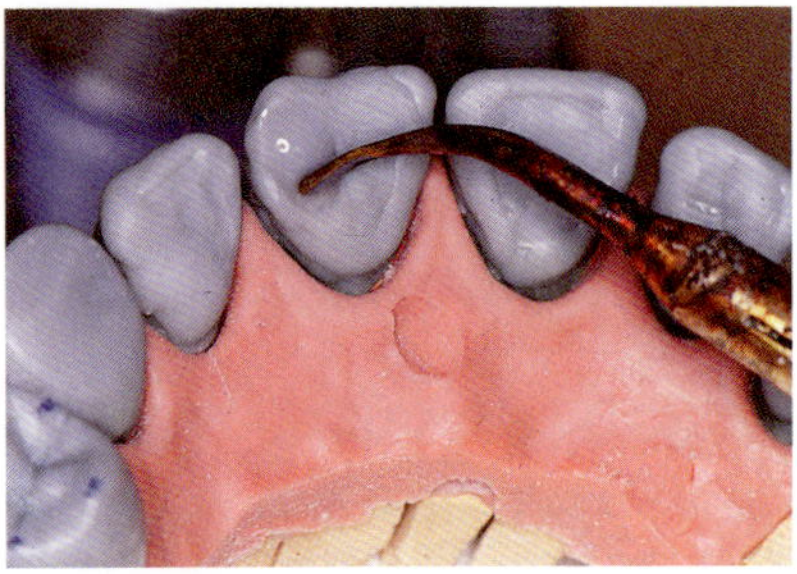

図9-8　舌側にワックスを盛る。

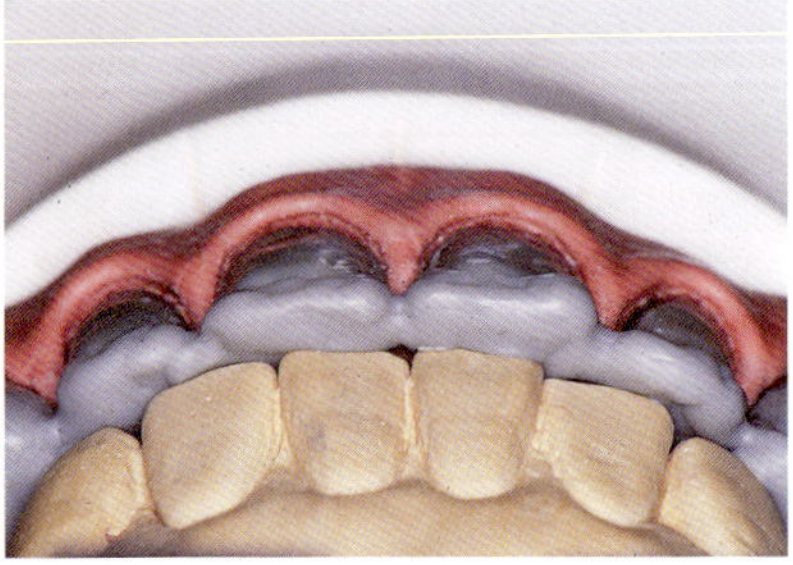

図9-9　ワックスが軟化している間に咬合器を閉じる。

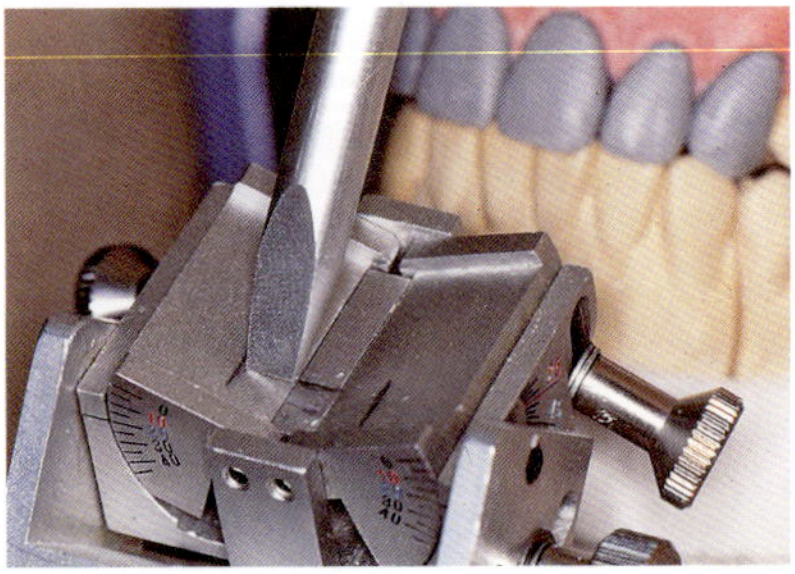

図9-10　左側方運動。

咬合器、あるいはツインホビー咬合器に上下顎模型を装着します。②顆路の調節にはチェックバイトを用いますが、歯科医師からチェックバイトの提供がない場合は平均値を用います。③顆路の調節が終わったらインサイザルテーブルの調節を行いますが、調節は矢状切歯角と側方切歯路角です。前述したようにアンテリアガイダンスの目的は臼歯離開咬合を達成することです。④そこで咬合器のフォッサボックスの後壁からコンダイルがそれぞれの運動で移動量約3.0ミリ顆路長の位置で第一大臼歯近辺での数値になるようテーブルの角度を調節します。（図9-6～16）この調節値を用いてアンテリアガイダンスを付与します。

　即時重合レジンで各個調節する方法とは、前歯の補綴物製作において、必ずプロビジョナルを用いて舌側ではレジンを追加したり、削合したりと試行錯誤しながら、患者にとって快適で違和感のないアンテリアガイダンスを付与していく方法です。

　①最終補綴物を製作する際、精密印象採得された作業模型の外にプロビジョナルの入った模型を用意します。まず、プロビジョナル模型をフェイスボウトランスファーによって咬合器に装着します。②つぎにプロビジョナルの舌側面をインサイザルテーブルに即時重合レジンを用いて逆成型（図9-17～31）。③インサイザルテーブルが完成したら、プロビジョナル模型を咬合器から外し、精密印象された作業模型を装置します（この一連の作業をクロスマウントテクニックと呼んでいる）。④このように各個調整されたインサイザルテーブルを用いてアンテリアガイダンスを付与します（図9-32～45・協力：東小金井歯科 岩田健男先生）。

表9-1　顆路長3.0mm、第一大臼歯近辺を目安とした臼歯離開量

	臼歯離開量	緩衝空隙
前方運動	10mm	0.8mm
側方運動作業側	0.5mm	0.3mm
側方運動非作業側	1.0mm	0.8mm

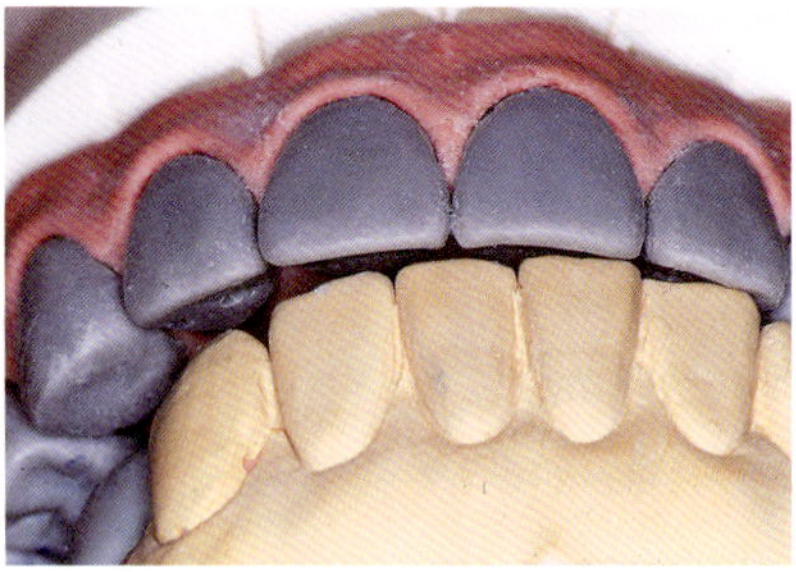
図9-11　犬歯の切端咬合位まで滑走させる。

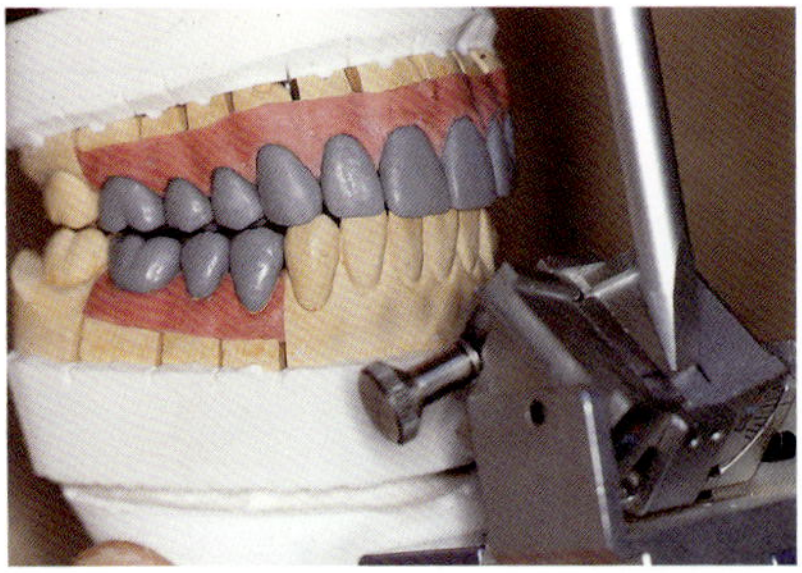
図9-12　右側方運動。

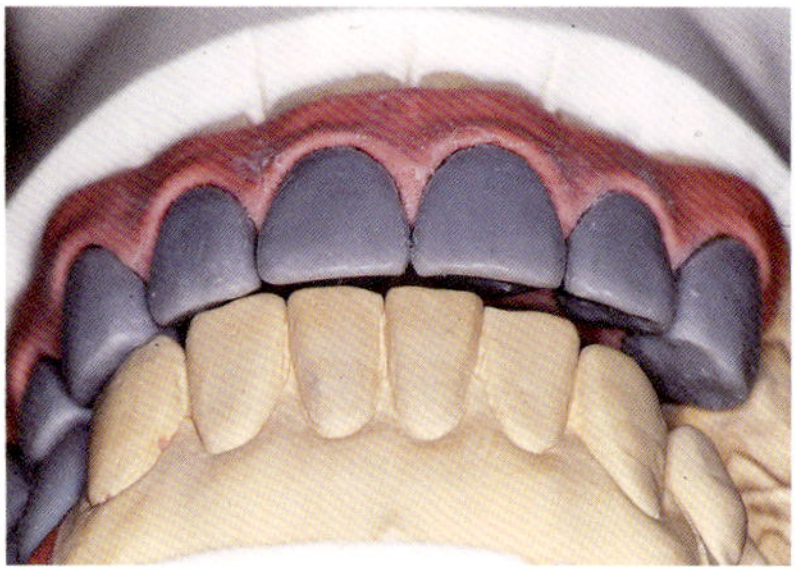
図9-13　犬歯の切端咬合位まで滑走させる。

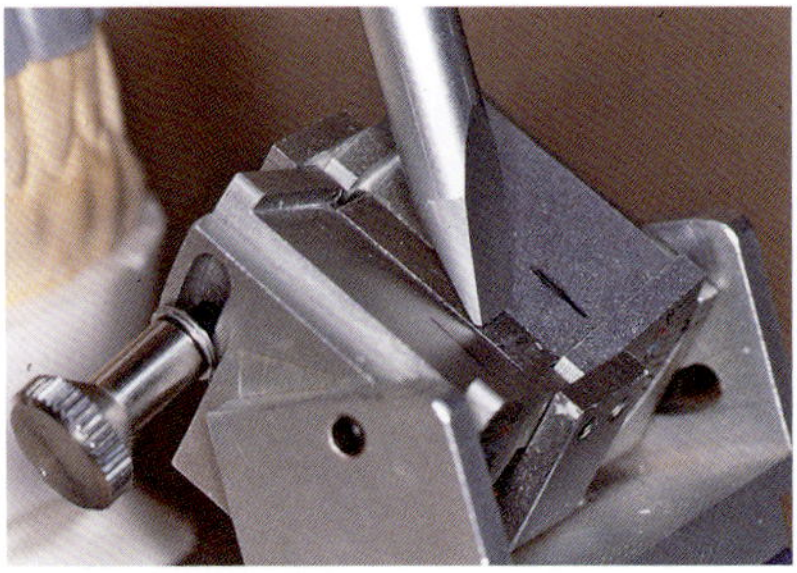
図9-14　前方運動。

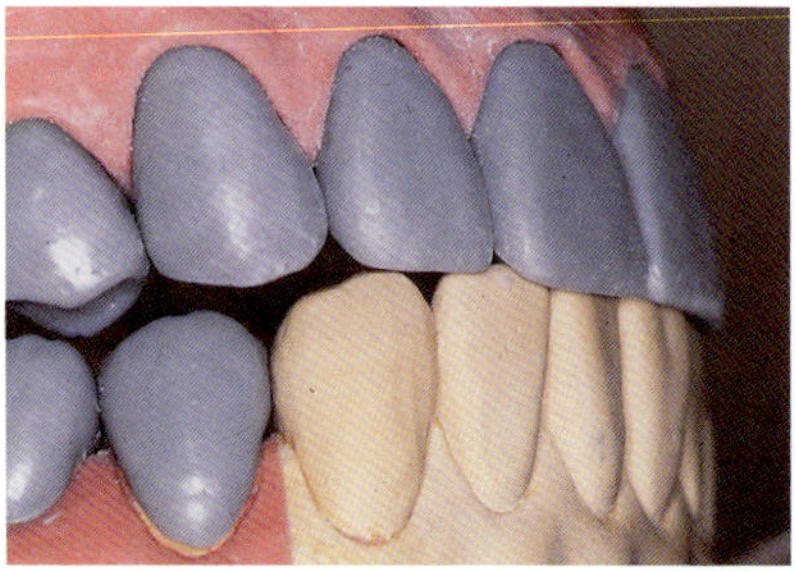
図9-15　切歯の切端咬合位。

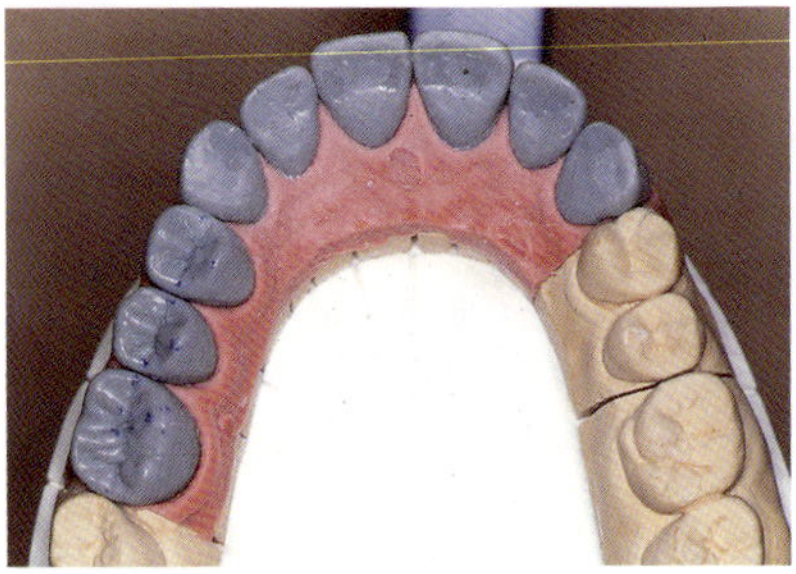
図9-16　メカニカルインサイザルテーブルの場合、舌面形態は直線になる。

クロスマウントテクニック

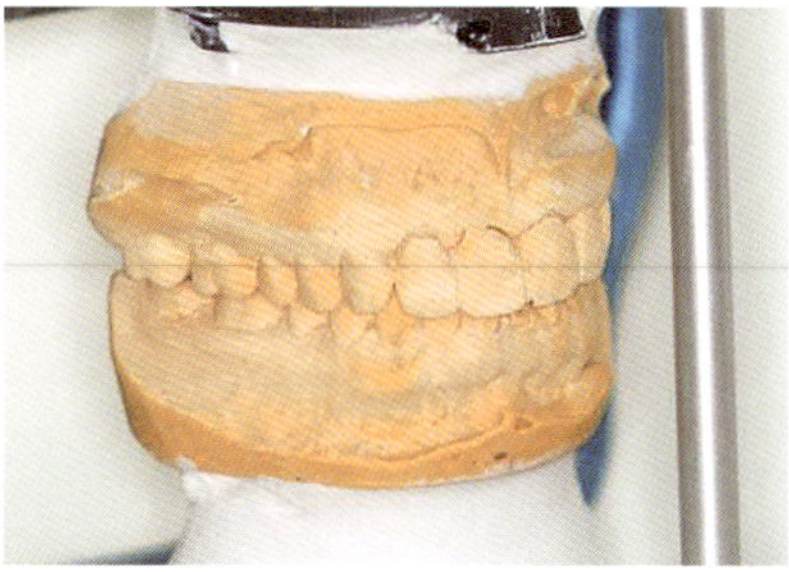

図9-17　スタディーモデルを咬合器に装着。

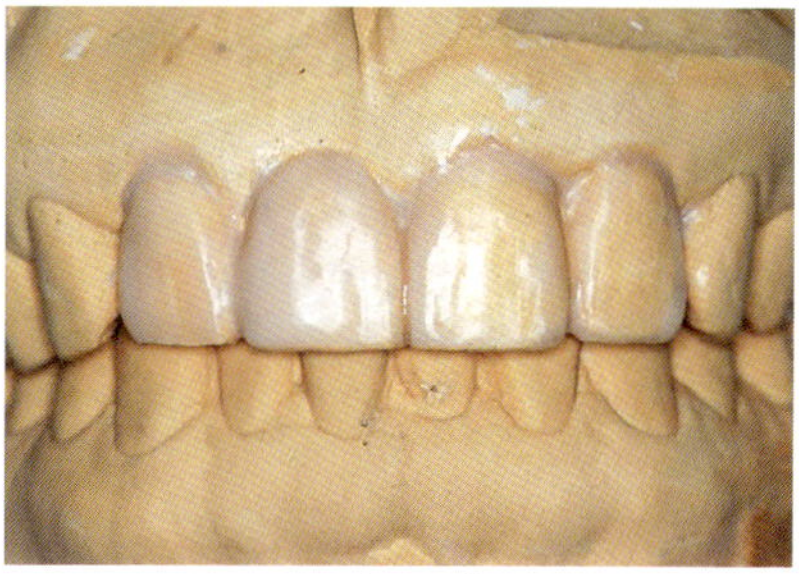

図9-18　ワックスで歯冠形態を回復する。

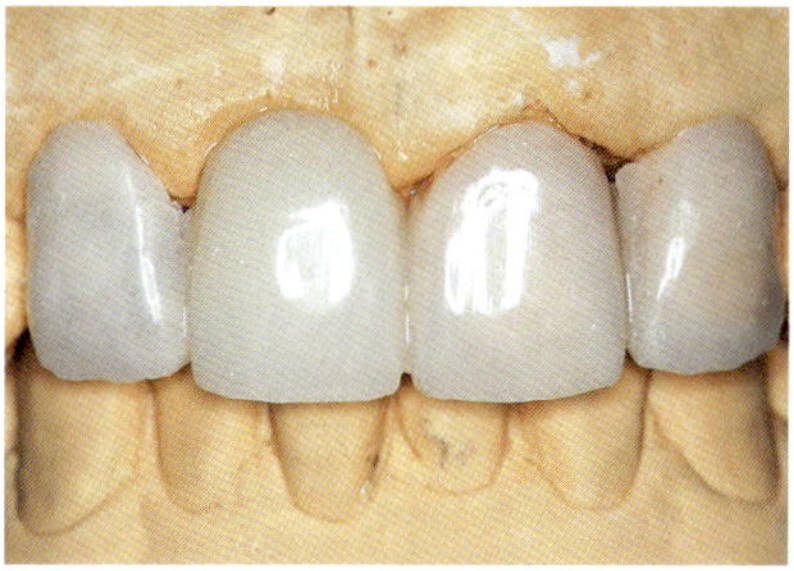

図9-19　即時レジンでプロビジョナルクラウンを製作する。

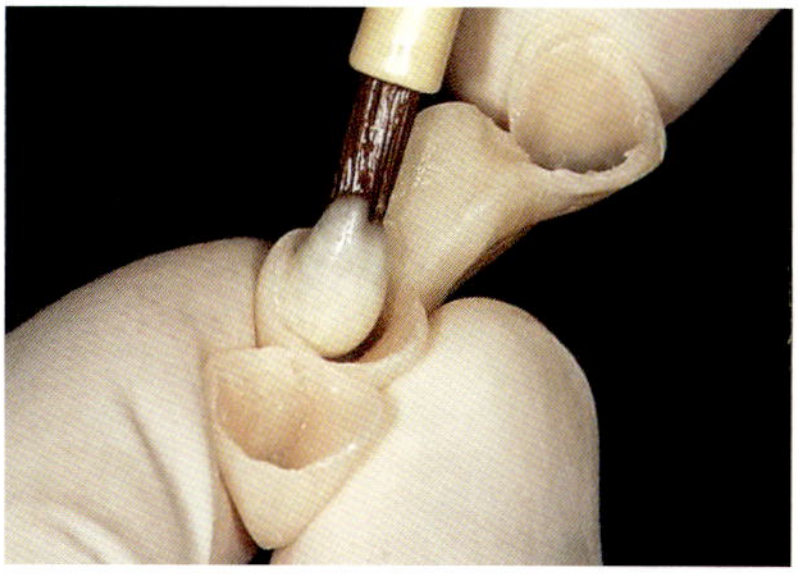

図9-20　口腔内での調整のため即時重合レジンでリライニングを行う。

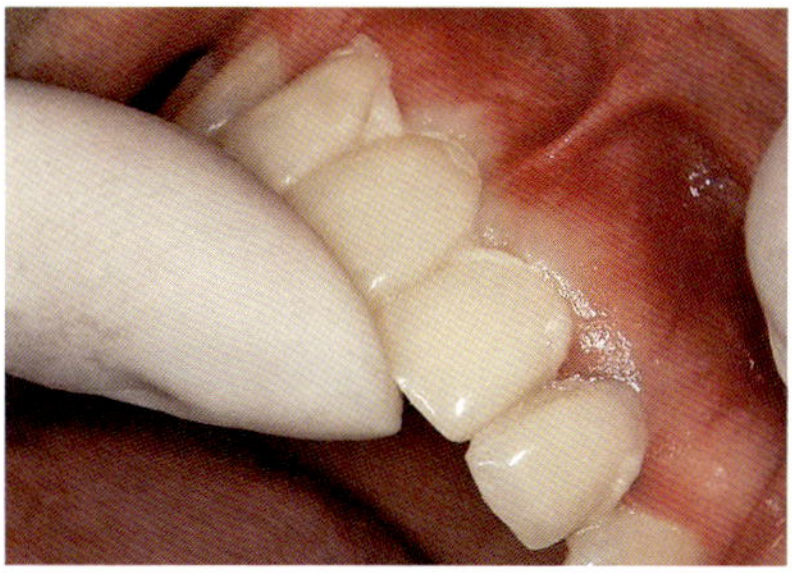

図9-21　口腔内にウォシュする。

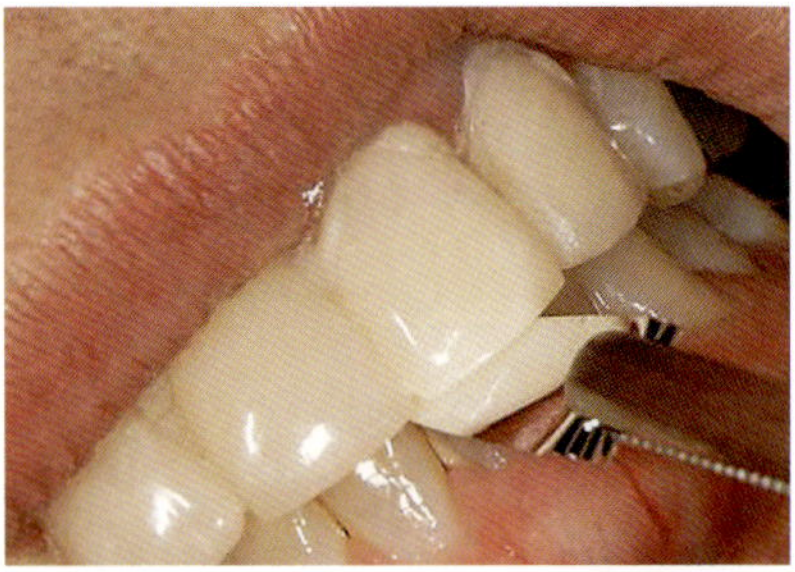

図9-22　アンテリアカプリングの評価をする。

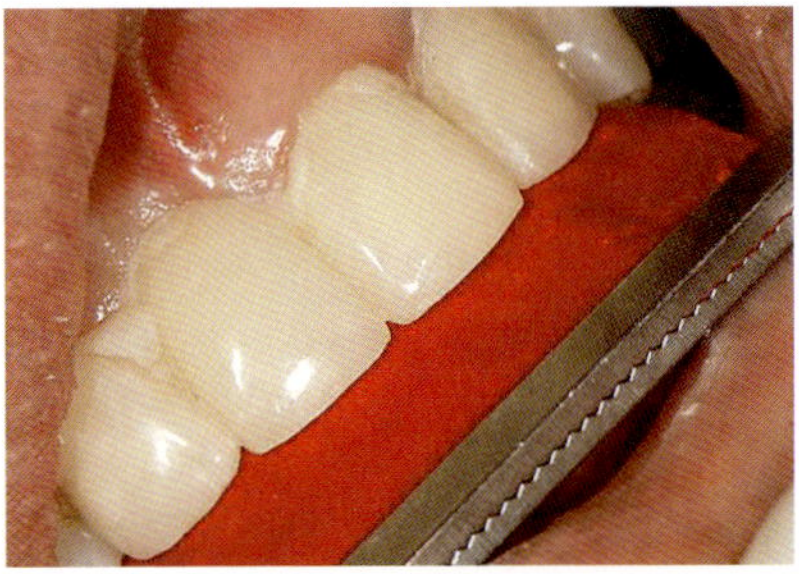

図9-23　咬合紙を用い、咬頭嵌合位での干渉をチェックする。

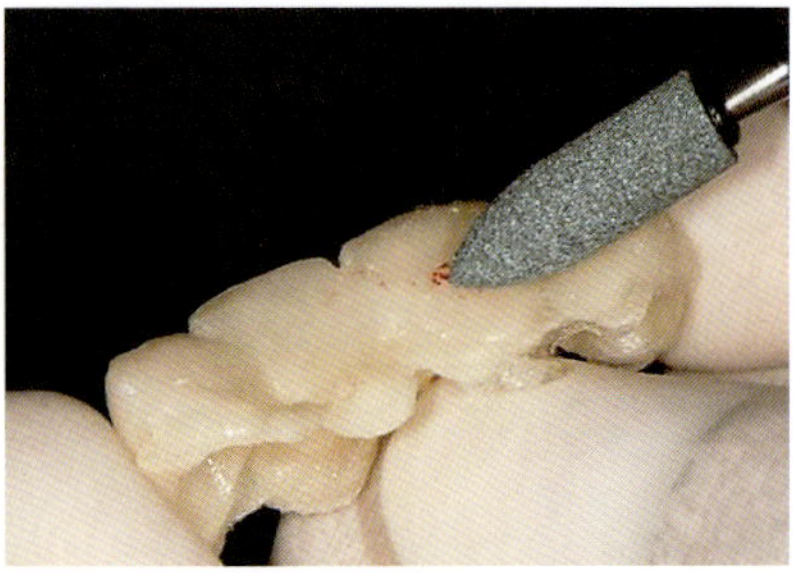

図9-24　削合して干渉部を除合する。

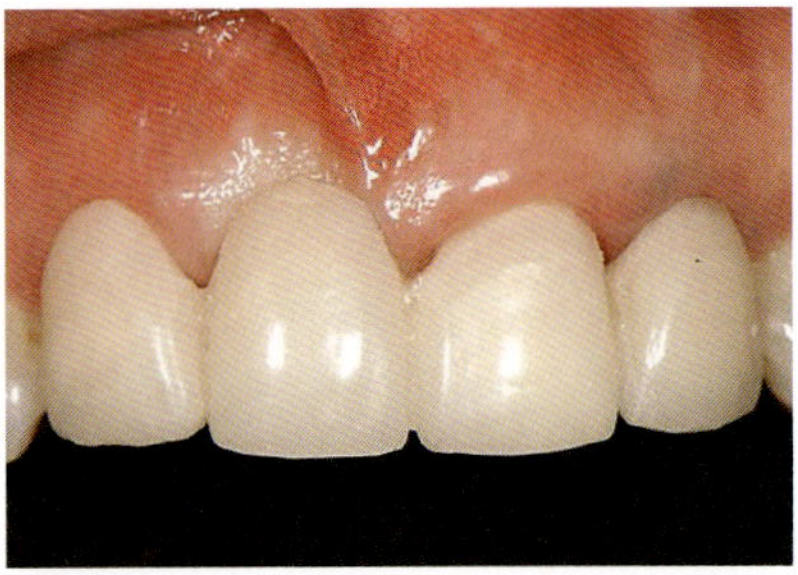

図9-25　口腔内に仮着し、アンテリアカプリングとアンテリアガイダンスの検討を行う。

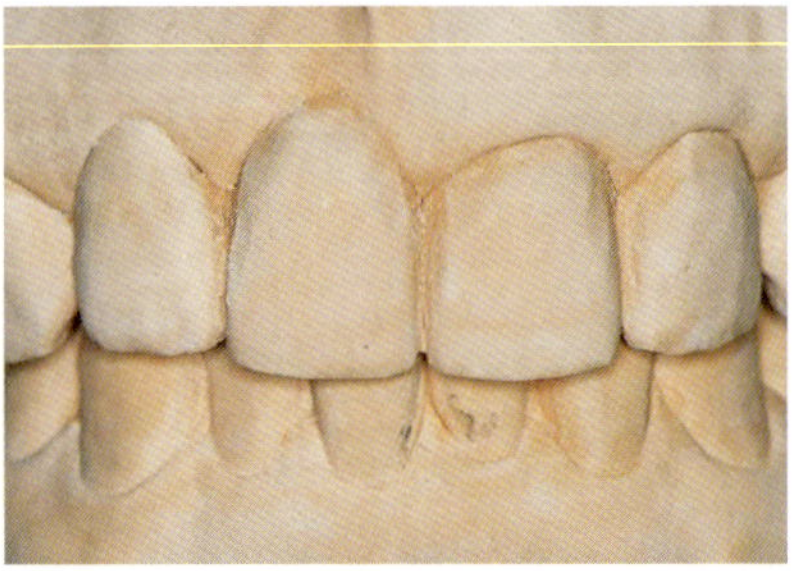

図9-26　完成したプロビジョナル模型と対合歯列模型。

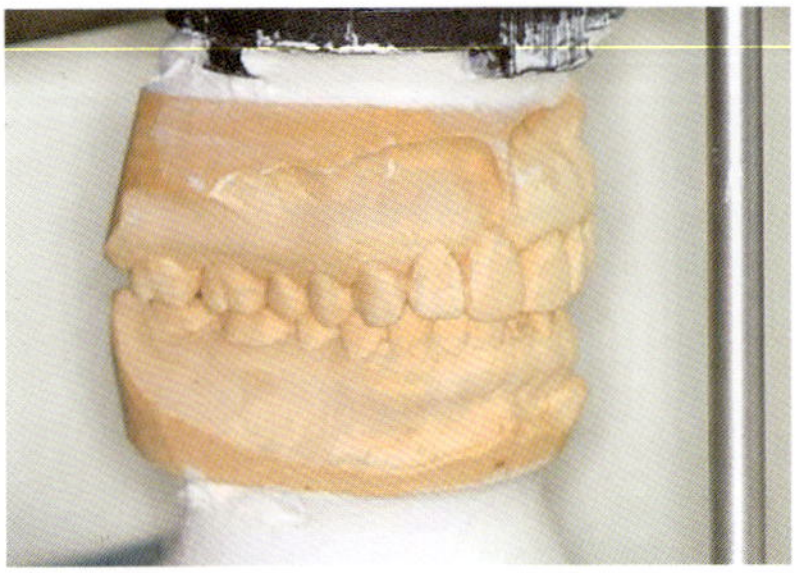

図9-27　咬頭嵌合位のバイトを用いた模型を咬合器へ装着する。

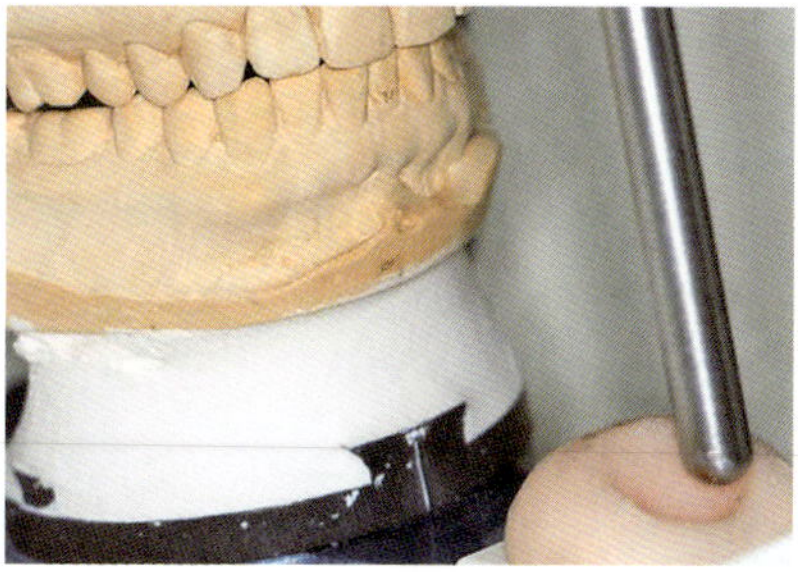

図9-28　プロビジョナル模型のアンテリアガイダンスを咬合器前方のインサイザルテーブル上に再現する。右側方運動。

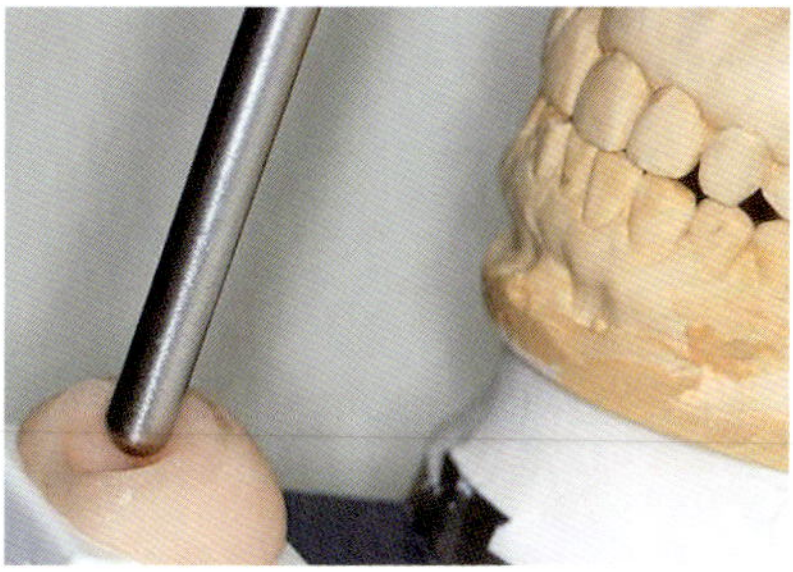

図9-29　左側方運動。

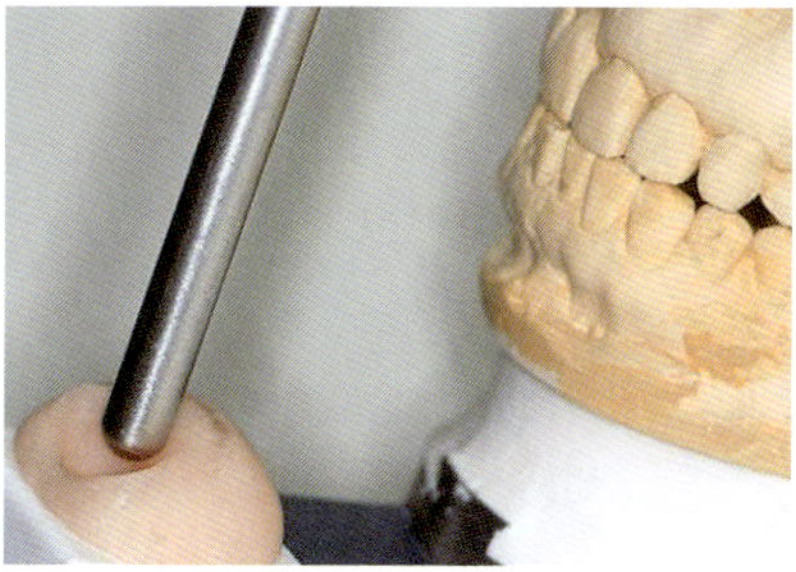

図9-30　前方運動。

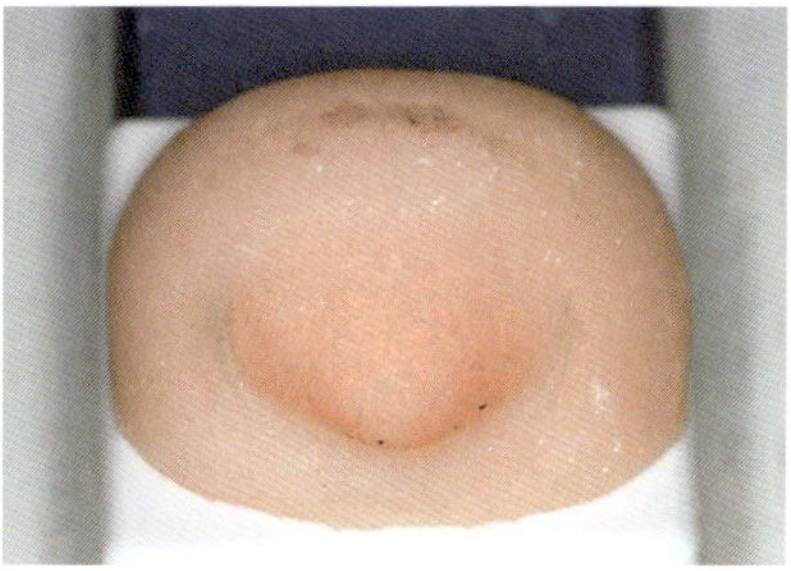

図9-31　前方・左右側方運動ならびに、中間運動すべて完了したインサイザルテーブル。

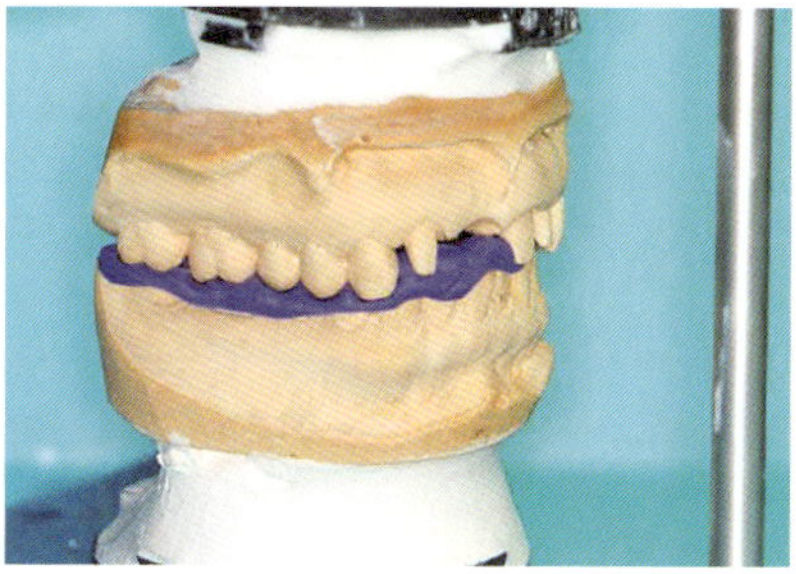

図9-32　本印象を行った作業用模型をクロスマウントする。

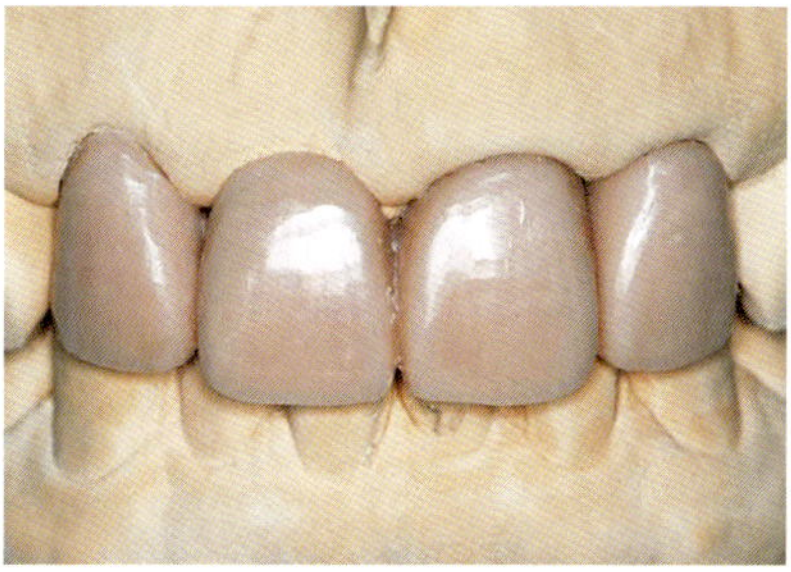

図9-33　プロビジョナル模型を参考にして、ワックスアップを行う。

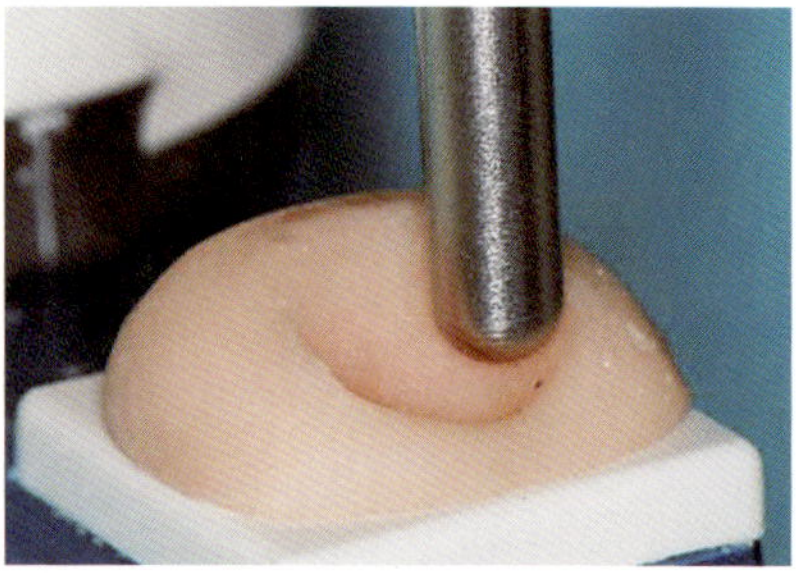

図9-34　右側方運動のインサイザルテーブル。

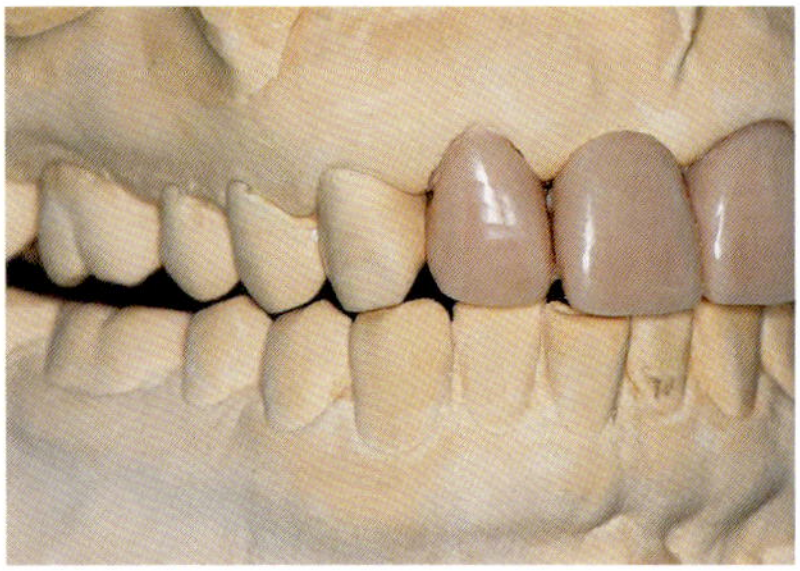

図9-35　アンテリアガイダンスとディスクルージョン。

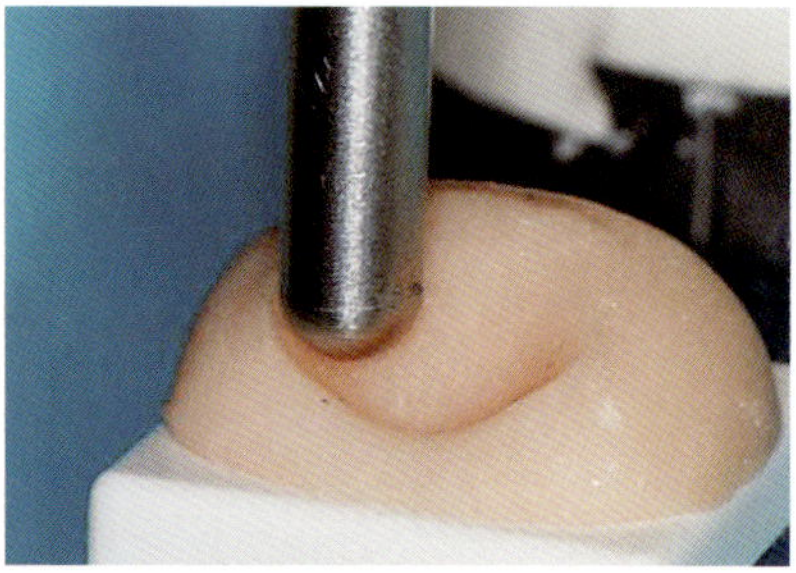

図9-36　左側方運動のインサイザルテーブル。

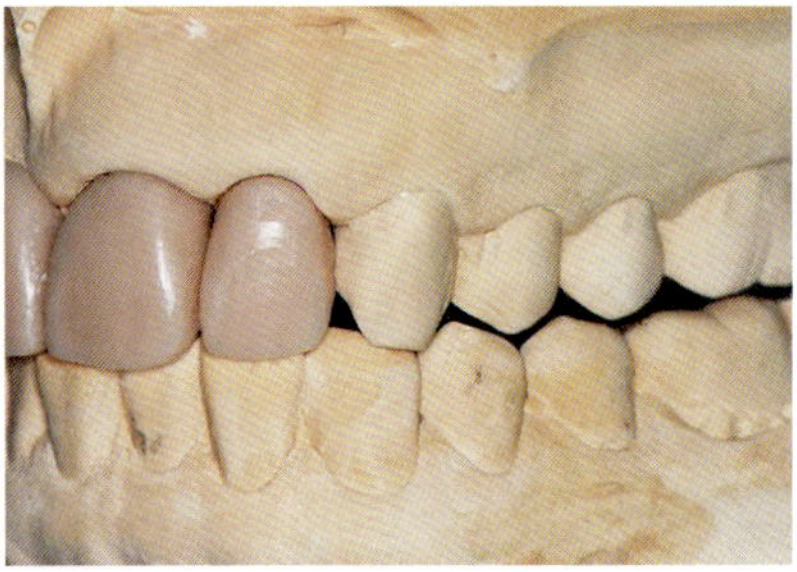

図9-37　アンテリアガイダンスとディスクルージョン。

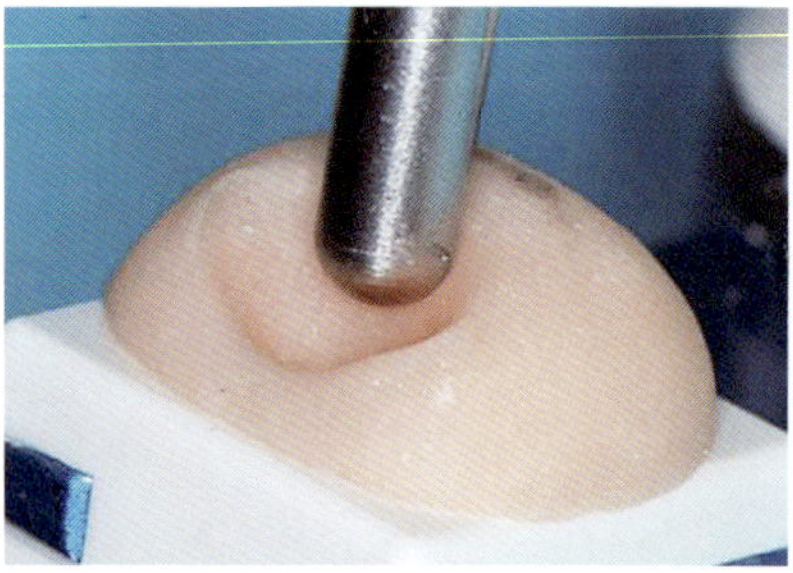

図9-38　前方運動時のインサイザルテーブル。

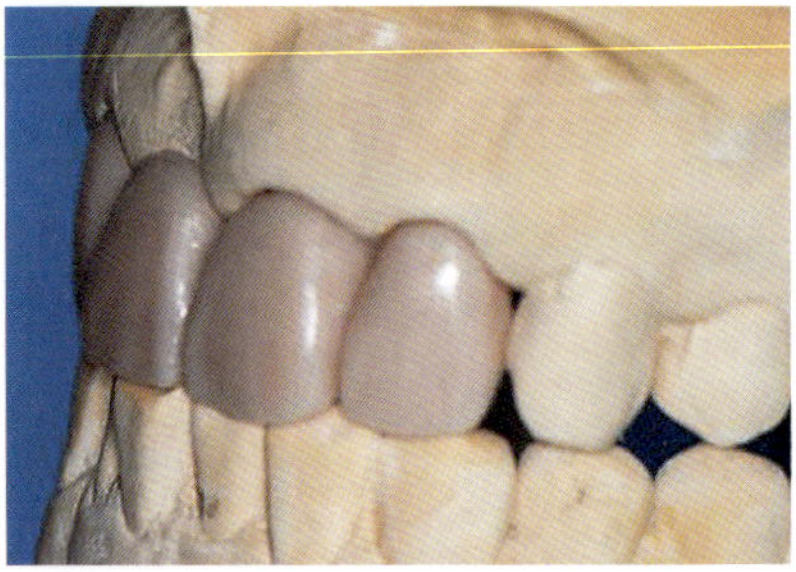

図9-39　アンテリアガイダンスとディスクルージョン。

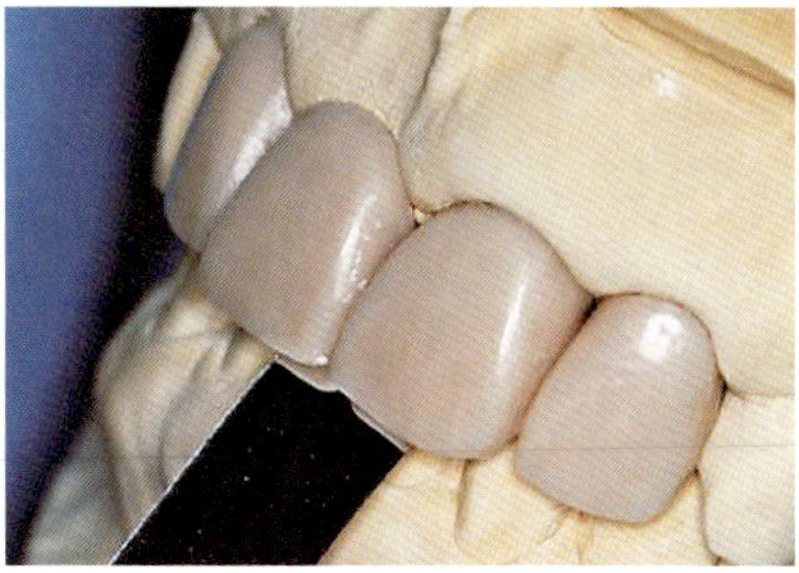

図9-40　咬頭嵌合位でオクルーザルストリップスを用いて、アンテリアカプリングを付与する。

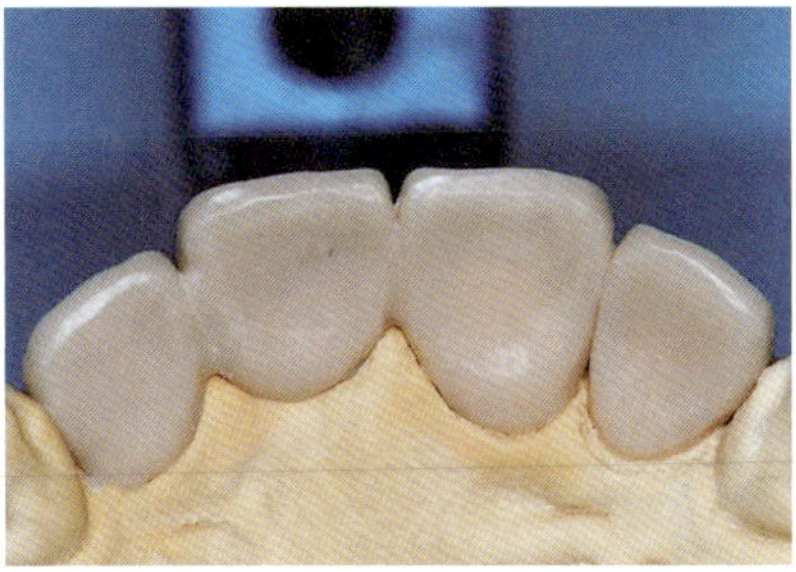

図9-41　完成したワックスアップの舌側面観。

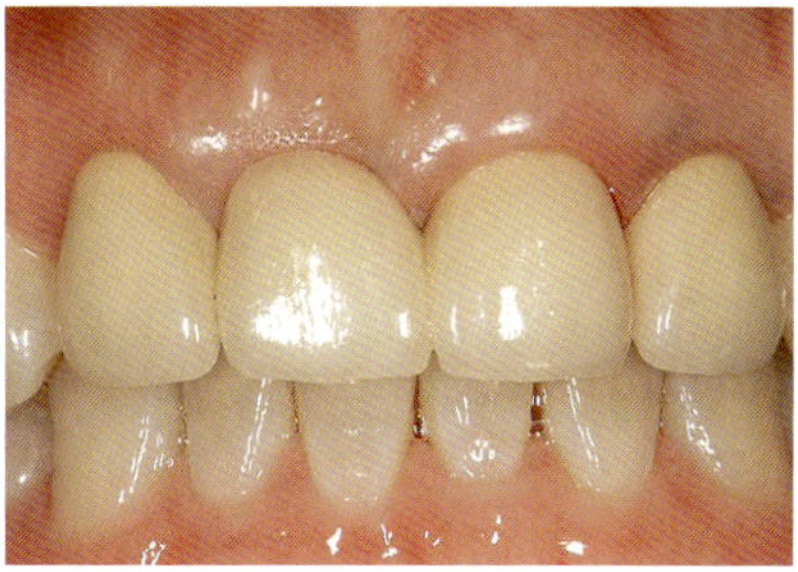

図9-42　咬頭嵌合位とアンテリアカプリング。

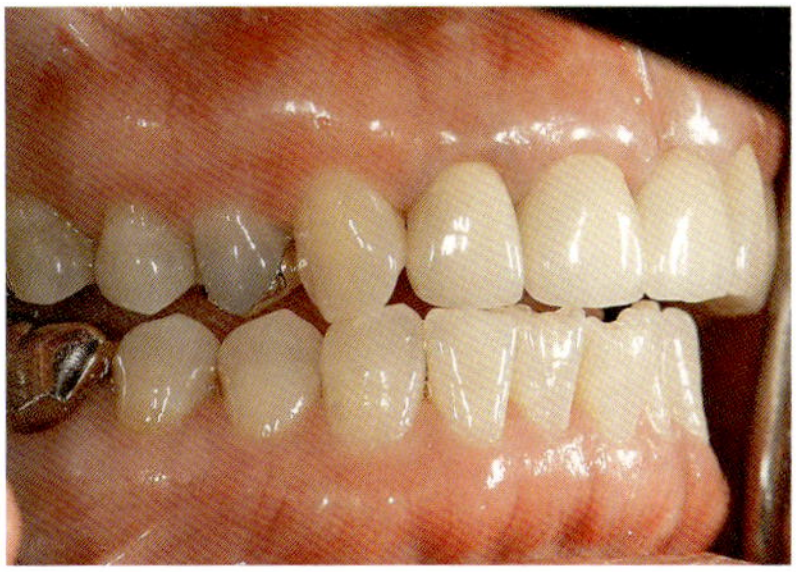

図9-43　右側方運動とディスクルージョン。

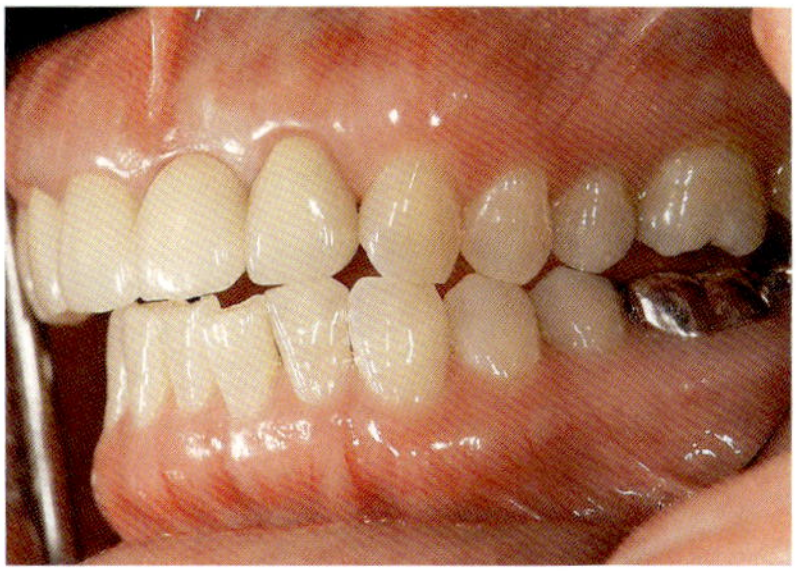

図9-44　左側方運動とディスクルージョン。

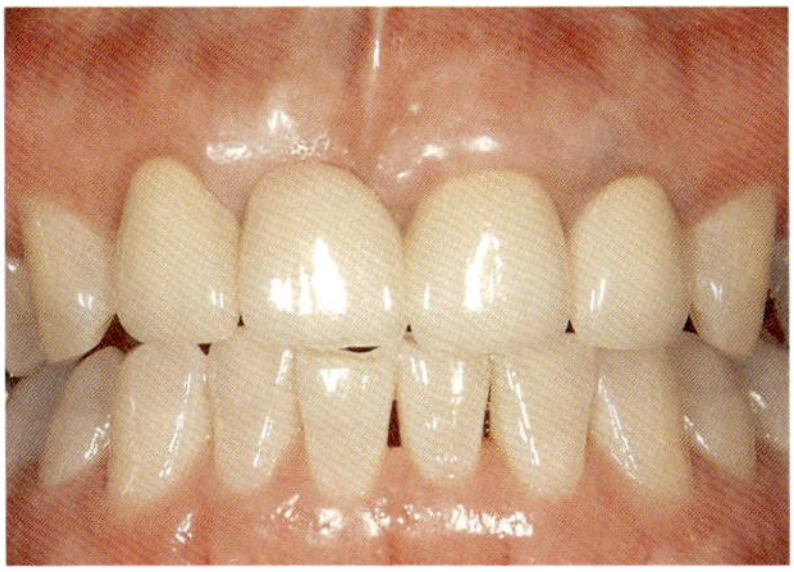

図9-45　前方運動とディスクルージョン。

10 機能的咬合を構築するためのファンクショナルワクシング

通常、解剖学的形態は咬合面形態を再現するための考え方として参考にされます。しかし、解剖学的形態とは、あくまで平均的なものですべての症例にあてはまるとはかぎりません。

多くの歯科技工士は、何らかの原因で失われた咀嚼機能、つまり歯列・咬合関係を回復することにかかわる重要な部分を担っています。そのためにはワックスアップの段階で明白な理論に基づいて機能的咬合関係を構築すべきです。

機能的咬合関係とは顎口腔系にとって快適で咀嚼効率が優れ、生理的にも異常がなく、しかも審美的にも良好でなければなりません。

そのための条件として、可及的小さな垂直的応力で、高い咀嚼効率をもつ咬合面形態が得られることと側方的応力をできるだけ抑えられる咬合関係の実現に努力するべきでしょう（表10-1）。

具体的には、臼歯への垂直的ストレスを軽減し、咬合圧を歯牙長軸へ伝達する目的で、点接触咬合、A—B—Cコンタクト（頬舌的安定）、3点接触など、さらに機能咬頭が対合歯と噛み合う状態によって、カスプフォッサとカスプリッジの2つから選択されることになります（図10-1～9）。

また、水平的荷重のコントロールも重要で、前述したように「アンテリアカプリング」と臼歯離開を可能にする「アンテリアガイダンス」を念頭においてワックス

表10-1　適正咬合の基準（N.F.Guichet）

垂直的ストレス	基準1	垂直的ストレスを減少させる要素を咬合に結びつけること
水平的ストレス	基準2	顆頭が中心位にあるとき、歯は咬頭嵌合位を保つこと
	基準3	中心位から水平的な荷重を受けるのにもっとも適した歯が機能するまで、下顎の水平的運動を許すこと

アップを行う必要もあります。

ファンクショナルワクシング法の代表的なものはP.K.Thomasによって1950年代に開発されました。このワクシング法は下顎運動と咬合面形態との関係を立体的に理解できるもので一流の歯科技工士になるためにマスターしなければならない方法です。以下にその方法を簡単に説明しましょう。

1．ファンクショナルワックスアップ

①ステップ1

上下顎咬合面のそれぞれに対合歯の機能咬頭が嵌合する窩の位置を印記します（図10－10a，b）。

②ステップ2

上下顎機能咬頭（上顎舌側、下顎頬側）、カスプコーンの植立を行います。下顎頬側カスプコーンは第一、第二小臼歯で上顎のそれぞれの近心窩に向かうよう植立し、第一大臼歯点の3つの頬側コーンは対合歯の3つの窩（近心窩、中央窩、遠心窩）に向かうように植立します。

一方、上顎舌側カプスコーンは第一、第二小臼歯で遠心窩へ向いますが、第二小臼歯では症例に応じて中央窩に向うこともあります。ここで上顎大臼歯近心舌側コーンと下顎遠心頬側コーンが正しい位置に植立されたかチェックするため、咬合器を非作業運動させたとき、上顎舌側コーンが下顎遠心頬側コーンの遠心を通過することを確認します（図10－11～15）。

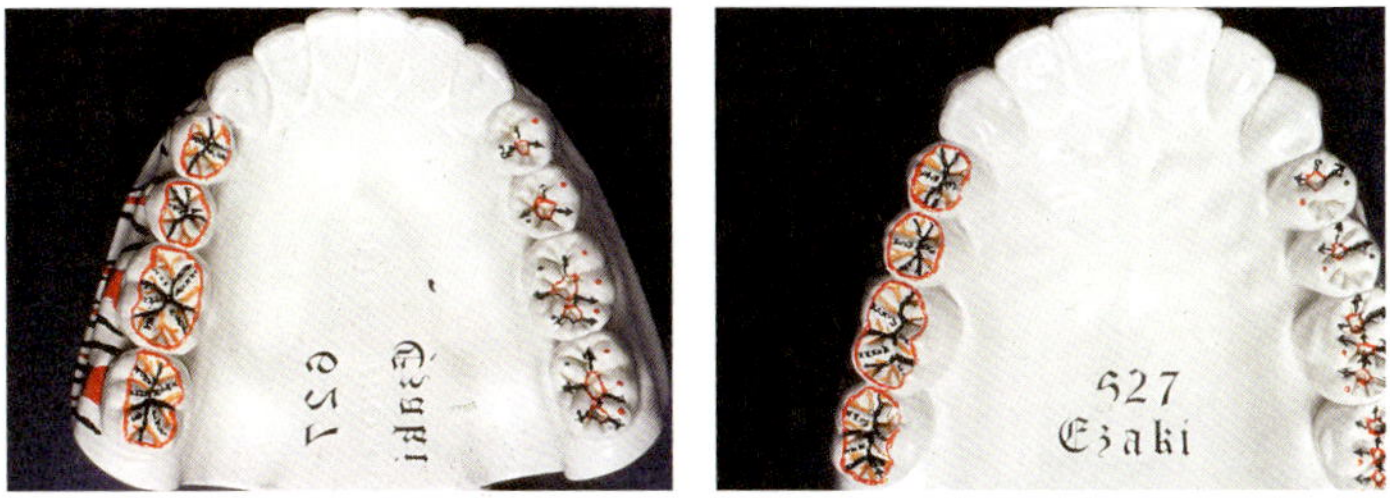

図10-1, 2　Dr. P.K.トーマスによるファンクショナルワクシング教育用参考模型。上顎（右）、下顎。

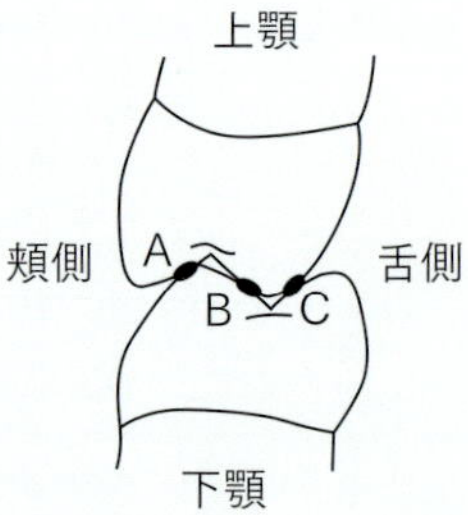

図10-4　安定させるための３点接触（A, B, C コンタクト）。

- 理想的な歯列にみられる上下顎臼歯間の点と点との接触（面接触に対して用いられる）。
- 接触面積が減少されるため、そこに集約される。咬合負担も軽減される。
- 安定性に欠ける。
  （→TRIPODISUM）

図10-3　垂直的ストレス軽減させるための点接触。

- 機能咬頭が対抗する歯の隣接面部に噛み込む。
- １歯対２歯の関係。
- 成人の95％にみられる。
- 機能咬頭が対向歯の間に噛み込むため、歯の位置が変わりやすい。

図10-6　カスプリッジ。

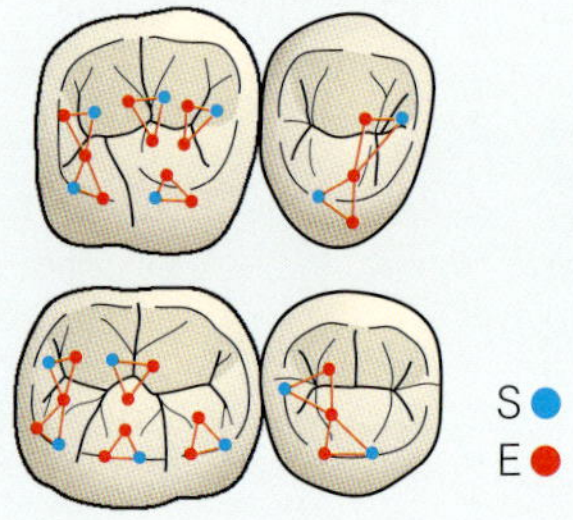

図10-5　咬頭と窩に三脚のように３点接触を与え、安定を図る。S：クロジャーストッパー、E：イコライザー。

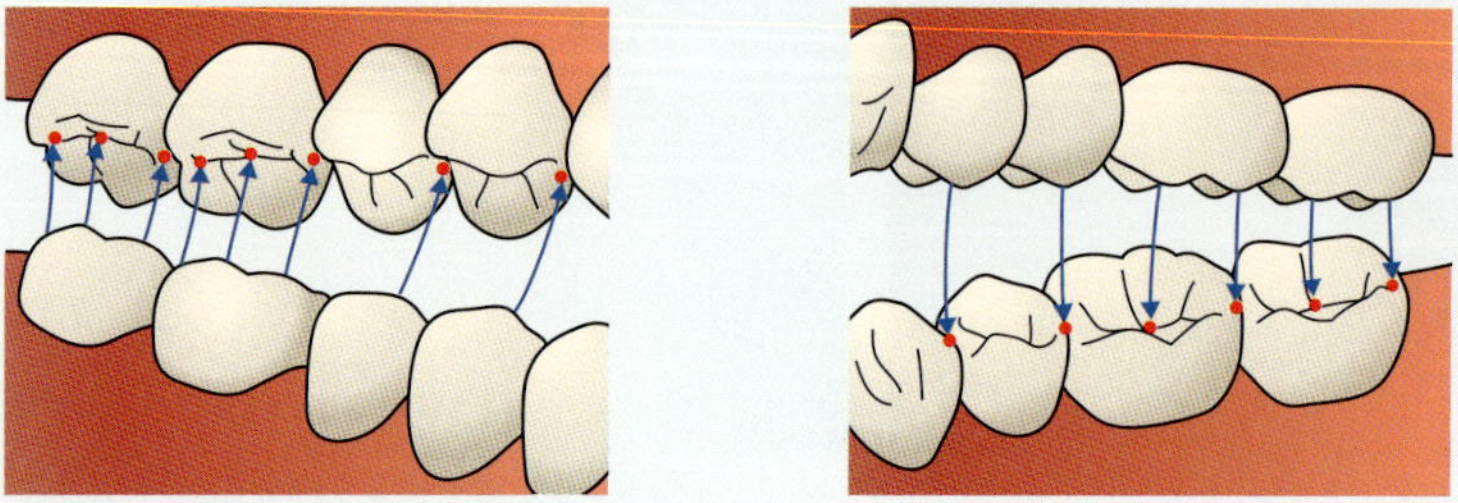

図10-7　機能咬頭が対合歯の辺縁隆線に噛み込む。

- 機能咬頭は対向する歯の咬合面窩に噛み込む。
- 1歯対1歯の関係。
- 天然歯にまれにしかみられない。
- 咬合圧は歯の長軸方向に集められ、理想的な状態で垂直的にストレスが分散される。

図10-8　カスプフォッサ。

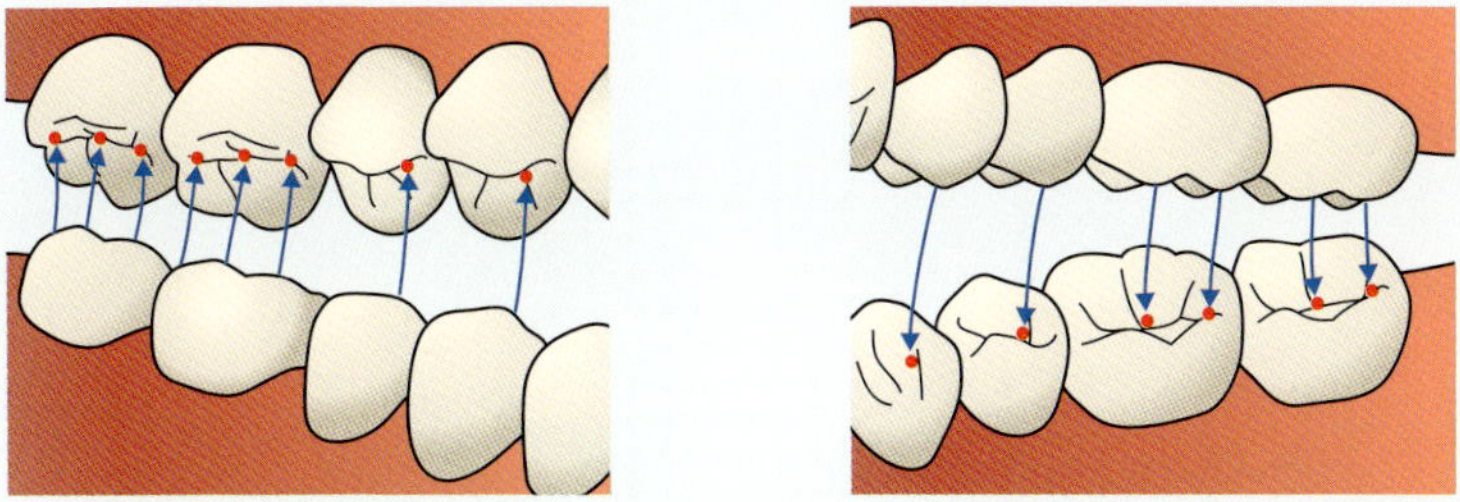

図10-9　機能咬頭が対合歯の咬合面窩に噛み込む。

ワックスアップの実際・ステップ1

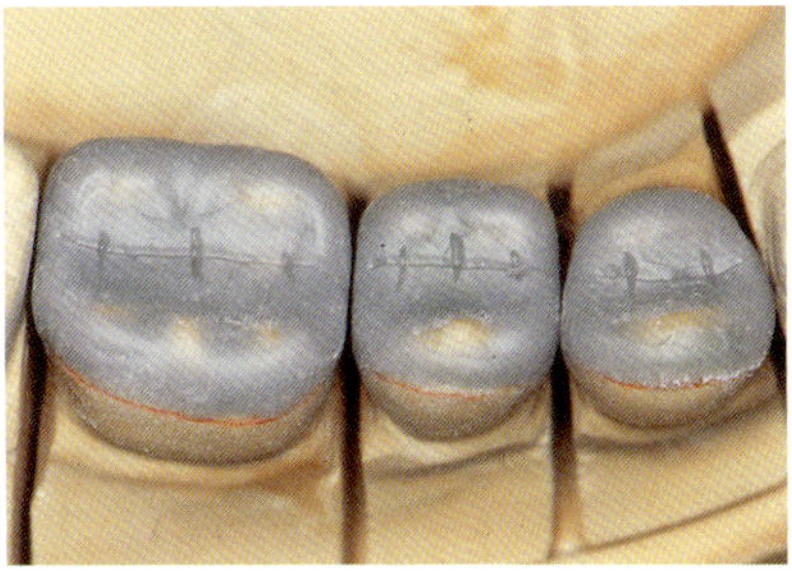

図10-10b　下顎咬合面窩の位置を記入する。

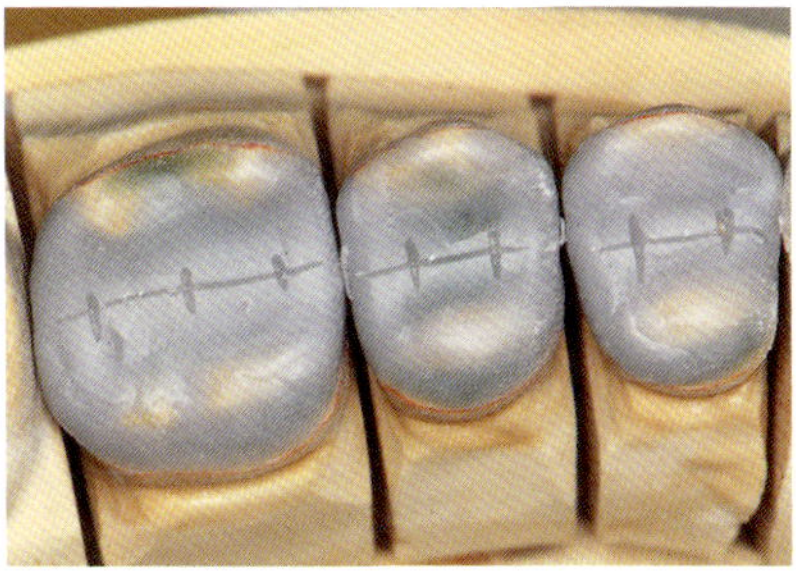

図10-10a　上顎咬合面窩の位置を記入する。

ステップ2・3・機能咬頭と非機能咬の植立

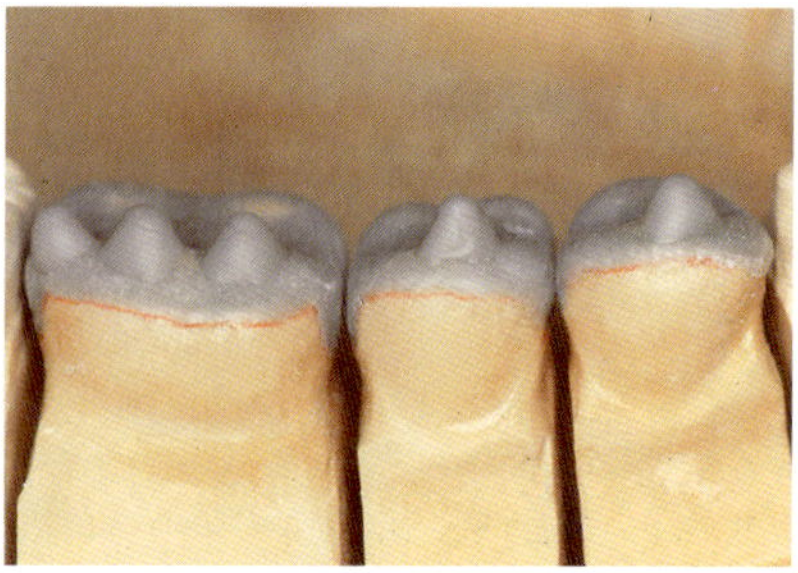

図10-11　下顎頬側咬頭カスプコーンの植立。

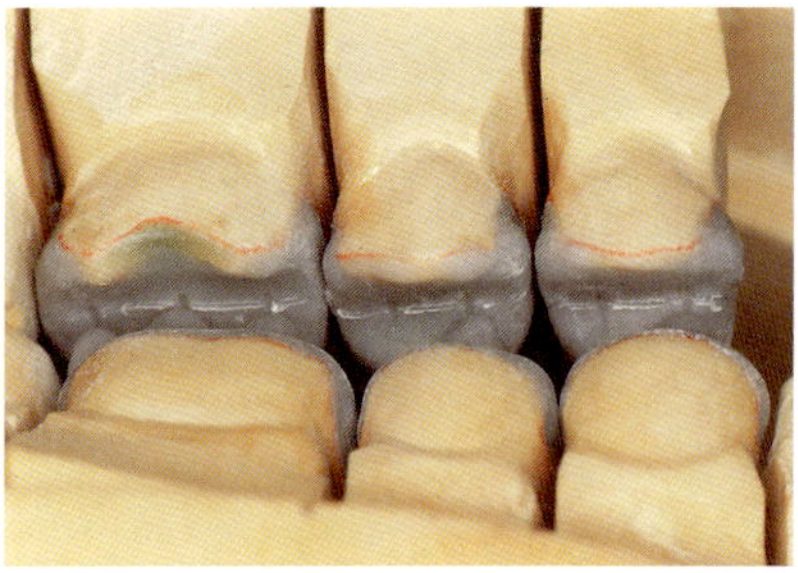

図10-12　咬合器を閉じ、対合歯の咬合面窩との位置関係を確認する。

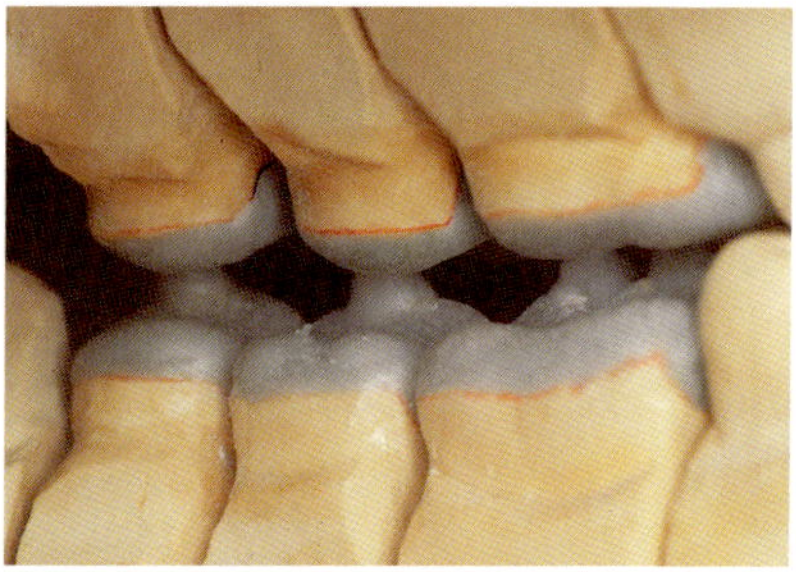

図10-13　上顎舌側咬頭カスプコーンの植立位置の確認。

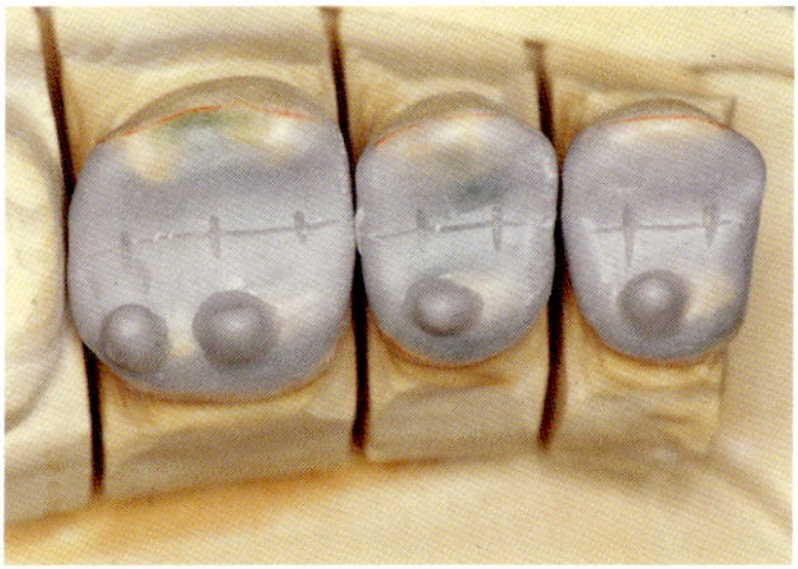

図10-14　上顎舌側咬頭カスプコーンの植立。

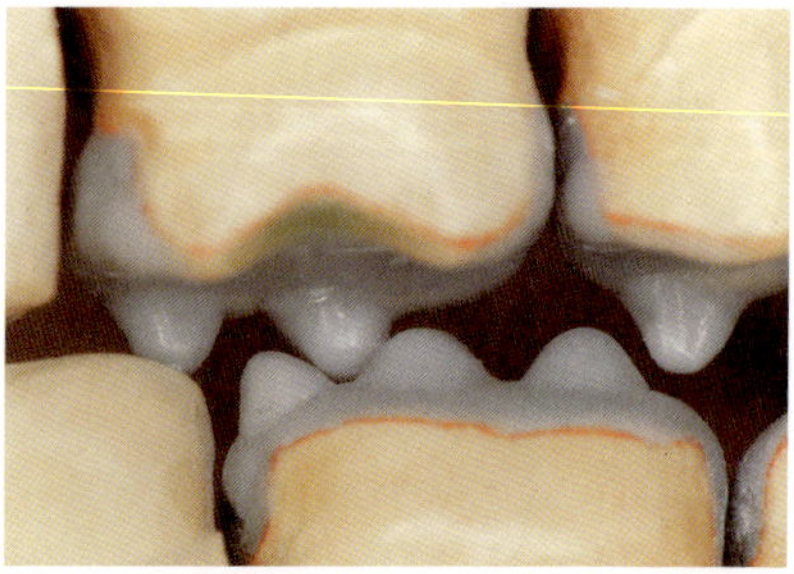

図10-15　非作業運動を行い、上顎下臼歯近心舌側咬頭が下顎遠心頬側咬頭の遠心を通過することを確認。

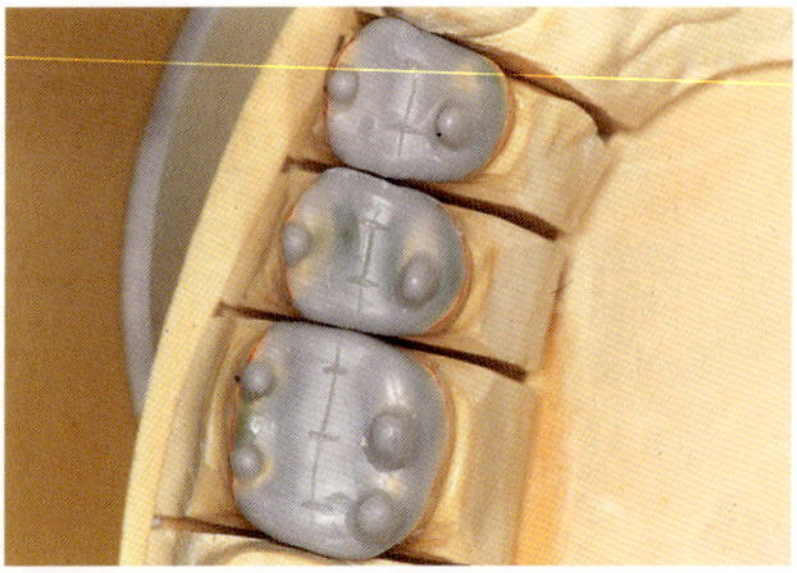

図10-16　上顎頬側（非機能）咬頭の植立。

③ステップ3

上下顎非機能咬頭（上顎頬側、下顎舌側）カスプコーンの植立を行います。上顎頬側カスプコーン、非機能咬頭は原則として機能咬頭よりも低くつくらなければなりませんが、小臼歯は舌側カスプコーンより審美的理由から同じかわずかに高くなるように植立します（図10‐16，17）。

下顎舌側カスプコーンは頬側カスプコーンより低くつくり、できるだけ舌側に寄せて植立します。第二小臼歯の舌側の近遠径が広いときは舌側カスプコーンを2個植立することもあります（図10‐18，19）。

④ステップ4

上下顎マージナルリッジと外斜面の形成を行います。上顎マージナルリッジは、下顎頬側咬頭が近心窩へ嵌合するため遠心から形成し、近心は相似形に形成します。

つぎに機能的咬頭の外斜面の形成を行いますが、この時点でマージナルリッジの一部に3点接触の1点が表われます（図10‐20～26）。

⑤ステップ5

上下顎三角隆線を図10‐27～30に示した形態に形成しますが、この時点で3点接触、A―B―Cコンタクトが完成します。三角隆線の形態は上下顎の機能咬頭が前方運動、作業運動、非作業運動を行ったときに、それらの運動と調和が保たれる方向に形成することが重要です（図10‐31～34）。この三角隆線の形成が終わった時点で機能的には完成しています。

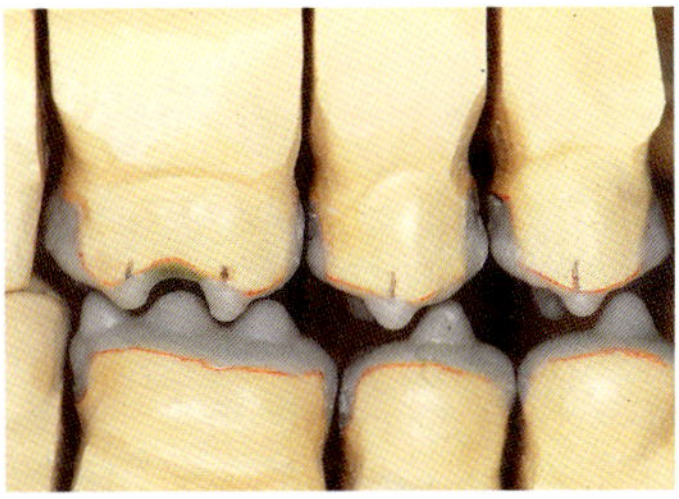

図10-17　作業運動で咬頭干渉のないことを確認する。

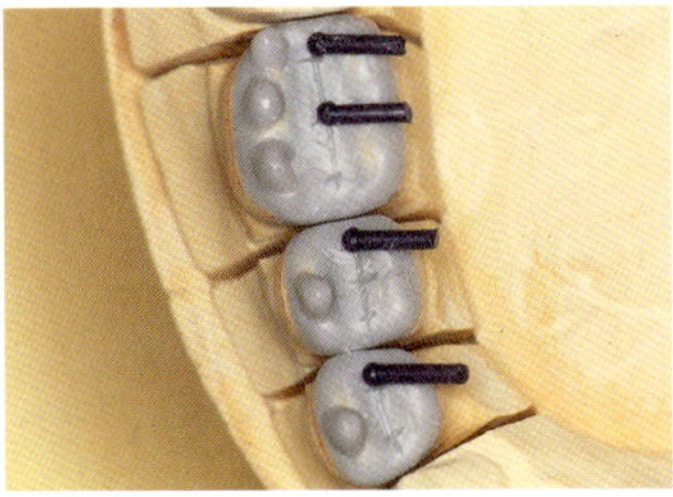

図10-18　下顎舌側咬頭の植立に先立ち、作業運動時上顎舌側咬頭の移動方向の確認を行う。

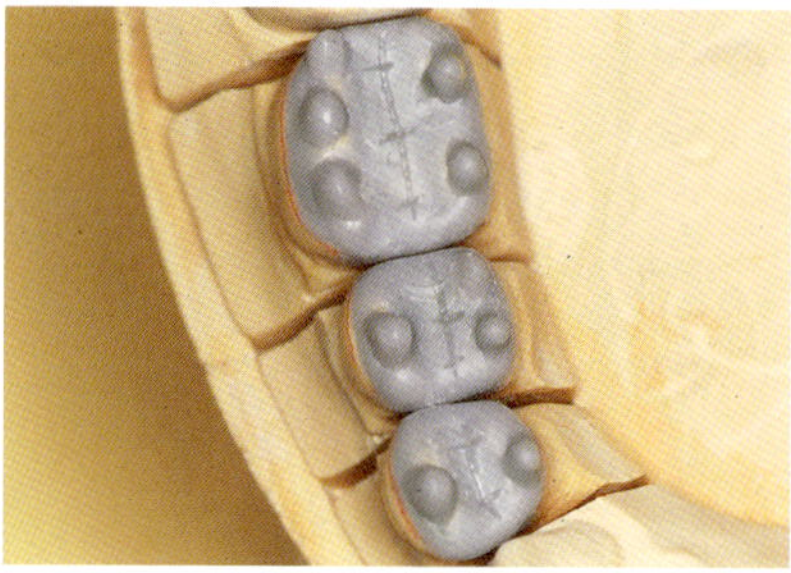

図10-19　下顎舌側咬頭の植立。

ステップ4・マージナルリッジの形成

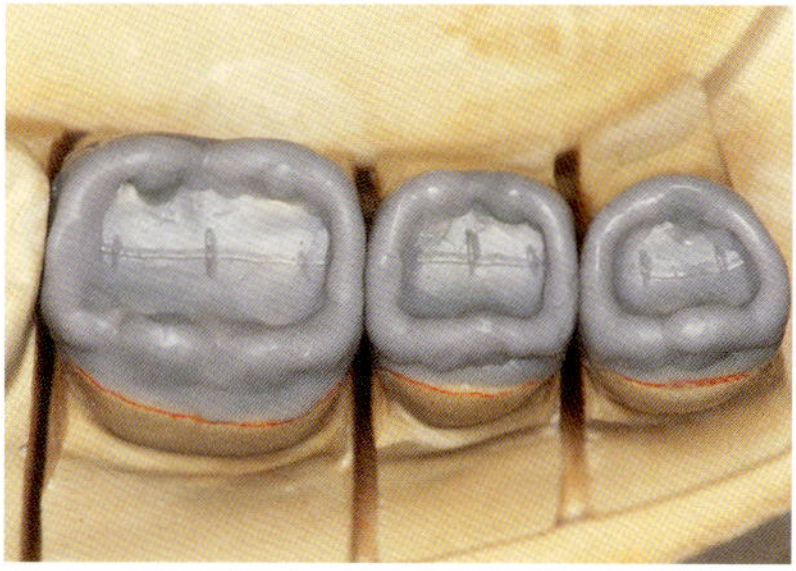

図10-21　下顎マージナルリッジの形成。

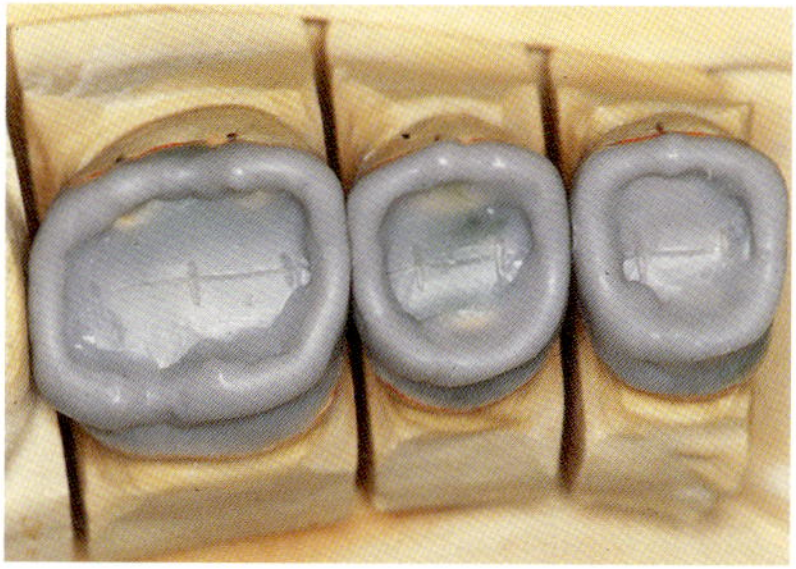

図10-20　上顎マージナルリッジの形成。

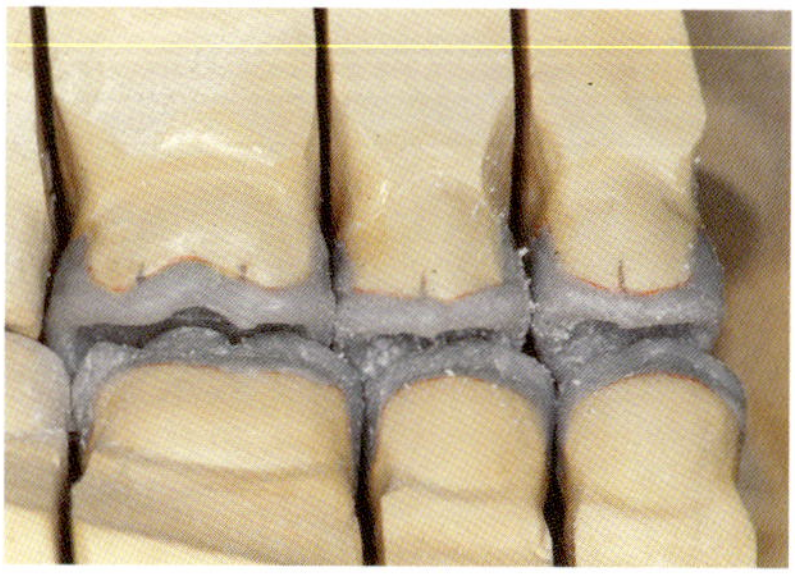

図10-22　上下顎マージナルリッジの位置が適切であるかどうかを、咬合器を閉じ確認する。

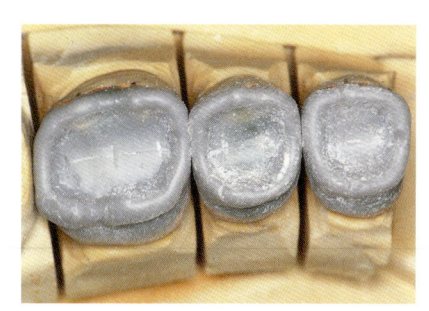

図10-23　上顎には、近心マージナルリッジと、舌側咬頭遠心斜面に接触点が出現する。

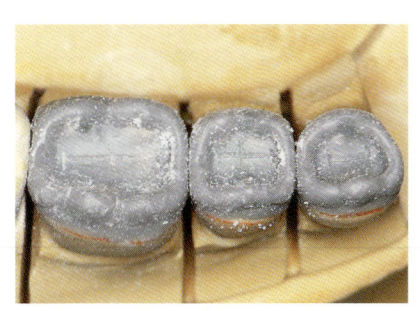

図10-24　下顎には、遠心マージナルリッジと、頬側咬頭近心斜面に接触点が出現する。

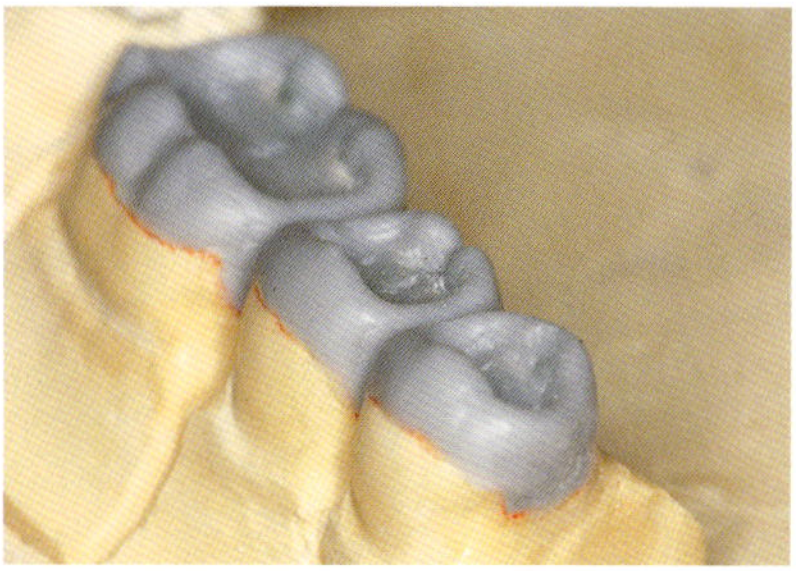

図10-25　下顎頬側咬頭外斜面の形成。

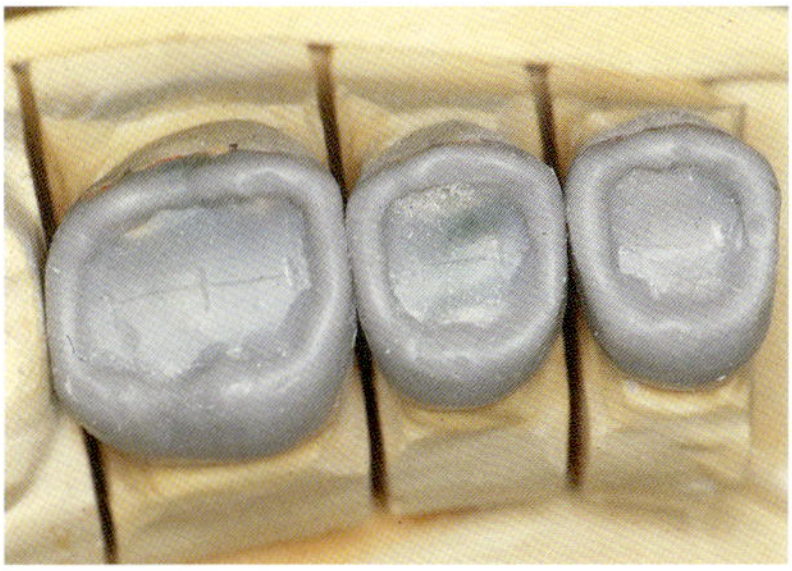

図10-26　上顎舌側外斜面の形成。

ステップ５・三角隆線の形成

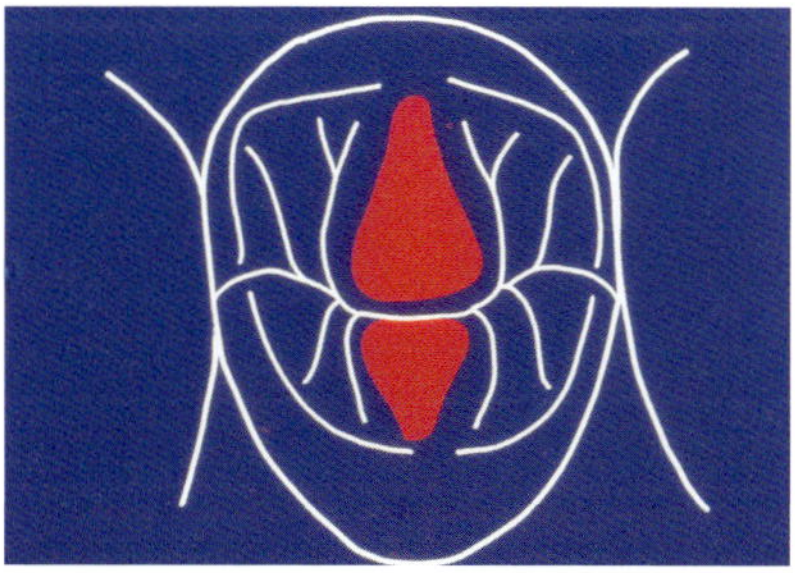

図10-27　上顎小臼歯の三角隆線。

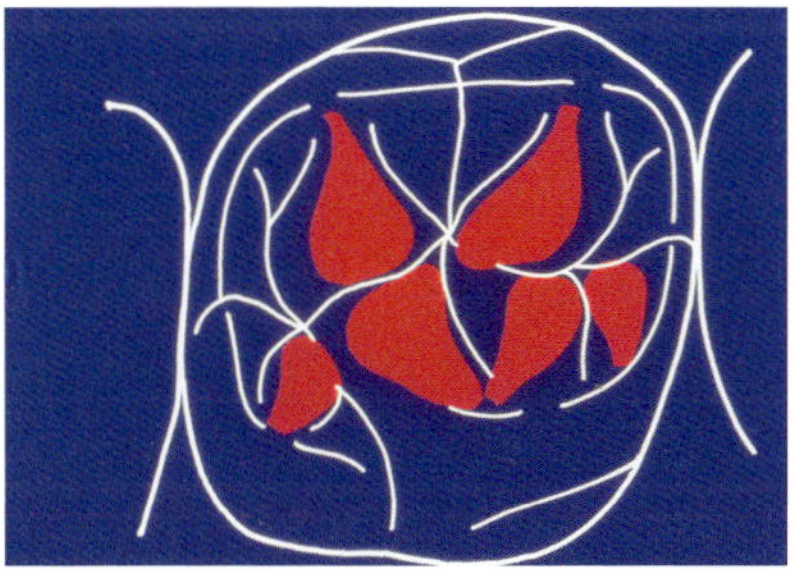

図10-28　上顎大臼歯の三角隆線。

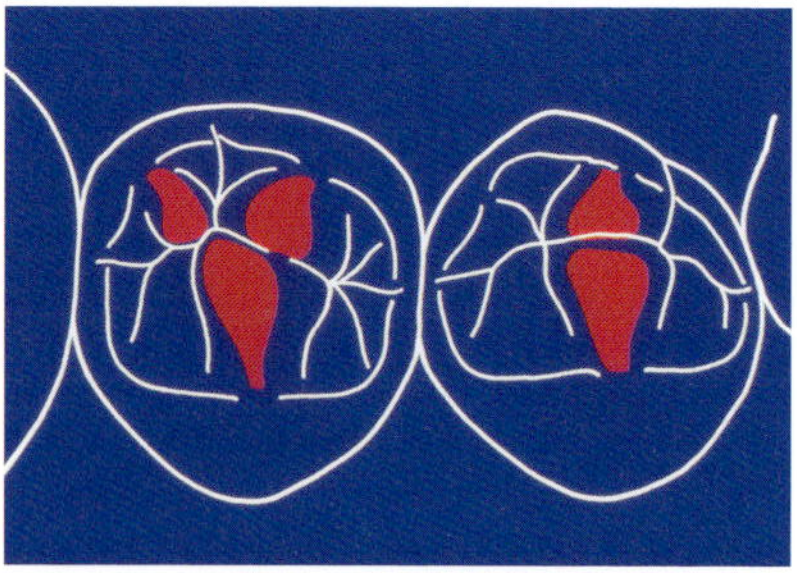

図10-29　下顎第一小臼歯と第二小臼歯の三角隆線。

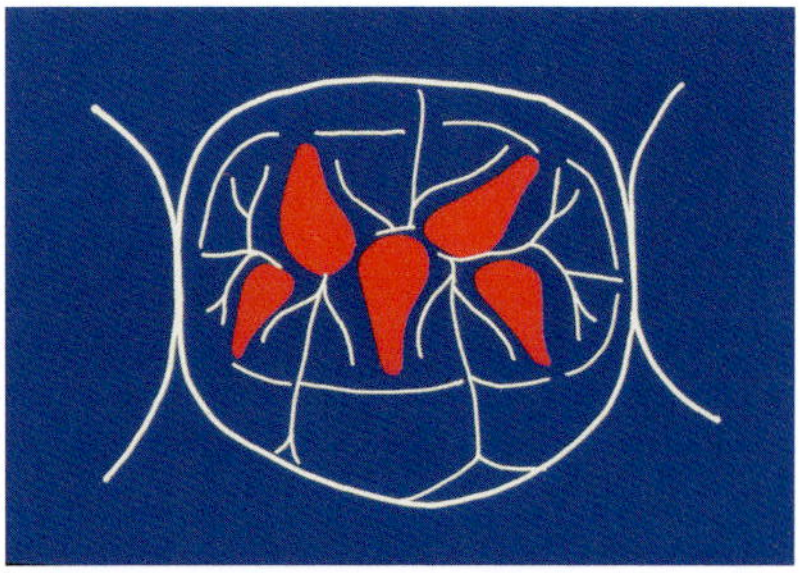

図10-30　下顎大臼歯の三角隆線。

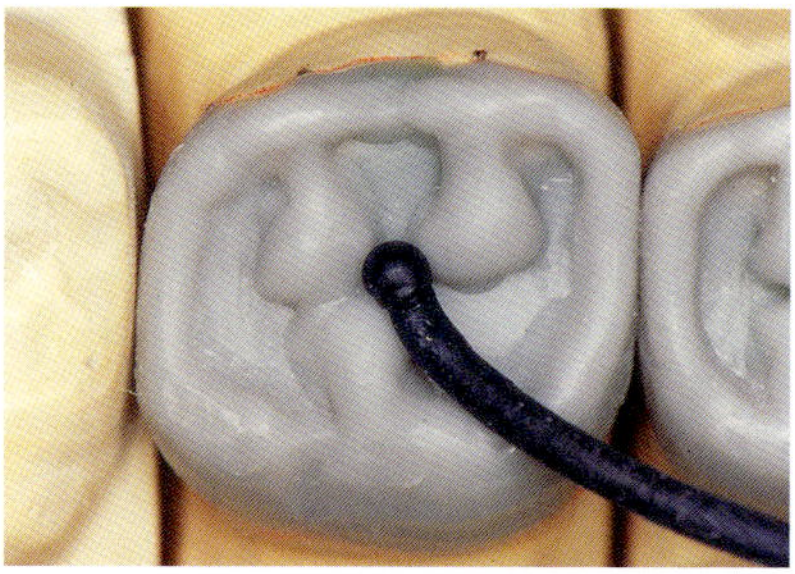

図10-31　上顎大臼歯の三角隆線を形成するとき、非作業運動時の下顎機能咬頭の運動方向を確認。

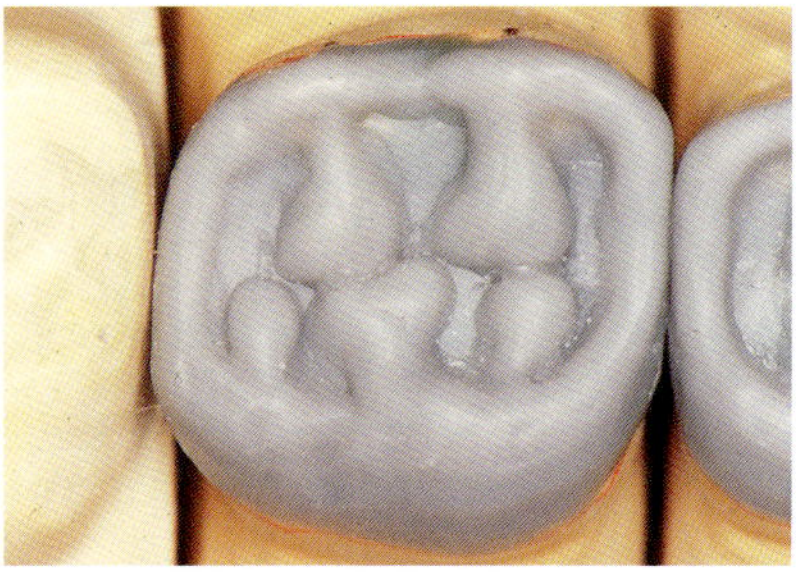

図10-32　上顎大臼歯の三角隆線完成。このとき3点接触が出現する。

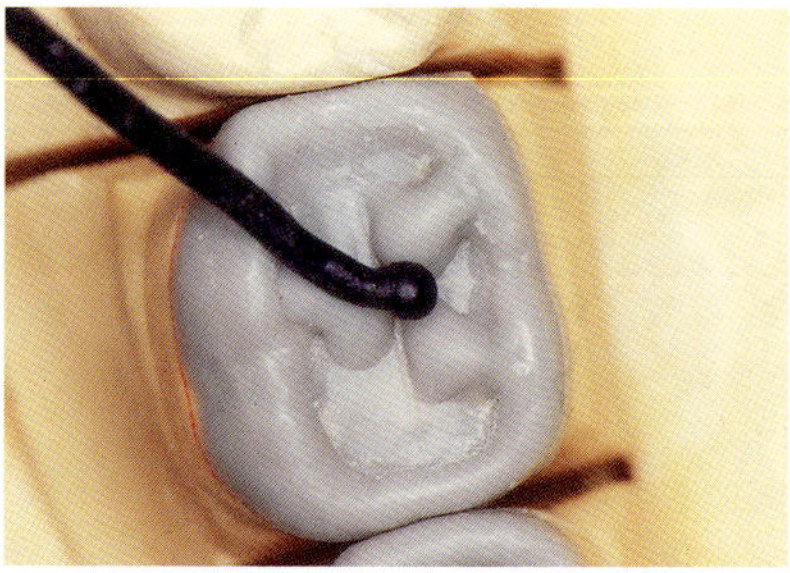

図10-33　下顎大臼歯の三角隆線形成するとき、非作業運動での上顎機能咬頭の運動方向を確認する。

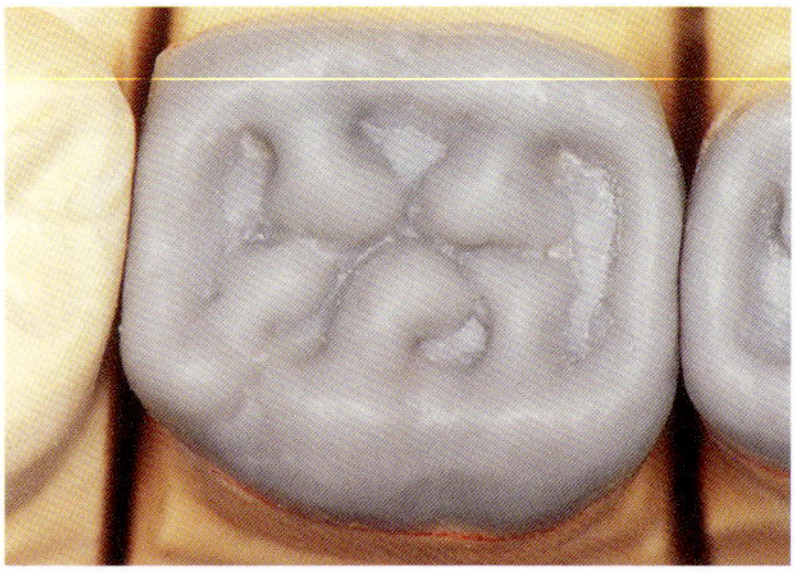

図10-34　下顎大臼歯の三角隆線完成。このとき3点接触が出現する。

⑥ステップ6

上下顎グループの形成です。三角隆線の形成が終わった時点の接触点を避け窩の部分を溶けたワックスで満たし、ワックスが硬化する前に咬合器を閉じて、偏心運動を行いワックスの加不足を確認します。ワックスの硬化後グループの形成を行います（図10-35，36）。

2．単冠への応用

平均値咬合器に作業用模型を装着して、偏心運動を行わせるとファセットに沿って働かないことが多々あります（図10-37）。その原因は生体における顆路と咬合器の顆路が一途していないことにあります。

ところが、この状態で補綴物を完成させてしまうと、口腔内では、必ず偏心運動時の咬頭干渉が発生し、かなりの咬合調整が必要となりせっかくつくった咬合面形態はみるも無残な形態となってしまいます。

こうならないためにはワックスアップを行う前に作業用模型での咬合調整が必要です。このときのポイントは咬合高径を絶対に変えないことです。

まず、偏心運動における咬頭干渉の部位を調べるため厚さ12.5ミリのオクルーザルレジストレーションストリップを用います（図10-38）。干渉部に咬合紙でマークを付けたら削合調整します。当然、調整箇所は数ヵ所にも及ぶこともあるでしょう（図10-39～42）。

偏心運動でファセットに沿って動くようになったら、ワックスアップを行います。ダイ模型でワックスキップをつくり、それを歯列模型に移します。

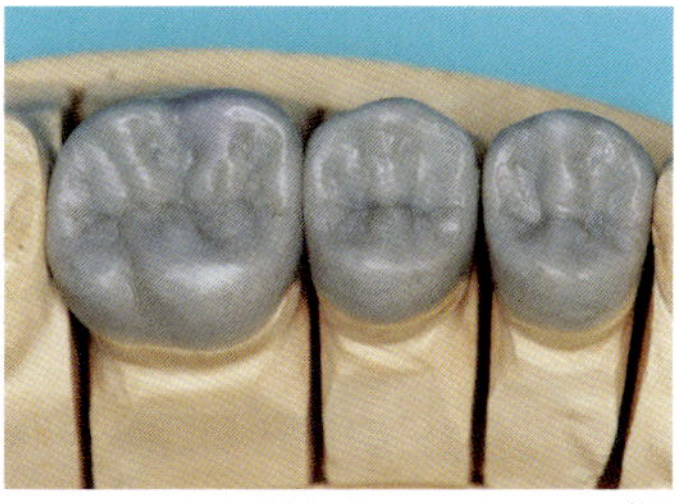

図10-35　上顎機能的ワックスアップ完成。

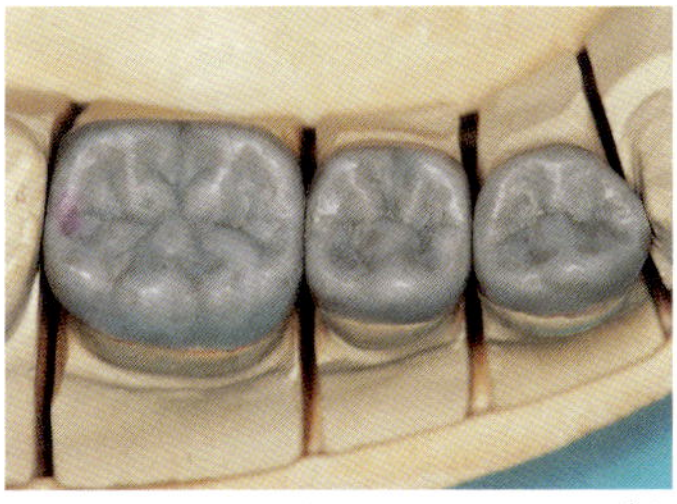

図10-36　下顎機能的ワックスアップ完成。

あとは、前述したステップに従ってカスプコーン植立、マージナルリッジ、三角隆線の形成を行います。このテクニックでは、機能的には三角隆線の形成までが必要ですが、溝の形成は審美的観点あるいはその人の感性で行えば良いでしょう。

つぎに、埋没に先立ち咬合接触点にわずかのワックスを追加しておきます。これは研磨時に接触点の喪失を防ぐためです。

以上の手順を実践することで平均値咬合器を用いても咬頭嵌合位の安定は言うに及ばず偏心運動時の咬頭干渉は回避でき、さらに口腔内での調整量が少なくてすみます（図10-43～51）。

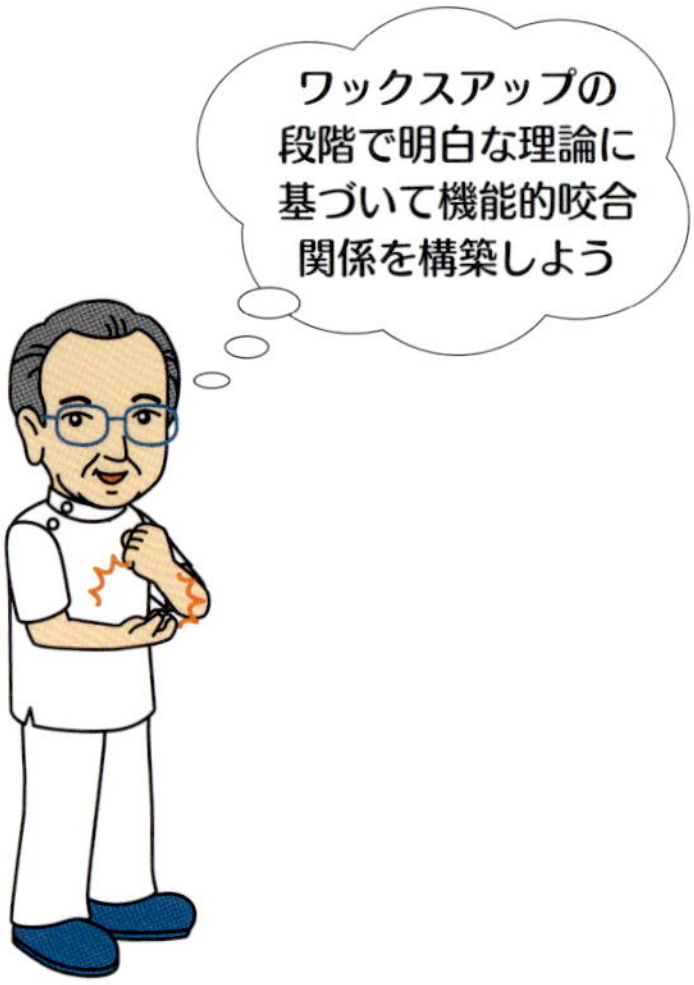
ワックスアップの段階で明白な理論に基づいて機能的咬合関係を構築しよう

単冠への応用

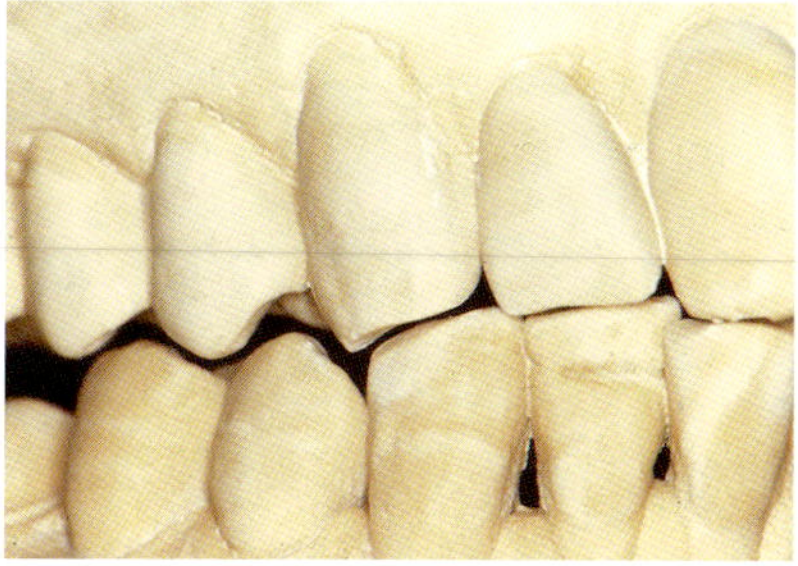

図10-37　右作業運動で犬歯に隙間がある。

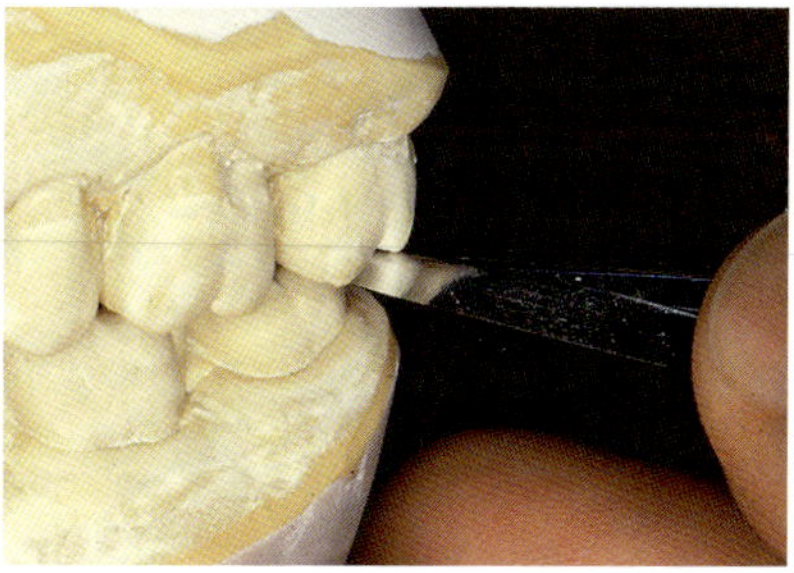

図10-38　左側第二大臼歯非作業側に干渉がみられる。

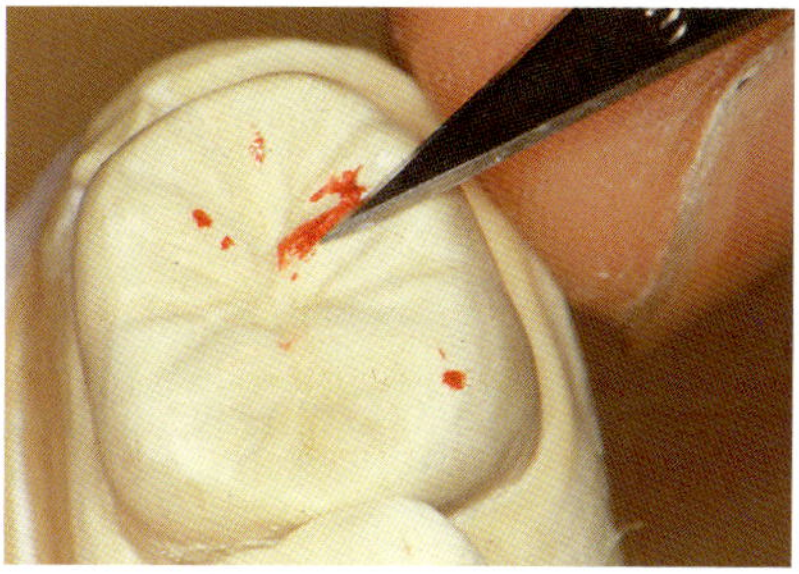

図10-39　咬合紙でマークを付けた部分を削合する。

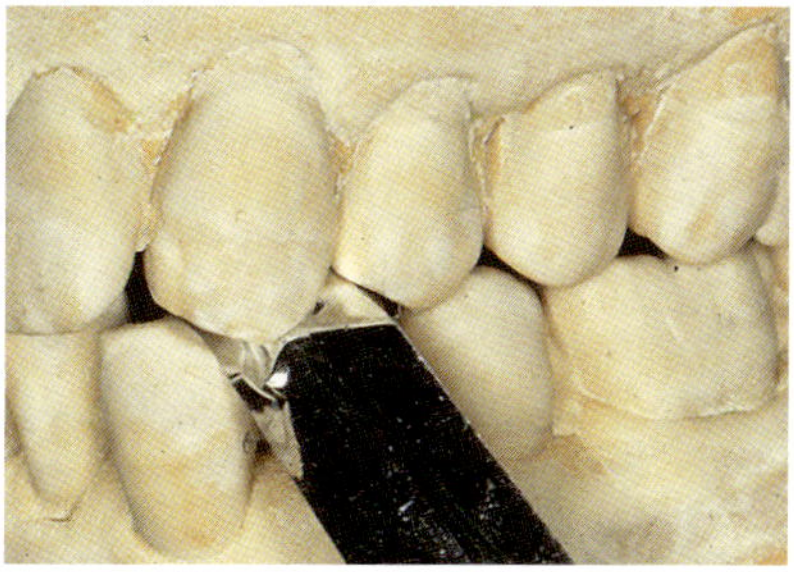

図10-40　反対側にも干渉がみられる。

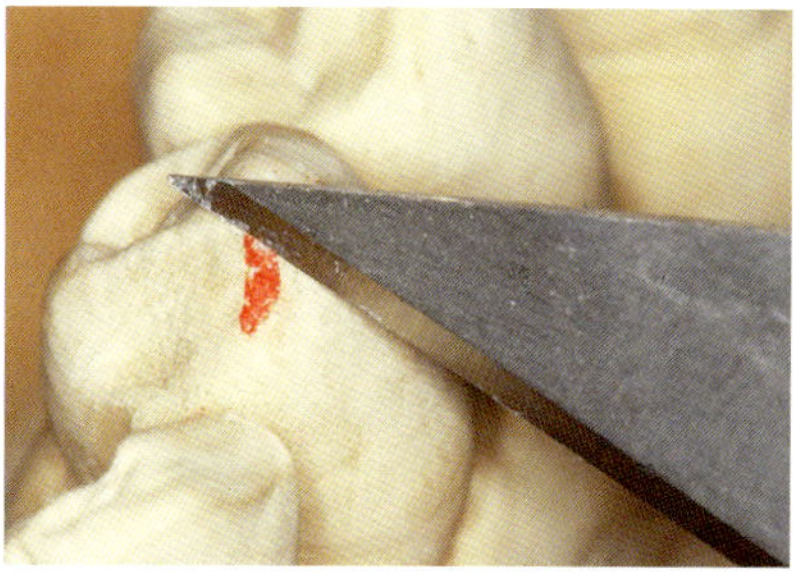

図10-41　干渉部にマークを付け削合する。

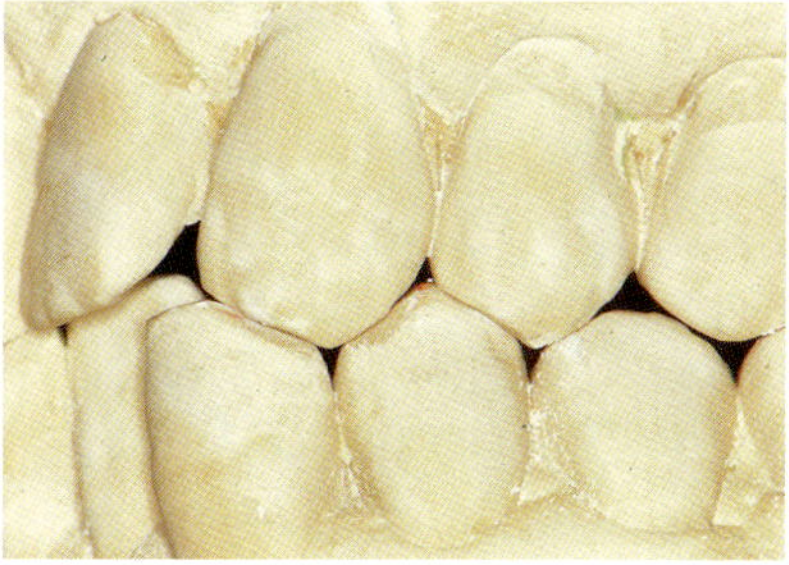

図10-42　偏心運動における調整を終える。

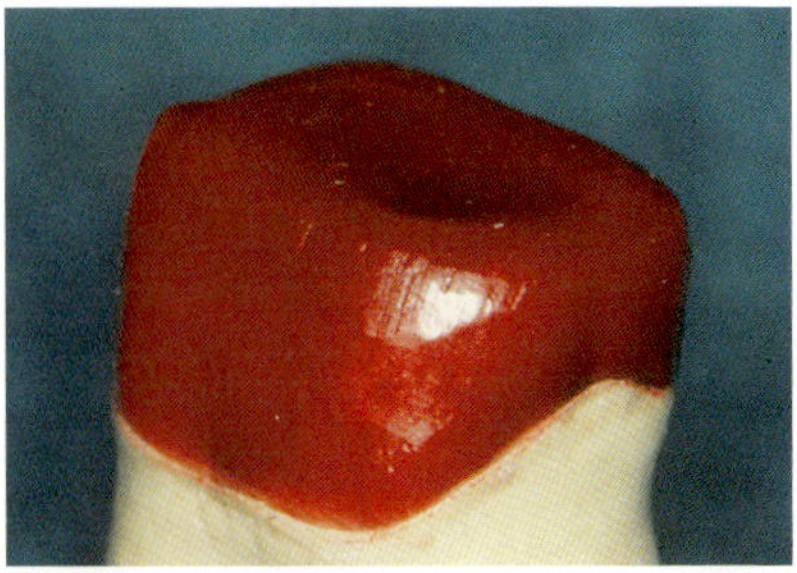

図10-43　ダイ模型でのワックスキャップを製作する。

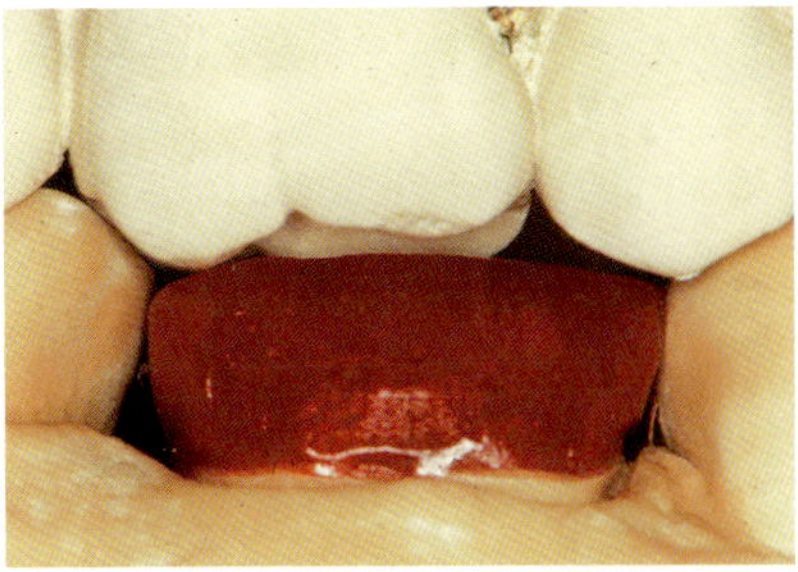

図10-44　ワックスキャップを歯列模型に適合する。

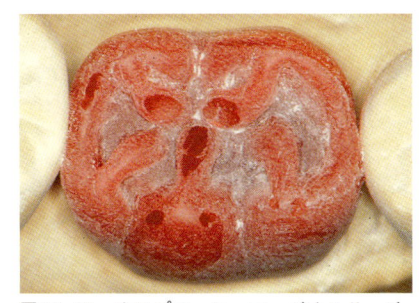

図10-45　カスプコーン、マージナルリッジ、三角隆線を形成する。

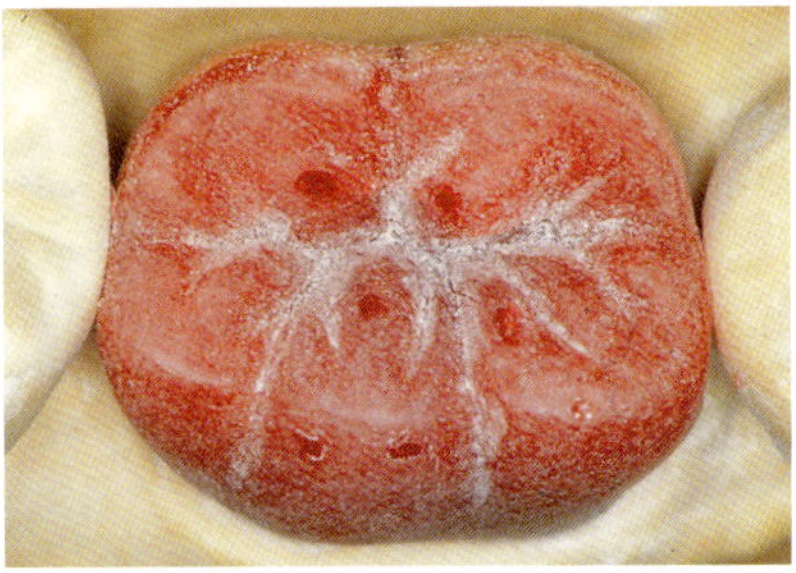

図10-46　溝を形成してワックスアップ完了。

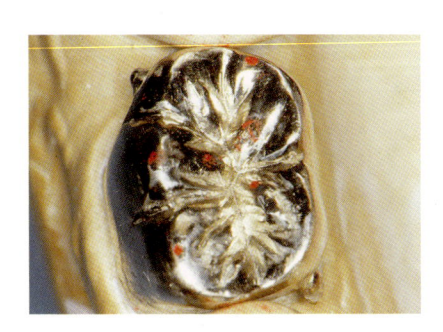

図10-47　埋没、鋳造、研磨を行う。この段階で３点接触咬合が確認できること。

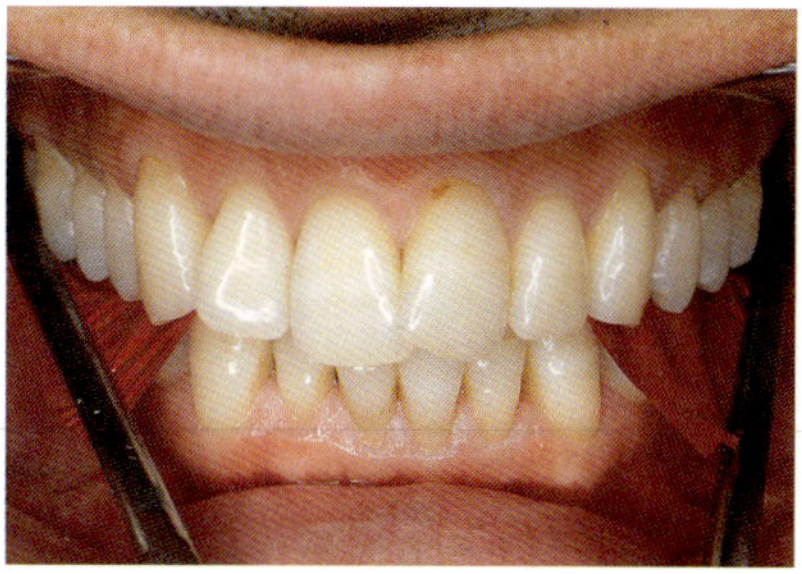

図10-48　口腔内に試適して咬合紙を噛ませる。

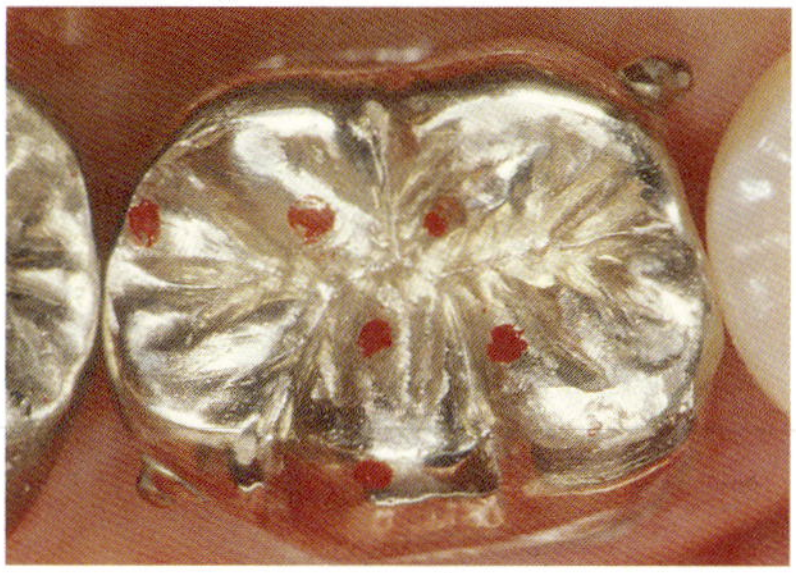

図10-49　ワックスアップを行ったときと同じ位置に３点接触が確認できる。

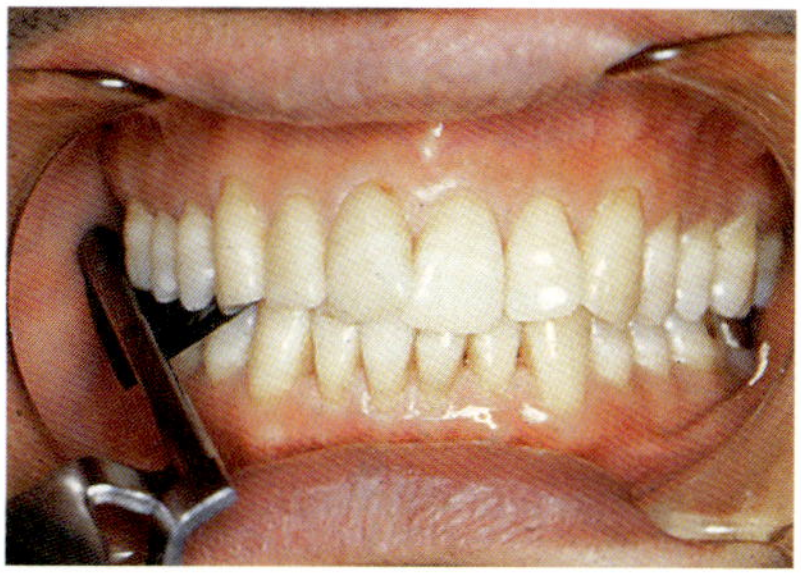

図10-50　偏心位での咬合のチェックを行うため色の異なる咬合紙を用いる。

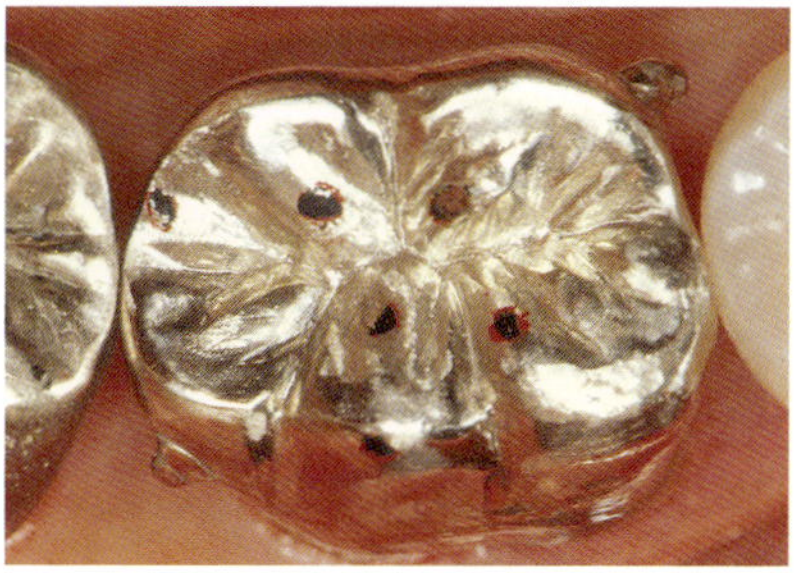

図10-51　偏心位で咬合干渉のないことが確認できる。

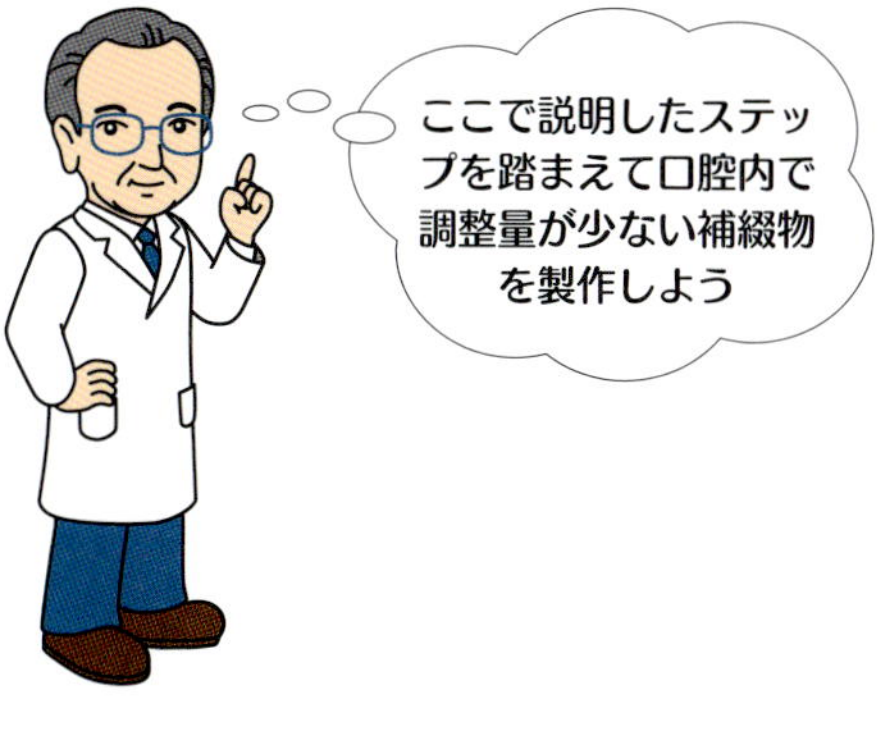
ここで説明したステップを踏まえて口腔内で調整量が少ない補綴物を製作しよう

11 日常臨床における生理的咬合面形態とは

下顎運動と咬合面形態には密接な関係があることは、ここまでの話で理解できたと思います。しかし実際には日常臨床において、すべての症例で毎回パントグラフを用いて顆路を計測し、全調節性咬合器にその顆路を再現して、修復物を製作しているとはかぎりません。またチェックバイトで顆路角を計測し、半調節性咬合器を使用している症例がどのくらいあるでしょうか。おそらくほとんどの症例では平均値咬合器を使っているでしょう。

平均値咬合器を用いる場合、当然、生体における顆路と咬合器の動きに誤差が生じますが、日常臨床で平均値咬合器を使用する現状では、その問題点をあらかじめ把握しておき、許される範囲で誤差を修正しながら咬頭干渉のない生理的な咬合関係を構築しているのです。

そこで、ここでは平均値咬合器を用い咬頭干渉のない生理的咬合関係を構築するための対処法について述べることにします。

下顎運動は前方のコントロールと後方のコントロールによって、その運動範囲が制限されます。前方のコントロールとは、言うまでもなくアンテリアガイダンスで、後方のコントロールとは顆路のことです。

図11-1a，bは矢状面におけるアンテリアガイダンスと咬頭傾斜との関係を示したものですが、①矢状顆路とアンテリアガイダンスが急であれば咬頭は高く、窩は深くつくることができます。また②矢状顆路とアンテリアガイダンスが緩やかで

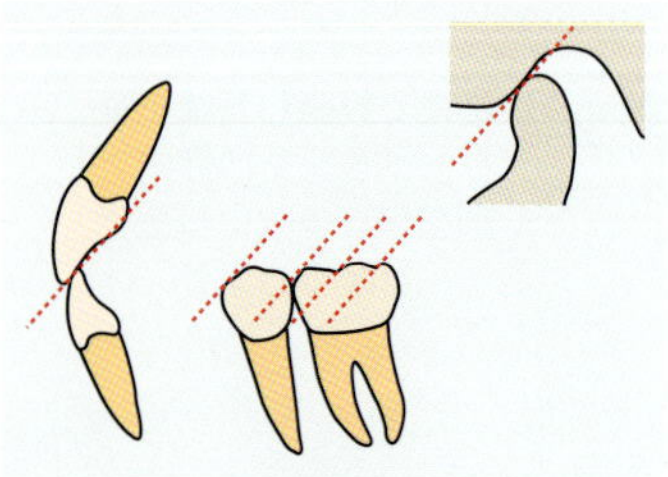

図11-1a　矢状顆路とアンテリアガイダンスが急であれば咬頭は高く、窩は深くつくられる。

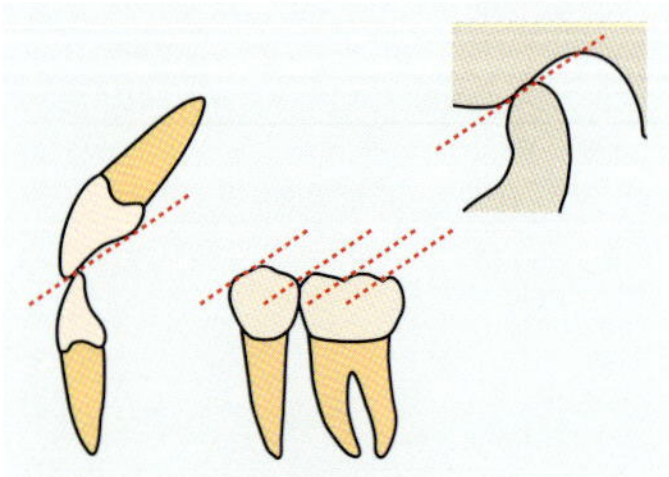

図11-1b　矢状顆路とアンテリアガイダンスが緩やかであれば咬頭は低く、窩は浅くつくる必要がある。

あれば咬頭は低くし、窩は浅くしなければなりません。

理論としては理解できるのですが、平均値咬合器の矢状顆路は平均値の30度に固定されたものが多く、咬合器の運動と同じ角度で咬頭傾斜を与えると、口腔内で咬頭干渉が起きる可能性があります。しかし、臼歯だけに限定すると問題となりますが、歯列全体で考えるとそこには前歯があり、アンテリアガイダンスもあります。

思い出してください。アンテリアガイダンスの目的は、臼歯離開咬合を達成することです。技工作業中の1つの基準ではありますが、前方運動時に第一大臼歯近辺で約3.0ミリ顆頭が移動したとき、上下顆咬頭間に約1.0ミリの離開量になるよう咬頭傾斜を決定すれば良いのです（表11-1）。

つぎに側方運動時について考えてみましょう。前述したように側方運動時の側方顆路には、非作業側側方顆路と作業側側方顆路（ベネット運動）があるため、咬合面形態に与える影響が異なりますから、それぞれ分けて考えましょう。

1．非作業側側方顆路の影響

まず非作業側側方顆路は、正中に向かって凸の形状をもち、その実体は、イミディエートサイドシフトとプログッシブサイドシフトの2つの要素からなっています。

この2つの要素のうち、イミディエートサイドシフトは顆頭が運動の出発点から正中方向に真っ直ぐに動くようなサイドシフトで0～2.6ミリの間に分布し、平均0.42です。このイミディエートサイドシフトが咬合面形態に与える影響は大きいものです。ところが平均値咬合器の非作業側の側方顆路はイミディエートサイドシフトの調節構造はなく、ベネット角を平均15度に固定されていることが多いのです。

表11-1　臼歯離開量の計測結果と標準値（単位：mm）

計測方法	顆路長	前方運動		非作業側		作業側	
		平均	SD	平均	SD	平均	SD
シリコン印象材	2	1.06	0.55	1.00	0.56	0.47	0.34
リーフ・ゲージ	3	1.06	0.43	1.10	0.36	0.41	0.27
標準値	3	1.00	—	1.00	—	0.50	—

保母須弥也ほか：咬合学臨床アトラス．クインテッセンス出版：1995より引用・改変。

そのため、このような咬合器で咬合面をつくると、咬頭傾斜および溝は直線になってしまします。

咬合器のチェックバイトによる調節法の項目で触れましたが、ランディーンは生体の非作業側顆路のプログレッシブサイドシフト角は7.5度で一定していて、個人差があるのはイミディエートサイドシフトの量であると述べています。非作業側顆路が影響する部位は上顎では舌側咬頭の内斜面、下顎では頬側咬頭の内斜面です。

これを水平面と前頭面から説明すると、まず下顎の水平面では対合歯の機能咬頭は咬合器上の運動で実線を示します。それにイミディエートサイドシフトの要素を加えると点線のようになります（図11-2～4）。

図11-5は上顎の水平面を示します。先にも述べたようにイミディエートサイドシフト量は個人差がありますが、平均値が0.42ミリとされています。したがって第一大臼歯近辺では0.8～1.0ミリの範囲で真横のスペースを確保しますが、ここで大切なことは後方の歯牙ほど数値を多くし、前方の歯牙ほど少なくしても良いということです。なぜなら前方にある歯牙ほどアンテリアガイダンス（犬歯）の影響が強いからです。つぎに前頭面での咬合器上の運動を実線で示し、イミディエートサイドシフトの要素を加えると図11-6に示した点線のようになります。しかし、うっかりするとせっかく与えた「Bコンタクト」がなくなることがあり、そのときは咬頭傾斜を緩やかにするが、コンタクトを下顎では近心、上顎では遠心にずらすことが必要です（図11-7）。

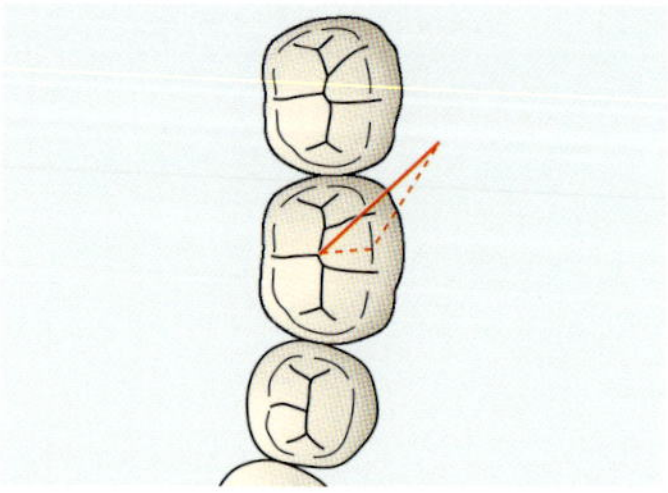

図11-2　下顎水平面における咬合器上での動き（実線）とイミディエートサイドシフトの要素を加えると点線となる。

2. 作業側側方顆路（ベネット運動）の影響

作業側の側方顆路（ベネット運動）は、作業側顆頭の回転様の外側方運動で、その運動路は不規則な経路をたどるといわれています（図11－8）。また、ベネット運動はヒトが食物を粉砕するチューニングサイクルの初期において強力な力が加わるため咬合面形態に大きな影響を与えます。またこの運動は上顎で頬側咬頭の内斜面、下顎では舌側咬頭の内斜面それぞれに影響を与えることがわかっています。

そのため、この運動が前頭面で上方へ向かうときは咬頭傾斜を緩やかにして、下方へ向かうときは咬頭を急にして、咬頭を高くつくることができるのです（図11－9～11）。

また、水平面において、前方へ向かうときは、上顎臼歯の頬側咬頭は近心あるいは下顎臼歯舌側咬頭を近心へ寄せ、また後方へ向かうときは上顎臼歯の頬側咬頭は遠心へ寄せてつくる必要があります。しかしほとんどの平均値咬合器の場合、ベネット運動の調節機構がありませんから、一方向で真横にしか移動できません。このような条件下で咬頭干渉のない咬合面形態をつくるにはつぎのことに注意する必要があります。上顎頬側咬頭の展開角は後方は顎関節、前方は犬歯の影響を受けるために後方にいくほど展開角は緩やかに、前方歯はディスクルージョンする範囲で、急角度を与えても良いでしょう（図11－12，13）。ベネット運動についてGuichet（1970）は、この運動の多くが頂点内角60度、高さ3.0ミリ程度の円錐体内に含まれる1.0ミリ前後の運動であると説明しています。

私たち歯科技工士が咬合面形態をつくるすべての症例が「上方で後方」とはかぎりませんが、平均値咬合器を用いる場合ベネット運動が上方で後方を想定して作業

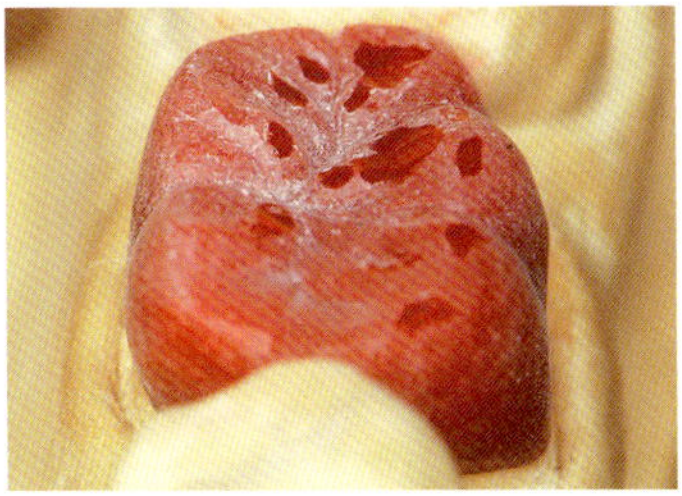

図11-3　頬側咬頭内斜面をフラットにする。

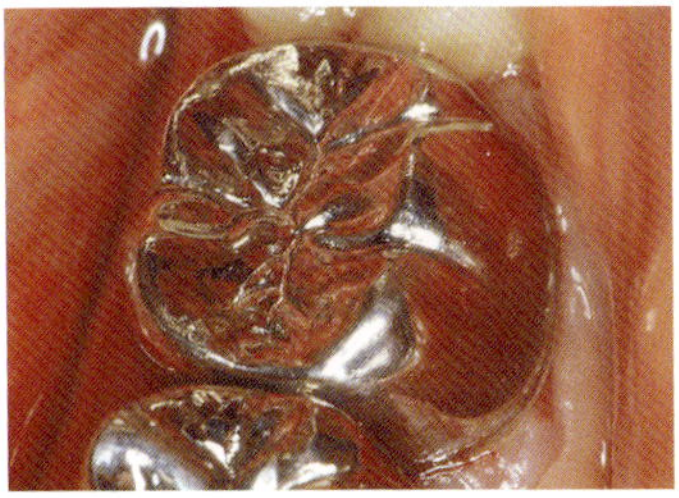

図11-4　口腔内の状態。

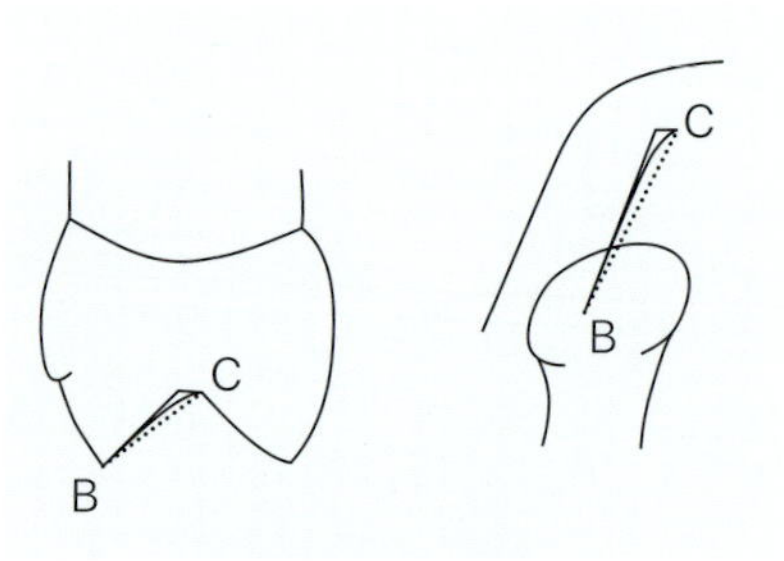

図11-6　上顎舌側内斜面の前頭面におけるイミディエートサイドシフトの影響。

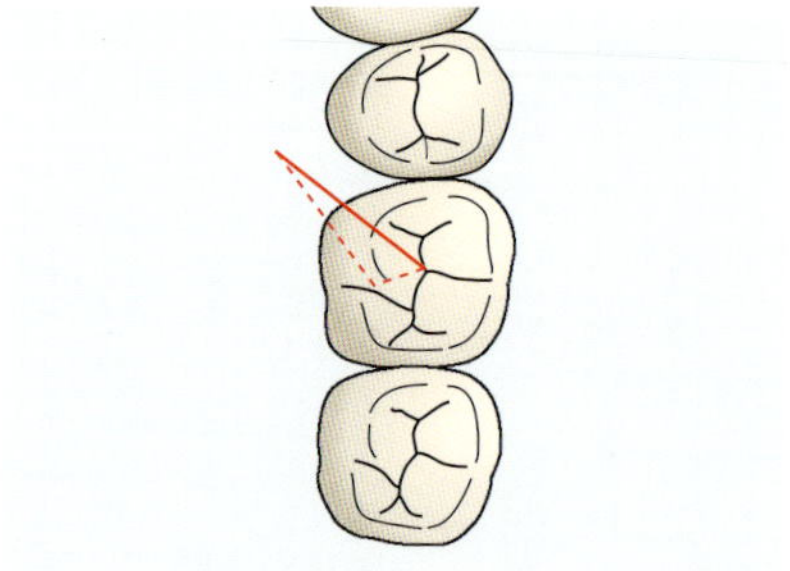

図11-5　上顎水平面における咬合器上での動き（実線）とイミディエートサイドシフトの要素を加えると点線となる。

図11-7　舌側咬頭の内斜面をフラットにする。

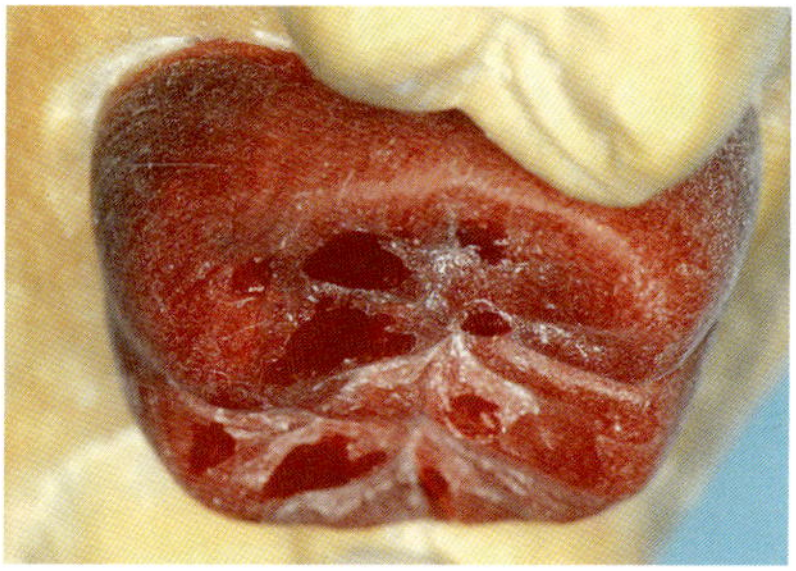

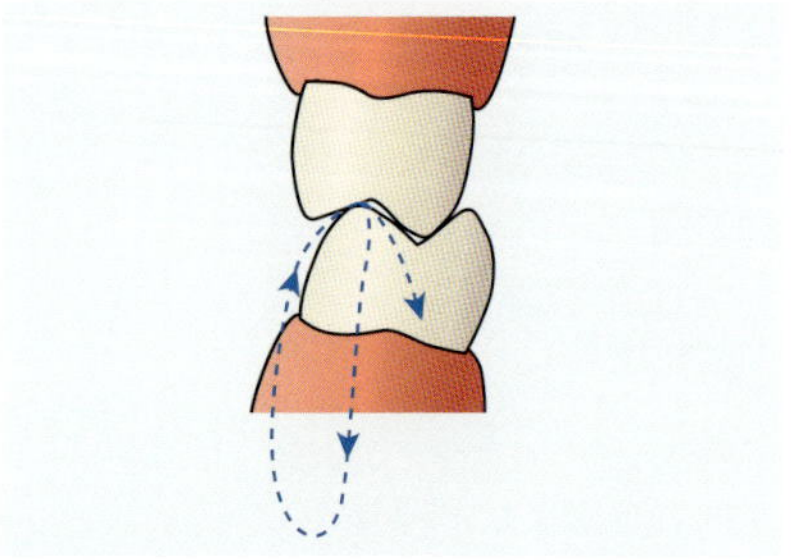

図11-9　チューイングサイクル。咀嚼時には点線のように下顎は運動する。

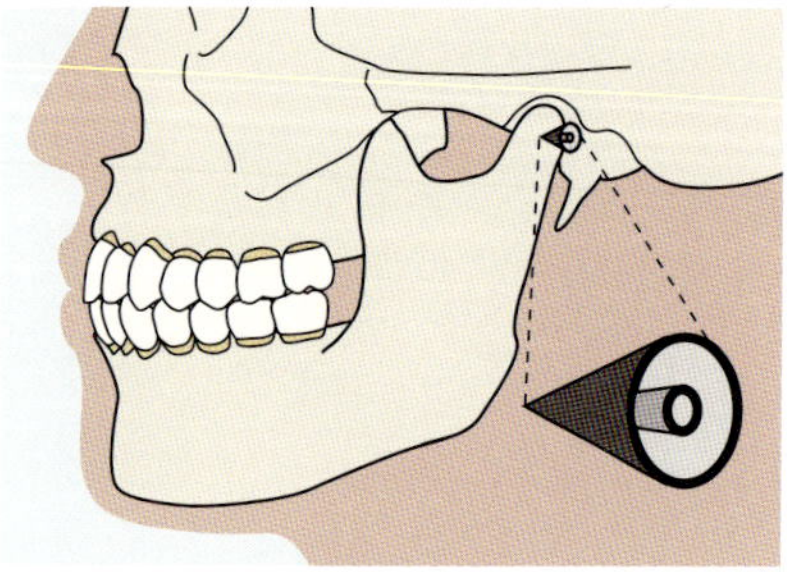

図11-8　ベネット運動の方向は多岐にわたる。

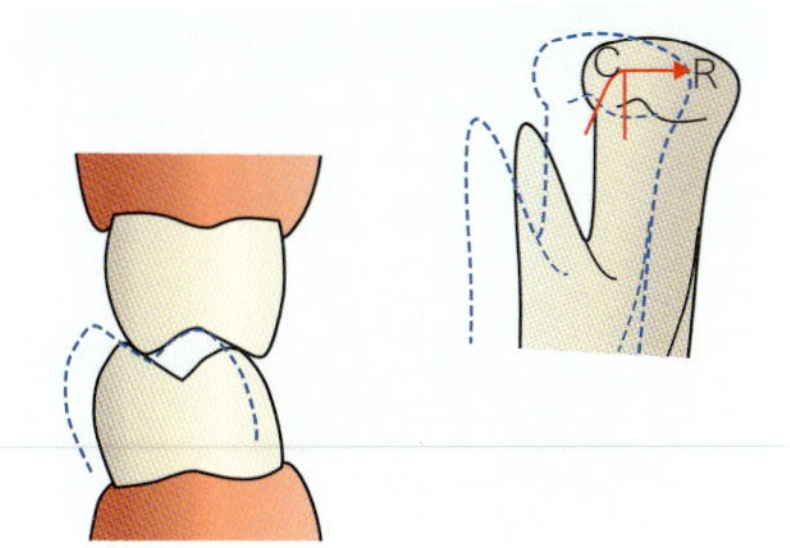

図11-10　ベネット運動では上顎頬側内斜面、下顎舌側内斜面に影響を与える。

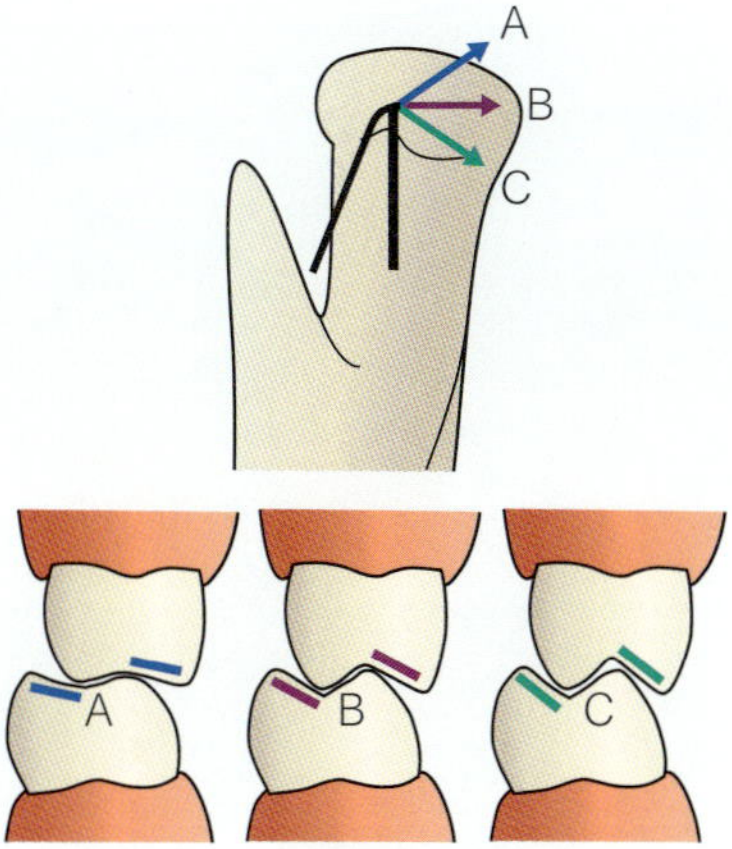

図11-11　ベネット運動が上後方（A）に向かえば、咬頭は低く、前下方（C）に向かえば咬頭は高くできる。

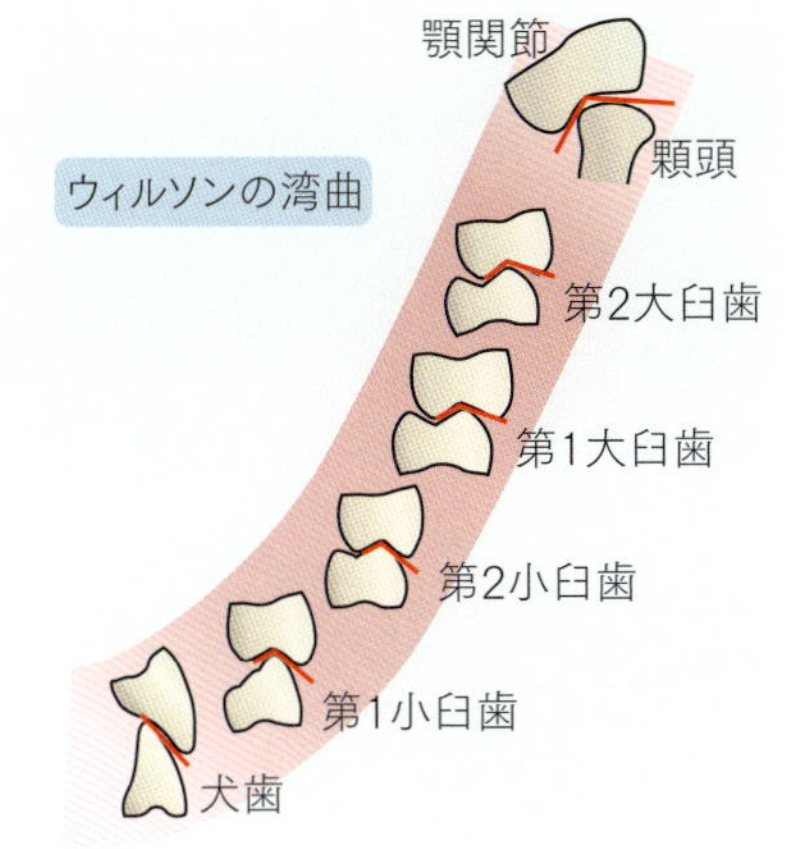

図11-12　上顎頬側咬頭の展開角は後方歯ほど緩やかにつくる。

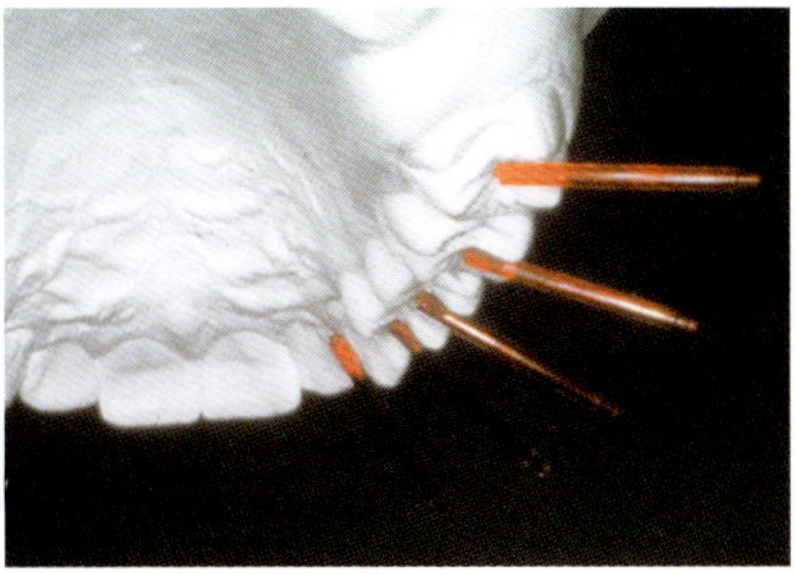

図11-13　頬側咬頭の展開角。

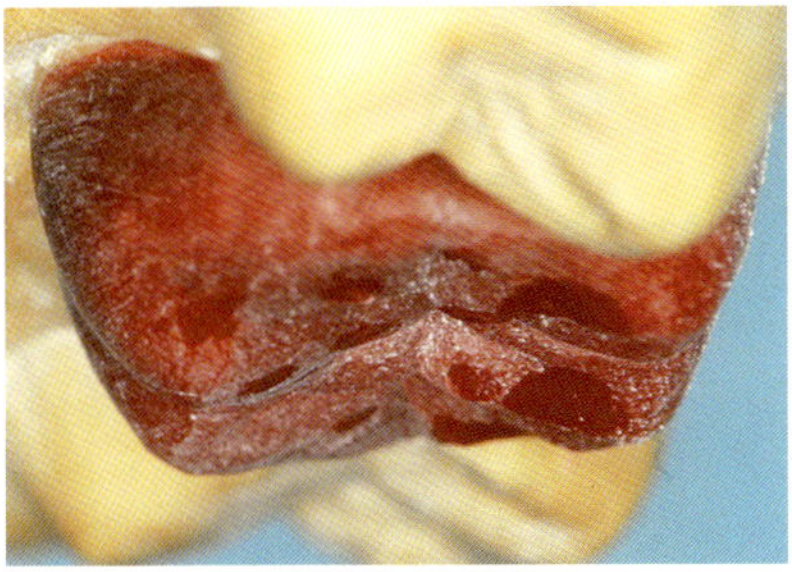

図11-14　頬側咬頭の内斜面をフラットに形成する。

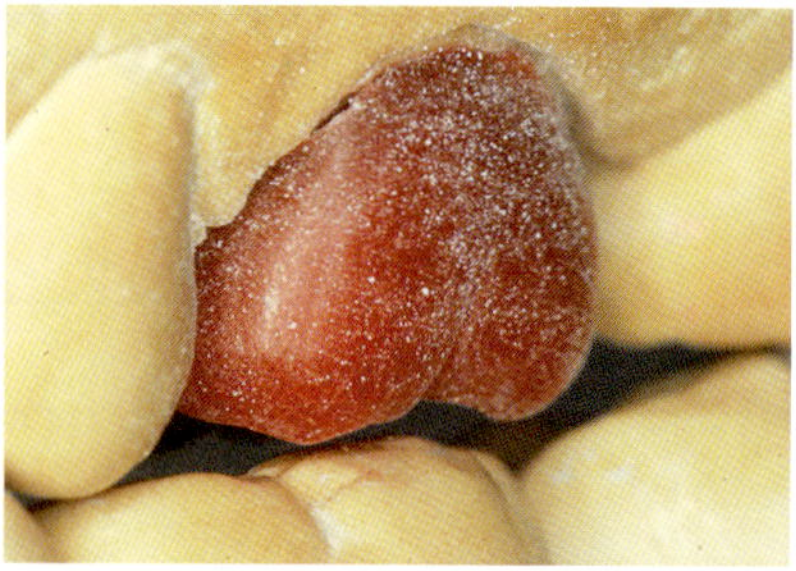

図11-15　作業側において上下顎頬側咬頭の間は最低0.5mmあける。

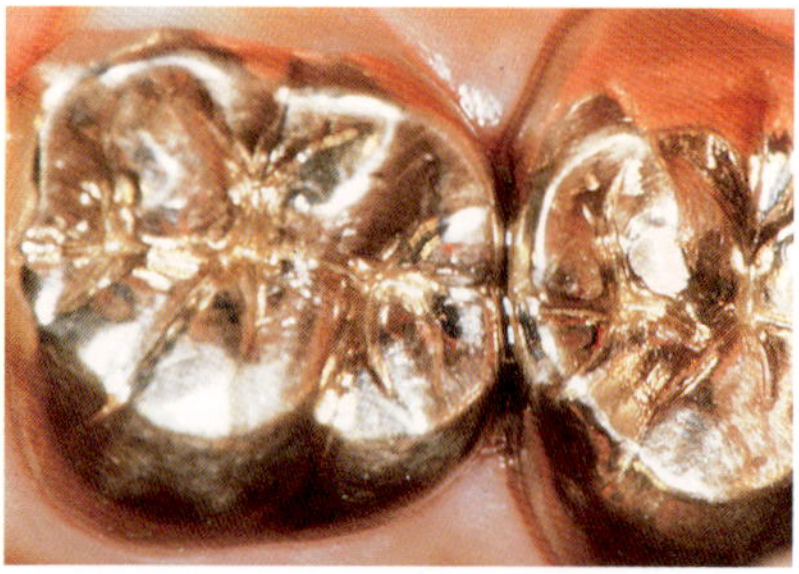

図11-16　第二大臼歯頬側三角隆線が高くつくられたためファセットを認める。

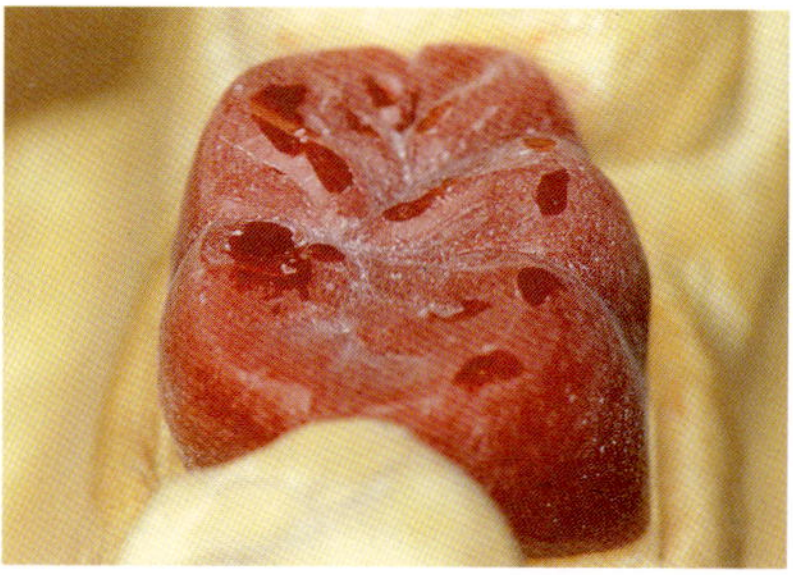

図11-17　下顎舌側咬頭内斜面はフラットに形成する。

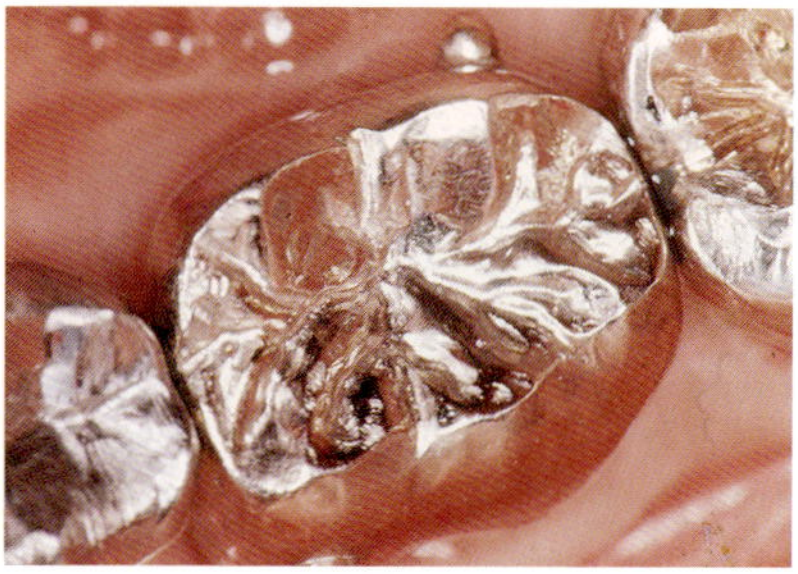

図11-18　口腔内の状態。

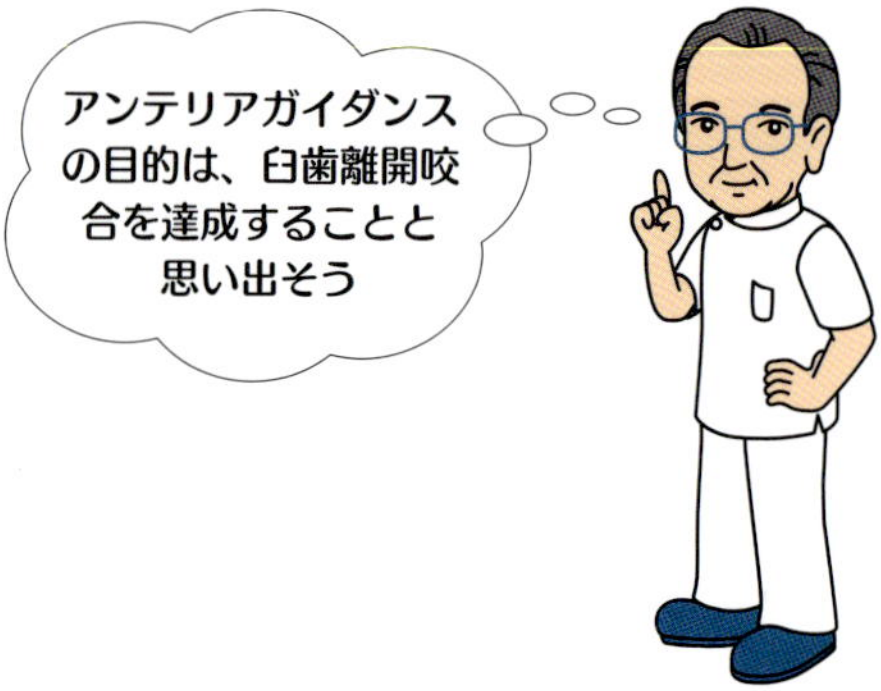
アンテリアガイダンスの目的は、臼歯離開咬合を達成することと思い出そう

を進めるべきでしょう。図11－14～18は上下顎大臼歯を例に説明したものです。このように平均値咬合器を用い、偏心位での咬頭干渉を回避するためには、生体の生理的な働きを予知しながら咬合面形態を構築する必要があるのです。

3．上下顎大臼歯の接触点

ここまでは偏心位について述べてきましたが、もう1つ重要なことに上下顎大臼歯の接触点があります。臼歯の中心位咬合、あるいは咬頭嵌合位において臼歯の長軸方向への咬合圧を伝達する目的で、3点接触、A—B—Cコンタクトなどの理想咬合像としての咬合様式が提唱されています。これらの咬合様式は上下顎を同時に製作する症例で、前歯のアンテリアカプリングが適切で、アンテリアガイダンスが急傾斜の場合は、臼歯をディスクルージョンさせやすくします（図11－19）。

ところが日常臨床では現存する咬合状態の影響を受けながら上下顎いずれかを補綴することが多々あって、このような場合、たとえば頬舌的安定を図るA—B—Cコンタクトすべてを接触させるという理想咬合を再現することは不可能です。それでは臨床上どこまで理想に近づけることができるのでしょうか。A—B—Cコンタクトのうち Bコンタクトは頬舌的安定を図る重要な点です。そのため偏心位での咬頭干渉のことも考慮しながら、たとえば上顎を補綴する場合はA—Bのみ、Cは与えなくても良い。一方、下顎を補綴する場合はB—Cのみで無理にAは与えないといった「A—B」あるいは「B—C」だけを与える方法があります（図10－20，21）。

これで頬舌的安定ができます。しかし、Bコンタクトは、上顎では舌側咬頭内斜面上、下顎では頬側咬頭内斜上に存在し、また偏心運動時の非作業側の運動路上に

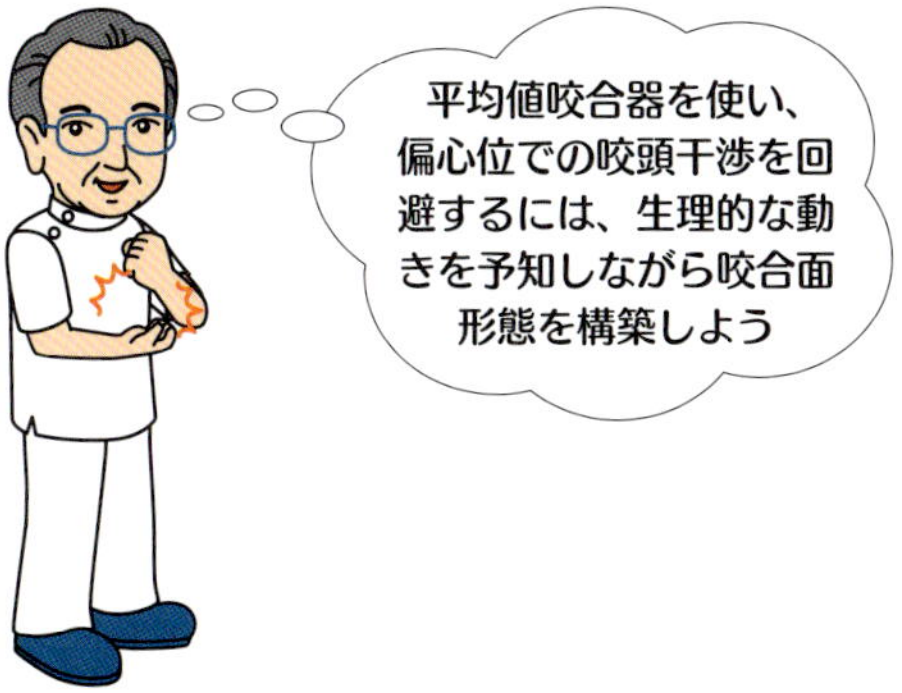
平均値咬合器を使い、
偏心位での咬頭干渉を回
避するには、生理的な動
きを予知しながら咬合面
形態を構築しよう

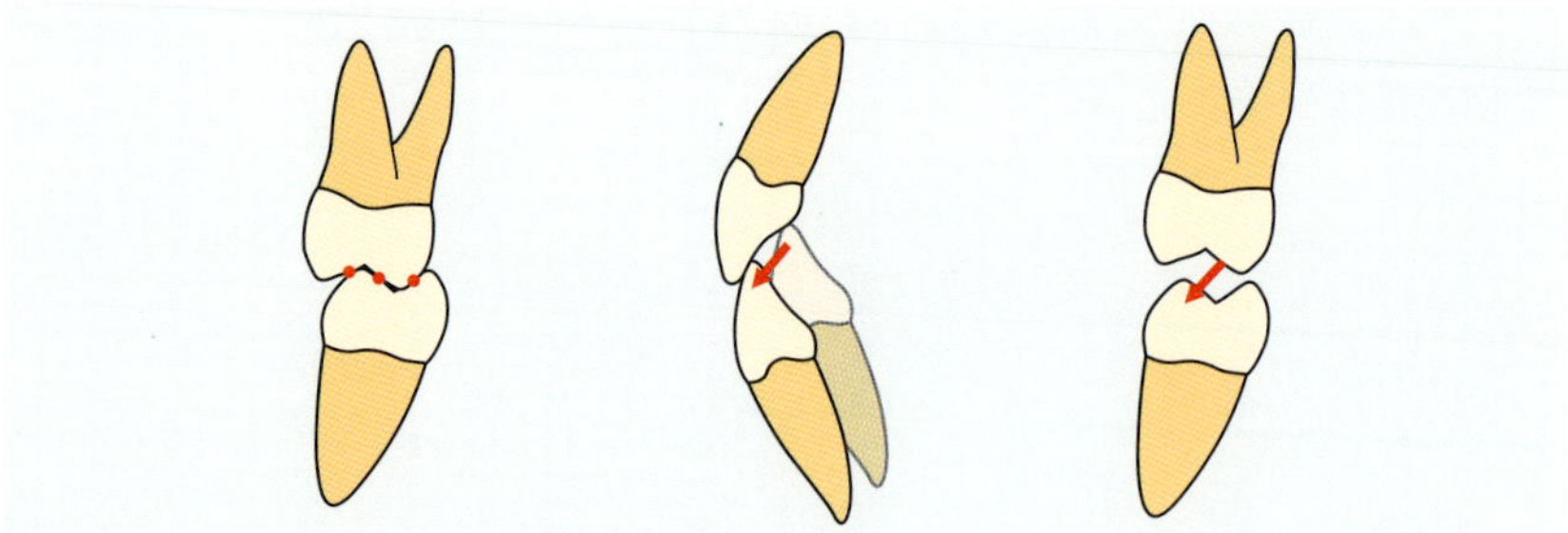

図11-19　上・下顎臼歯を同時に修復する場合は、理想的に咬頭嵌合位で３点接触が可能である。

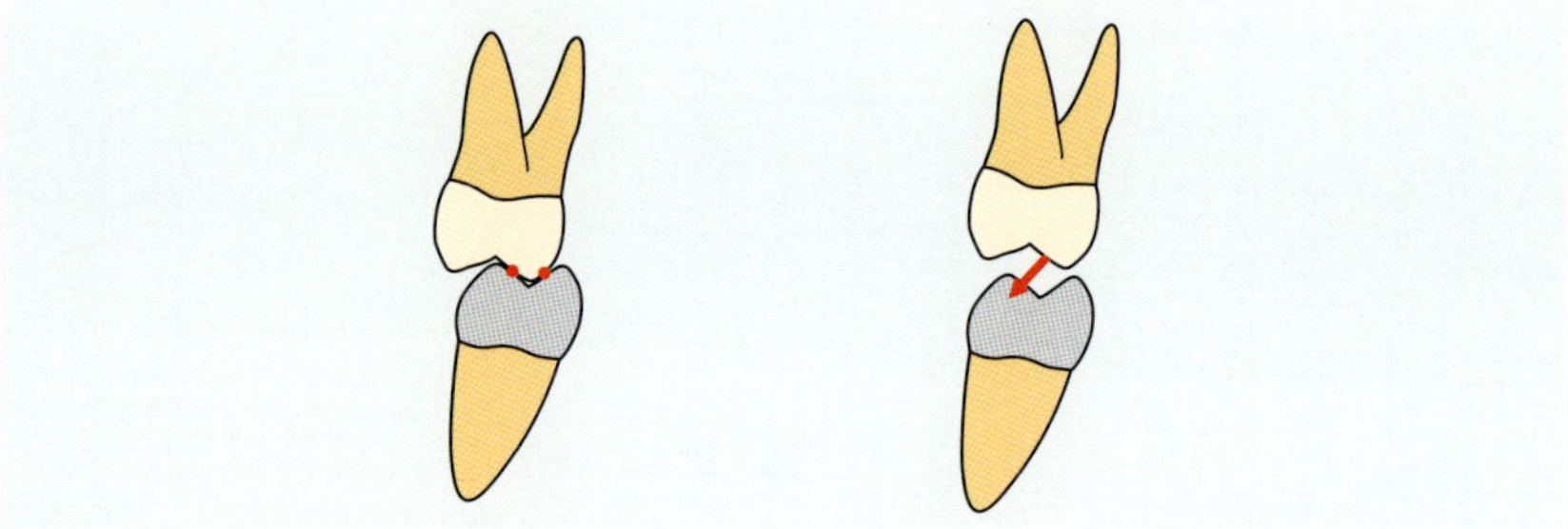

図11-20　下顎の片顎を修復する場合は、Ａコンタクトが接触しづらくなるので、ＢとＣコンタクトを付与する。

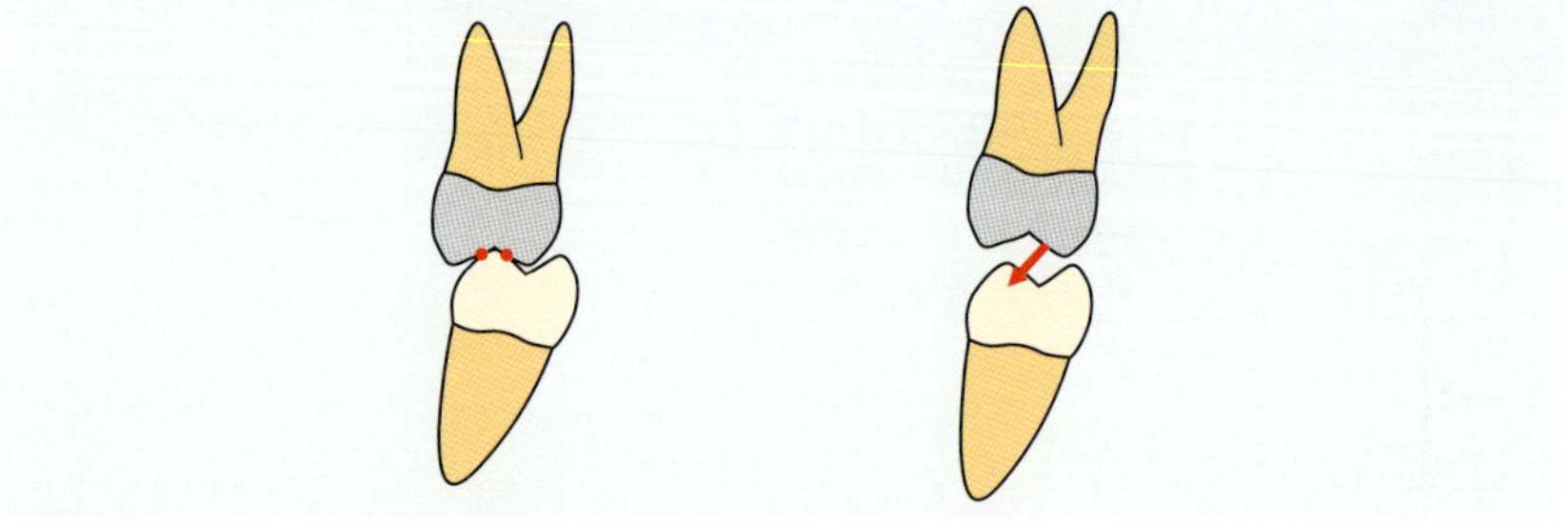

図11-21　上顎の片顎を修復する場合は、Ｃコンタクトが接触しづらくなるので、ＡとＢコンタクトを付与する。

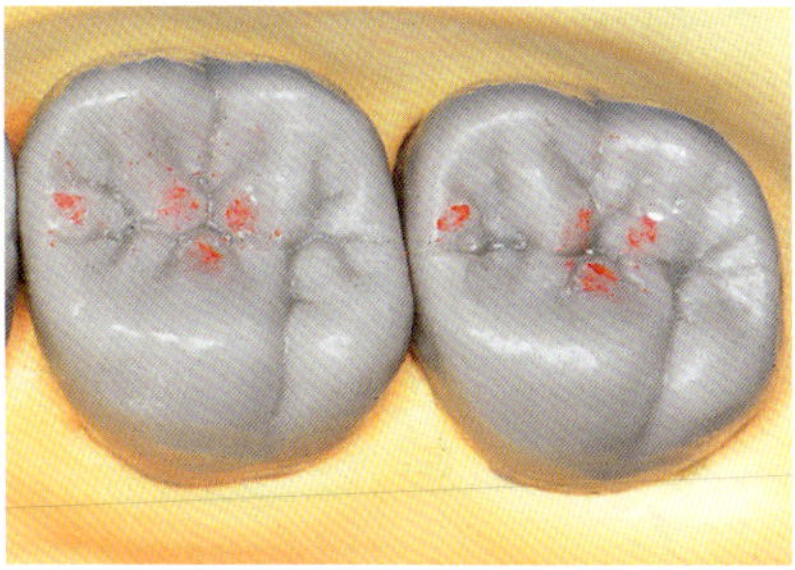

図11-22b　窩の部分にできたスプーン状の窪みに溝を入れ接触点を残す。

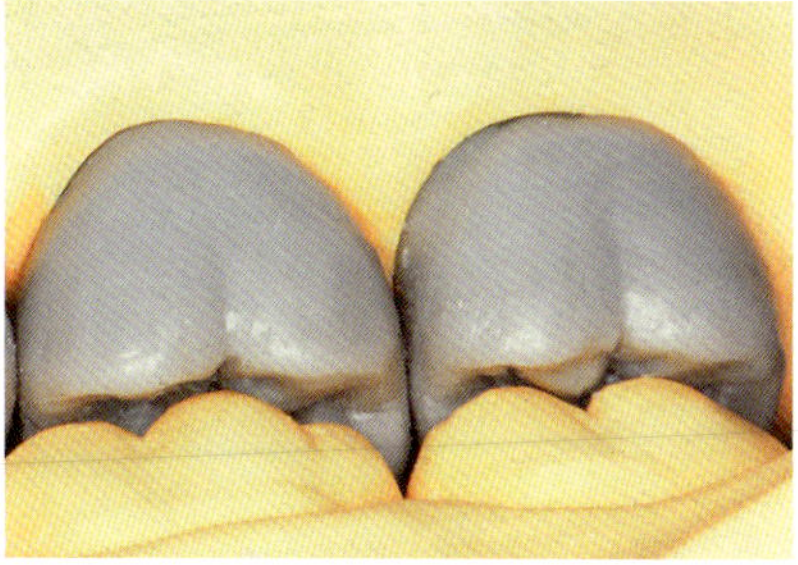

図11-22a　上顎臼歯の1咬頭—1咬合接触、下顎機能咬頭を上顎咬合面窩に咬合接触させる。

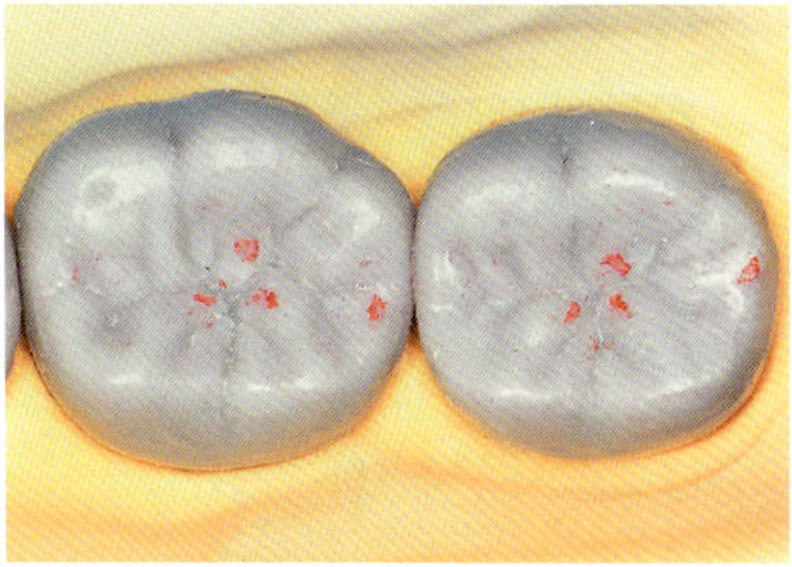

図11-23b　下顎咬合面窩にできた咬合接触点。

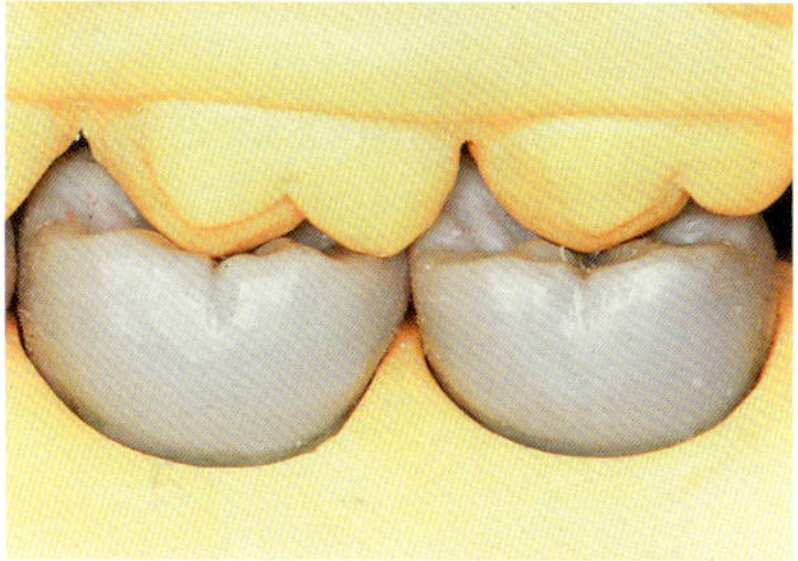

図11-23a　下顎臼歯の1咬頭—1咬合接触、上顎機能咬頭を下顎咬合面窩に咬合接触させる。

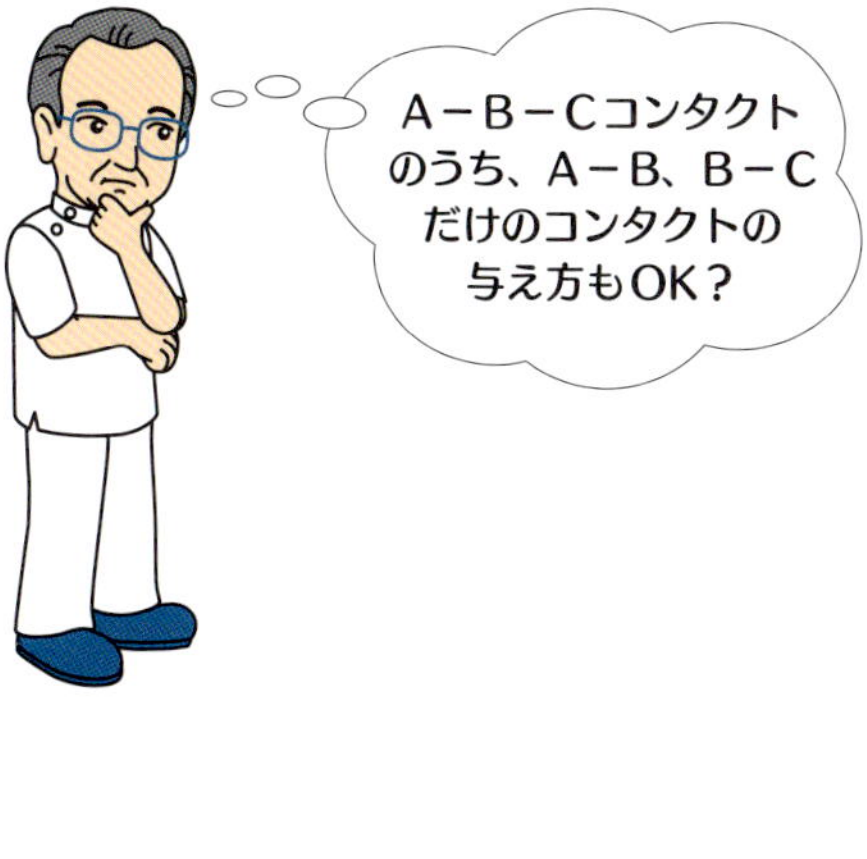
A－B－Cコンタクト
のうち、A－B、B－C
だけのコンタクトの
与え方もOK？

あることから、技工作業においての接触点は再現できますが、口腔内で咬合調整時になくなる可能性もあるので、偏心位で触れたように下顎では近心へ、上顎では遠心へ寄せる配慮が必要となります。

しかし、アンテリアガイダンスが不足または欠如している症例では、このBコンタクトを近遠心に寄せたとしても咬頭干渉が発生する可能性があります。その場合は、1咬頭―1咬合接触（Dr.Iwata）の考え方を応用すると良いでしょう。

たとえば、機能咬頭を対合歯の咬合面窩に咬合接触させた状態で偏心運動を行うと窩の部分にスプーン状の窪みができますから、そこに溝を入れることによって接触点は2～3ヵ所にすることができます（図11－22，23）。

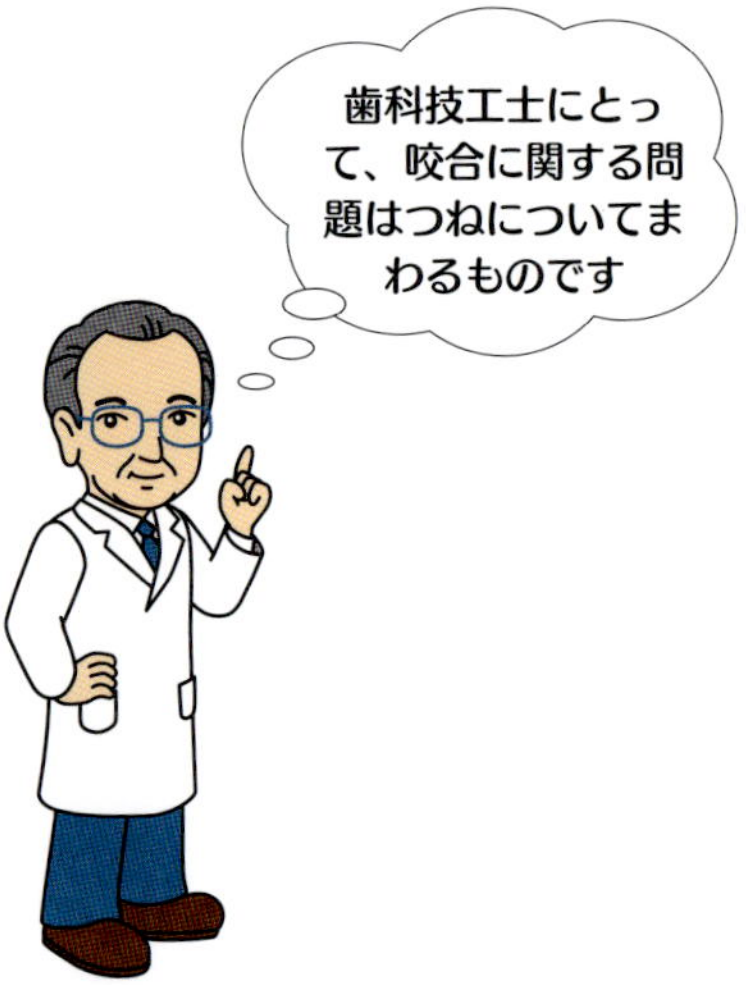
歯科技工士にとって、咬合に関する問題はつねについてまわるものです

第2部

クラウン・ブリッジ

12　印象の種類と取り扱い

現在、歯科業界で使用している印象材には、大きく分けて、シリコン系材料とアルギン酸などのコロイド系材料の2種類の材料が中心に使用されています。この2種類の印象材は、①トレーの選択および印象の保存、②消毒作業、③模型用材料（石膏など）の選択、④石膏注入後の硬化までの保持方法、⑤印象材の撤去時においての取り扱いが、まったく異なると言うことです。それぞれの材質に適した取り扱いをしないとトラブルを起こしかねません。

1．トレーの選択および印象の保存

アルギン酸印象材を使用する場合とシリコン系印象材を使用する場合ではトレーの形状も印象材に適したものを選択することが重要です。アルギン酸印象材を使用する場合には、一般的に既製トレーを使用しますが、既製トレーにもさまざまなものがありますから、十分に考慮して選択しないと印象の変形につながることがあります。そのためには、チェアーサイドでできるかぎり変形を起こさないトレーを採用してもらうことも必要です。網トレーが多く用いられていますが、しっかりとした強度をもち、口腔内より撤去する際に変形を起こすものは望ましくありません。できればRIM-LOCK型のような変形の心配がないものを採用することです。

ディスポタイプとして用いられるプラスティック製のトレーについても同じことが言えます。印象材の保持が十分行え、撤去のときに変形を起こさないものが良い

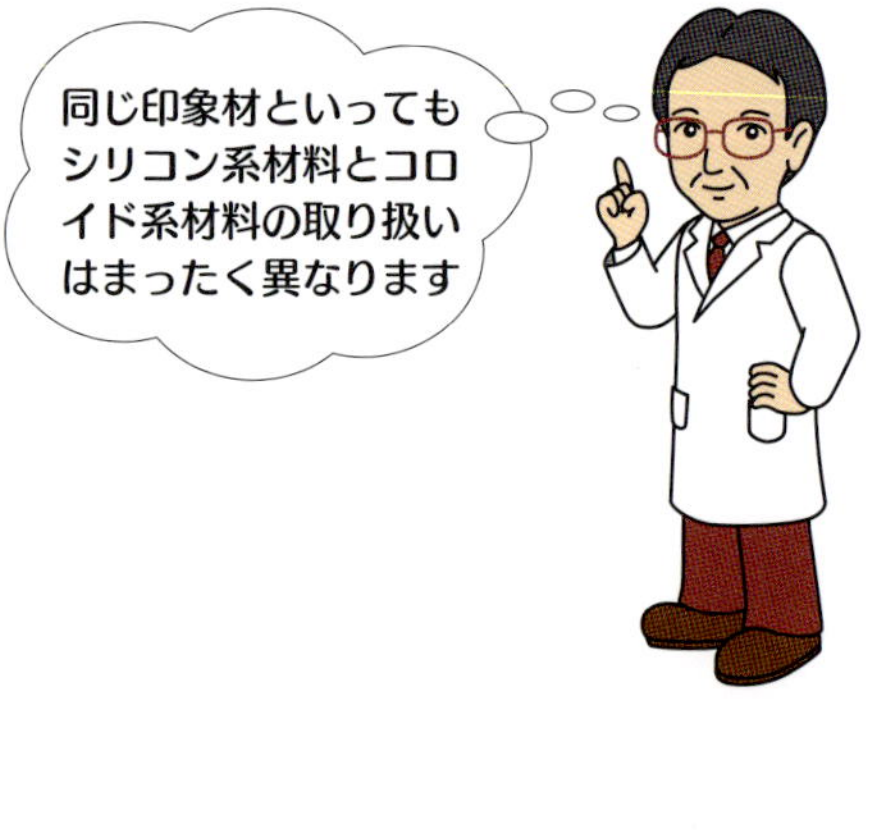
同じ印象材といってもシリコン系材料とコロイド系材料の取り扱いはまったく異なります

のです。個人トレーを使用するときと同様に、トレーに接着剤を塗布して行ったほうが良いでしょう。ただし接着剤にも注意が必要でアルギン酸印象材の場合は、アルギン酸用接着剤、シリコン印象材の場合は使用する印象材に適応した接着剤を塗布して使用することです。不適切な接着剤を塗布した場合には、接着しないこともあります。また印象採得後の石膏注入にも大きく違いがあります。アルギン酸印象材は水溶性のため乾燥による変形が生じるので、早く石膏注入を行わなければならないのに対して、シリコン系印象材は口腔内撤去時に応力が加わり変形を起こしていると言われ、応力開放に4時間程度必要とされています。

　このことからアルギン酸印象材においては素早く石膏注入を行い、シリコン印象材の場合は、4時間程度放置したのちに石膏注入をしたほうが良いのです。なおアルギン酸印象材の保存については石膏注入後の変形を最小限に抑える方法の1つとして、石膏注入までの間、ウエットボックスに保管しておき、さらに石膏注入後も石膏が硬化するまでウエットボックスに保存しておくと良いでしょう（図12-1）。

2. 消毒作業

　最近、B型肝炎をはじめとした感染症がメディアなどで報道されています。技工室での感染予防対策も必要です。感染者の印象、バイト、義歯などは、歯科医師からの伝達を明確に行ってもらいましょう。殺菌消毒、感染予防なども最善を尽くさなければなりません。そのほか全般の技工作業物に対しても殺菌消毒を行ってから作業をする、またそれを習慣づける必要があります。

　筆者らは、20年以上前から技工室にもち込まれたすべての技工作業物に対して紫

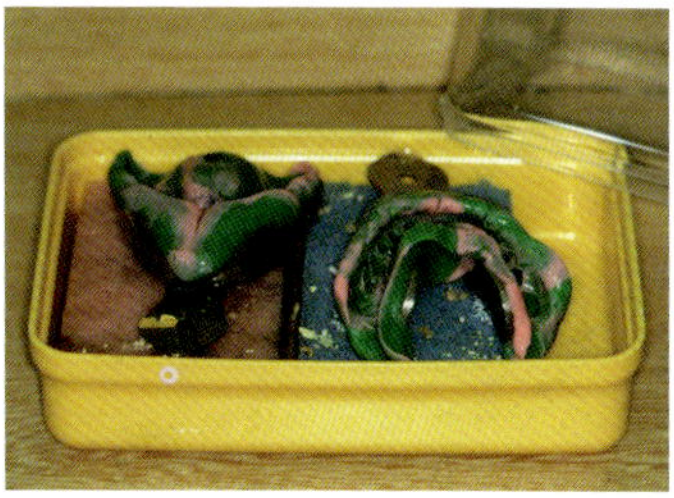

図12-1　ウエットボックスは適切な大きさのタッパーウエアの底に水を含ませたスポンジをおく。

外線消毒装置（図12－2）を使用して紫外線消毒を行ってきましたが、紫外線では光の当たるところしか消毒できない点に問題があり、一抹の不安を残していました。また、10数年ほど前からはTBS錠（図12－3）を使用して義歯修理、咬合床、チェックバイトなど模型以外のものに殺菌消毒も併用してきましたが、消毒溶液の有効濃度が8時間であるために、溶液を毎日交換する必要があること、強い塩素の臭いがすることなどの問題点もありました。

そこで現在では、オゾン殺菌を利用したオゾン義歯洗浄器（図12－4）、修理の義歯などには次亜塩素酸ナトリウム製剤のラバラックやステリテクト（図12－5）を使用しています。オゾンの殺菌作用は、塩素系のものと比較して脱臭力に優れています。義歯を修理するときには悪臭をともない、担当歯科技工士はたいへんな思いをして作業を行っています。そこでオゾン洗浄処理を行うことで義歯床の悪臭も少なくなり、不快な思いをすることなく作業を行えるようになりました。

一方、ラバラックやステリテクトは義歯や補綴物に付着したプラーク、タンパク質性皮膜やヤニ、茶シブなどを短時間に洗浄・溶解・脱臭できます。また防錆剤を配合しているので金属の腐食の心配もありません。これらの方法に加えて、中性電解水（AP水）生成装置（図12－6）を使用しています。その理由は次亜塩素酸の有効期限は20日程度に対して、中性電解水は長期間にわたり有効（3ヵ月以上）であること、性質は水道水に近く強酸性水を用いた場合のような金属腐食などの心配がないこと、除菌、消臭力もあるからです。AP水には、一般的な塩素系消毒剤である次亜塩素酸ナトリウムと比較して、約100倍の効果が得られる点など優れた消毒剤です。

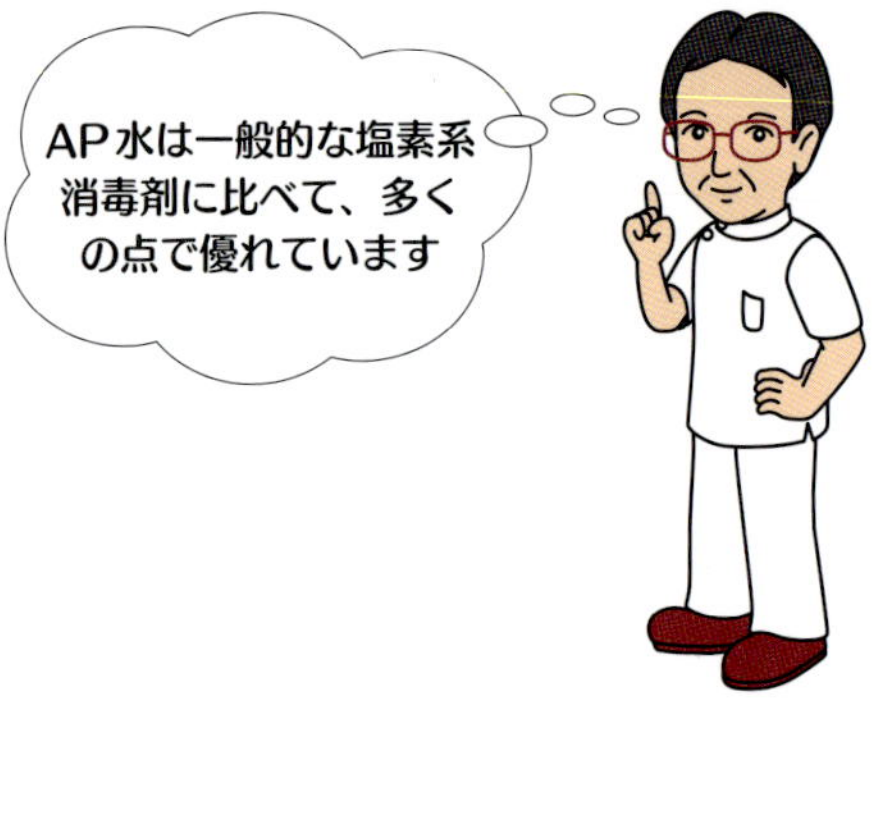
AP水は一般的な塩素系
消毒剤に比べて、多く
の点で優れています

消毒作業に用いる装置と薬剤

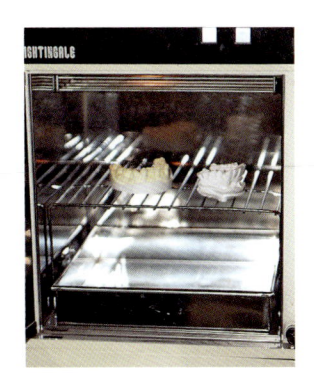

図12-2　紫外線消毒装置。一般的に金属器具なの小物に対する消毒に用いられる機器で、紫外光の当たるところしか消毒できない。

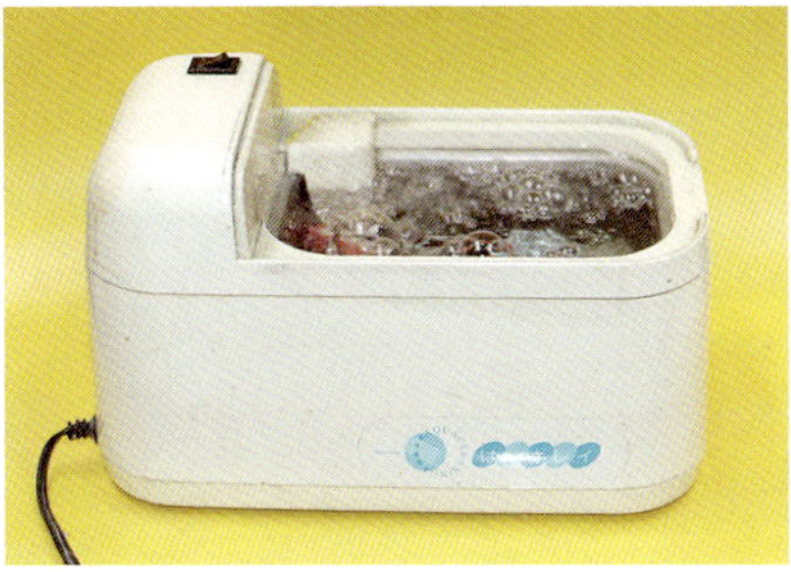

図12-4　オゾン発生装置が内蔵された超音波洗浄機。印象、修理義歯などを洗浄することで殺菌および悪臭の除去ができる。

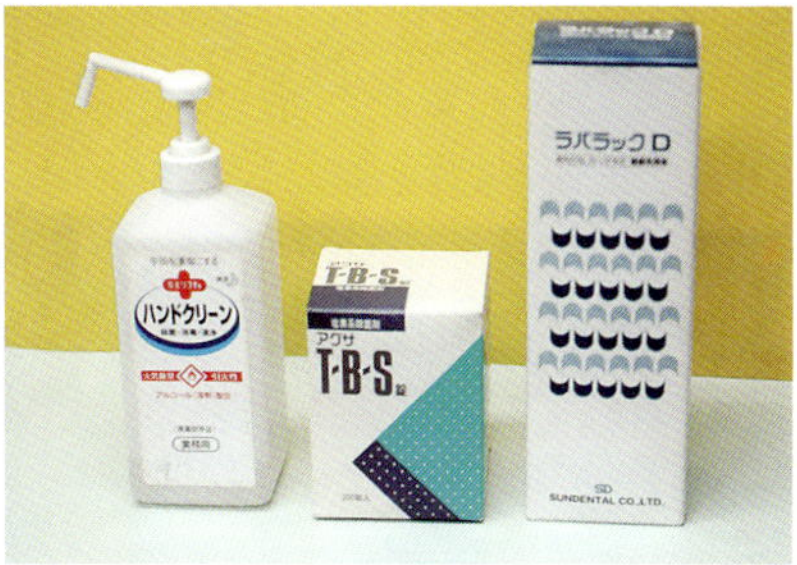

図12-3　各種除菌剤。塩素系除菌剤のTBS錠（アグサジャパン）、ハンドクリーン（花王ソフティ）、ラバラック（サンデンタル）。

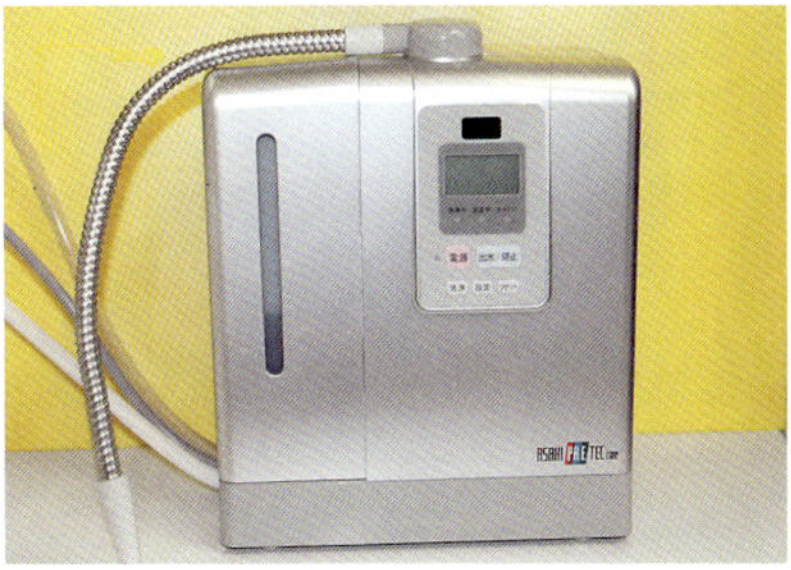

図12-6　中性電解水（AP水）生成装置（JBR）。安全性が高く除菌、消臭力にも優れた中性電解水で酸性水のように金属腐食の心配もない。

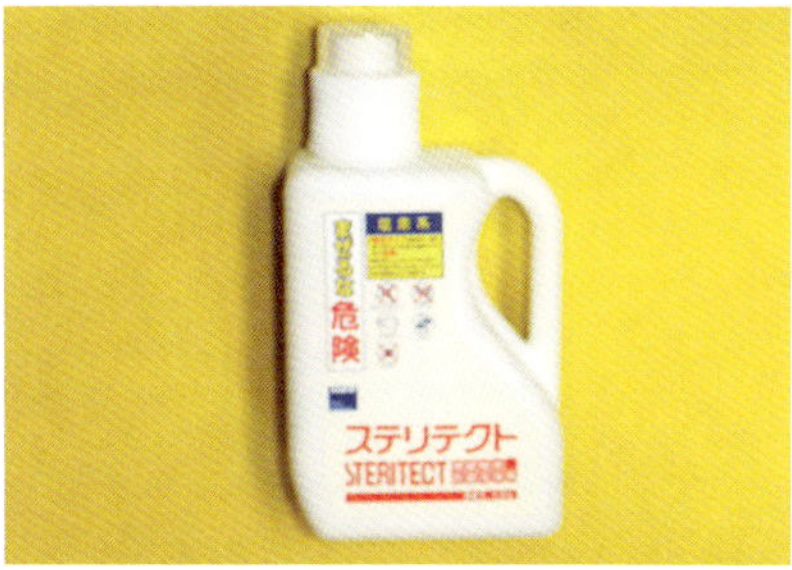

図12-5　補綴物の洗浄に用いるステリテクト（次亜塩素酸系除菌洗浄剤：太平化学産業）。義歯などに溶液にて超音波洗浄することで補綴物などのヤニ、歯石などを除去できる。

3. 模型用材料（石膏など）の選択

石膏はシリコン系の印象材に対しては表面荒れを起こすことなく適応しますが、コロイド系の印象材に対しては面荒れを起こしてしまうこともあるので、メーカーなどの仕様説明を参考し、それぞれ適した石膏を使用しましょう。シリコン系印象材を取り扱う際、シリコンの弾力による戻り変形が危惧されるので、戻り時間を考慮したうえで石膏注入を行います（図12-7，8）。

また材料の組み合わせによってはガスが発生することもあるので、ガスがなくなってから石膏注入をしないと石膏面が気泡だらけになってしまいます。なお石膏の練和には真空撹拌機を使用すると気泡の少ない正確な模型を製作することができます。

4. 石膏注入後の硬化までの保持方法

トレーに石膏が注入されると、かなりの重さとなるので、印象材の変形にもつながりますから、印象材やトレーに大きな重量がかからない工夫も必要です。石膏を下にしておくか、トレーの中央を支えるような方法で硬化させると良いでしょう（図12-9〜12）。

5. 印象材の撤去

石膏硬化後、印象材を撤去しますが、余計な力が模型にかかると破損するおそれがあるので慎重に撤去しましょう。支台歯が細い場合、あいはアンダーカットが大きい場合などは、印象材のアンダーカット部分を切り取ると石膏模型を取り出しや

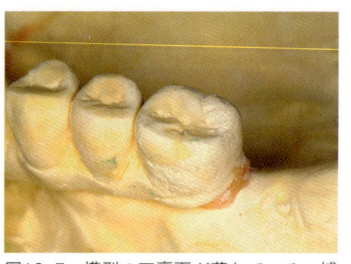

図12-7　模型の石膏面が荒れている。補綴物製作部分または対合部分がこのような状態であると使用不可能である。

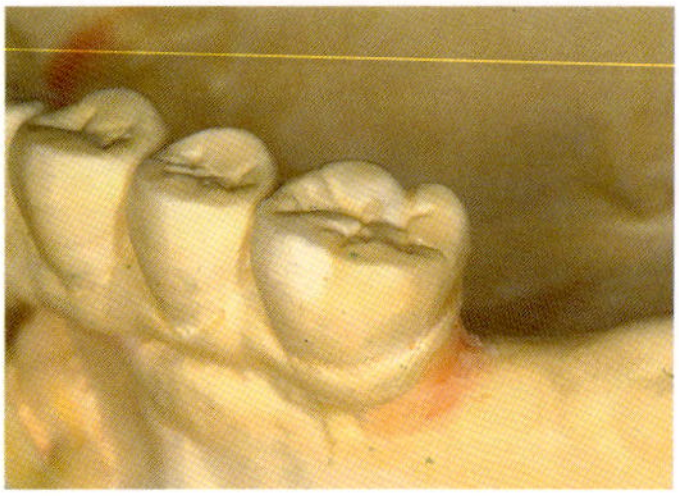

図12-8　模型の面が荒れていない。

石膏注入から硬化までの保持方法

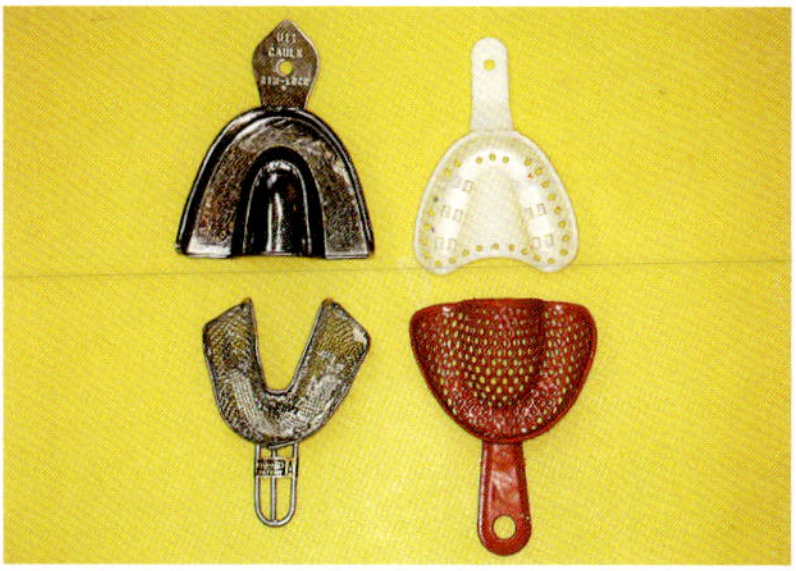

図12-9　各種トレー。RIM-Lockトレー（左上）、ディスポターブルトレー（プラスティック）（右上）、網トレー（左下）、ビニールコーティングトレー。

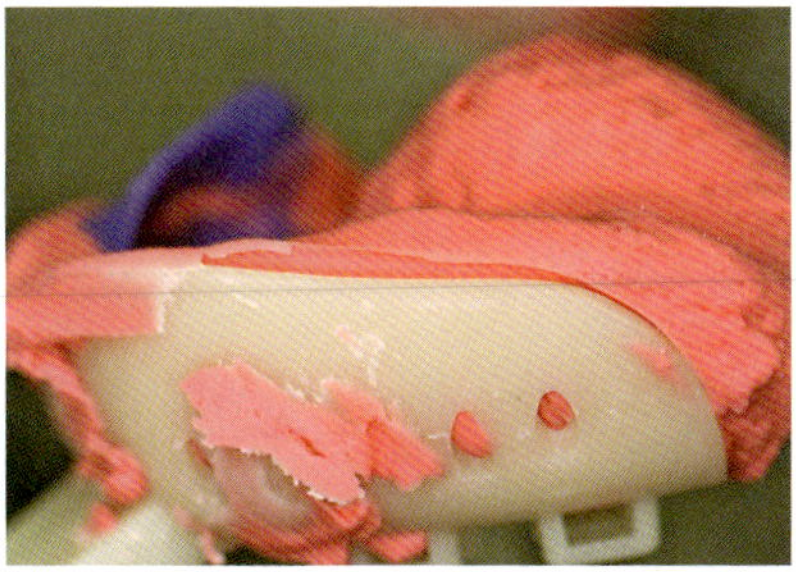

図12-10　接着剤の塗布ミスまたは未使用にて起こるトレーからの印象材のはがれ。

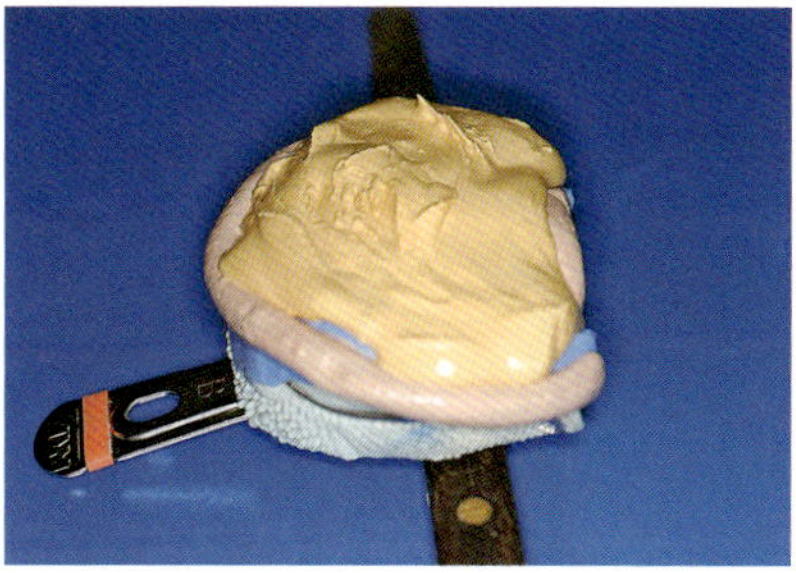

図12-11　石膏の重みでトレーの変形を抑えるようトレー中央部分に支えをおくことで印象の変形を防止できる。

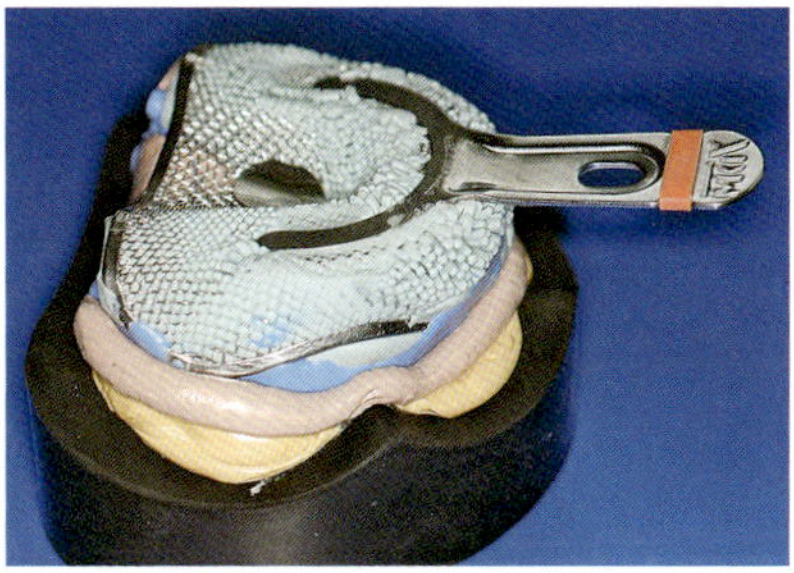

図12-12　ゴム枠を使用して石膏注入した模型。印象に重力がかからないので変形が少ない。

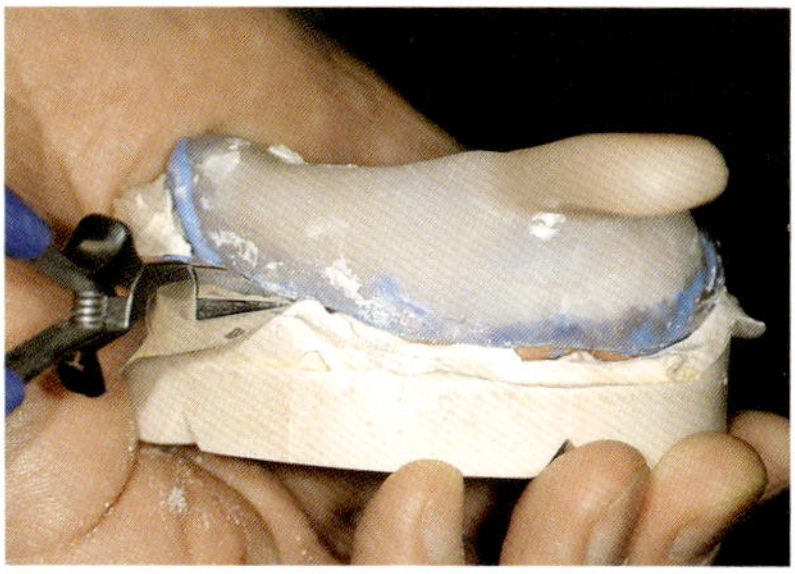

図12-13　石膏の硬化後、モデルリムバー（三金）を利用して撤去することで模型に無理な力をかけることを少なくできる。

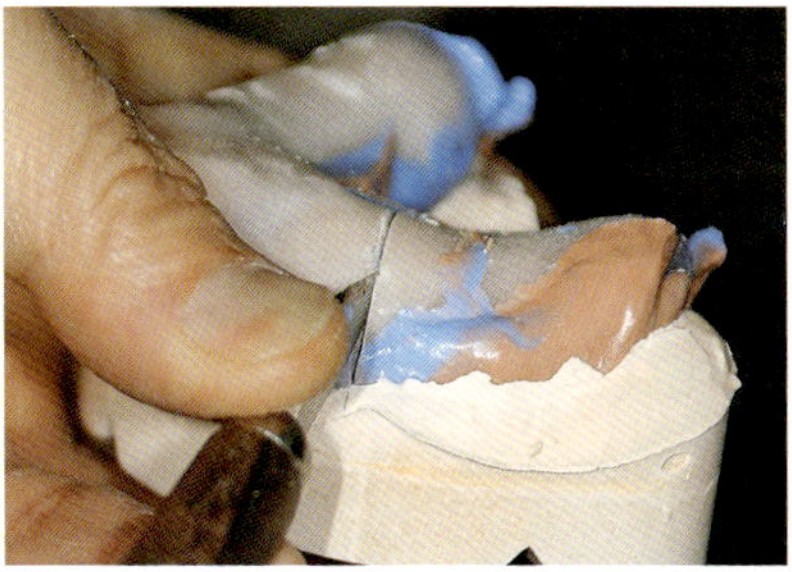

図12-14　トレーに切り込みを入れたのち、ナイフなどを入れ切断する。これによりトレーを分割し、無理な力をかけなくて印象を撤去できるので模型の破損を防ぐことができる。

すくなります。模型を外す際にはモデルリムバー（図12－13，14）を使用すると良いでしょう。個人トレーを使用して印象採得した場合は、ほとんど症例で印象材の厚みが少ないですから、個人トレーを分割し撤去すると、模型の破損を避けることができます。

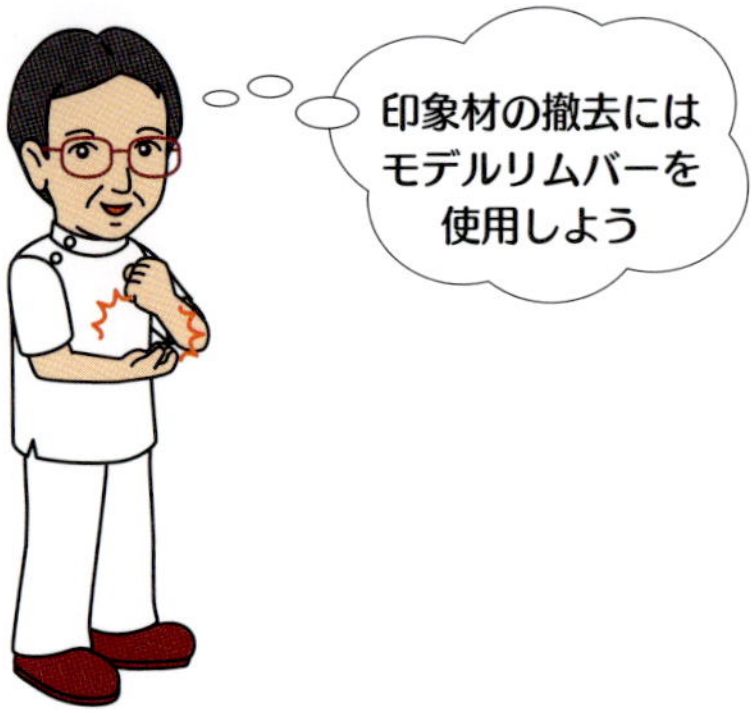
印象材の撤去には
モデルリムバーを
使用しよう

13 作業用模型の種類と特徴

1. 技工作業と作業用模型

技工作業と作業用模型の製作は切っても切れない関係です。作業用模型は技工物の精度にも大きな影響を及ぼします。作業用模型には、単一歯列模型法、副歯型式模型法、歯型分割可徹式模型法、既製トレー使用可撤式模型法など、さまざまな方法があり、それぞれに長所、短所があります（表13－1）。

一般的に多く用いられているものは、ダウエルピンを用いた歯型分割可徹式模型法です。この方法（以下ダウエルピン模型と言う）は、分割歯型の安定性を得るためにダウエルピンを２本使用する方法、ピンとの接触部にプラスティックを使用して分割模型の安定を得ようとするなどいろいろと工夫をされた模型製作方法がありますが、材料費の安さと補綴物製作時の作業性の良さで多くの技工作業場で用いられています。

最近ではインプラント技工の場合などは歯肉部形状が必要とされ、模型精度も高めたいといった理由から、GUMを応用した固着式模型法も多く採用されるようになってきています（図13－1～6）。

2. 模型製作における石膏膨張の影響

石膏の性質は、大きく分けて①硬化膨張と②吸水膨張があります。前者は石膏が硬化するときに発生する膨張であり、後者は硬化後に水分を吸水することにより発

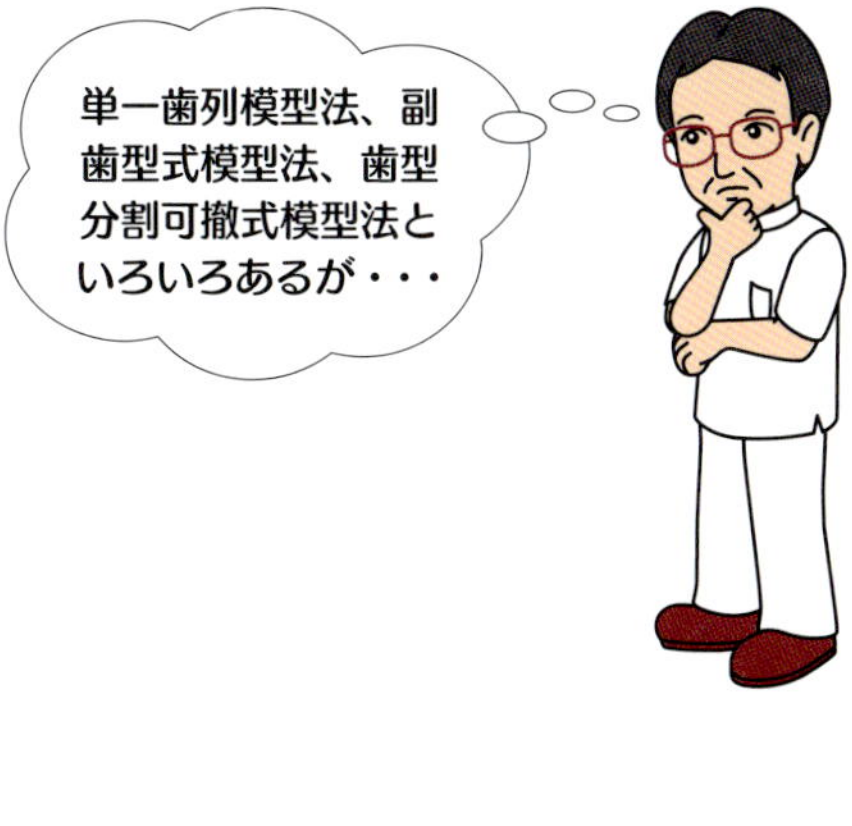
単一歯列模型法、副歯型式模型法、歯型分割可撤式模型法といろいろあるが・・・

表13-1　作業用模型の種類による長所と短所

作業用模型の種類	長　所	短　所
単一歯列模型法	①模型を分割しないので歯列関係が正確 ②模型の製作時間が少なくてすむ	①作業性が悪い
副歯型式模型法	①模型を分割しないので歯列関係が正確 ②模型の製作時間が少なくてすむ	①作業性が悪い ②副歯型にて模型同士の精度に難点がある場合がある
歯型分割可徹式模型法	①作業性が良い ②単独歯から多数歯まで広範囲で用いることができる	①分割することで歯型間精度が落ちる ②模型基底部のダウエルピン突出孔のため咬合器装着が困難である ③二次石膏を注入するため、二次石膏の膨張変形がある
既製トレー使用可撤式模型法	①石膏の膨張による歯型間誤差を回避できる ②模型製作時間が短時間ですむ ③石膏使用料が少なくてすむ ④咬合器装着がスプリットキャスト法を用いるので模型の脱着が容易	①トレーの購入で初期費用がかかる ②咬合器装着に難点がある場合がある

作業用模型法

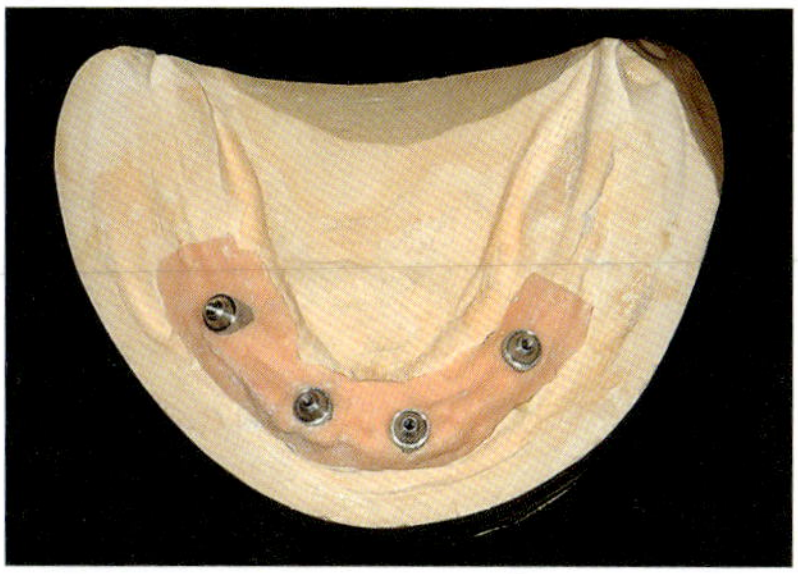

図13-1　単一型模型。インプラント間の精度を高めるため分割を行わないで作業を行う。インプラント・レプリカ部の作業性を高めるためGUMを用い、GUMを取り除くことで作業性を高める。

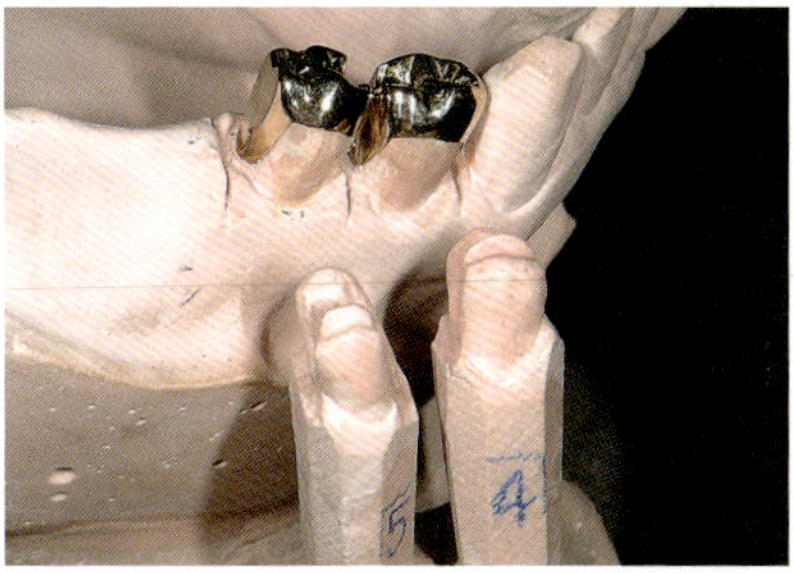

図13-2　パーシャルデンチャーとクラウンを同時に製作するときなどによく用いられる副歯型式模型。歯冠部の位置精度は高いが作業性が悪い。

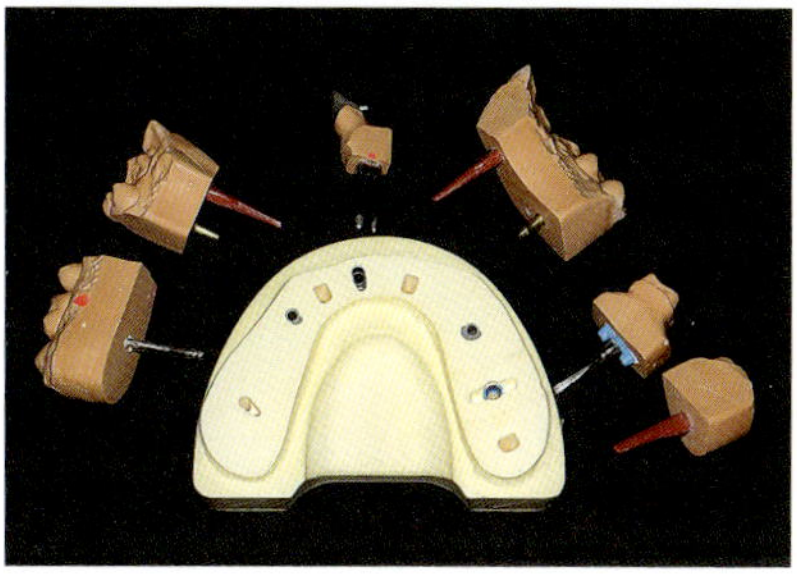

図13-3　いろいろなダウエルピンを用いて製作された歯型分割可撤式模型。ダウエルピンによる分割模型は作業性が高いので多く用いられる。そのため、ダウエルピンを販売する会社もあらゆるものを製造販売している。

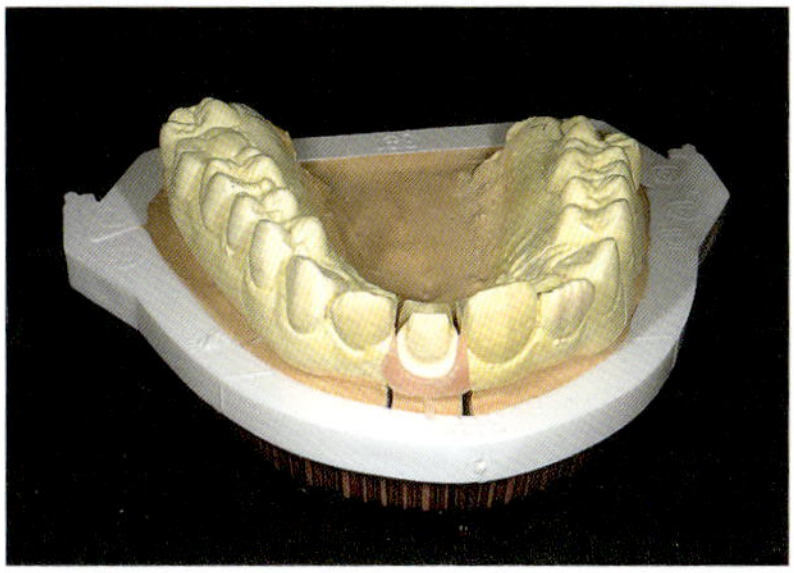

図13-4　トレーを応用した模型に代表されるModel-Tray System。このトレーシステムは模型の製作が短時間で行えること、模型精度が高いことなどでヨーロッパなど世界では多く採用されているが日本ではなぜかあまり採用されていないようである。

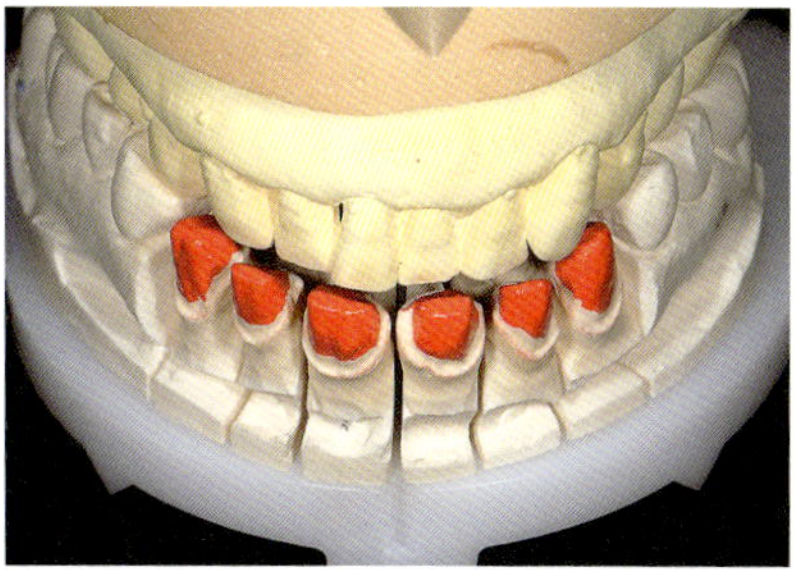

図13-5　筆者が現在多用しているジロフォームシステム。

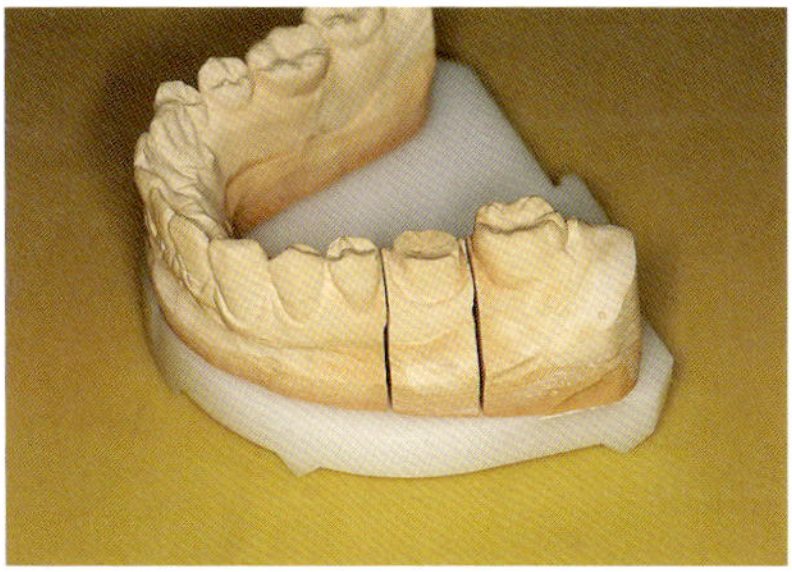

図13-6　ジロフォームプレートにドリリングされたピンホールに専用のダウエルピンをセットする。

石膏膨張のコントロール

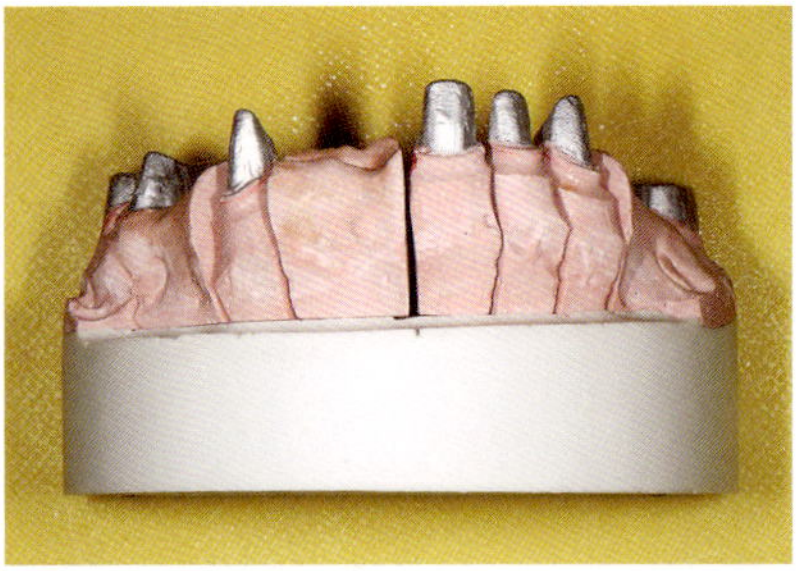

図13-8　土台模型における石膏の硬化膨張の発生、すでに硬化膨張が終了しているダイ模型においては、二次石膏部の石膏注入時の吸水により吸水膨張が発生する。ダイ模型＋二次石膏（超硬石膏／硬石膏）。平均＋0.08%＋0.25%＋α。

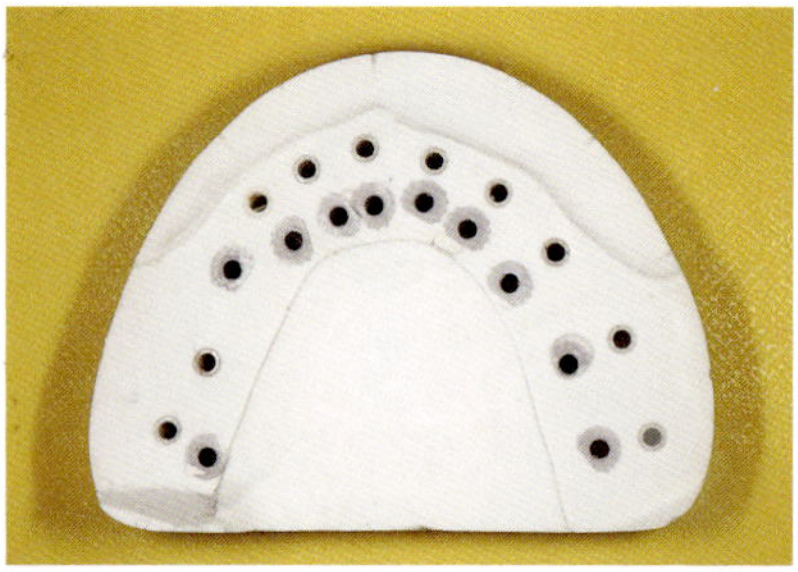

図13-7　ダイ模型における石膏の硬化膨張の発生。一次石膏（超硬石膏）の膨張量（平均＋0.08%）。

歯科用石膏の種類		
硬石膏	0.25～0.40	対合模型に用いる
超硬石膏	0.03～0.08	作業模型に用いる 表面滑沢、強度大
普通石膏	0.50	咬合器装着など 模型材として使用しない

図13-10　歯科用石膏の種類。

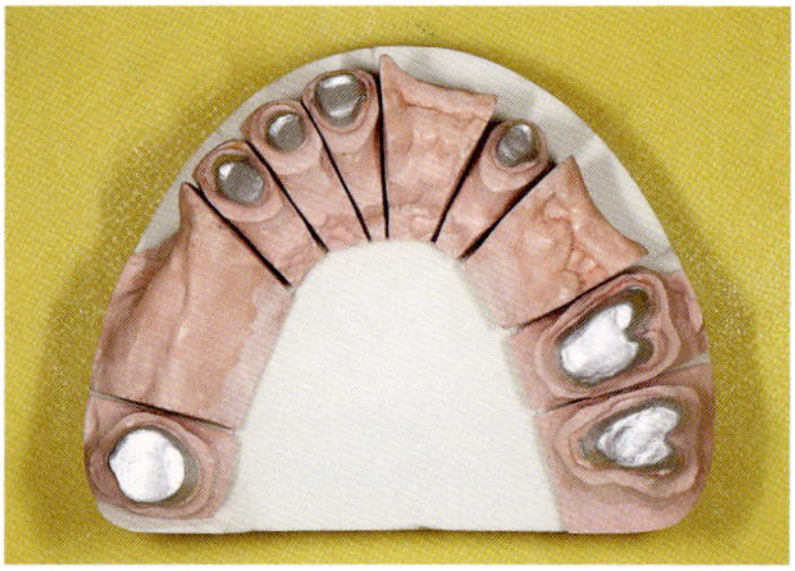

図13-9　吸水下でのトリマー作業や、咬合器装着時の石膏マウント時における吸水膨張の発生（吸水膨張＋α）。

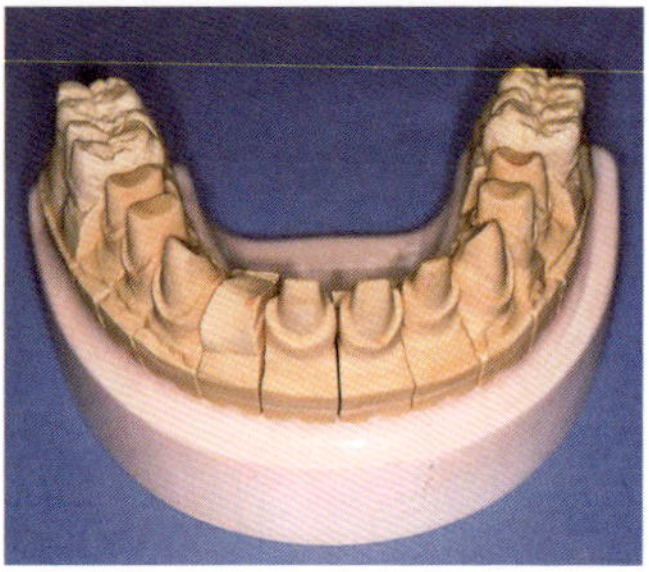

図13-11　石膏の膨張。石膏の性質には硬化時に起こる硬化膨張と硬化吸水による吸水膨張がある。

生する膨張です。

　ダウエルピンを植立して土台模型（二次石膏部）を石膏で製作するダウエルピン模型では石膏膨張は精度において重大な欠陥を及ぼすことになります。たとえば口ングスパンブリッジにおいて、模型上で適合の良い補綴物を製作しても、口腔内では適合せず、チェアーサイドでカットしロウ着などの作業が必要となります。またインプラントやオールセラミックスの製作でも重大な欠陥になると考えられます。

　模型の精度においては、印象精度はもちろんですが、石膏の膨張をどのようにコントロールするかが、大きな要因なのです（図13-7～11）。

　このような要因を少しでも回避でき、製作時間も短くてすむ方法を採用することで石膏膨張をコントロールしなければ、超高精度模型は製作できません。トレーシステムの模型製作方法は吸水膨張がなく、精度が高いシステムです。

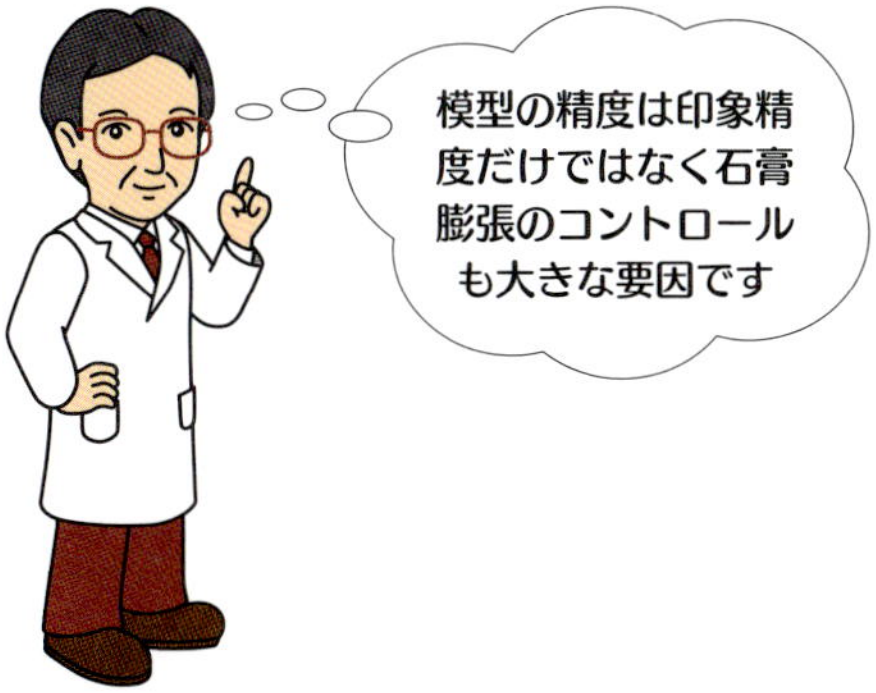
模型の精度は印象精度だけではなく石膏膨張のコントロールも大きな要因です

14 ダイ模型のトリミング時の注意点

1. トリミング

模型を基準に作業を行なわなければならない歯科技工士にとって、トリミングの重要性は今さら述べるまでもありません。トリミングを誤れば、その後のワックスアップ、鋳造といった作業をいくら一生懸命に行っても適合の良い補綴物はつくれません。慎重でかつ失敗が許されない細かな作業がトリミングなのです。そのためにはマイクロスコープを使用すると判断を誤ることなく作業を行うことができます。トリミングを行う前に気をつけたいことは、模型の石膏には硬度がありますから、石膏の種類によってはチッピングを起しやすいので、この場合には少し水分を与えるとか、トリミングプロテクター（林歯科商店）などで石膏に湿り気を与えると良いでしょう。

切削は最初にヒートレスホイール、スタンプバーなど大きめの器具を用いて歯頸部より0.5～1.0ミリを残して削除し、つぎに削り残した部分をセラモホイール・ポリソフトなどの粗めかつソフトなタイプのホイールで歯頸部より歯肉方向に回転するように当てて削除します。マージンラインが明確なものはホイールにて調整可能ですが、形成マージンと歯肉が密接している場合は、デザインナイフを用いて、細部を慎重にトリミングする必要があります（図14-1）。

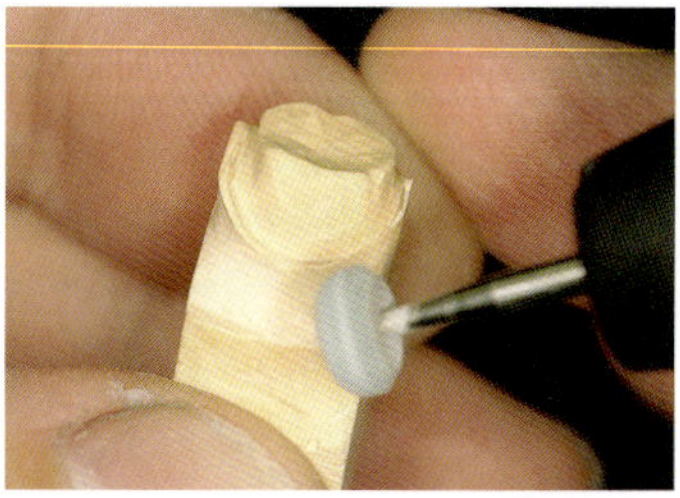

図14-1　ポリソフトを用いて歯頸部より歯肉方向に回転させ削除する。

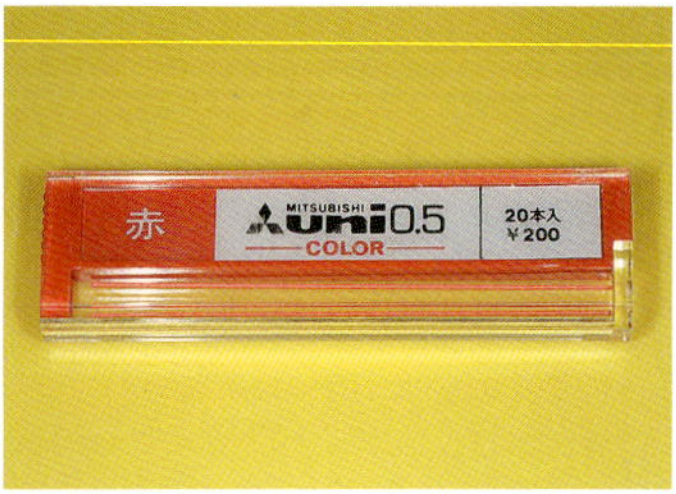

図14-2　マージンラインを記入するのに用いている三菱エンピツのUni0.5mm赤。

2. マージンラインの印記

マージンラインの記入には、カーボンの含んでいない赤色のシャープペンシルを使用します。芯はサンドペーパーなどを使用して尖った状態にして、歯肉方向より45度程度の角度でマークします（図14－2～4）。

3. 表面硬化剤の使用

たくさんの石膏表面硬化剤がありますが、使用目的に応じた表面処理ができるものを選択することが重要です。石膏表面が気密なものに対しては薄い被膜のもの、石膏表面が少し荒れ気味の場合などは粘度があり、荒れた面を保護してくれる表面硬化剤を選びます。

ただし、粘度のある表面硬化剤を使用する際に注意しなければならない点としては、マージン部、ショルダー部などに溜まった表面硬化剤をコヨリ状にしたティッシュペーパーなどを用いて拭き取っておきます。エアーを吹き付けて余剰分を除去することも重要です。ものによっては赤のマージンラインがにじんでしまうものもありますから、マージンラインを溶かすことのない硬化剤を選びましょう（図14－5～9）。

4. ダイスペーサー

補綴物の種類によって、ダイスペーサーを用いたセメントスペースの与え方も大きく変わってきます。高い維持力が求められるインレー、アンレー、ポストコアなどの場合にはあまり大きなスペースを与えると維持力が弱くなってしまいます。

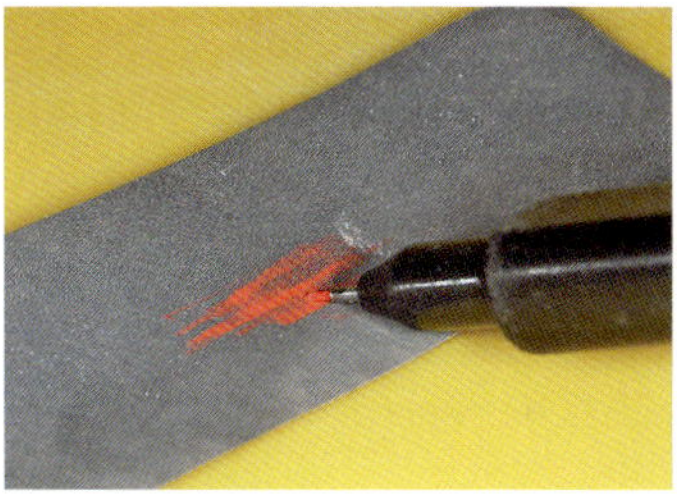

図14-3　鉛筆の芯は、耐水ペーパーの＃800程度を用いて尖らせると良い。

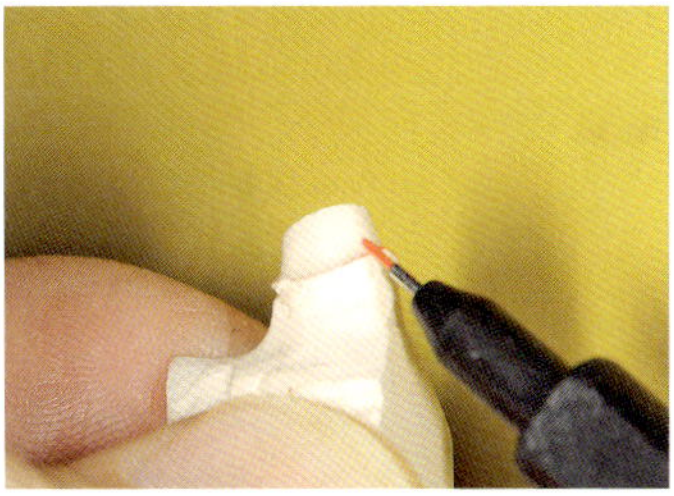

図14-4　歯頚線のラインは赤のシャープペンシルを使って歯肉方向約45°の角度で模型に傷をつけないよう記入する。

表面硬化剤の使用

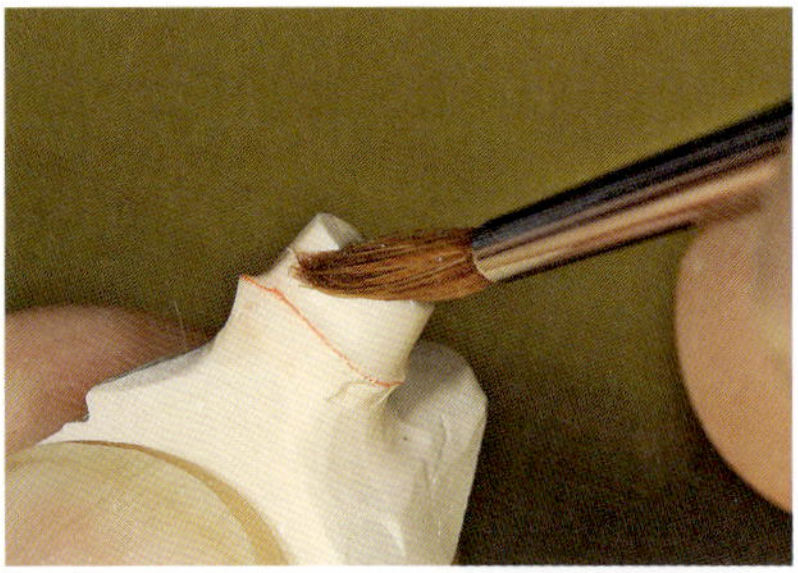

図14-6　ダイ模型に付属の筆または小筆を使ってショルダーなどにとどまらないよう塗布をする。

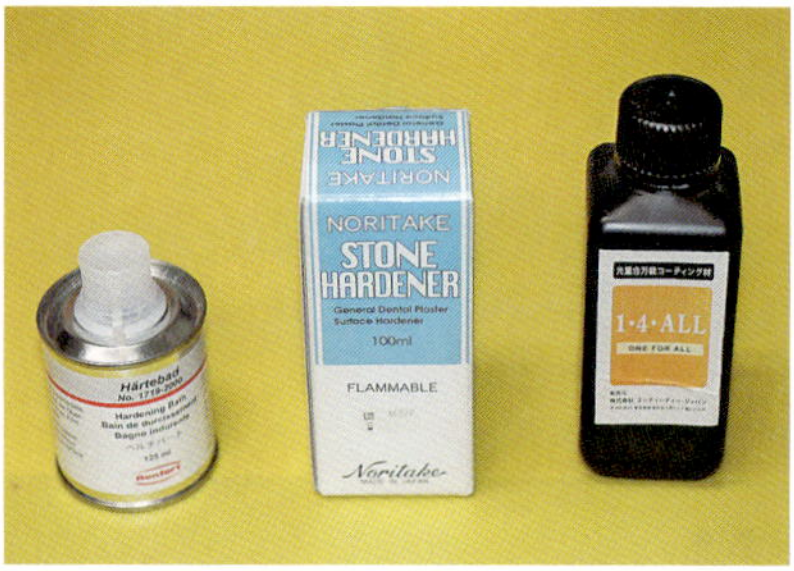

図14-5　石膏模型によく浸透する硬化剤から粘度がある硬化剤まで多種類ある。左よりハルテバット（Renfert)、Stone Hardener（ノリタケ)、1・4・All（ATDジャパン)。

図14-7　粘性のある硬化剤はショルダー部に溜まりやすいので余剰な硬化剤はコヨリ状にしたティシュペーパーなどで拭き取っておく。

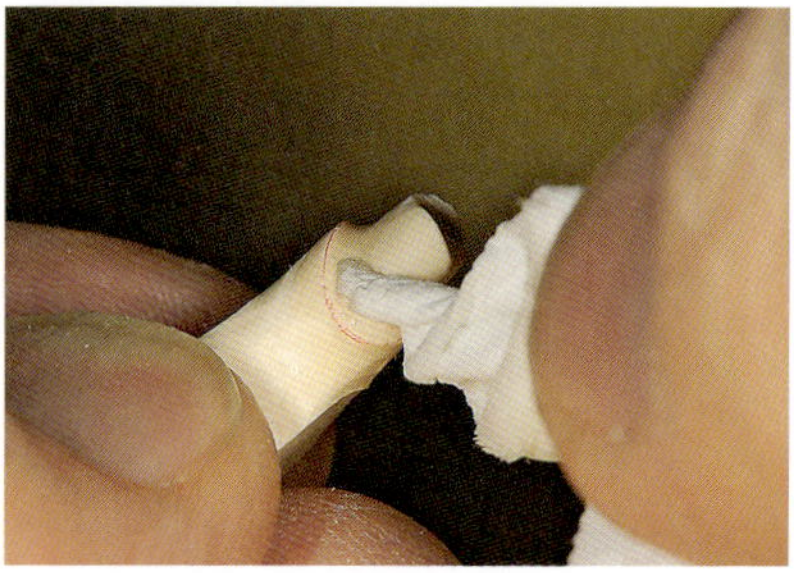

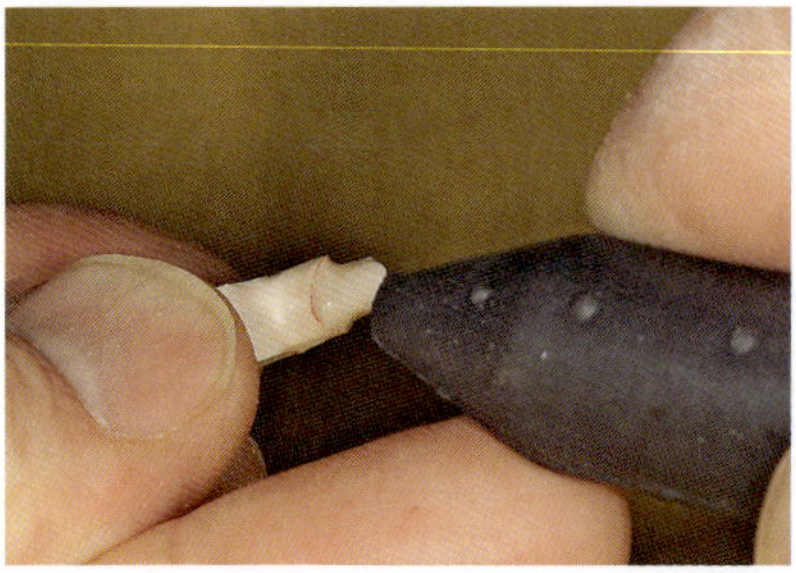

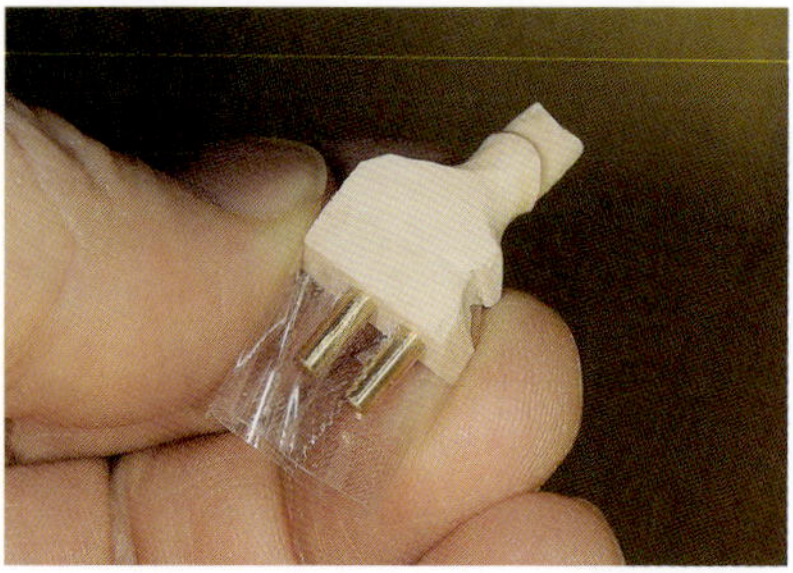

図14-8, 9　硬化剤が基底面に付くとダイ模型の定位置への戻りが悪くなるのでテープなどを巻いてカバーしておき、ダイ模型に塗布した余剰表面硬化剤をエアーガンにて吹き飛ばす。

ダイスペーサーの使用とダウエルピンの植立

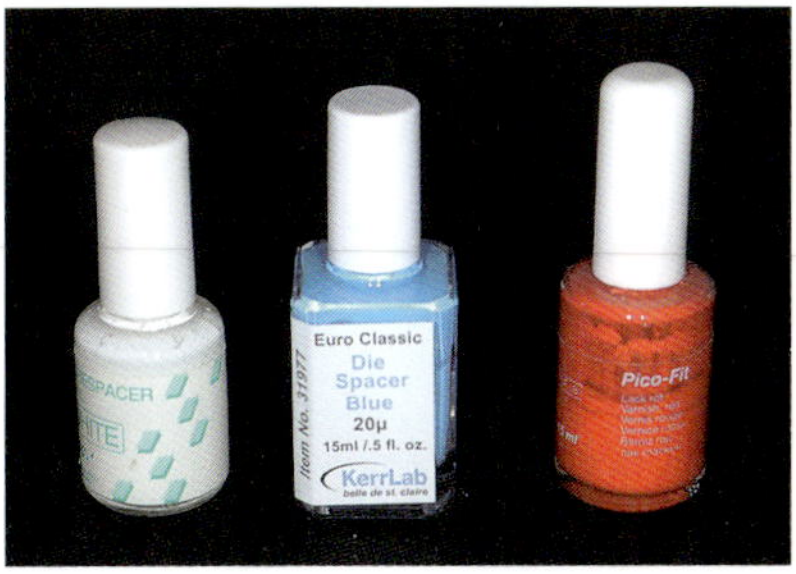

図14-10　ダイスペーサー（セメントスペーサー）のもいろんな種類があり用途に合ったものを選択することが必要である。左よりシュアスペーサー（GC）、Dei Spacer Blue（Kerr Lab）、Pico-Fit（Renfert）。

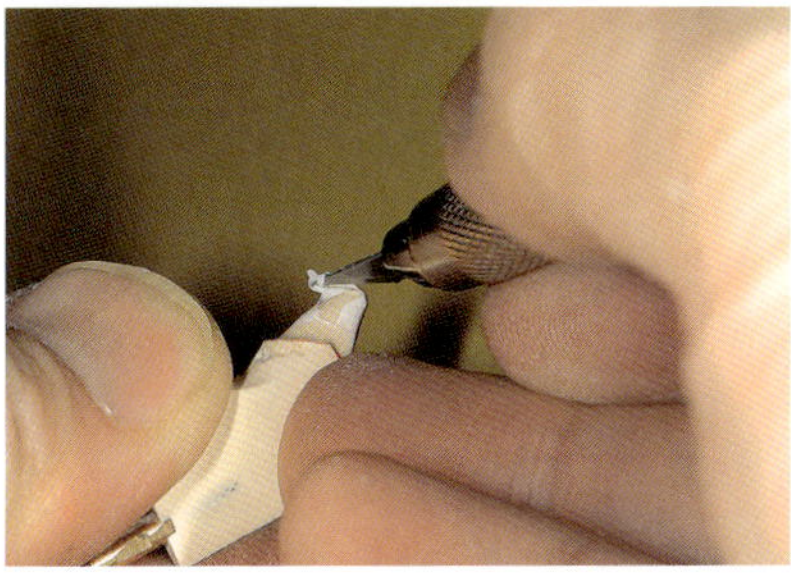

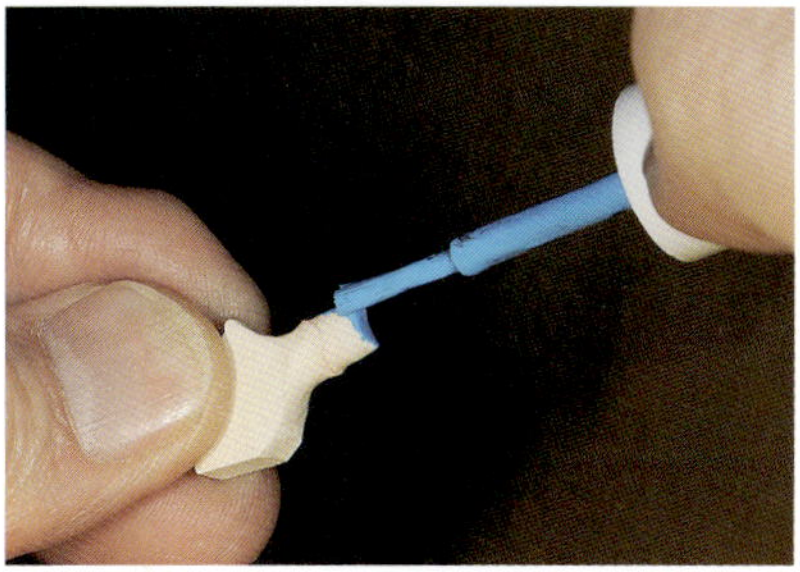

図14-11, 12　ダイ模型の隅角部が薄くなりやすいので注意して塗布する。隅角のみを一度塗っておいてから全体に塗ると良い。またシュアスペーサーのようにはがせるタイプのものはスペーサーを除去して作業した場合などに有効である。

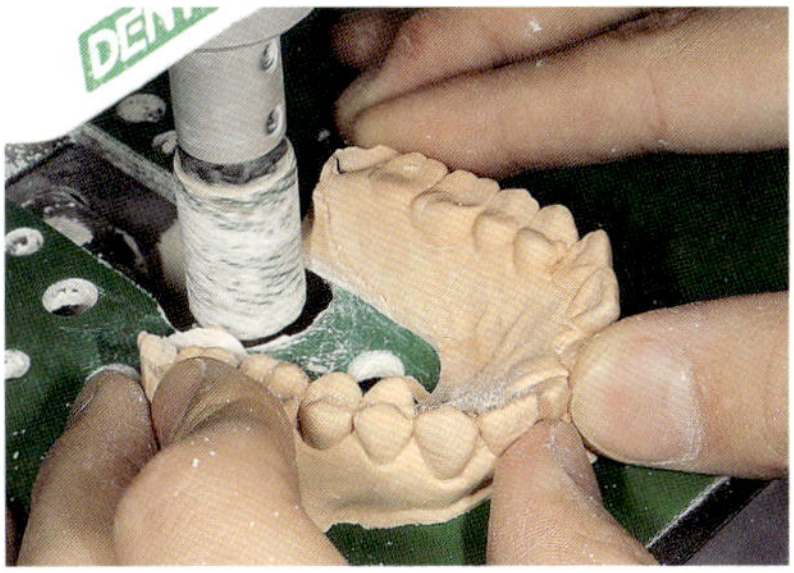

図14-14　口蓋部は唇（頬）側から15～20mm程度の幅になるようセンタートリーマーなどにて削合する。

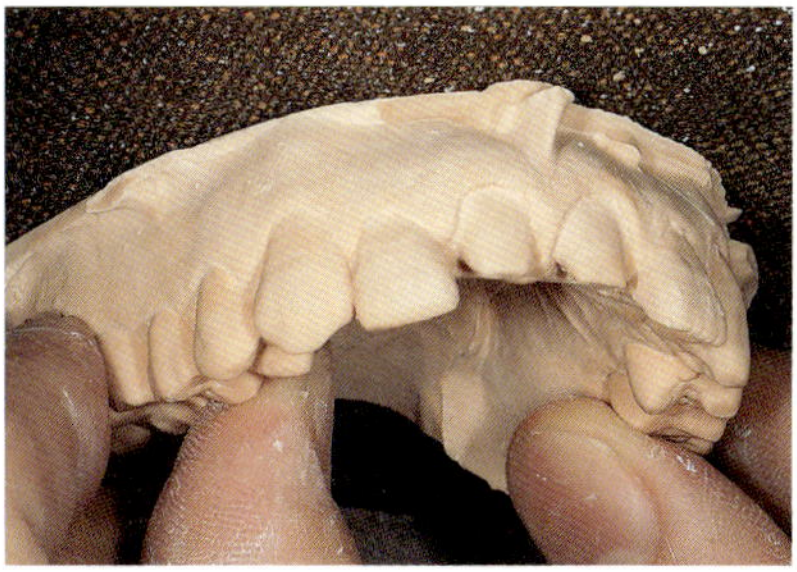

図14-13　モデルトリマーを使用して基底面を歯頚ラインより7～10mm程度まで削除して均一な面をつくる。

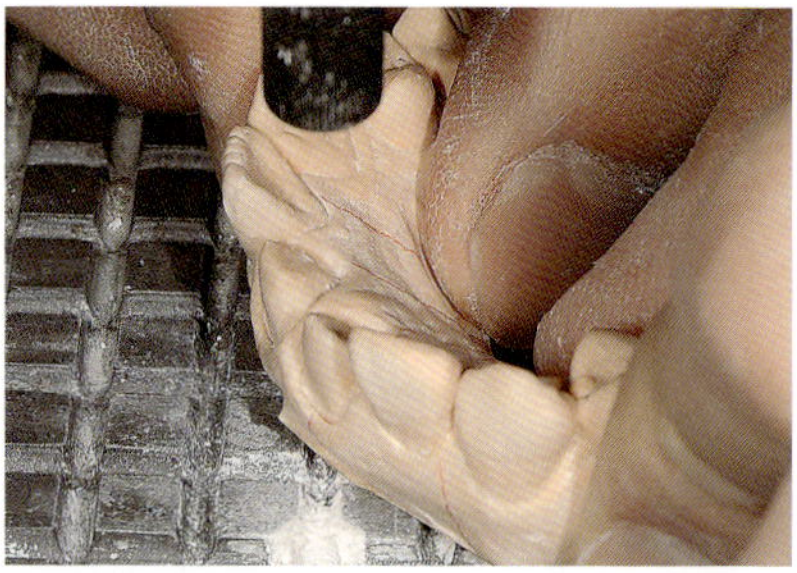

図14-15　ダウエルピン埴立のために基底面にドリルを使用して平行な穴を形成する。

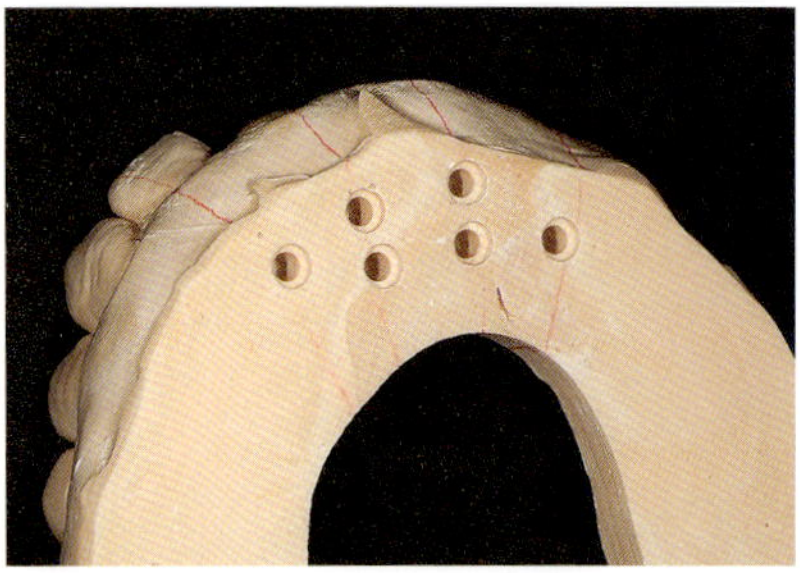

図14-16　形成されたダウエルピン埴立用の穴。分割するダイの大きさをよく認識し、そのなかに収まるよう２本ずつあける。

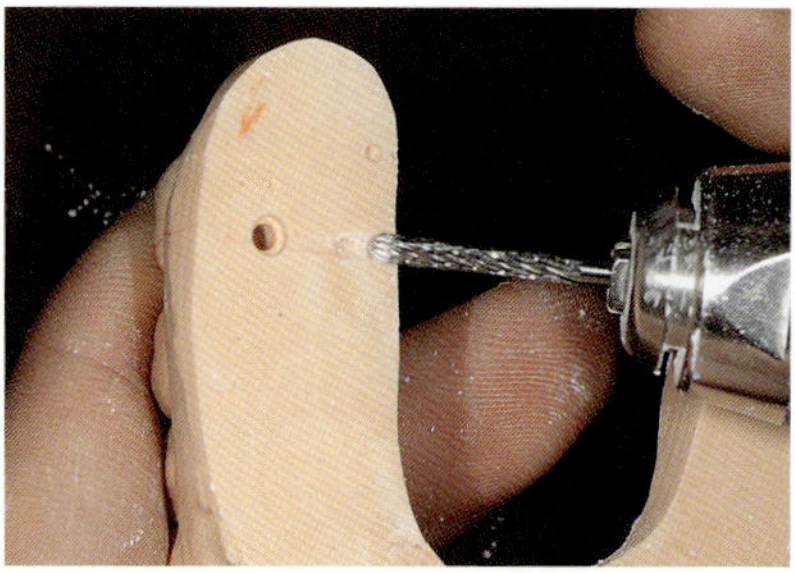

図14-17　ダウエルピンを1本しか使用しない場合は、分割したダイ模型が回転しないよう溝を形成する。溝は幅２mm程度、深さ１mm程度に形成し、アンダーカットを形成しないよう注意。

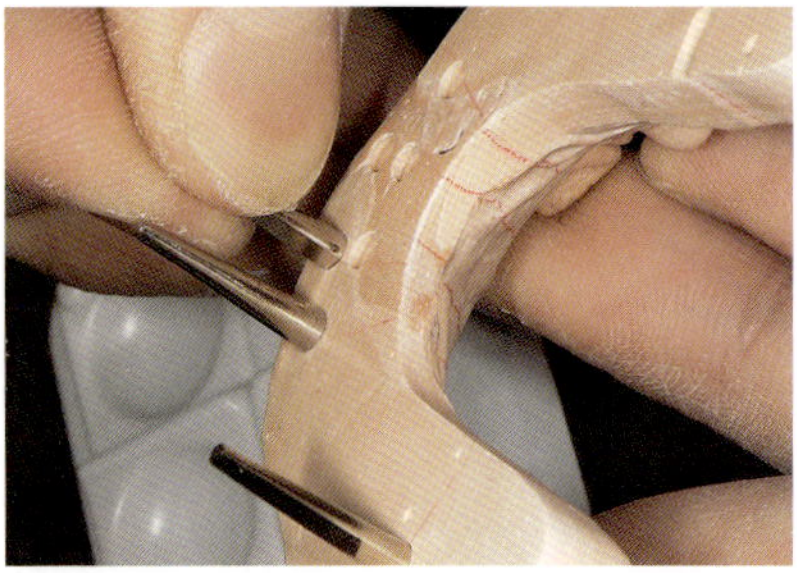

図14-18　ダウエルピンの接着には、ある程度の粘性を有したもので、硬化速度も５秒以上で接着途中に硬化しないものが良い。

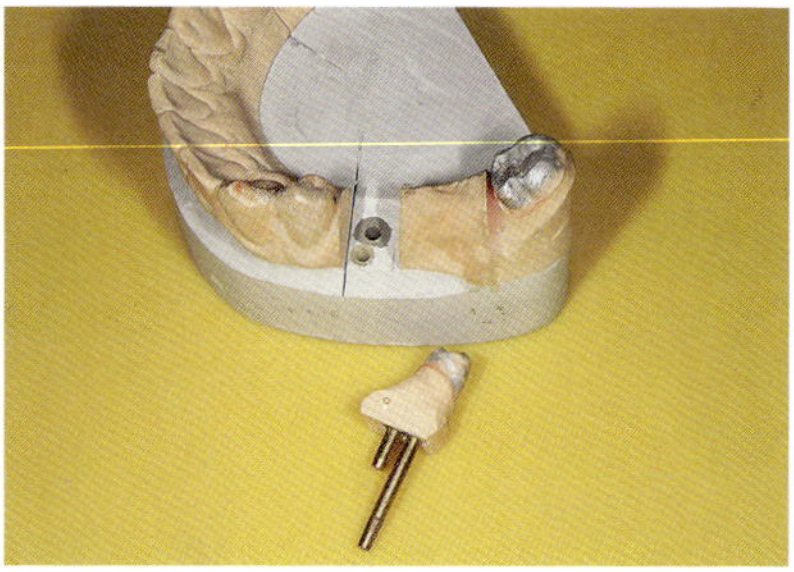

図14-19　ピンデックスシステムで製作された模型。ピンをプラスチックスリーブで保持する。大小２本のピンを使用することで回転を防止する。

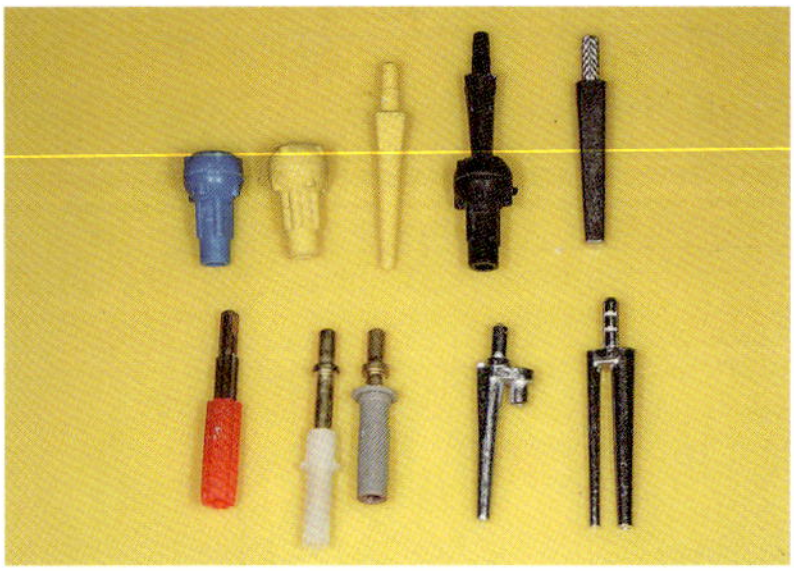

図14-20　ダウエルピンの種類。回転防止機構のためピンを大きくし平面を両方に付与したものをはじめとし、ピンとスリーブに回転防止の機構を形成し、可撤分割された模型をいかに精度高く復位させるかのために形成された。

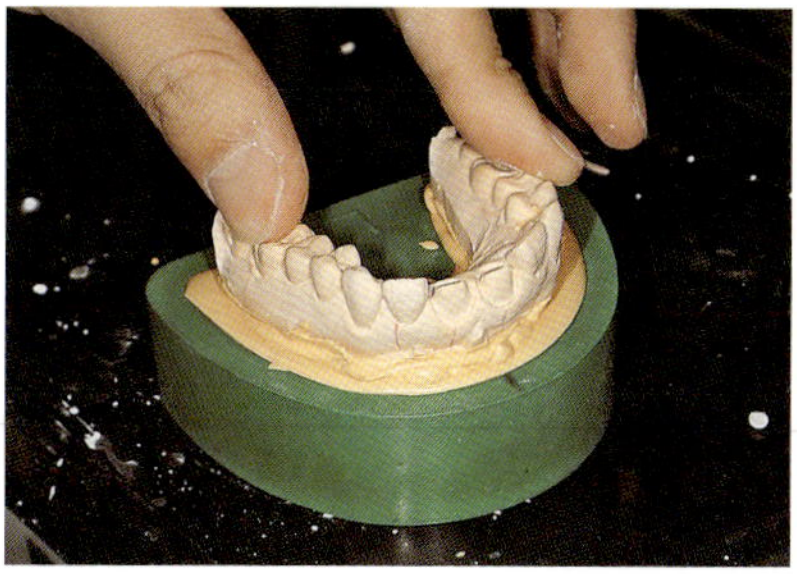

図14-22　二次石膏はできるだけ膨張の小さいものを選択し、吸水膨張を避けるためにもダイ模型を濡らさないようにして注入する。

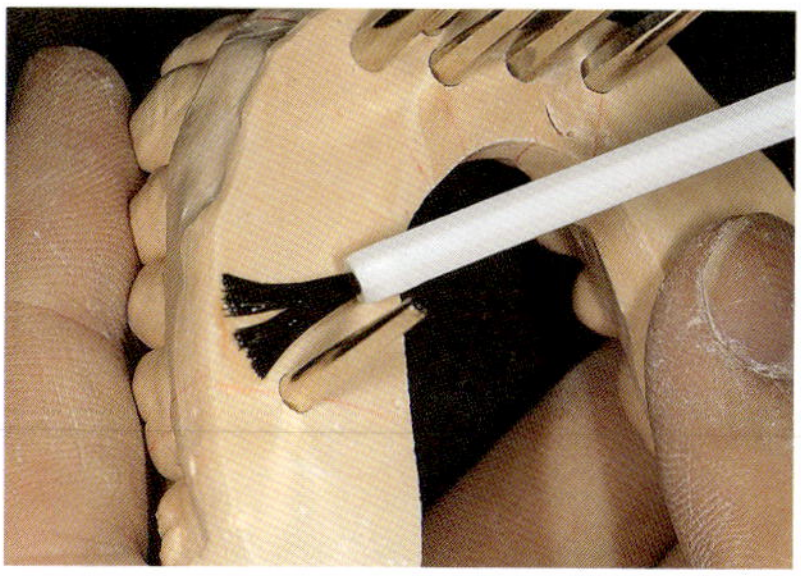

図14-21　スーパーセップの塗布。分離剤はできるだけ薄く浸透性のあるものが良い。

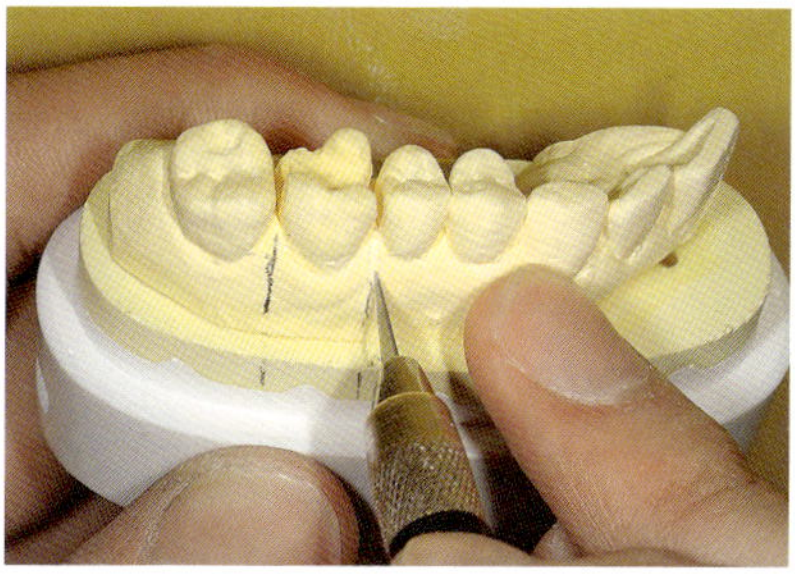

図14-24　ダイ模型の分割を行うとき、隣接面が狭くノコ羽が入りづらい場合は、歯頚部隣接にデザインナイフなどにて切り込みを入れおき、ダイ模型を外し基底面より切る。

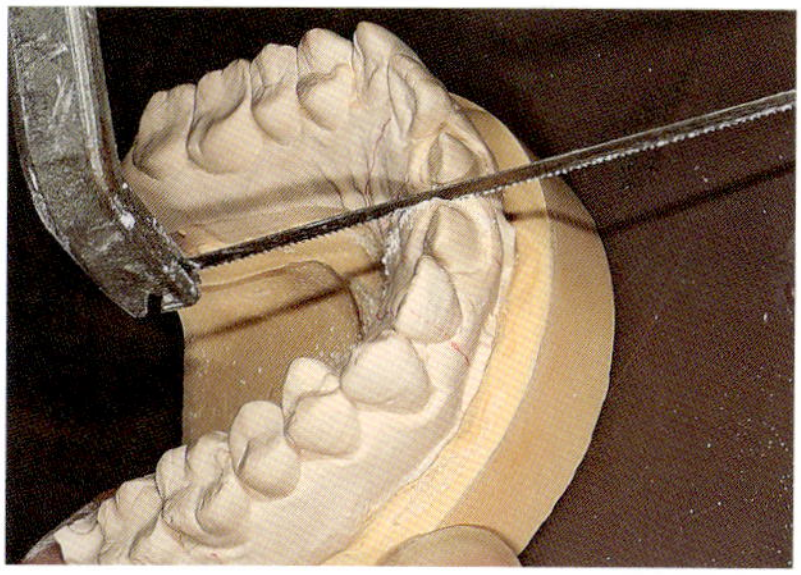

図14-23　ハンドソーを用いてダイ模型を分割するとき、最初は逆目方向にノコを押し、少し切り込みが入って溝が形成されてからノコを引くようにする。

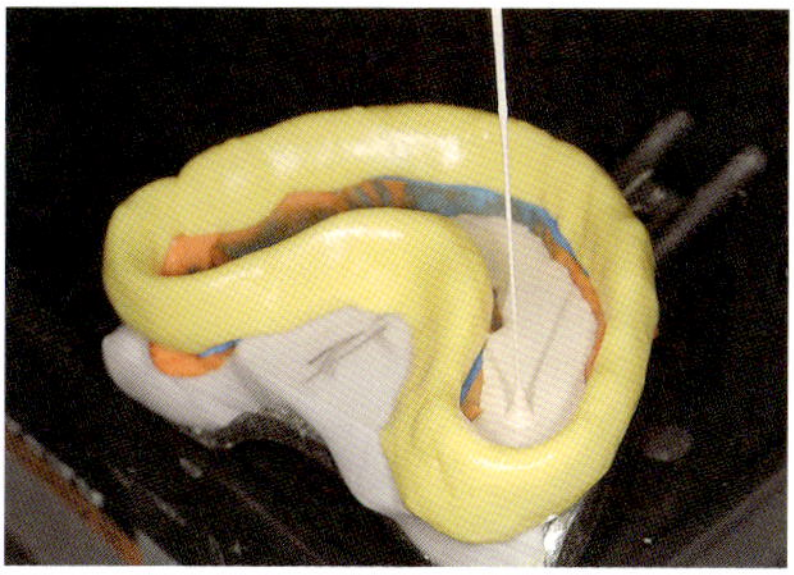

図14-26　エポシキ材の注入。気泡を少なくするために加圧すると良いが、圧が高すぎるとシリコン印象のなかの気泡に入り込み模型表面が細かな気泡となるので、気圧は２気圧で止める。

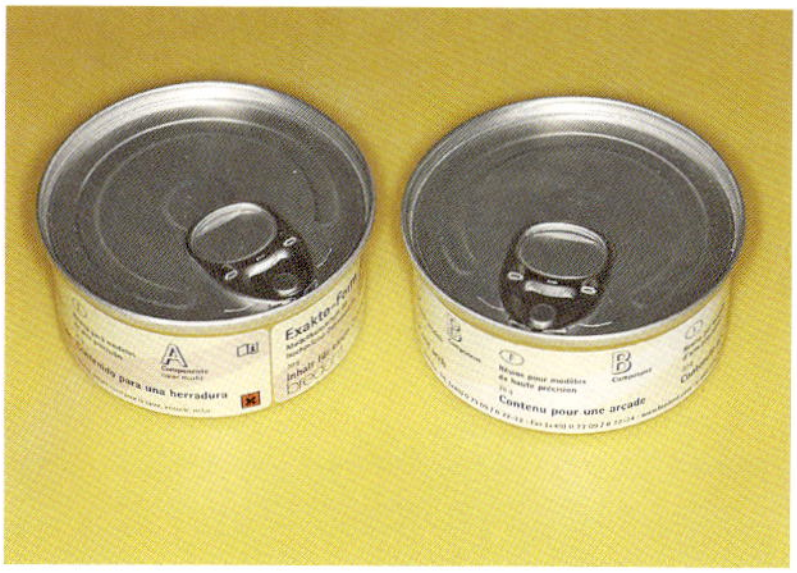

図14-25　エグザクトフォーム。エポキシ材（ブレーデント社）。

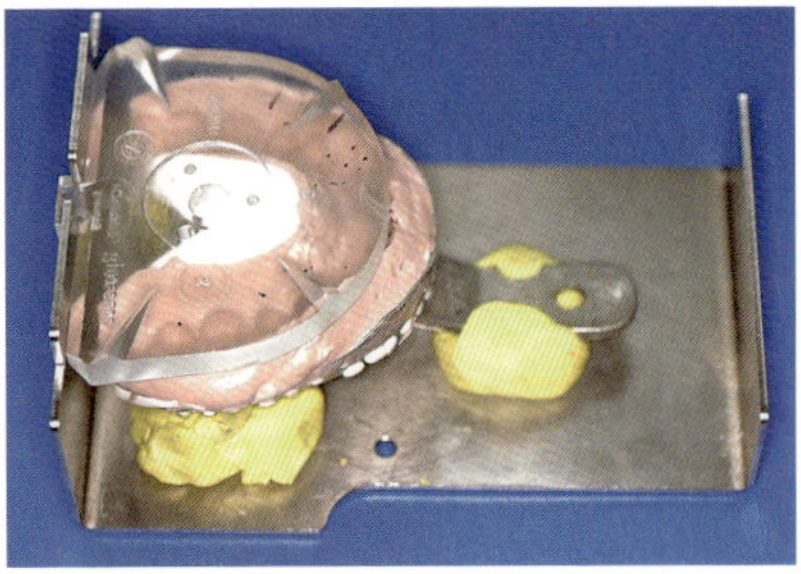

図14-28　シリコン印象をインプレッションキャリアー上でアジャストメントプレート（透明プレート）を用いて、ダウエルピンの植立位置を設定し、パテにて固定する。

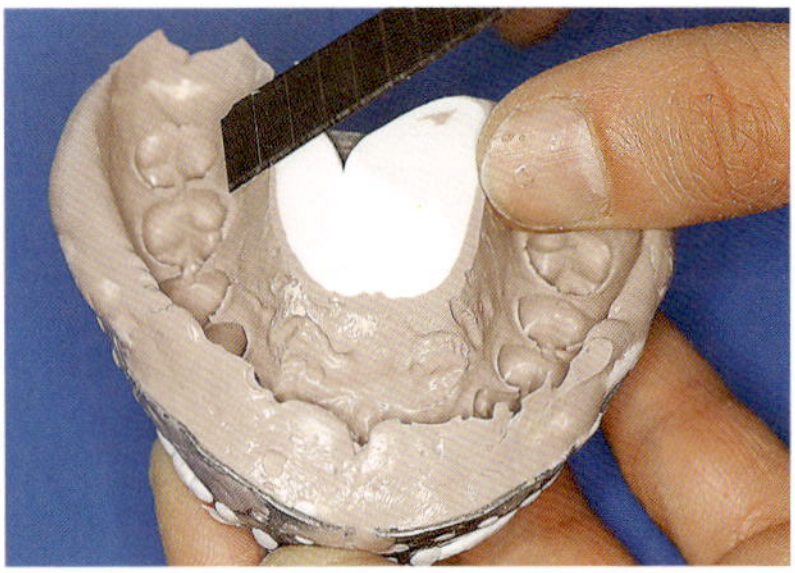

図14-27　歯頚部より7～10mmを目安に齦行移行部および口蓋部をデザインナイフにてカット。

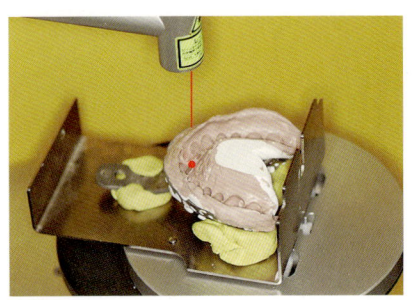

図14-30　ジロフォームピンドリルにて、印象面にレーザーガイド光を当て、ピンの埴立位置を決定。

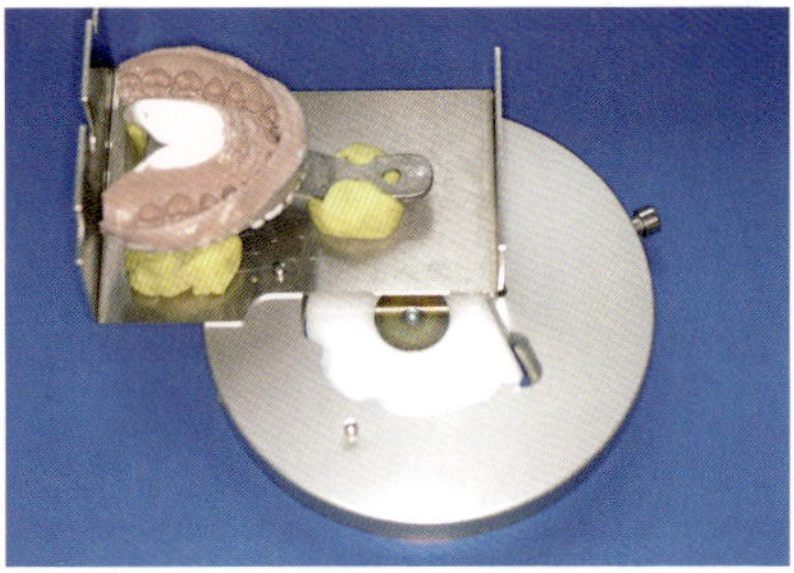

図14-29　二次石膏に相当する部分であるジロフォームプレートをプレートホルダーに固定し、印象が固定されたインプレッションキャリアーをセットする。

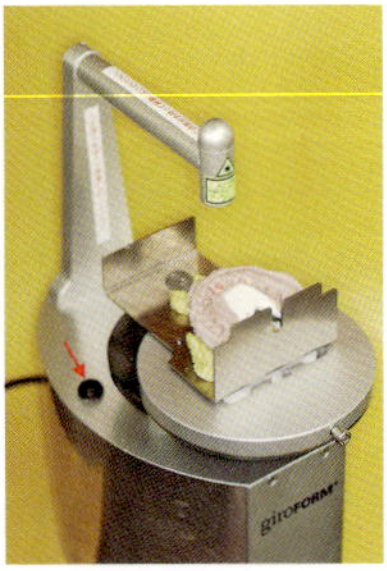

図14-32　両サイドに設定されたトリガーボタンを同時に押すことで、ピンドリルによりジロフォームプレートにピンホールが開けられる。ドリル作業中は電磁ロックにて固定される。

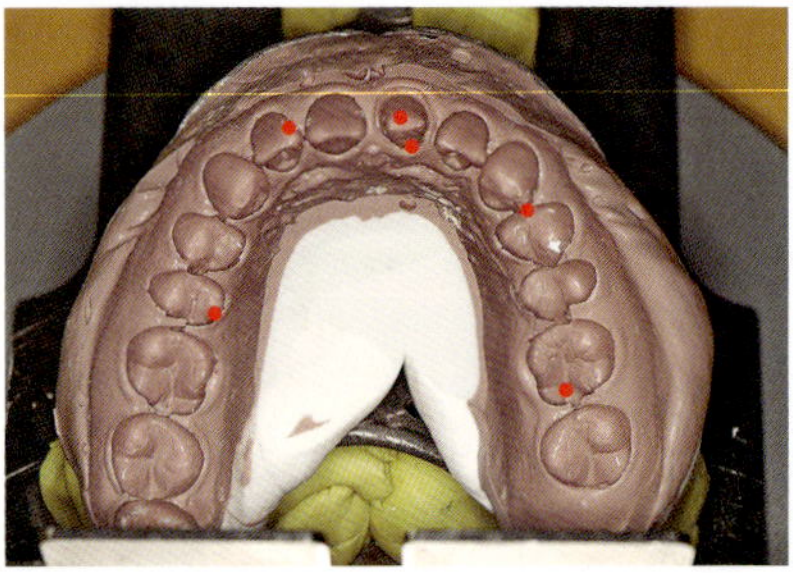

図14-31　二次石膏に相当する部分であるジロフォームプレートをプレートホルダーに固定し、印象が固定されたインプレッションキャリアーをセット。

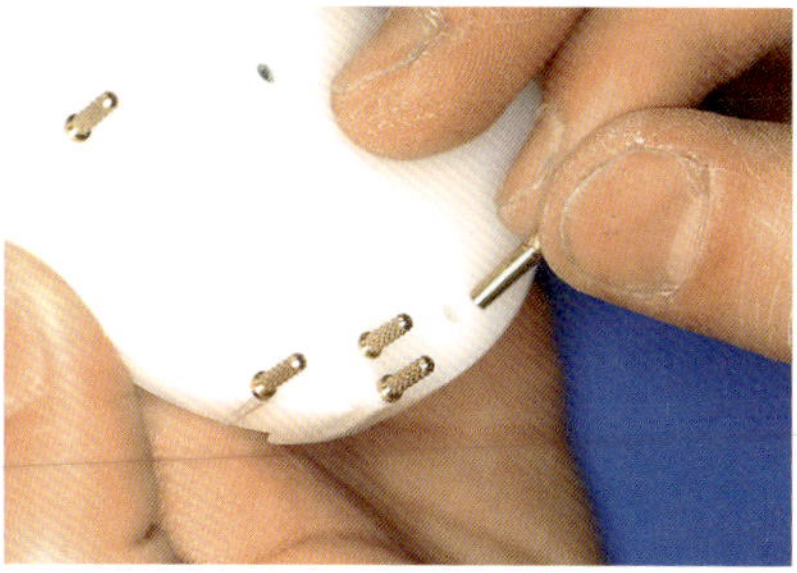

図14-33　ジロフォームプレートにドリリングされたピンホールに専用のダウエルピンをセットする。

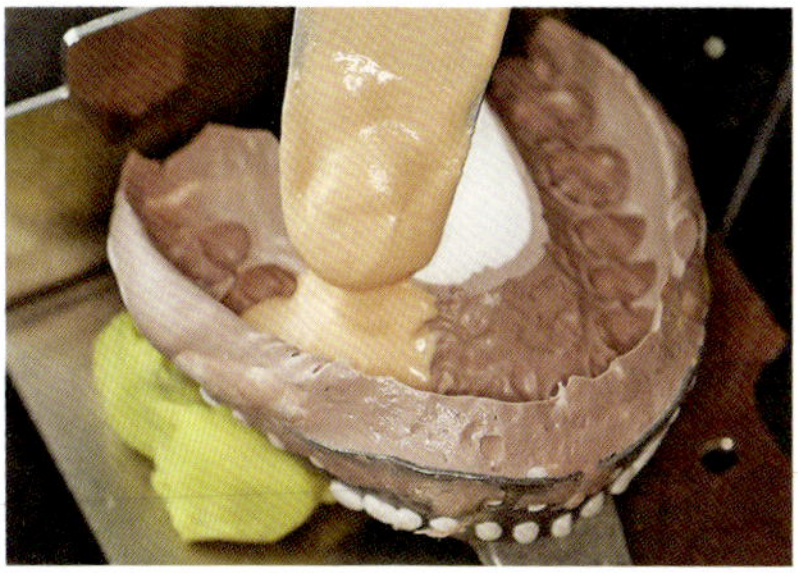

図14-34　印象と埴立したピンの周りに石膏を注入する。

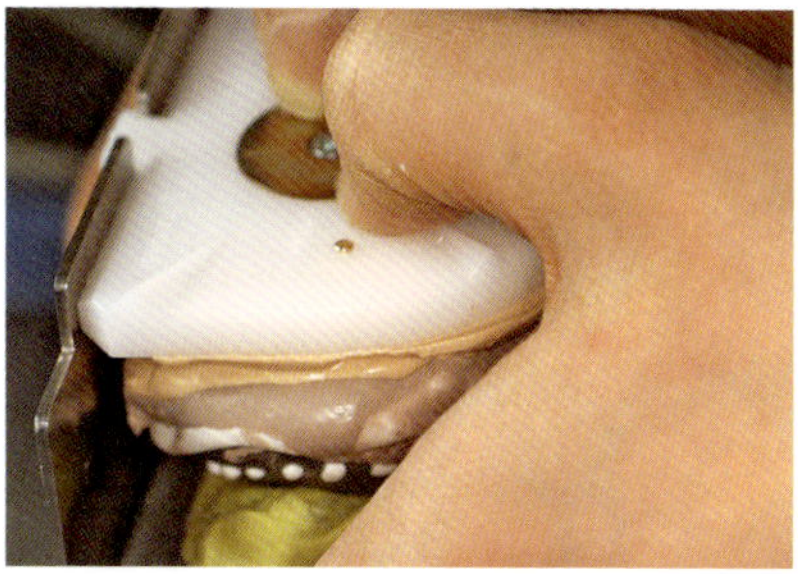

図14-35　印象面に石膏を注入し、ピンを埴立したプレートをインプレッションキャリアーのガイド溝に沿ってプレートを印象の石膏注入面に接触一体化する。

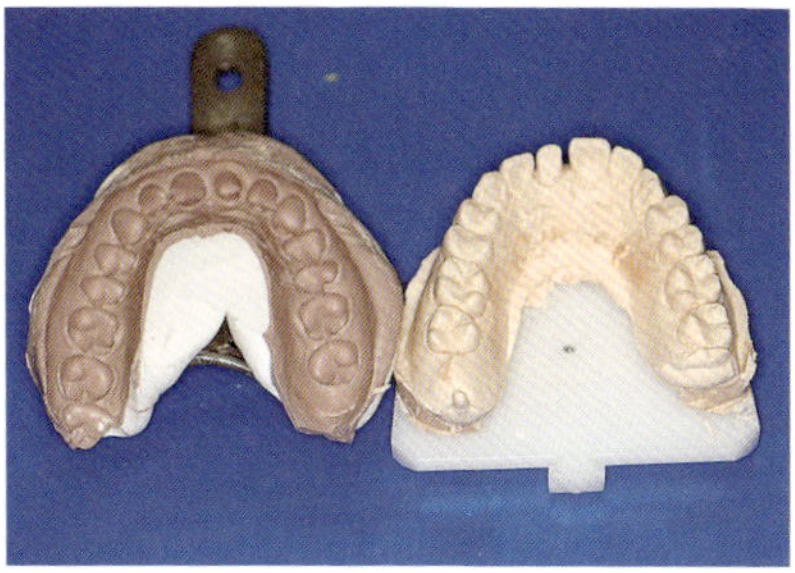

図14-36　硬化した石膏模型と除去された印象。

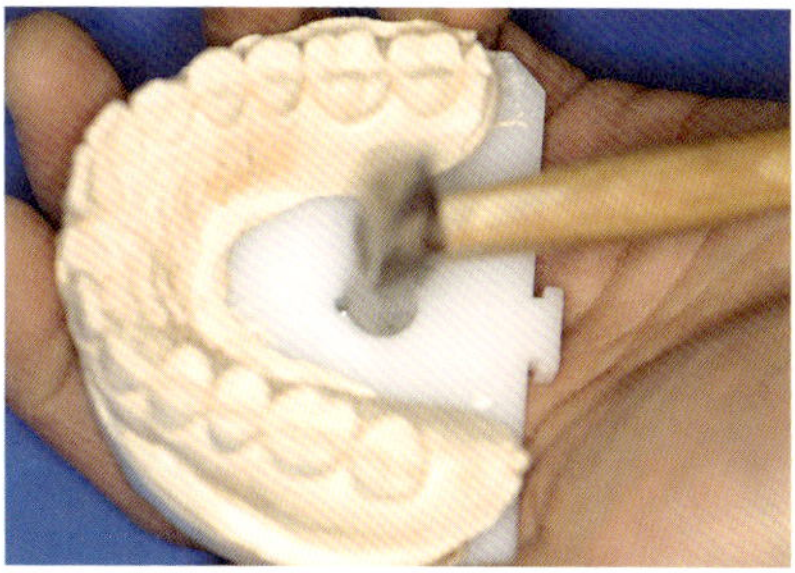

図14-37　ハンマーにてプレートに振動を与えと模型をプレートより取り外す。

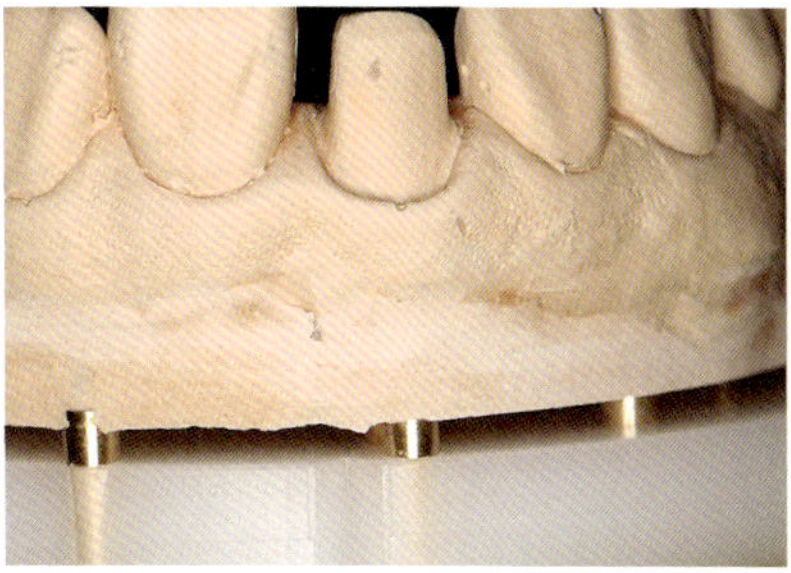

図14-38　トリミングされたピン模型をプレートに戻すと石膏の膨張により浮き上がった状態となり、強い力でないと収まらなくなる。

反対にフルクラウンなどは歯頚部付近（マージンより1~2ミリ程度）を除いては30ミクロン程度のスペースが必要とされているので、ある程度の厚み（1回の塗布で6~7ミクロン程度のものならば4回塗布）が必要です。

　またアルコール分を含有しているようなワックスパターン分離剤を使用する場合には、スペーサーが溶けることがあるのでシリコン系スペーサーの使用をお勧めします。アルコール系でない水溶質な分離剤を使用するならばどちらのタイプでも使用できます。

　なお図14-10~40にダイスペーサーを用いたセメントスペースの与え方からダウエルピンの植立までの手順を示しておきます。

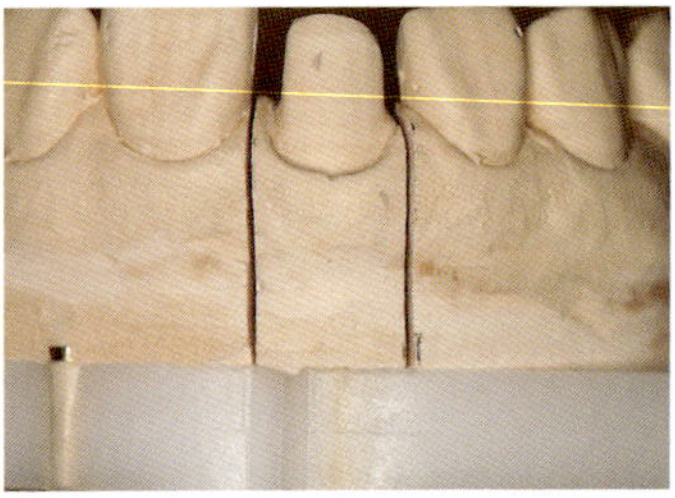

図14-39　模型をカットすることにより石膏膨張が補正された状態となる。

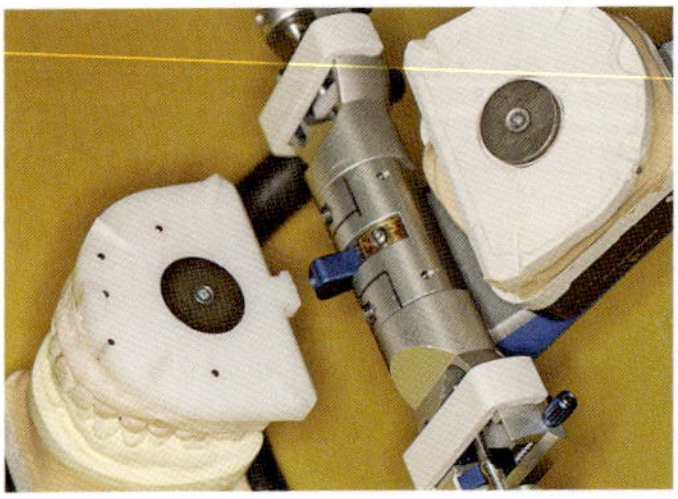

図14-40　ジロフォームモデルの咬合器装着は、ジロフォームプレミアムプレートとセカンダリープレートがマグネット式スプリットキャストにて設置される。

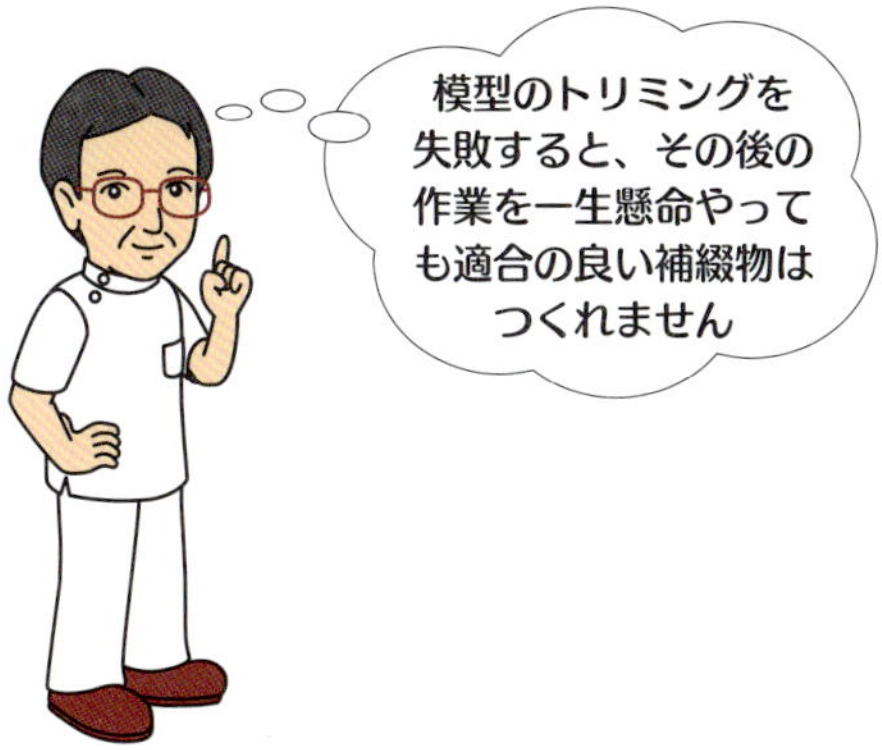
模型のトリミングを
失敗すると、その後の
作業を一生懸命やって
も適合の良い補綴物は
つくれません

15 作業用模型の咬合器への装着

咬合器に作業用模型を正確に装着できるか、できないか。このことは補綴物の咬合にとくに大きな影響を及ぼします。バイト関係を十分に見極め正しい位置関係が再現できるように作業用模型を咬合器に装着しなければなりません。咬合器も咬合関係が正しく維持でき、生体の顎運動に類似した動きが再現できるものが必要です。ここではバイト材や模型の処理、咬合器への装着について解説します。

1．バイト材や模型の処理

最初に模型の状態、気泡の有無、対合歯をチェックします。下顎では印象採得時に行う開口時に下顎骨自体が変形をするとも言われています。また残存歯のなかに動揺歯が存在すると印象材により変異する場合もあるので、注意深く観察し、チェアーサイドとの綿密な連絡も必要です。

バイト材にどのようなものが使用されているかにより処理する方法も少し異なりますが、重要なことは、バイト材が模型上に正しく収まるよう過剰部分を削除し、上下顎模型が安定した咬合状態をつくり出すことです。少数の補綴処理の場合で、残存歯もしっかりしているときはバイト材を咬合させないほうが良いでしょう。

2．咬合器の選択と模型の装着（図15-1～27）

平線咬合器、南加大型咬合器をはじめとした平均値咬合器、半調節性咬合器、全

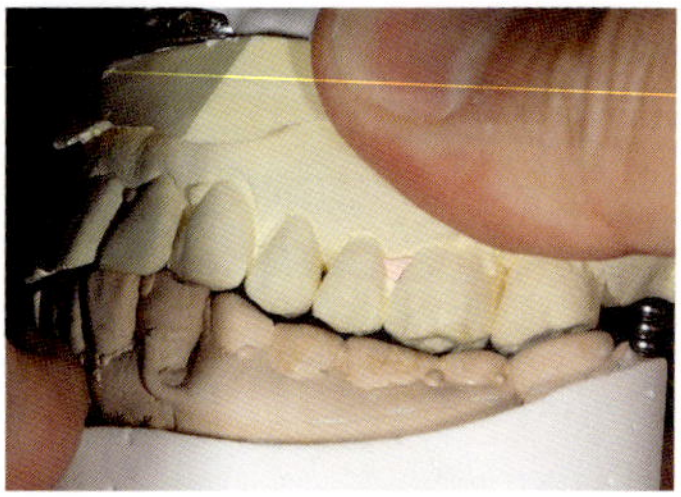

図15-1　バネの力に逆らい咬耗面に合うよう側方運動をさせると下顎が前下方運動する。

調節性咬合器は大きさ、顎関節運動機能の再現性などさまざまな点で異なり、どれが一番良いかは一言では言えません。それは補綴物の大きさ、患者の顎関節の状態、術者の技量、考え方などによっても変わってきます。

　結局、それぞれの咬合器がどのような動き（前後・側方運動など）をするか、また、生体顎関節とどのような異なった動きをするかをよく理解したうえで使用することが重要なのです。

　南加大咬合器で側方運動をさせるとバネを軸に回転をし、下顎の側方が下後方に向かって運動し生体の下顎運動ではあり得ない動きとなります。このような咬合器を使用する場合はバネの力に逆らって運動させなくては正しい動きとは言えません。バネの力に任せることなく、力を入れ咬耗面に合うような運動をさせることが必要なのです（図15－1）。

　平均値咬合器は、関節調節機構を有した咬合器と比較した場合、煩雑な調節機構が少ないため、使用中にトラブルを起こすことも少なく、もっとも使用頻度の高い咬合器でしょう。平均値咬合器を選択する際には、できるかぎり顆頭間距離が平均値（4インチ）に近いものが良いでしょう。デンタルホビーは顆頭間距離が10.5センチ（4インチ）と平均的顆頭間距離に相当しています。

　上顎をフェイスボウトランスファーで咬合器装着を行えば、より生体と近似した運動を再現することができますが、フェイスボウを使用しないで平均的な位置にマウントする場合は、下顎の仮想咬合平面を基準にマウントします。マウントする場合は咬合器に付属している咬合平面セット用器具を利用します（図15－2）。

　この場合には上下の模型を咬合させて全体の歯列咬合関係、顔貌と歯列関係を参

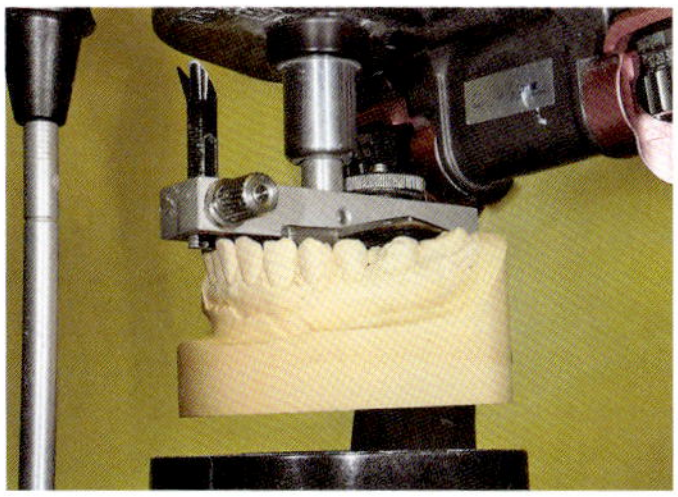

図15-2　平均値ジグを使用して下顎咬合平面にマウントする。

考（エステティックボウ）にする方法で咬合器に装着します。

歯列模型を咬合器に固着する際、生体と咬合器間の位置関係を再現するものがなければ、咬合器に装着された歯列模型は、生体の動きとは異なったものになりやすいものです。

一般的に、その生体の動きを平均的に表現しよう（表現しておけば良い）とすることから、咬合平面を平均値に近似した位置に歯列模型を固着します。

生体と上顎歯列模型の位置関係を咬合器に再現しようとするものがフェイスボウです。フェイスボウを使用することで顆頭点を基準とした上顎歯列弓までの距離、いわゆる上顎三角の測定をすることができます。生体の距離関係が咬合器上の顆頭と歯列模型の位置関係に近似したならば、顆頭を中心とした歯列模型の側方および前方運動がより生体運動に近いと言えるでしょう。

咬合器に模型を装着する際は、下顎に粘土をおいて仮固定し、低膨張石膏を用いて上顎よりマウントします。

上下ともに基底面は、スプリットキャスト法で周りにビニールテープを巻いておくと簡単できれいにマウントすることができます。このようにして全体の咬合関係をみて咬合器装着を行ったほうが失敗を避けることができるのです。

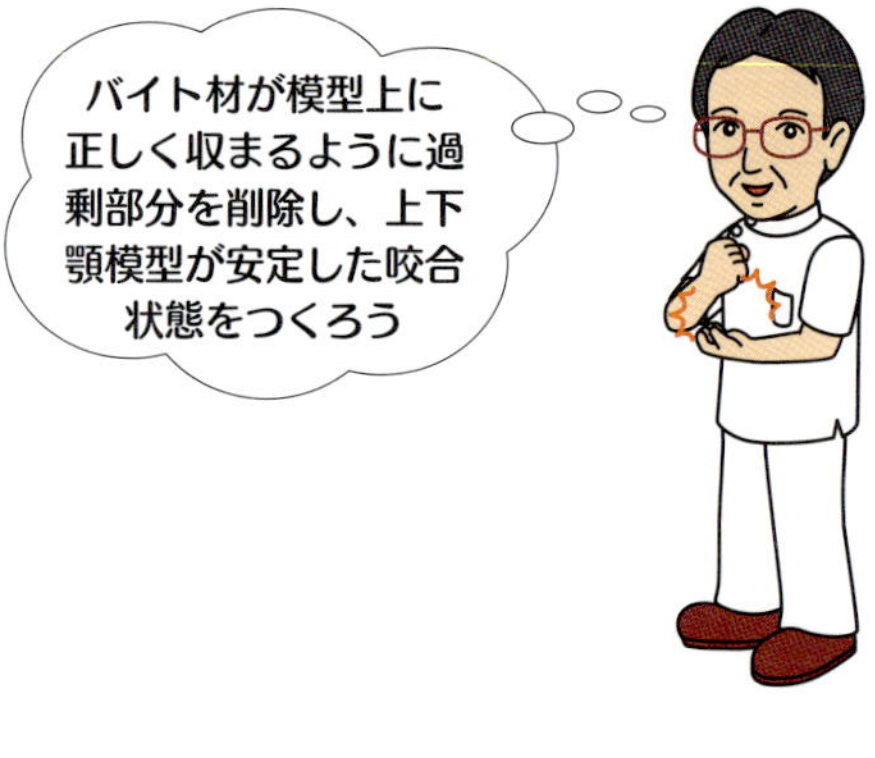
バイト材が模型上に正しく収まるように過剰部分を削除し、上下顎模型が安定した咬合状態をつくろう

フェイスボウから対合歯の咬合確認

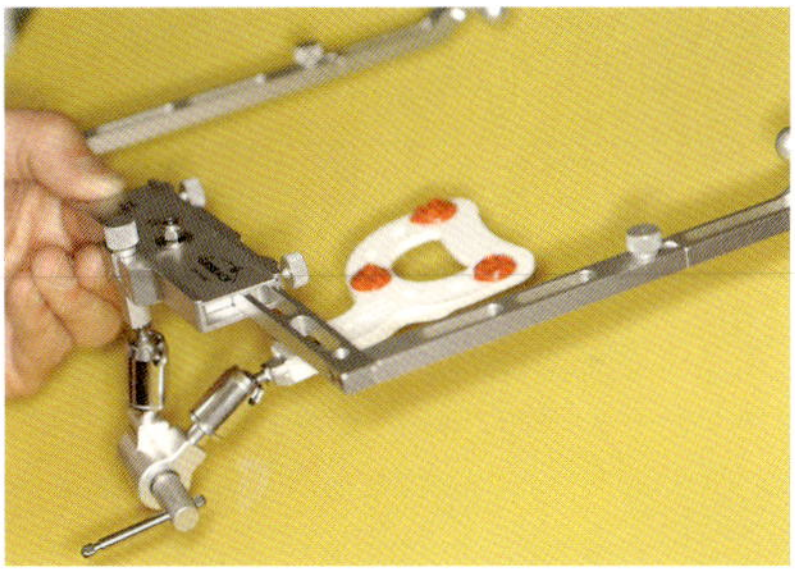

図15-4　フェイスボウトランスファーを行うために測定採得されたGIRRBACHの測定装置。

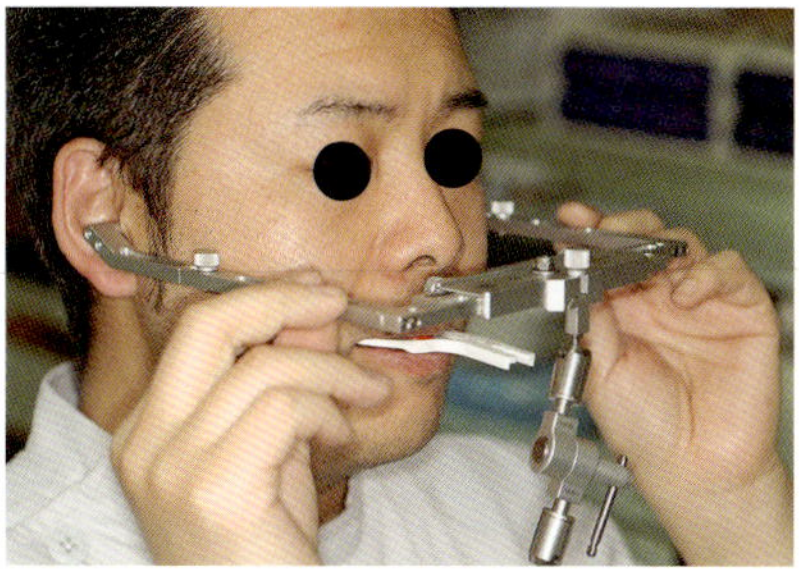

図15-3　口腔内にセットしたフェイスボウ。

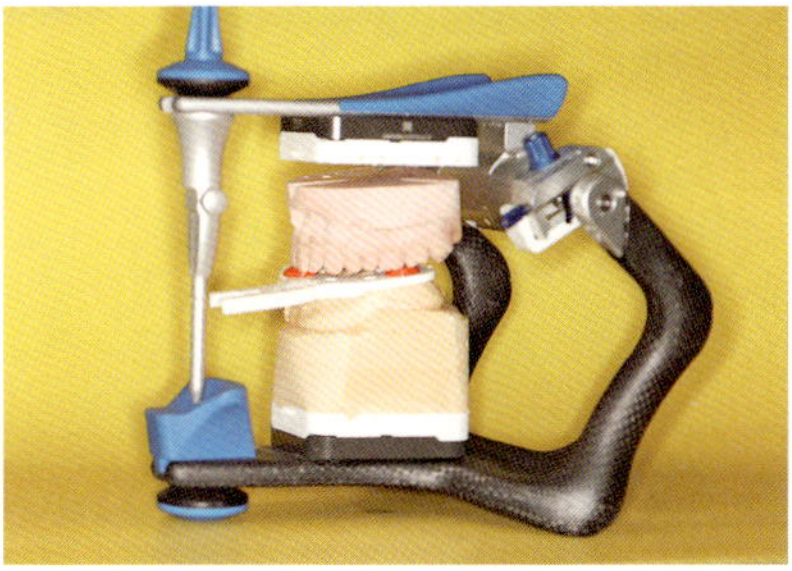

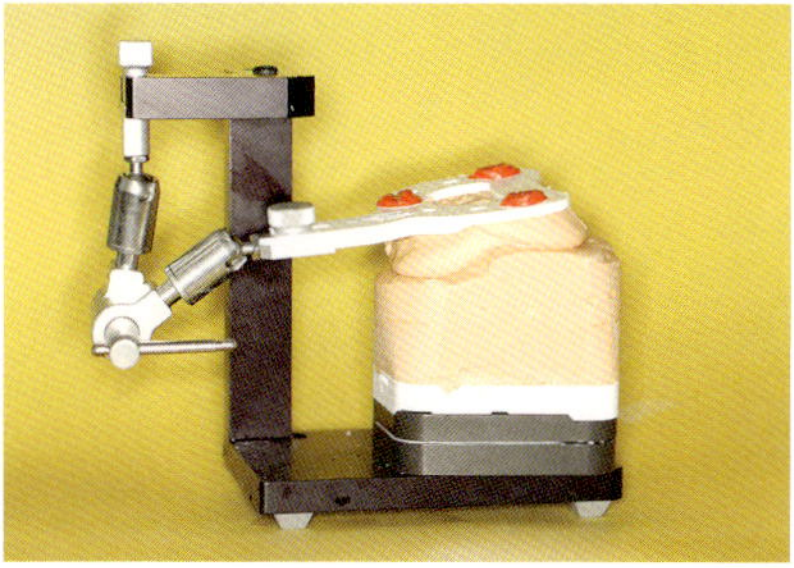

図15-5, 6　フェイスボウを使用してマウントする方法は上顎模型の重みなどにより変異する可能性があるが、トラスファースタンドに固定して作業する方法だとフェイスボウのたわみの心配がない。

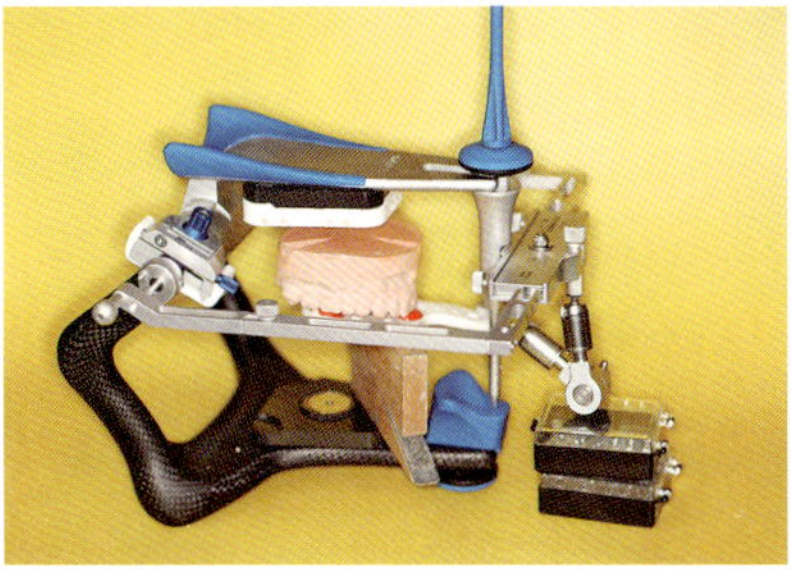

図15-7　フェイスボウを使用して咬合器装着を行う方法。バイトフォークが模型の重みでたわまないようキャストサポートをバイトフォークにセットしてマウントを行う。

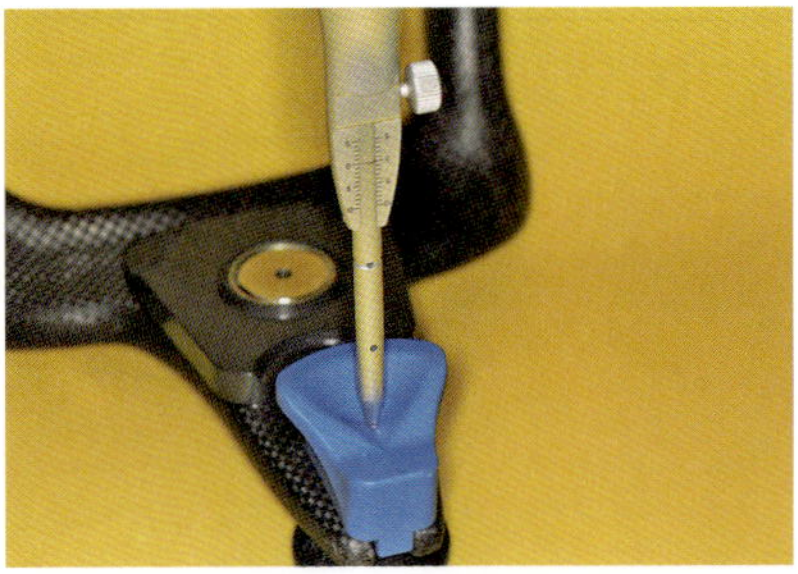

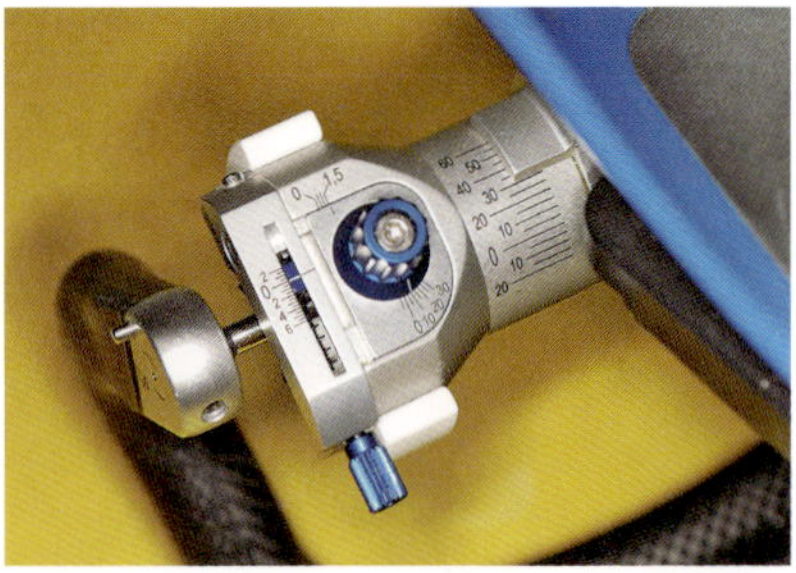

図15-8, 9　咬合器への模型装着の前に必ず咬合器の0セティングを行う。顆路角35°、ベネット角0°、イミディエート0、インサイザルピン0にセットする。

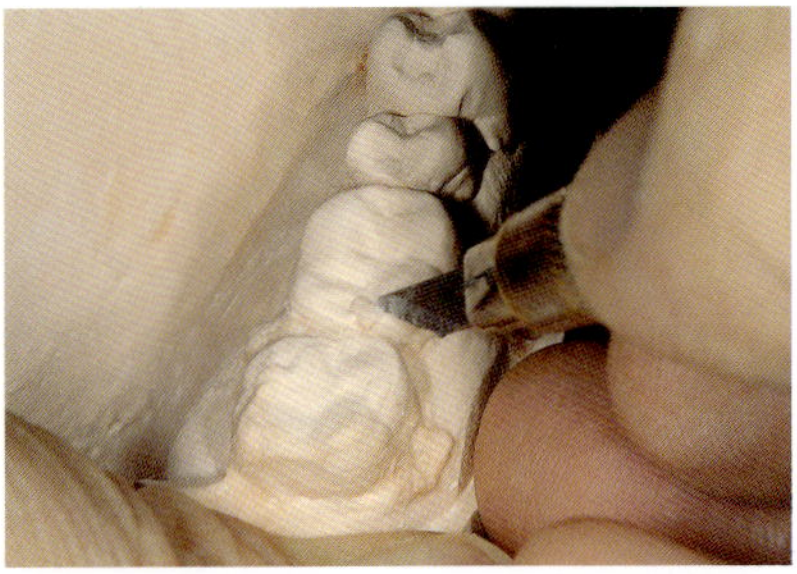

図15-11　ダイ模型はもとより対合歯の咬合面にある気泡を取り除いておく。

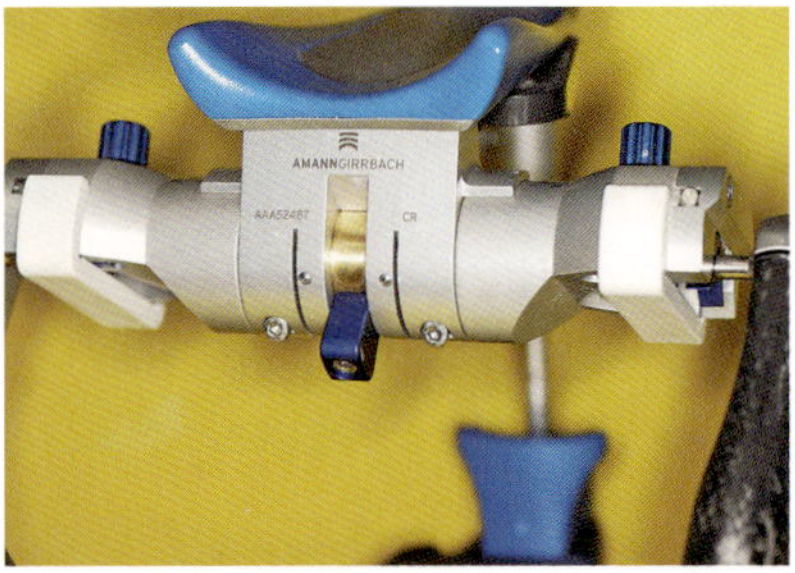

図15-10　咬合器にセントリックラッチがあるものは、しっかりと固定する。

図15-12　シリコンの余剰部分、頬舌側面、隣接部鼓形空隙、および咬合面の深い列溝部などをデザインナイフにて慎重にカットしておく。

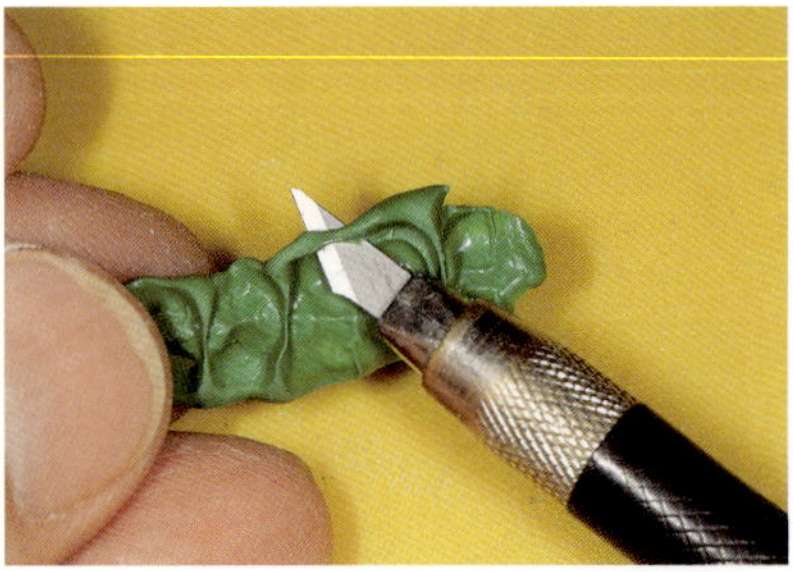

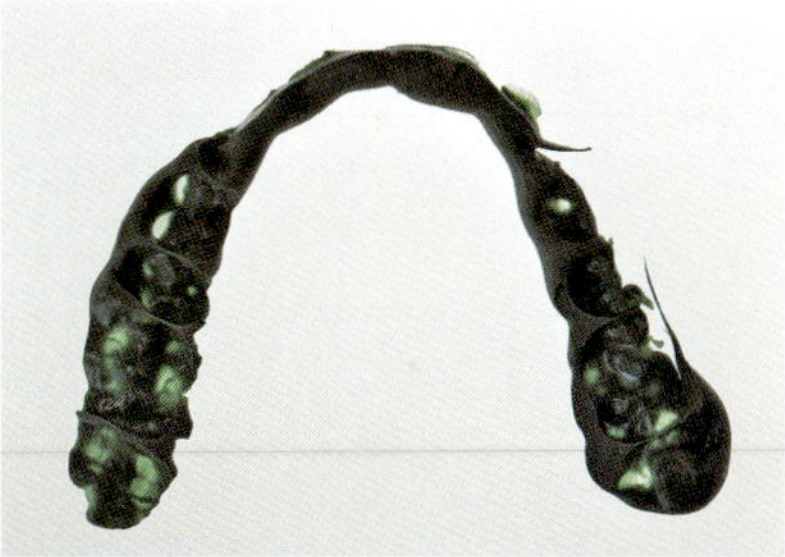

図15-14　シリコンバイトを透かして見ると噛み切っている部位を確認することができる。

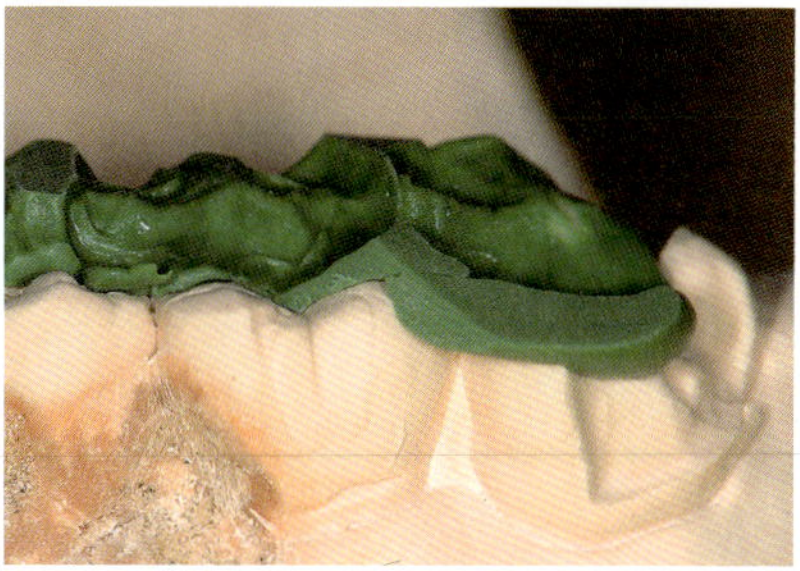

図15-13　シリコンバイトが定位置に戻るよう十分に調整しておくことが大切。

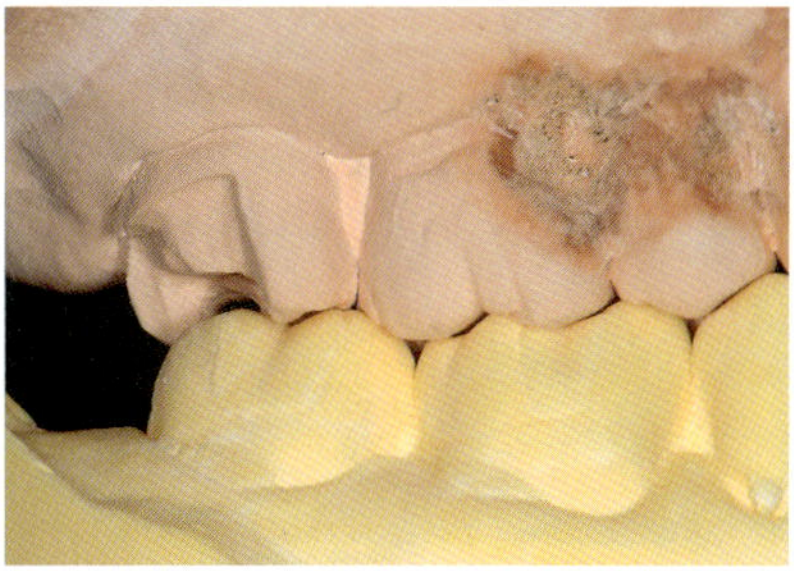

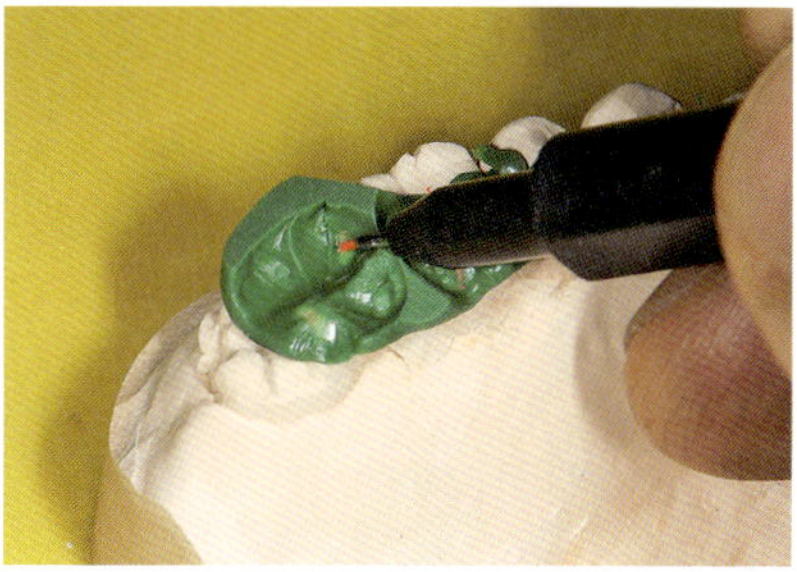

図15-15, 16　シリコンバイトの噛み切った部分を鉛筆にてマークをし、この部分が対合歯と接触しているかよく確認する。

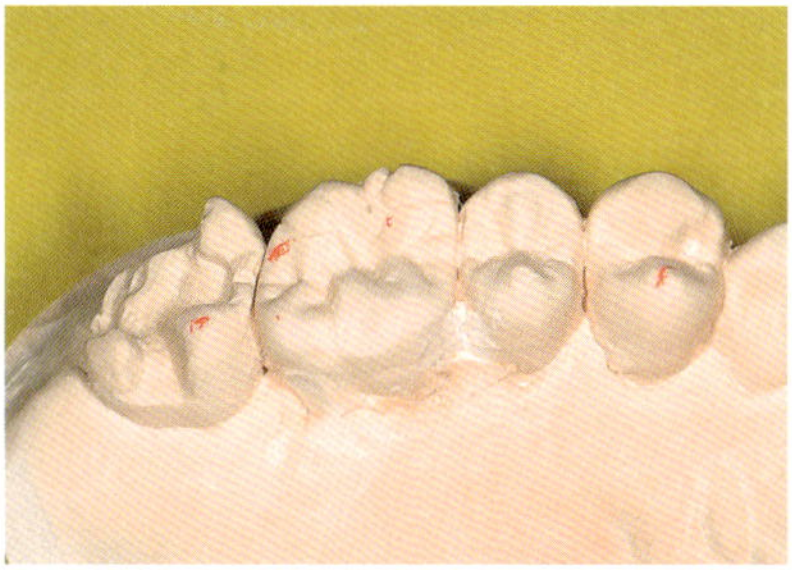

図15-17　赤い印記によって対合歯との接触が確認できる。

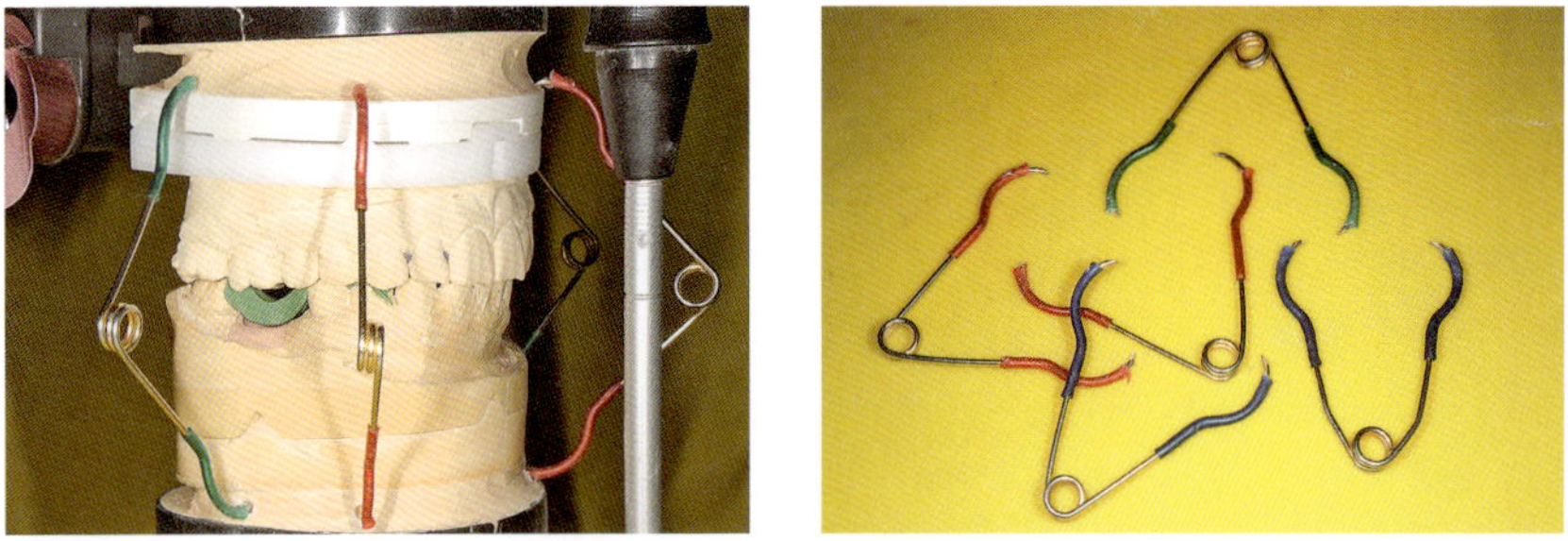

図15-18, 19　咬合器装着は上下模型をしっかりと固定して行わなければならない。スプリングによる模型保持を行うと強力な力で保持してくれる。

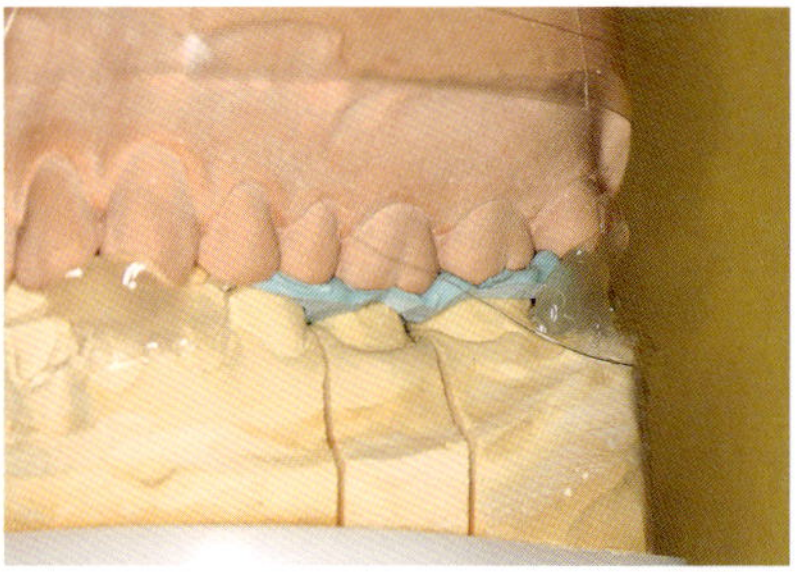

図15-20　シリコンバイトの噛み切った個所のマークが対合歯と正しい位置関係で咬合していることを確認し、ホットボンドにて上下模型を固定する。ホットボンドは乾燥した模型には接着するが水分を含んでいると接着しない。よって外すとき接着部分に水分を与えると接着剤を簡単に取り除くことができ分離できる。

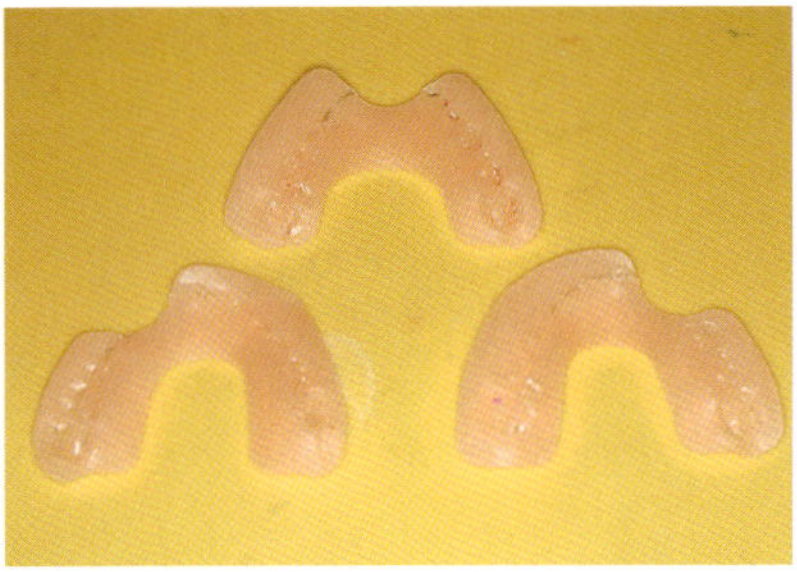

図15-21　顎関節の側方運動、前方運動を記録したチェックバイト。

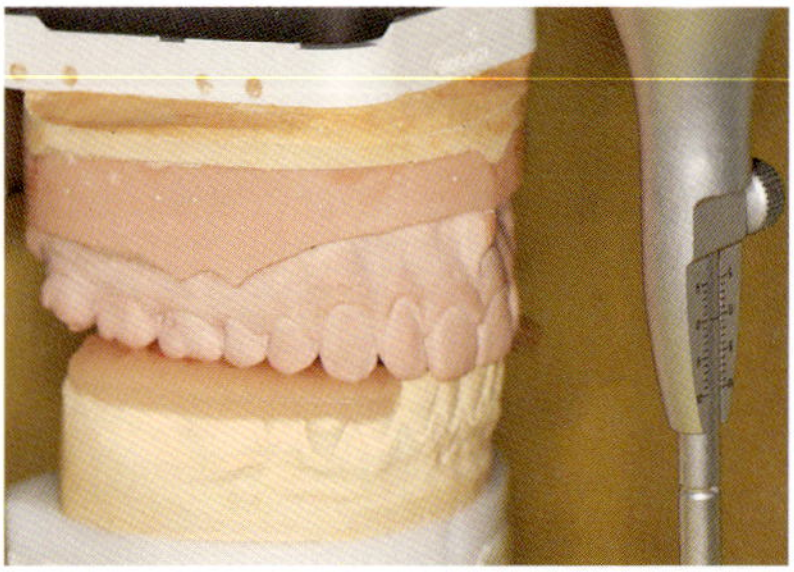

図15-22　咬合器に運動時のバイトワックスをセッティングして顆路角の調整を行う。

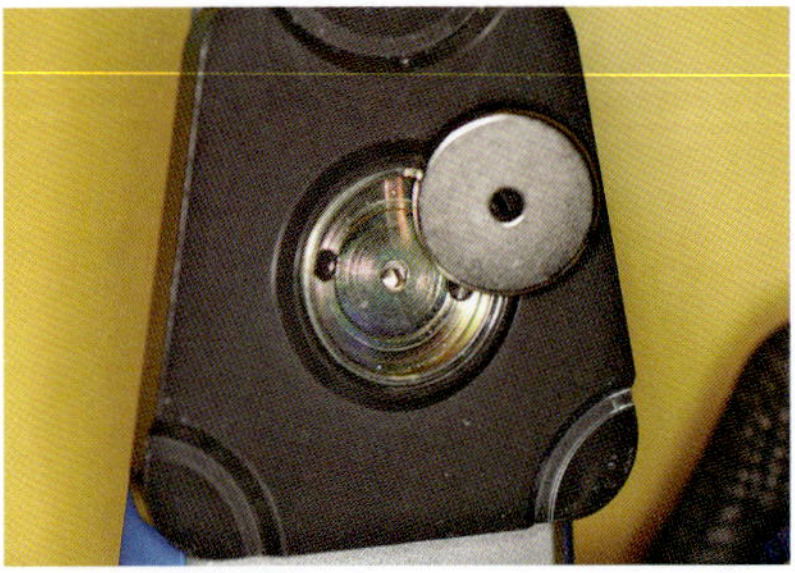

図15-23　運動時のバイトワックスをセッティングして顆路角の調整を行う際は、スプリットキャストのマグネットを取り除いて行う。

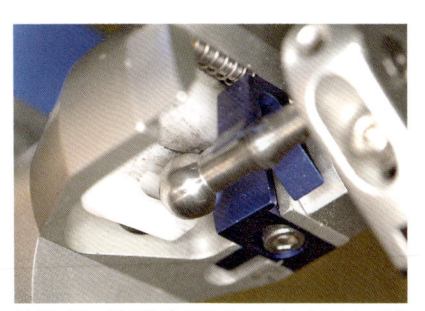

図15-25　前方運動時のチェックバイトにて非接触となったコンダイラーボールにコンダイラーガイドを傾斜させて、軽く接触したところで固定し、矢状路角の決定をする。

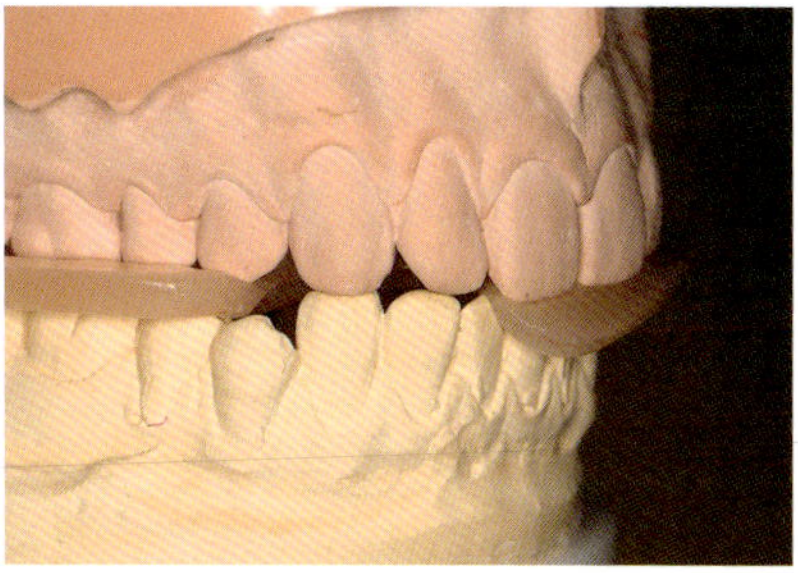

図15-24　咬合器に側方運動時のバイトワックスをセッティングして側方顆路角の調整を行う。

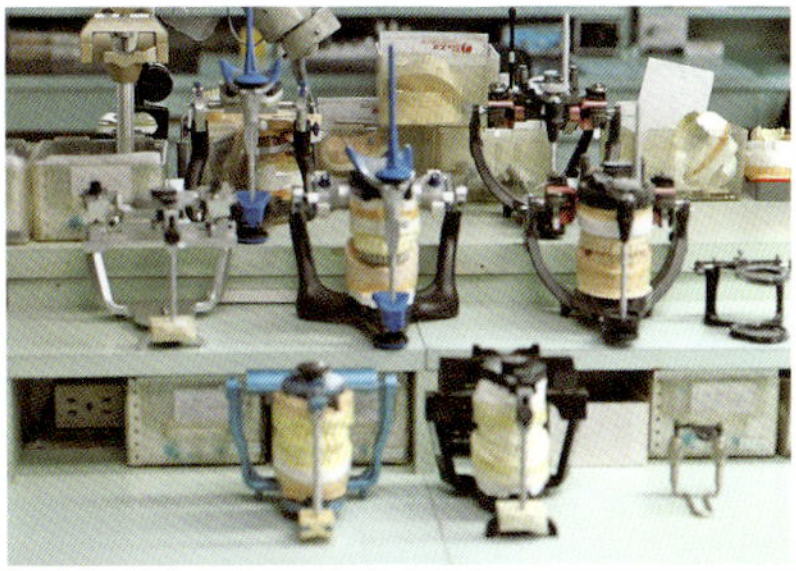

図15-27　日常筆者が使用している咬合器。前左よりHoby、DENAR Mark II、上段左より２番目Artex-SR、KAVO Protar 7。その他の南加大咬合器、Unity咬合器はほとんど使用することがない。

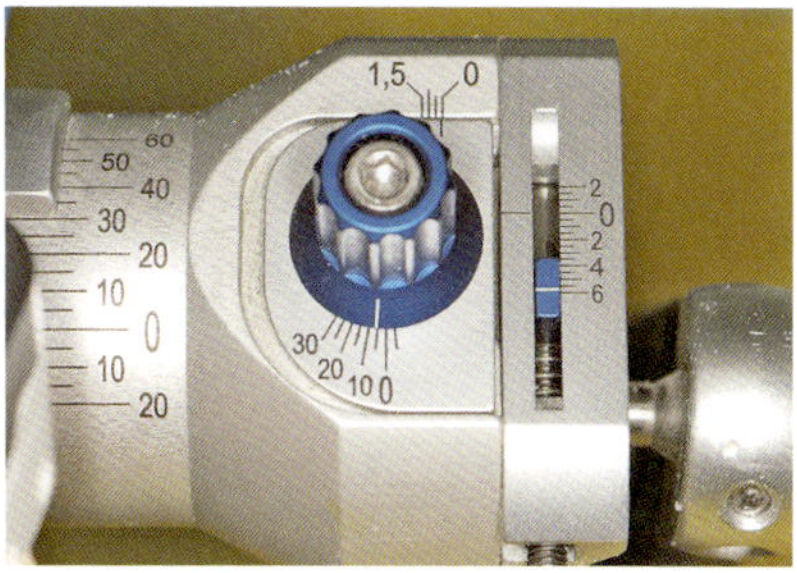

図15-26　側方運動時のバイトワックスをセッティングして側方顆路角（ベネット角）およびイミディエートサイドシフトの調整を行う。

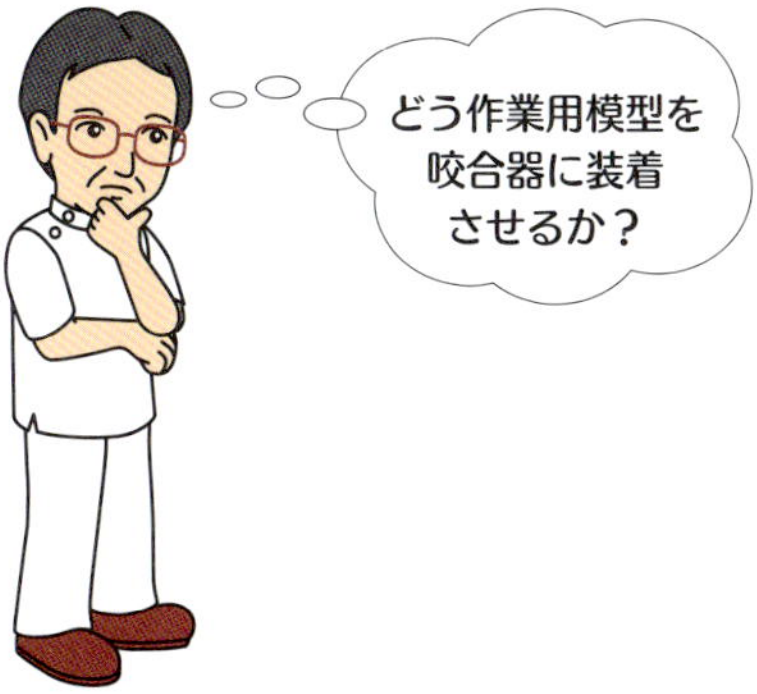

16 クラウンのつくり方

――適合の良し悪しは力のコントロール

同じように製作されたクラウンでも「A君の製作したクラウンは支台歯に吸いつくように適合するが、B君の製作したクラウンは支台歯にゆるゆるだ」。このような話をよく聞きます。クラウンを製作するとき、適合の良し悪しの差はどこでつくのでしょうか。

なぜ使用する模型表面硬化剤、ワックス分離剤、ワックス、埋没材が同じであっても適合の差が出てしまうのでしょうか。筆者の経験によれば、それはワックスに対する内部応力と残留応力（外部応力）のコントロールができているか否かです。

熱伝導の悪いワックスは一見凝固したようにみえても内部まではなかなか完全凝固されていないものです。この完全凝固されていないワックスを扱ったときに起こる変型を内部応力と呼んでいます、またカービングという大きな外部からの力を加えられたときに、その力に対してもとに戻ろうとする変型のことを残留応力、あるいはカービングストレスとも呼んでいます。

この変型（抗力）は除々に消失し応力緩和するのですが、できるだけワックスに大きなストレスを与えずカービングすることが大切なのです。つまり応力緩和のコントロールがクラウンの適合に大きく左右することになるのです。

ではどのようにしてそれぞれの力をコントロールすれば良いのでしょうか。内部応力に対しては盛り上げられたワックスが完全凝固するまで時間をおき、外部応力

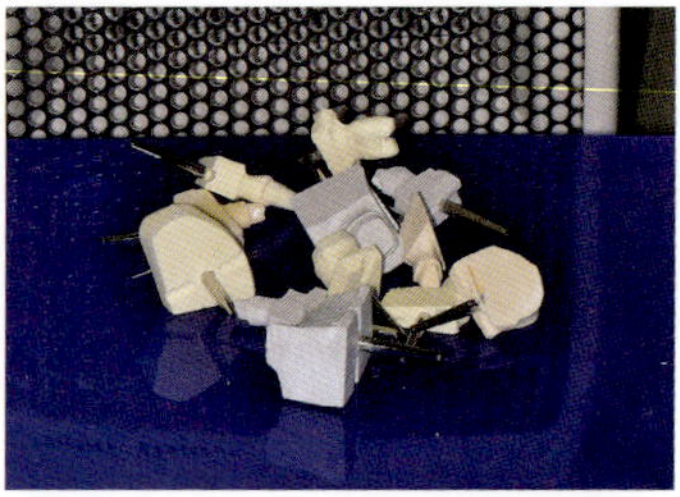

図16-1　トリミング後の支台歯は軽く水洗いしヒーターで完全に乾燥させる。石膏内に浸透した水分により表面硬化剤の浸透を妨げるためである。

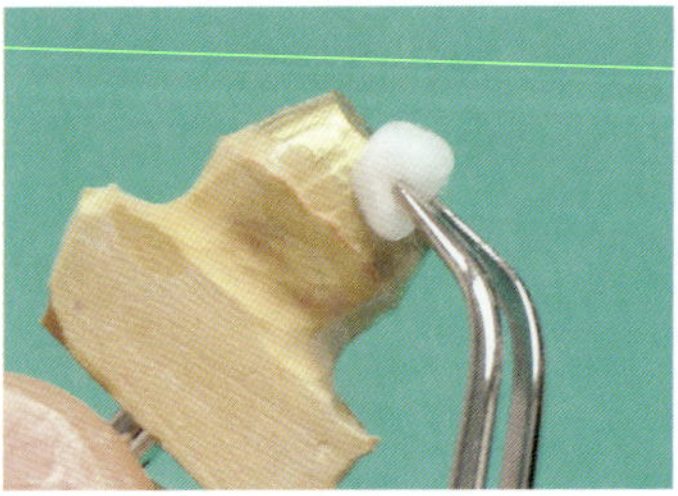

図16-2　表面硬化剤の塗布は薄く均一になるように脱脂綿に硬化剤を染み込ませタッピングするように塗る。

に対してはカービングに対する把持力でワックスを支えることで応力緩和を図ります。また完成されたワックスアップはすぐに埋没作業に移らずに時間をおき応力緩和させるのが良いでしょう。つぎに材料について解説します。

1．表面硬化剤とワックス分離剤（図16-1～4）

作業用模型は石膏で製作しますが、石膏は硬化後も吸水性があり、そのままワックスアップの作業を行うと、分離剤を塗布しても液化したワックスを内部に侵入させてしまうことになります。またエバンスなどのインスルメントで簡単に傷がつくためにある程度の強度も必要です。そのため石膏内部や石膏表面を均一にコーティングする必要があります。

このコーティングには通常、瞬間接着剤を使用しますが、粘度の低いものを使用したほうが良いでしょう。粘度が高いものは石膏内部への浸透が悪く表面に厚い層を形成して補綴物の適合に悪影響を与えてしまいます。一般の瞬間接着剤は粘性が高いので避けるべきです。また浸透を促すように模型は完全に乾燥させてから塗布しましょう。

ワックス分離剤を石膏表面に塗布することで石膏表面を親水性に変え、疎水性の高いワックスを分離（寄せつけない）するものです。分離剤は粘性が強ければワックスとの分離が良く、支台歯からワックスを抜きやすくなりますが、適合が緩くなります。逆に弱ければ十分な親水性が石膏表面に得られずワックスは抜きにくくなります。

いずれにしても塗布した量が厚ければ適合に悪影響を及ぼすことになるので、で

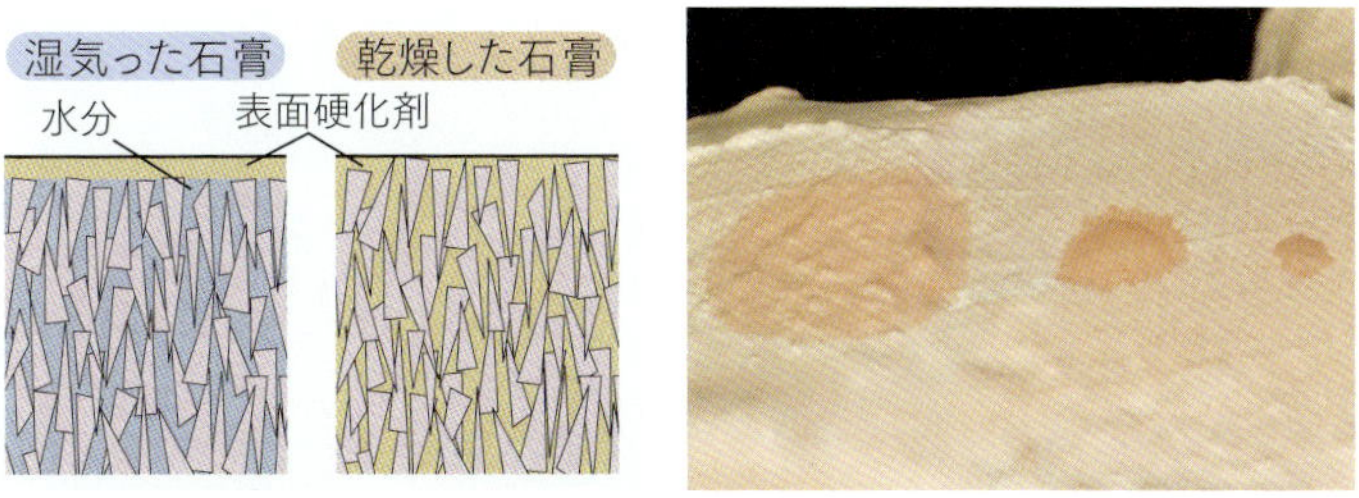

図16-3, 4　粘性の低い、中程度、高い硬化剤を同量乾燥した石膏に塗布すると低い粘性の硬化剤だけが浸透性が良い（図中左から）。また針状結晶の石膏内部に水分を含んでいると表面硬化剤は侵入できない。さらに粘性の高い硬化剤も石膏内に侵入できない。結果、ショルダー部に表面硬化剤の厚い層をつくってしまう。このことからも硬化剤や石膏支台歯の扱いは慎重を要する。

きるだけ薄く塗ります。とくに支台歯のショルダー、シャンファー部には分離剤が溜まりやすくなるので十分に拭き取ります。

　近年シリコン系のぬれの良いものが発売されていますが、水溶性、油性の差があります。油性は水分をはじくため、水溶性のほうが安心して使用できるでしょう。

2. ワックスの構成と選択（図16－5～9）

　技工で使用するワックスには、パラフィンワックス、インレーワックス、マージンワックス、ステッキーワックス、ユーティリティーワックスなどの種類がありますが、それぞれ使用の目的によって構成成分が違うため軟化温度や硬度、粘性に違いが出てきます（表16－1）。

　クラウンを製作する場合内面には支台歯と密着の高いソフトワックスを使用し、外部には外部応力を受けにくいハードワックスを使用するのが望ましいでしょう。ソフトワックスは多くはマージンワックスの名称で発売されていてメーカーごとに特徴があります。

　ソフトワックスに求められるものは、凝固した際、いかに支台歯と密着しているかが選択の基準となります。またハードワックスにおいては、ソフトワックス上に盛り上げるため、できるだけソフトワックスとの温度差があり、ソフトワックスに影響を与えにくい凝固収縮の少ないものを選択したほうが良いでしょう。

表16-1　各ワックスの特徴

名称	成分	融点	特徴
パラフィン	線状炭化水素	50～70℃	歯科用ワックスの主成分
カルナウバロー	植物性天然ワックス	80～86℃	硬さを増す、フローの抑制
蜜ロウ	ミツバチより分泌	60～67℃	しなやかさと光沢
ダンマー	植物性天然樹脂	150～180℃	融点のコントロール

そのほかにキャンデリラ、セレシンなどの構成成分が含まれている。同じ種類のワックスでもメーカーによって融点や硬度が違うのは構成比が違うためである。

ワックス分離剤の特長

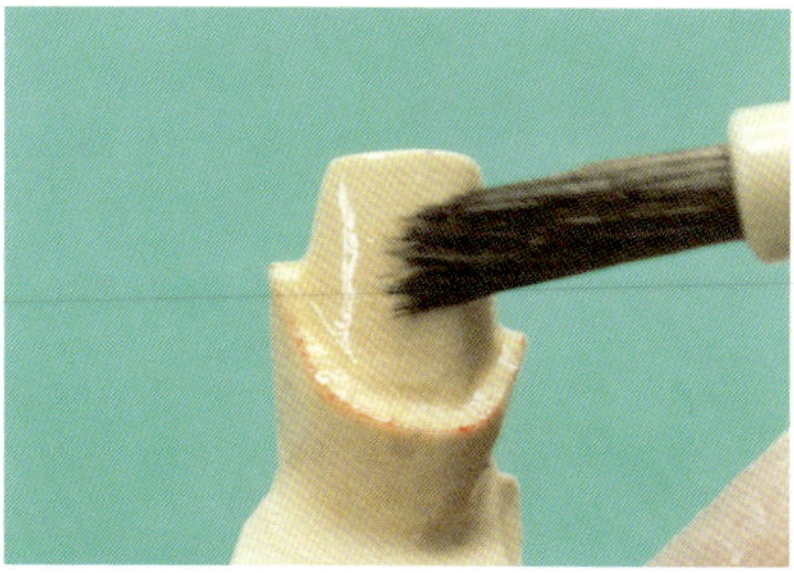

図16-5　ワックス分離剤の塗布は基本的には筆で行う。

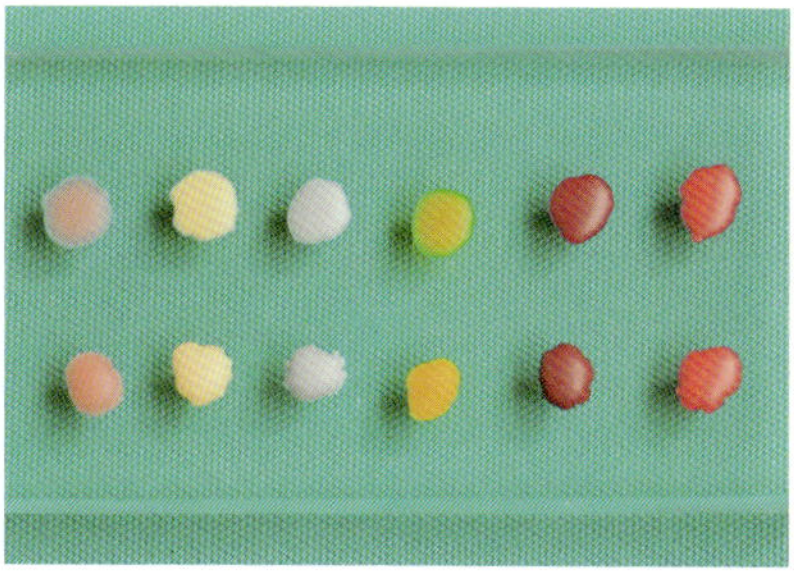

図16-7　ワックス分離剤を塗布したガラス練板上に軟化ワックスを落とす。向かって左からパラフィンワックス、カービングワックス（1、2）、マージンワックス（1、2、3）。上段が分離材を薄く塗布、下段がやや厚めに塗布。

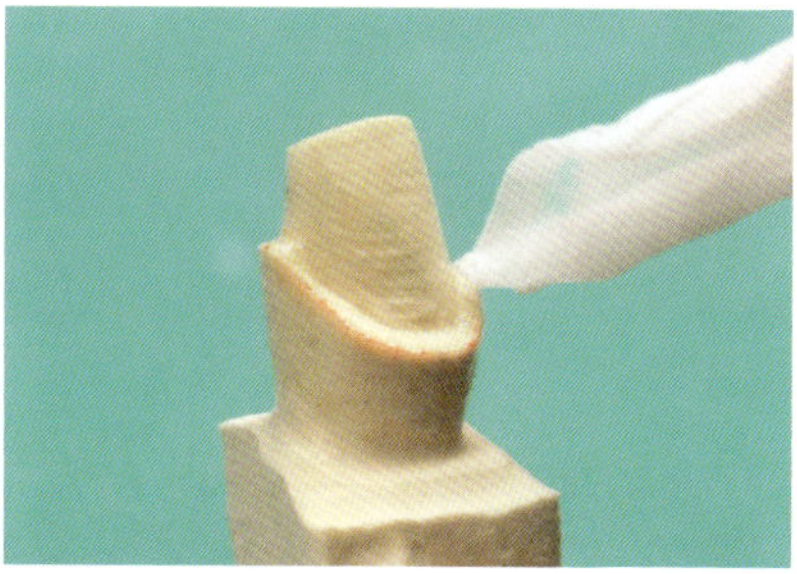

図16-6　塗布された分離剤はティシュを用いて過剰な量を取り除く。エアーガンで吹き飛ばしても良い。

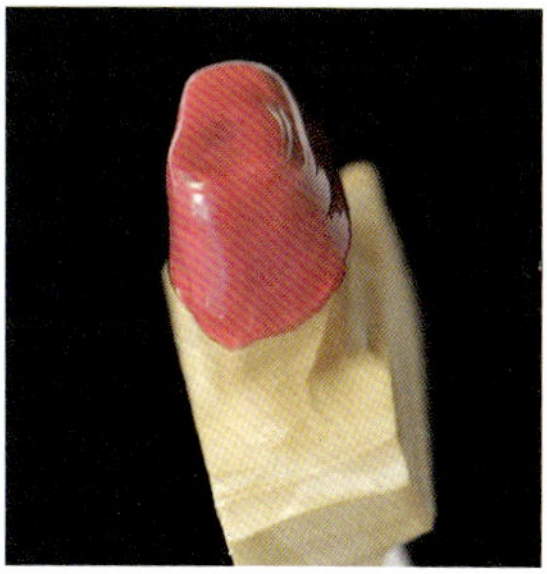

図16-9　内面にソフトワックス（マージンワックス）を一層する。マージン部はマージンラインより少しオーバーさせたところで確実に止めるようにしたほうが良い。マージンラインよりオーバーしすぎると上部形態に影響を与えることになる。

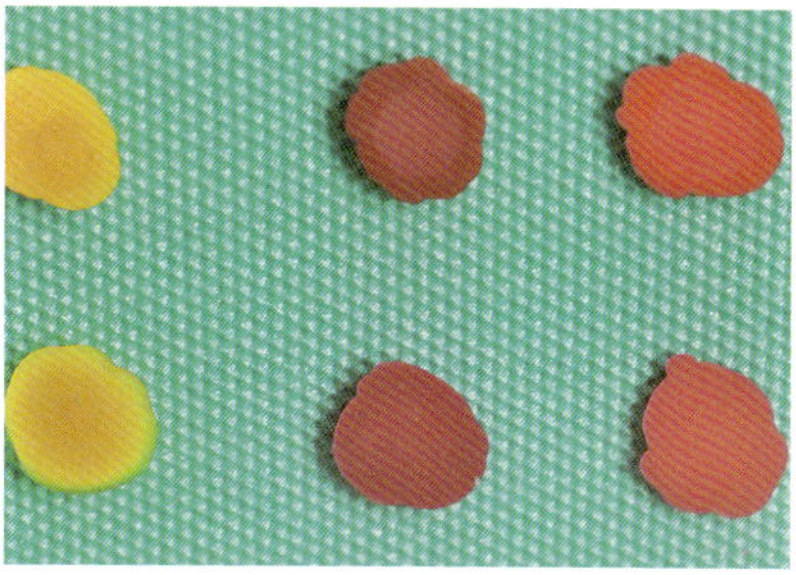

図16-8　薄めに分離剤を塗布した場合と、分離剤をやや厚めに塗布した場合では、厚めに塗布した場合のほうが縁からはがれが起こりやすいことが、いずれのワックスでも確認できる。すなわち分離剤の塗布のコントロールこそが、支台歯の適合精度に大きな影響を与えると考えて良い。

17 隣接面コンタクト

1. コンタクトエリアの調整（図17-1～8）

隣接面コンタクトのことをよく「コンタクトポイントの調整」という言葉で表現します。実際にはコンタクトポイントとその周辺すべてのコントロールであることから「コンタクトエリアの調整」と言うほうが的確な表現でしょう。

さて補綴物に求められるコンタクトとは、そのエリアに食片圧入しないこと、デンタルフロス、歯間ブラシによる清掃性が保たれることです。では、そのエリアのコントロールとはどのような形態の付与でしょうか。

隣在歯との接触部は上顎では頬側より⅓の部分、下顎ではほぼ中央付近に上部鼓形を配慮して設定、接触面から頬側歯頸部、舌側歯頸部に向けて根尖側は凹面、逆根尖側は凸面を形成し移行的な放物線を描くように形成します。

このように形成することで食物の流れを良くすることができます。前歯から小臼歯、小臼歯から大臼歯の歯の形態が大きく変化する部分では舌側のコンタクト部からの鼓形空隙の付与には注意が必要です。また接触部の強さは50ミクロンくらいに調整することで食片圧入を防止できるとともにデンタルフロスが通しやすくなります。

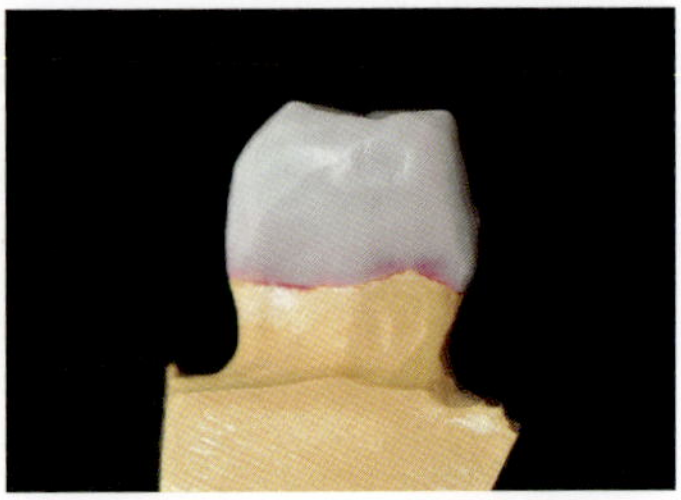

図17-1　ワックスアップ隣接面観である。コンタクト部より上方を凸面、下方（根尖側）を凹面に形成する。食渣の流れ、歯間乳頭部の考慮のためである。

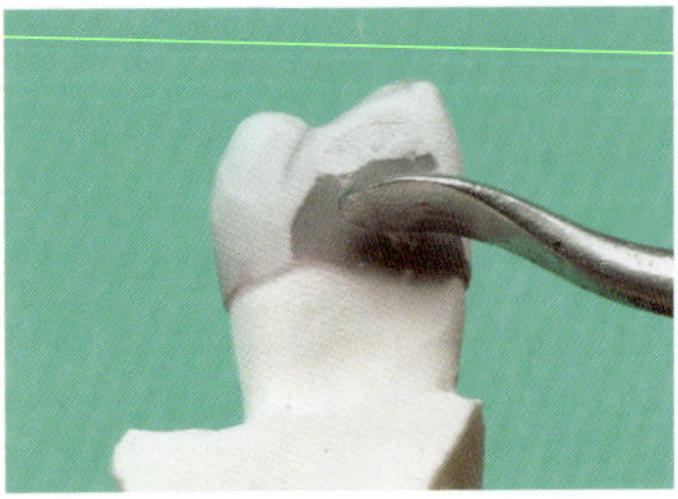

図17-2　根尖側はえぐるように凹面に形成する。

補綴物に求められるコンタクトの付与

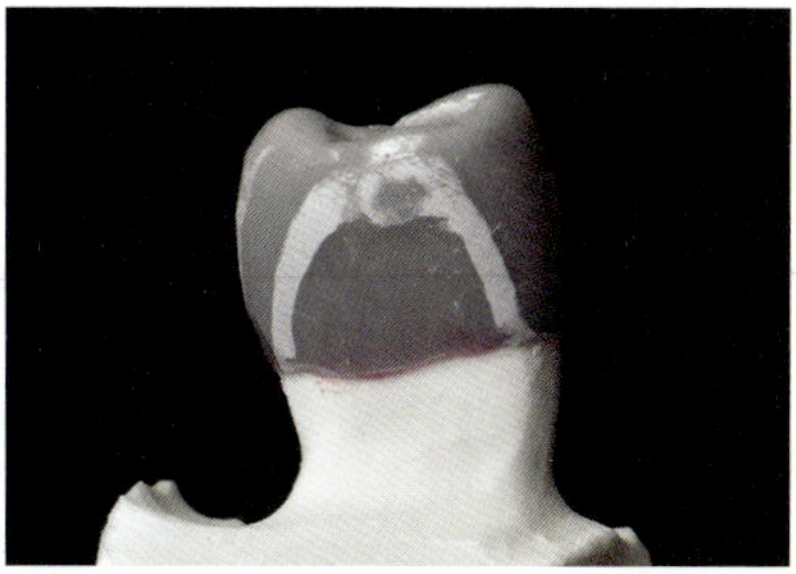

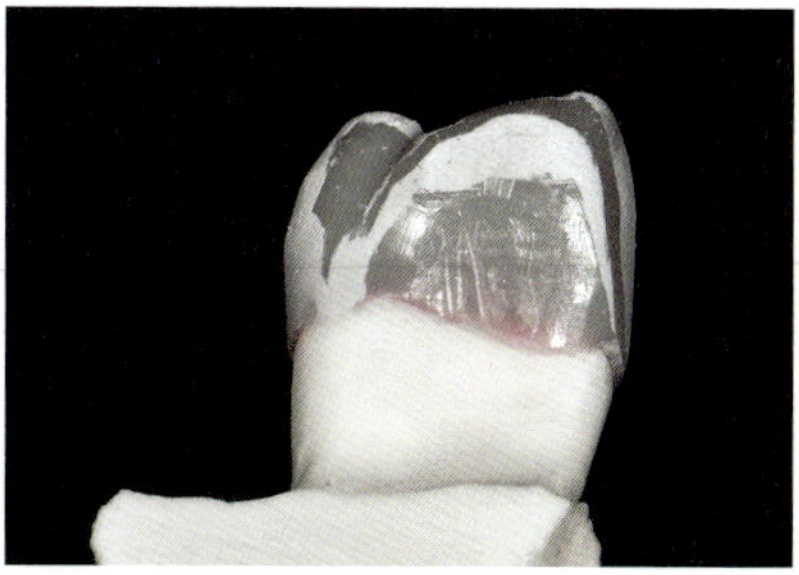

図17-3, 4　コンタクトを中心に放物線を描くように形成する。

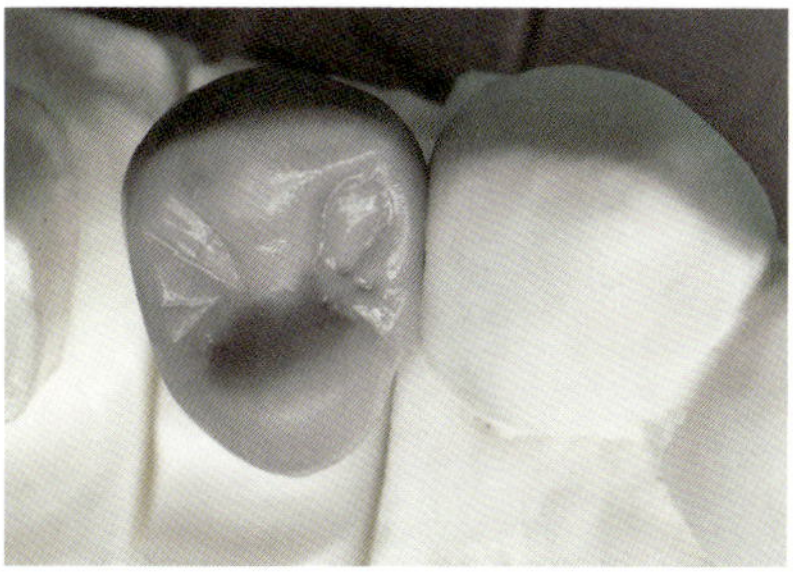

図17-6　上顎第一小臼歯の近心の形態が崩れても食渣の圧入防止のため介在結節の位置をずらしたほうが良い。

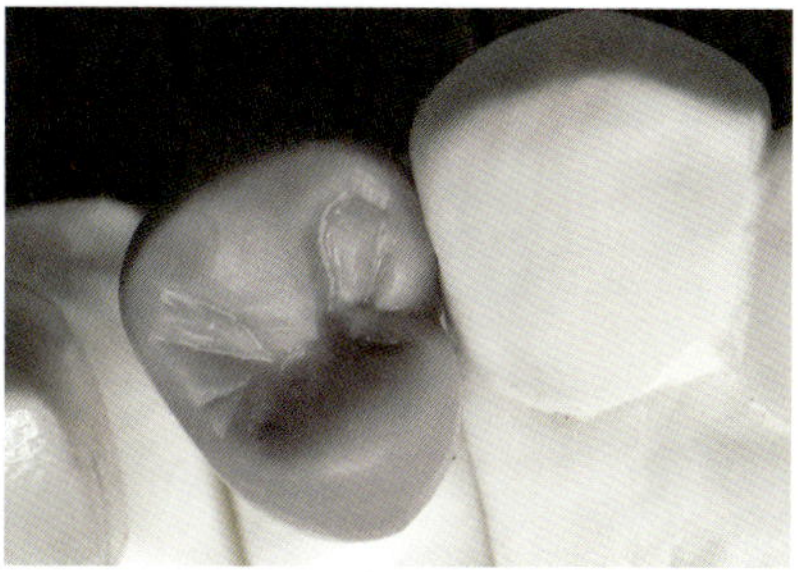

図17-5　犬歯の遠心部の形態がこのような場合上顎第一小臼歯の近心部の形態はかえって食渣を圧入してしまう。

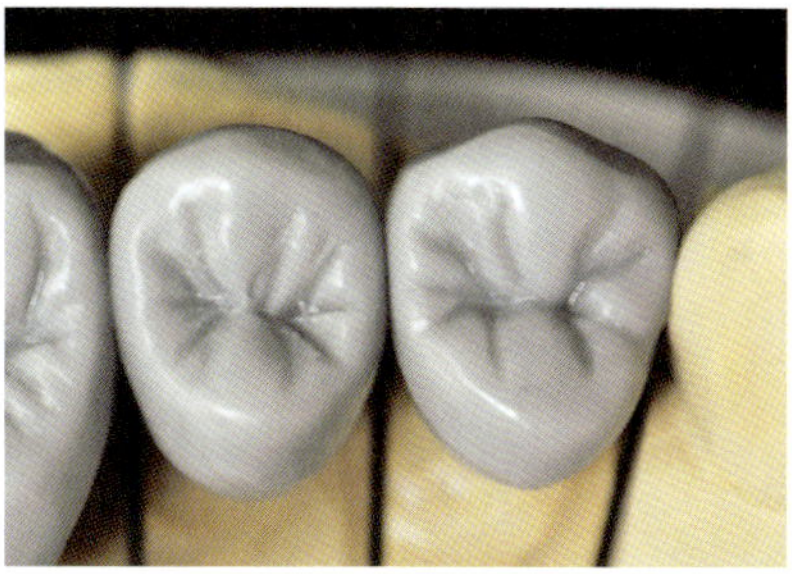

図17-8　完成されたワックスアップの咬合面観、固有咬合面の大きさ、頬舌の鼓形空隙に配慮する。

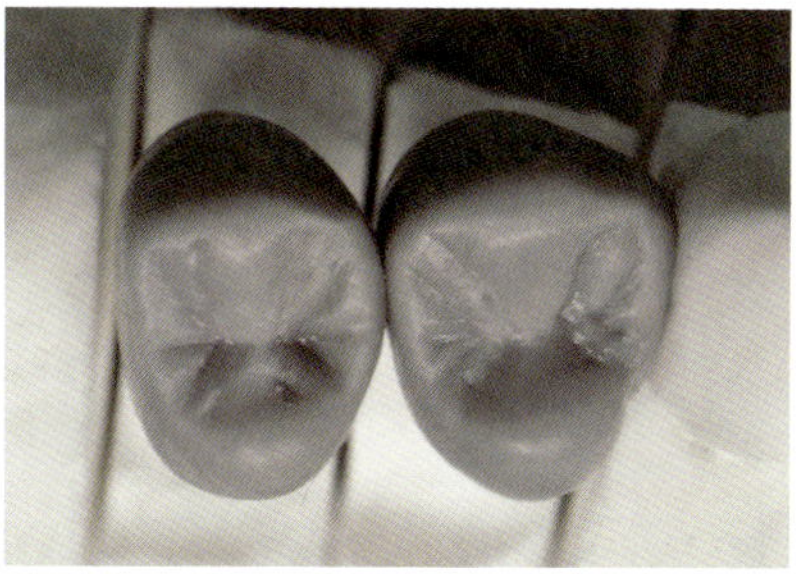

図17-7　コンタクトからのスピルウェイが与えられているクラウンのワックスアップ。

2. マージンの仕上げ（図17-9～16）

マージン部の処理の方法ですが完成後に再度マージン部をマージン部上1～2ミリカットしてマージンワックスを盛り上げ圧接するのも良いのですが、ワックスコントロールが十分であれば必要ありません。しかし、これにはかなりの熟練が必要ですから、マージン部は再度軟化圧接したほうが良いでしょう。

そして支台歯より抜き取られたワックス内面を観察して最後に軟化焼き付けした部分と最初に軟化焼き付けした部分にワックスのギャップがないかマイクロスコープで確認すれば上手にワックスコントロールできているかがわかります。マージン部の最終確認は必ずマイクロスコープ下で行いましょう。

またマージン部は削り合わすのではなく、カットするように調整した後0.2～0.3ミリの厚みを残し仕上げます。それは支台歯からの抜き取り時の変形防止、サンドブラスト処理時の変形防止、研磨しろのために必要だからです。

3. ワックスインスルメントと電気インスルメント（図17-17～28）

ワックスインスルメントは歯科技工を行ううえで普遍的なアイテムです。そのスパチュラ、彫刻刀も長い歴史のなかで「いかにワックスアップしやすいか」をテーマに試行錯誤されてきました。ガス火炎を使用し、スパチュラをあぶっては盛り、削る。それを繰り返し、ワックスアップを完成させる。その作業はいまだ不変です。

ワックスポットの発売により溶けたワックスをすくい上げることができるようになって効率は良くなりました。また近年、インスルメント自体を電気により加熱させワックスを溶かすシステムである電気インスルメントが開発され、従来のガス火

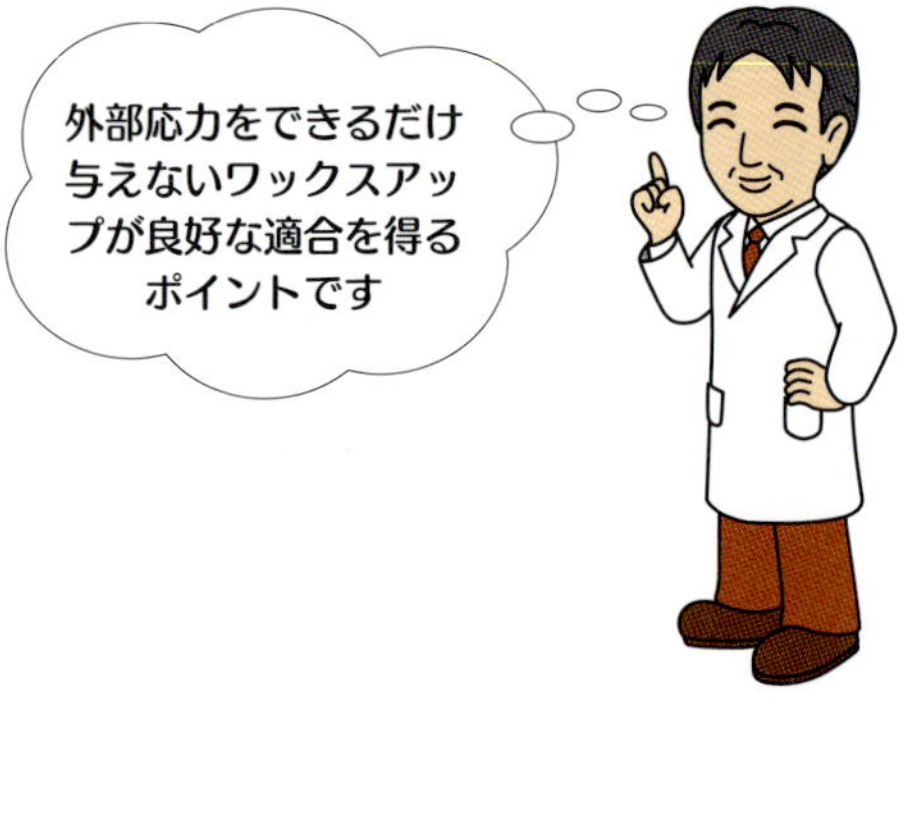
外部応力をできるだけ与えないワックスアップが良好な適合を得るポイントです

マージンの仕上げと電気インスツルメント

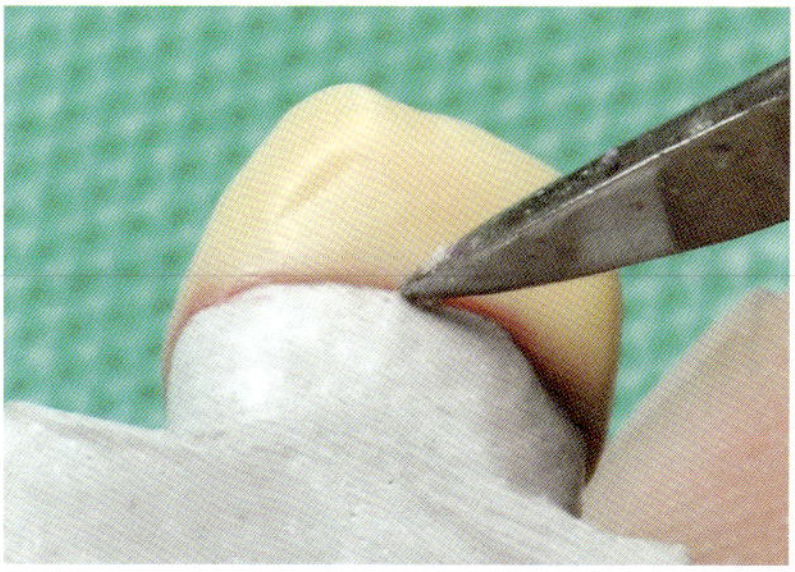

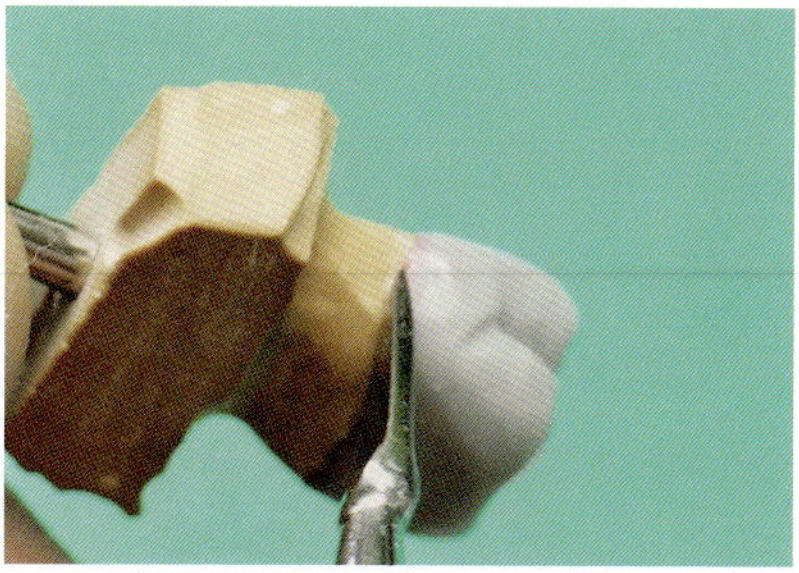

図17-9, 10　マージン部の形成はマージンラインで厚みを残しカットするように行う。ワックスでのマージン部の強度確保、変形の防止、研磨しろのためである。

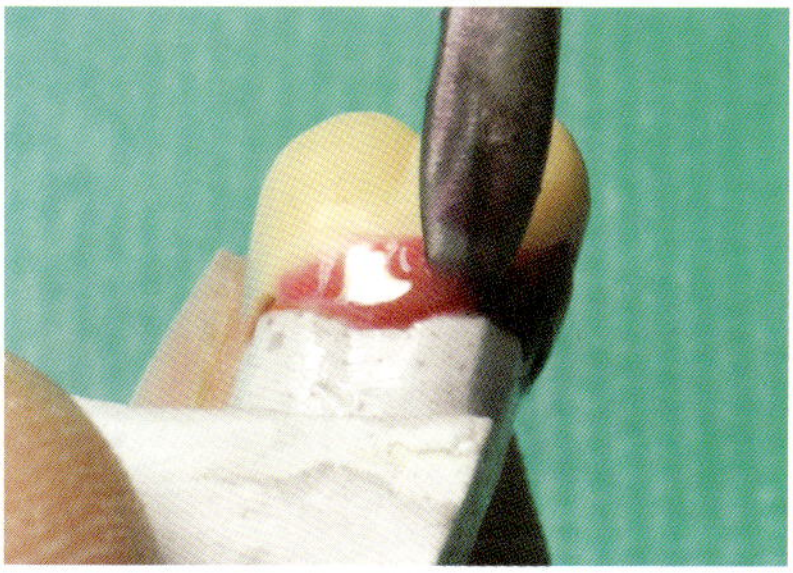

図17-12　マージンワックスを溶融し焼き付ける。

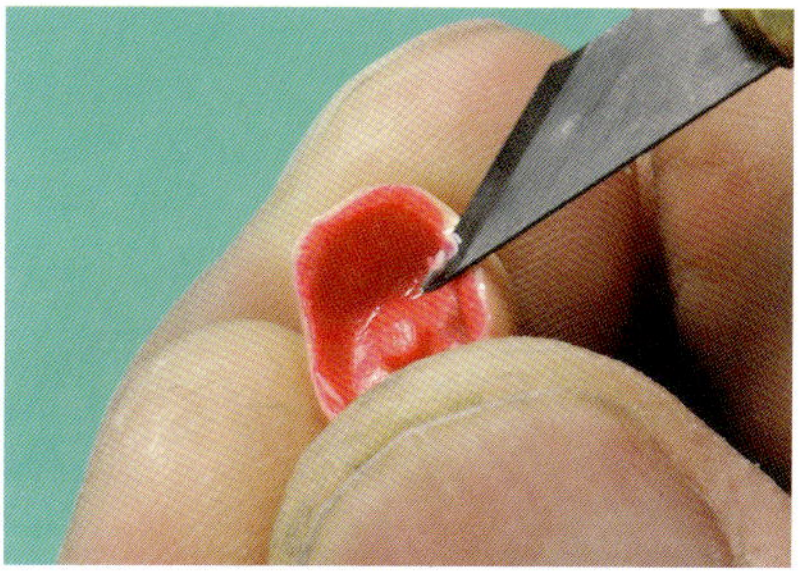

図17-11　形態修正が完成したクラウンはサイドマージン部を1mmほどカットする。

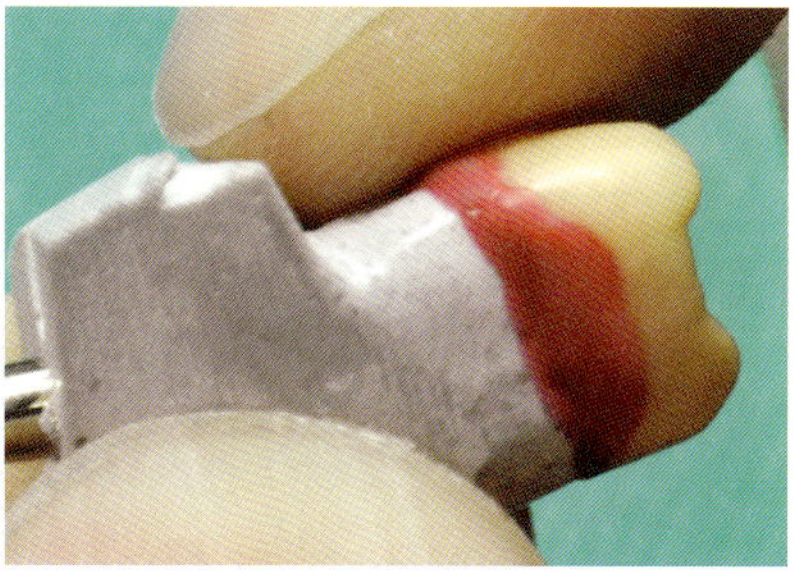

図17-13　溶融ワックスは指で軽く加圧して、硬化後マージンラインに沿ってマージンをカットして完成させる。

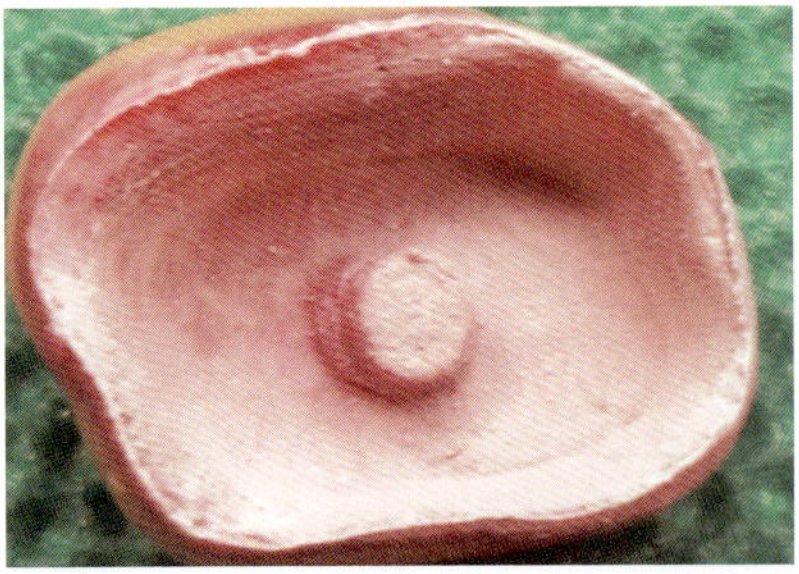

図17-15　マージン部焼き付け後もワックス段差はみられない。支台歯に適合したと考えられる。

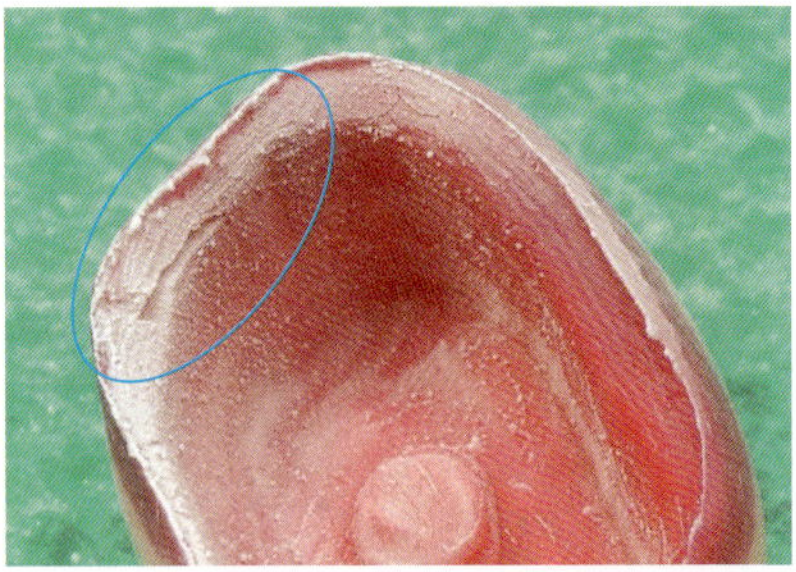

図17-14　カービングによる外部応力、分離剤の塗布のしすぎなど原因で起こるワックス内面の段差、これではパッシブフィットは得られずマージン部分の適合しかえられていないクラウンになる（オクルーザルスプレーを塗布し、みやすいようにした。臨床では行わない）。

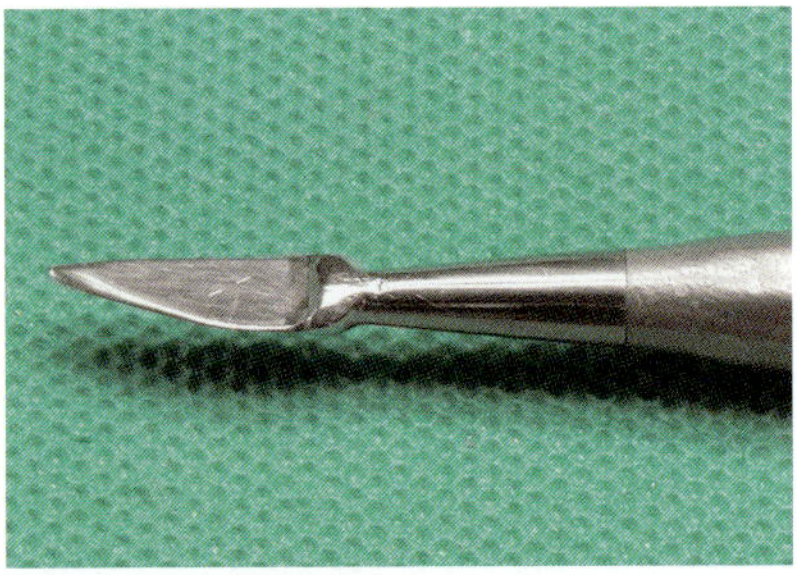

図17-17　20年間使用しているエバンス。

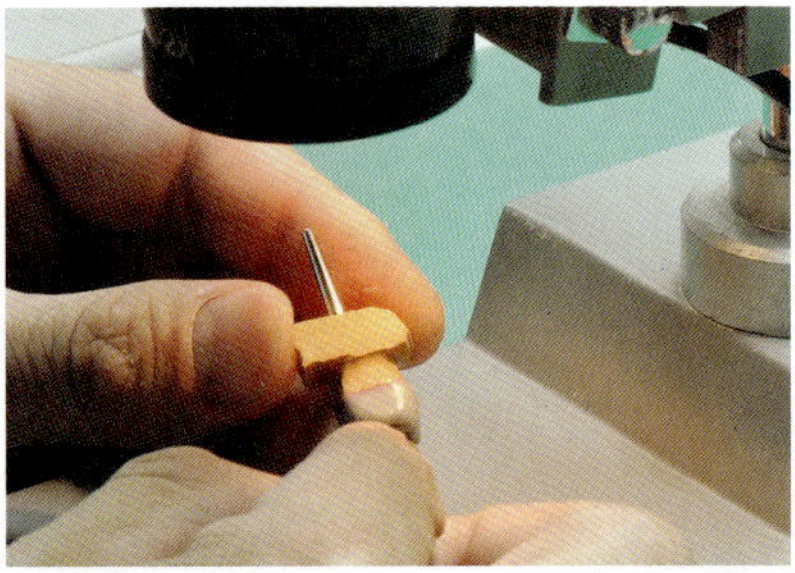

図17-16　完成されワックスアップのマージンは必ずマイクロスコープ20倍以上で確認するようにする。隙間がある場合、黒のラインが映し出される。

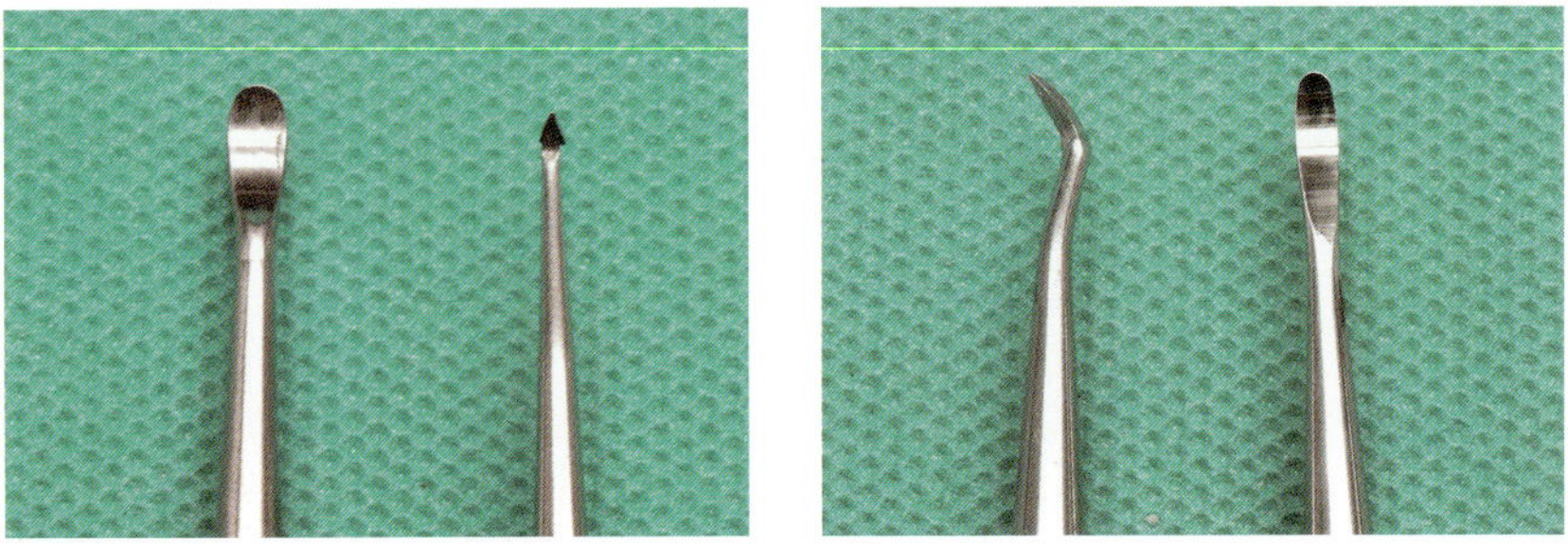

図17-18, 19　用途によりさまざまなインスルメント形態がある。

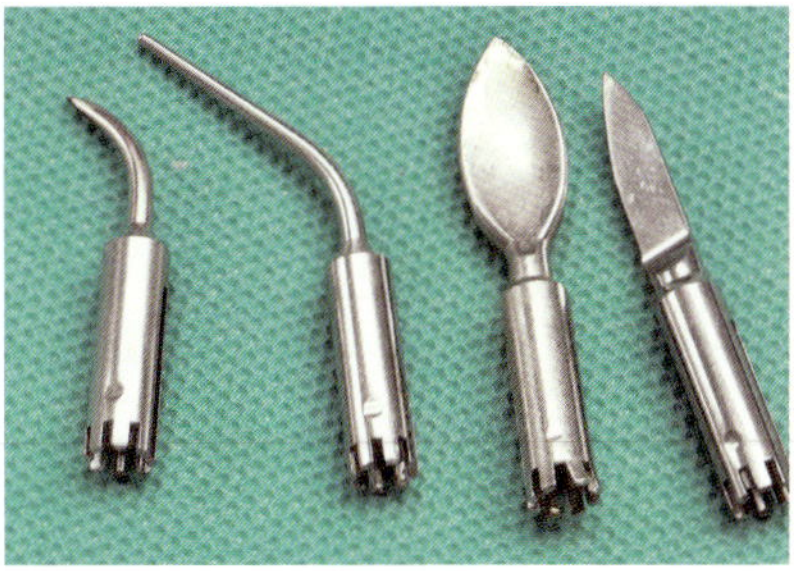

図17-21　電気インスルメントの各種形態、使いやすいように形態修正すべきである。

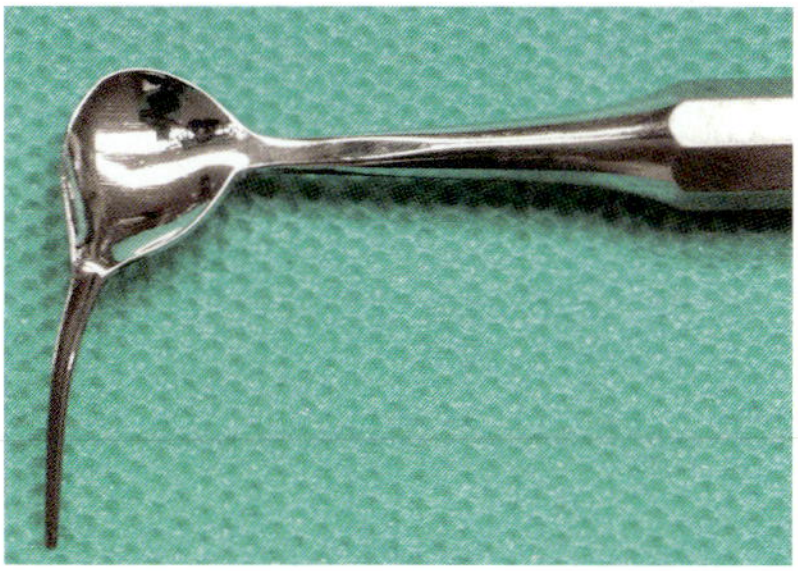

図17-20　コアのポスト部に流し込むインスルメント。このような工夫されたインスルメントもある。

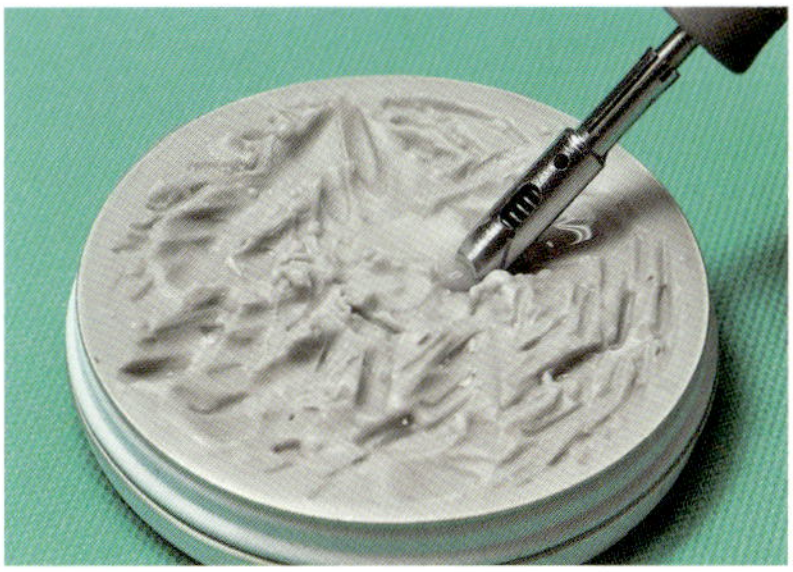

図17-23　前装冠のワックスアップには電気インスルメントのペリカンチップを使用すると簡単にワックスアップの完成できる。

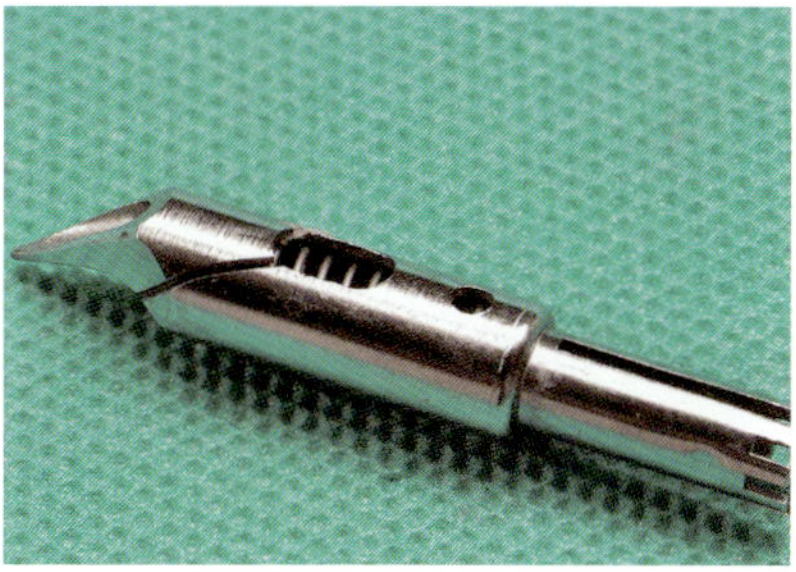

図17-22　ペリカンチップは1歯分のワックスを貯蓄できる。

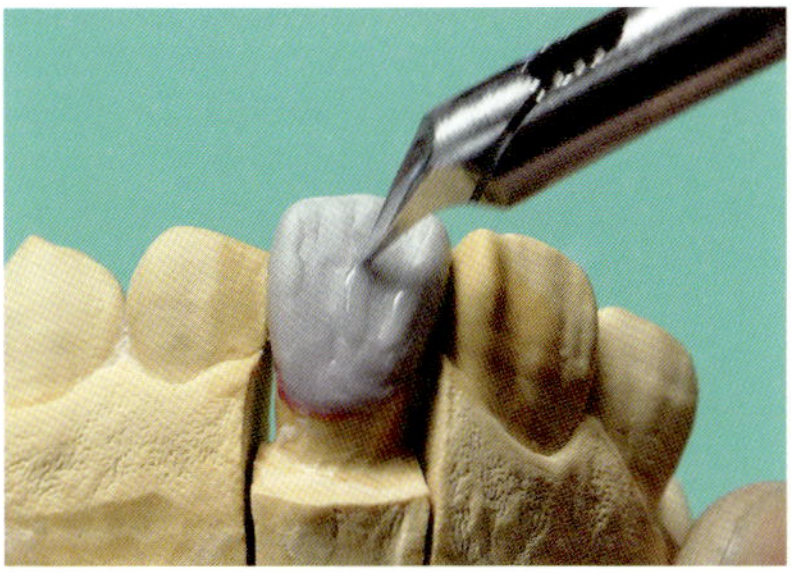

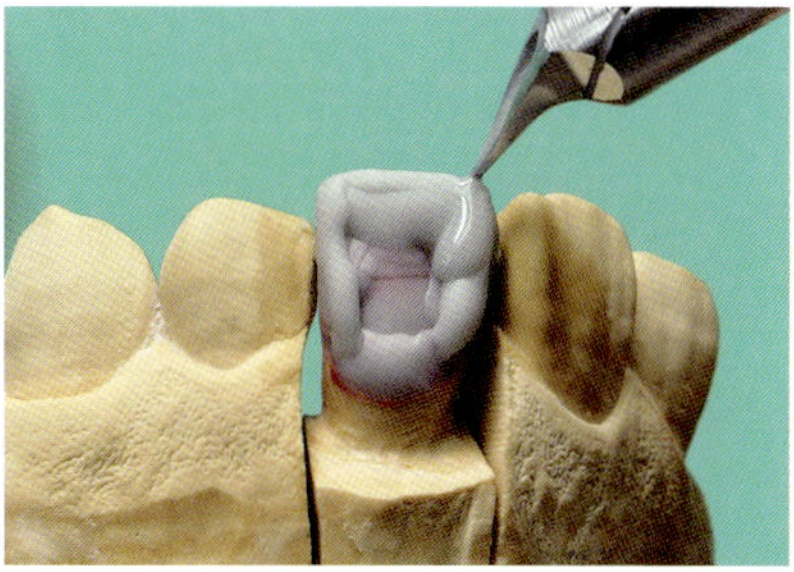

図17-24, 25　前装冠のワックスアップ。

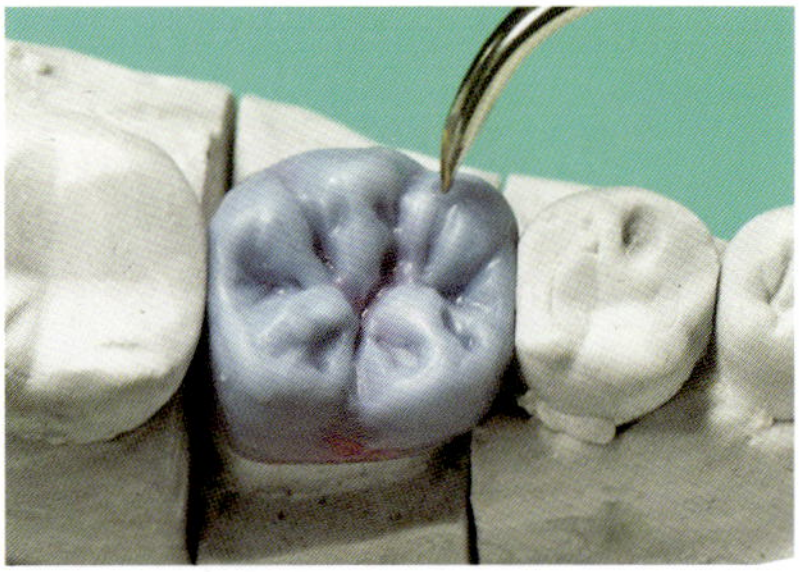

図17-27　温度管理がされた電気インスルメントでは熟練度が必要とされたコーンテクニックも容易にこなすことができる。

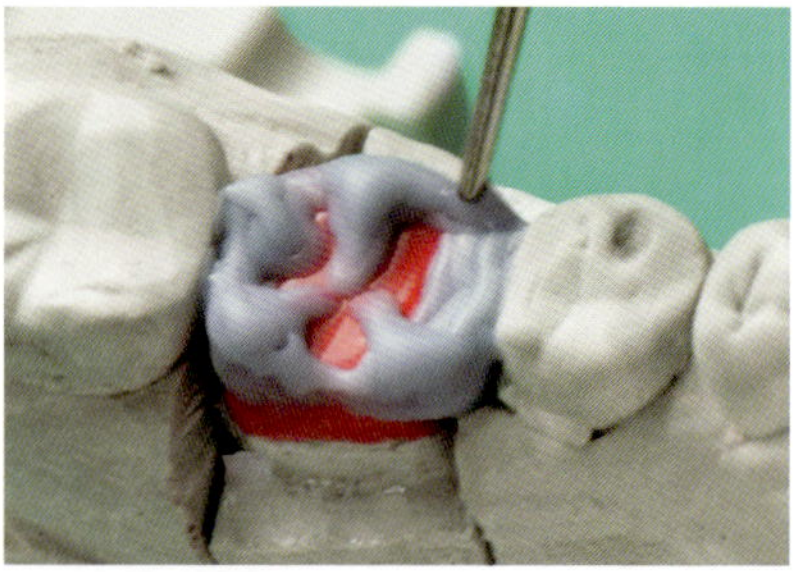

図17-26　電気インスルメントを使用することで臼歯部は必要以上のワックスを築造することがなくなる。

図17-28　２本のインスルメントが使用できるタイプのものであれば、軟化温度の違うワックスの取り扱いにおいても、その都度、温度設定を変更する必要もなくなる。またインスルメントの交換も少なくなり作業効率が上がる。

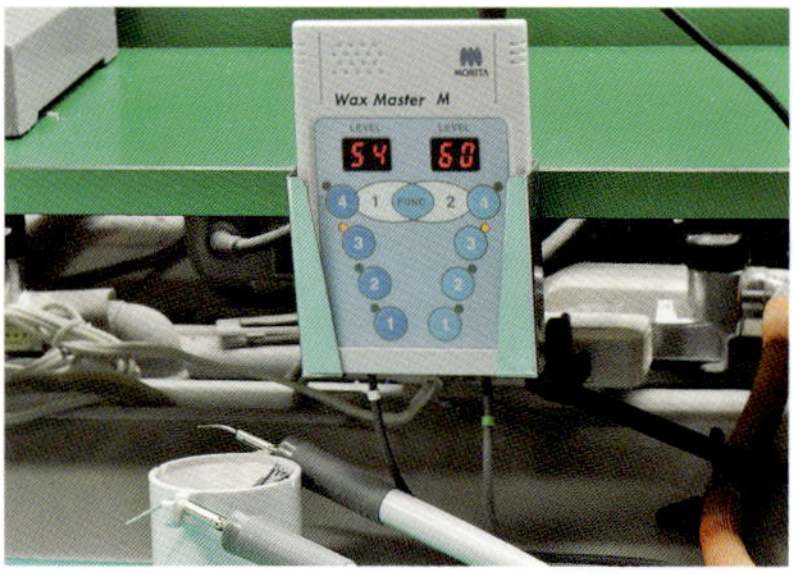

炎が不要となり、また温度が調整できる機能があるため、歯科技工士の「軟化ワックス温度の扱い」という熟練度は軽減されることになりました。またこのシステムには1歯分のワックスを溜め、盛り上げ、窓開けができるペチカンチップあり、エバンスも20度前後にセットすることで、残留応力を軽減したワックスカービングできるというメリットもあります。

しかし軟化したワックスはスパチュラ上にあるかぎり硬化しないため、従来のガス火炎に慣れている歯科技工士にとってはかなりの訓練が必要となりました。

CAD／CAMの時代を迎えて、近い将来ワックスアップという作業はなくなるのかもしれません。

しかし「弘法筆を選ばず」の諺に表わされるように技工作業においては技工士が自身の選択したインスルメントに慣れ、使いこなすことが一番重要であることは変わらないでしょう。

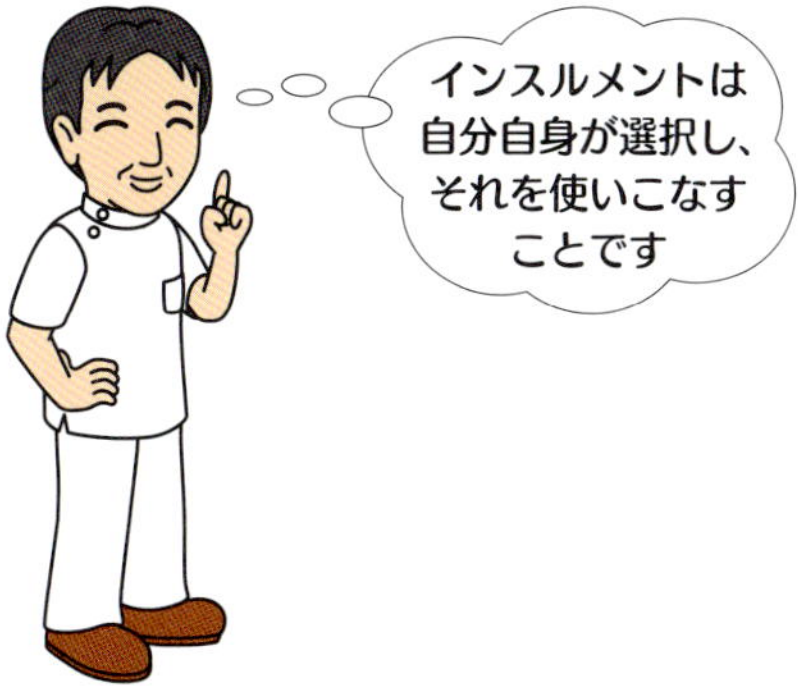
インスルメントは
自分自身が選択し、
それを使いこなす
ことです

18 埋没と鋳造システム

1．埋没（図18－1～5）

ワックスアップを埋没する際、疎水性ワックスを界面活性剤により親水性皮膜することで埋没材とワックスのなじみを良くすることができます。それが気泡の付着、空気の巻き込みの防止につながる一方、大量に界面活性剤を塗布すると鋳造物のバリの発生につながるので注意が必要です。

とくに、マージン部が延長されたようなマージン部のバリは発生が多くみられますが、界面活性剤の多量の塗布が原因でしょう。ワックスに付着した液状の界面活性剤が埋没により下方より押し上げられ、マージン部分で沈滞し、バリの発生となったと考えられます。それを回避するためには一度埋没した後、速やかに埋没材を埋没リングの半分程度、撹拌カップに戻し再度埋没作業を行うなどの方法があります。

埋没材の膨張は混水比やセラミックリボンの厚みでコントロールしますが、基本的には各メーカーの指示に従います。均一な練和を求める場合、真空撹拌機を使用しますが、カップと撹拌体の間隙は小さく、また埋没材がランダムに撹拌されるものが良いでしょう。ただしクリストバライト系埋没材に比べて、リン酸塩系埋没材はより均一な練和が必要とされるため手練和を十分行う必要があります。

埋没後、加圧プレス機を使用することによって埋没材を緻密化することができますが、間違えてはいけないことは、埋没の際、混入した気泡（空気）は押しつぶされるのではなく、加圧した圧力に体積は比例して小さくなるということです。つま

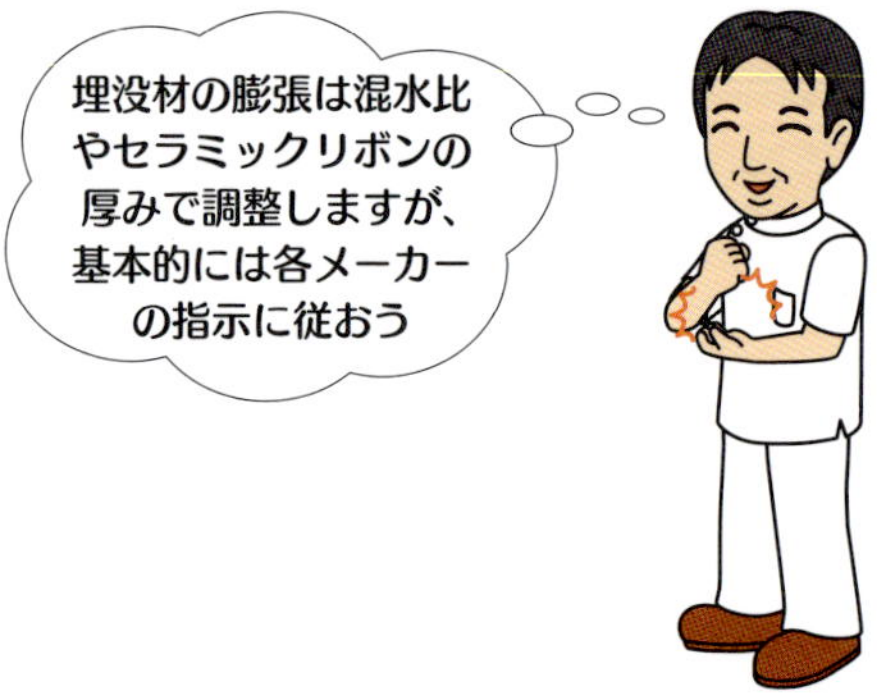
埋没材の膨張は混水比やセラミックリボンの厚みで調整しますが、基本的には各メーカーの指示に従おう

ワックスアップの埋没と加工時の注意

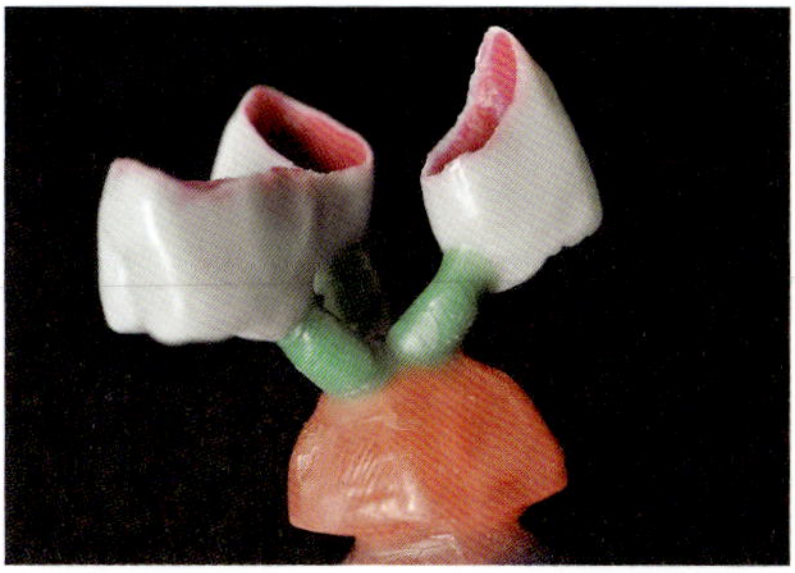

図18-1　森本クルーシブルが真空加圧鋳造による鋳巣の発生を最小限にとどめる。

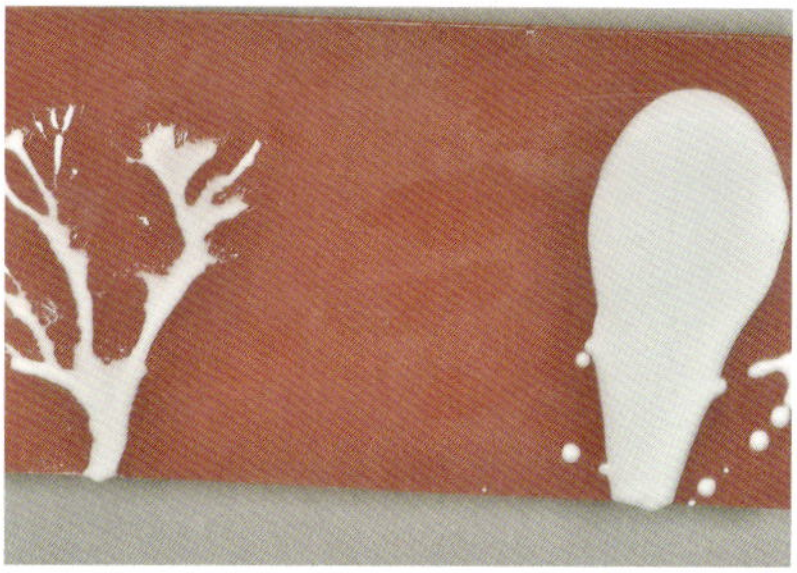

図18-2　写真左が界面活性剤不使用、右が界面活性剤塗布されたもの。界面活性剤が不塗布のほうは埋没材がはじかれ、塗布のほうはワックスが馴染んでいることがわかる。

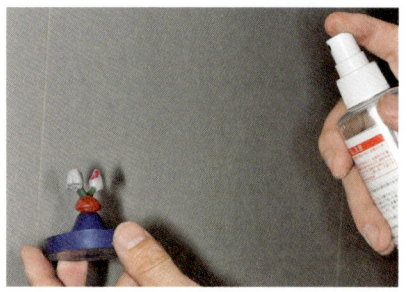

図18-3　表面活性剤の塗布は30cmくらい離して塗布する。塗布のしすぎは鋳造体のバリの発生につながるので注意しなければいけない。鋳造体マージン部にバリが発生した場合はこれが原因になることが多い。

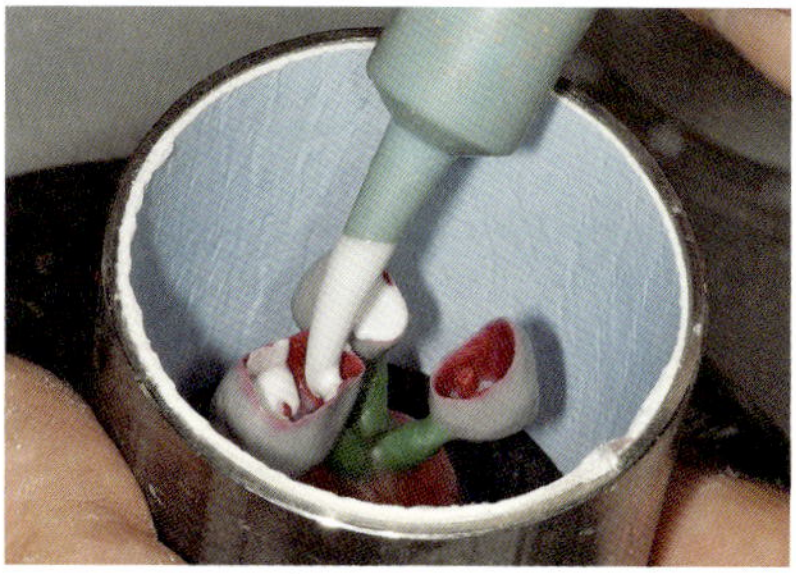

図18-4　埋没の際、内面に気泡を混入しないように慎重に最初に流し込む。写真のように、シリコンスティクを使用することでワックスパターンを傷つけることなく確実に埋没することができる。

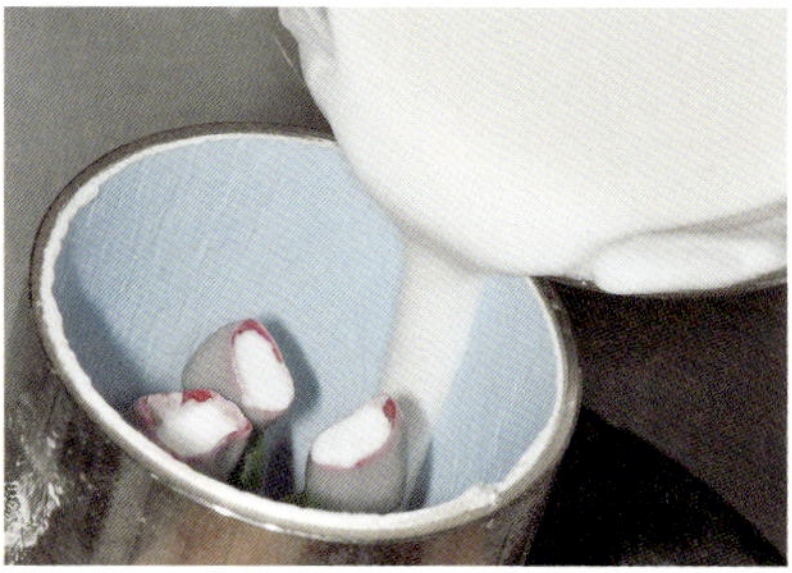

図18-5　ワックスアップ内面埋没後、外面の埋没はリングをつたうように埋没を行う。

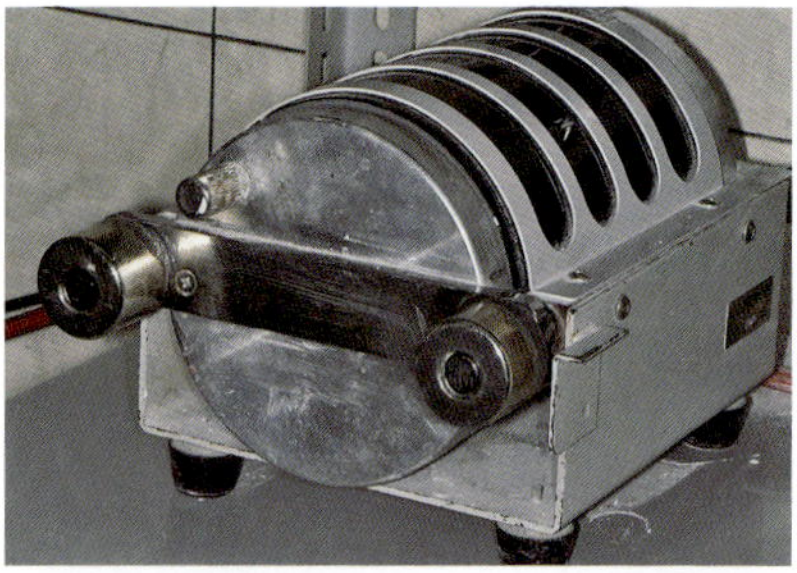

図18-6 埋没されたワックスアップは加圧プレス機に入れることにより埋没材が緻密化される。また加圧の圧力に比例して埋没材中に混入した気泡の体積は小さくなる。気泡が圧力によりつぶされるものではないので、誤解しないこと。

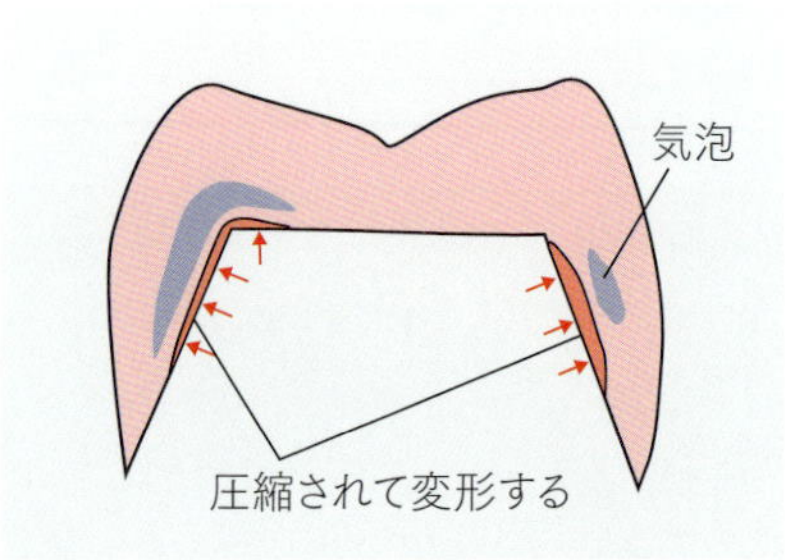

図18-8 ワックスアップ内部に気泡や空気の層が入ると、加圧プレス使用による埋没は埋没材を綿密にする反面、ワックスアップを変形させてしまう可能性がある。

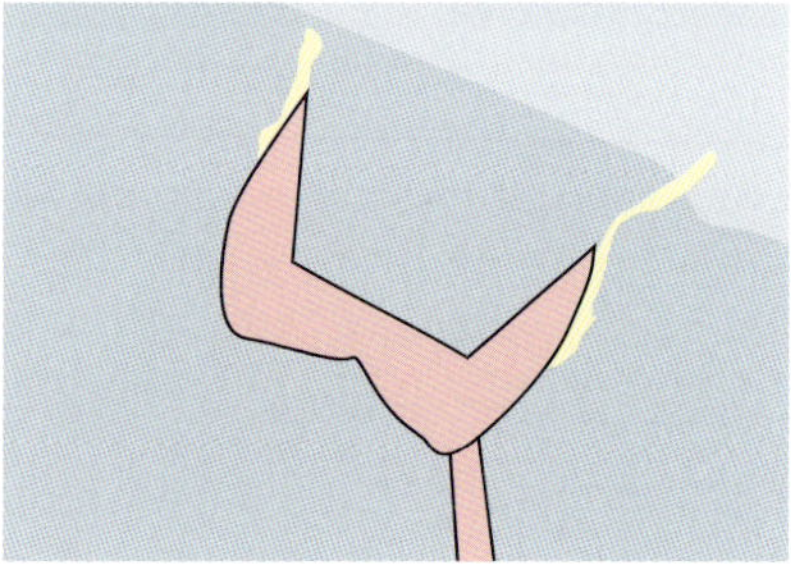

図18-7 埋没されたワックスアップ表面を液状界面活性剤が、マージン部にとどまり埋没材を粗雑にしている。

り気泡の混入は言うまでありませんが、ワックスアップを中空するようなことがあると鋳造体の変形につながるのです（図18 - 6～8）。

2. 鋳造システム―最大の敵は空気―（図18 - 9～16）

①遠心鋳造

遠心鋳造は鋳型空洞内に遠心力を利用して溶湯を流し込む方法です。遠心鋳造を成功させるためには鋳造圧が大きいほど良いとされていますが、鋳型の強度約3.0 Kgf/cm²から考えるとそれ以上の圧力を加えることはできません。操作性、コストの面から遠心鋳造機は多く利用されていますが、その圧力は1.2 Kgf/cm²程度です。遠心鋳造の圧力を上げるために回転数、回転半径を大きくすれば、液化合金の飛散などさまざまな問題も発生します。

しかし埋没（スプルーニング）を工夫することで鋳造圧を大きくすることができます。ワックスの先端をaとして、押し湯の後縁をbとした場合、その距離が長いほど鋳造圧は大きくなります。また円錐台のクルーシブルの形状も先細りにすることでも圧力は大きくなります。とくに比重の軽い合金（Ni-Cr Co-Cr合金）を扱う場合にはこの点を考慮しましょう。

また、遠心鋳造ではスプルー線直下に鋳巣やスポット状の穴が液晶点と固相点の差が少ない合金によく認められます。以前、その原因は合金のオーバーヒートによる合金の収縮にともなう「巣」、ホットスポットは局部の加熱とされてきました。しかし遠心鋳造は鋳型空洞内の空気と液化合金との置き換えですから、置き換えが完全に完了していない状態で合金の凝固が起これば、空気を巻き込んだままの鋳造

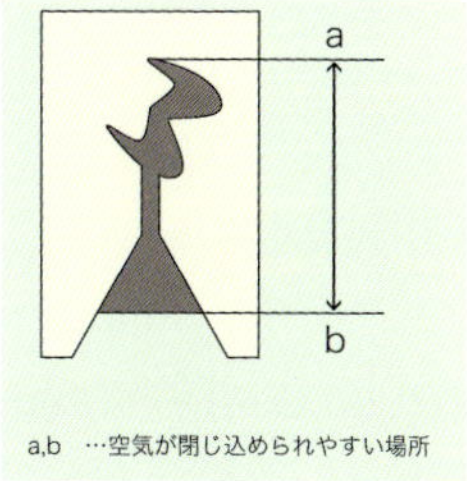

図18-9　遠心鋳造の場合a-b間の距離が長いほど鋳造圧力が大きくなる。

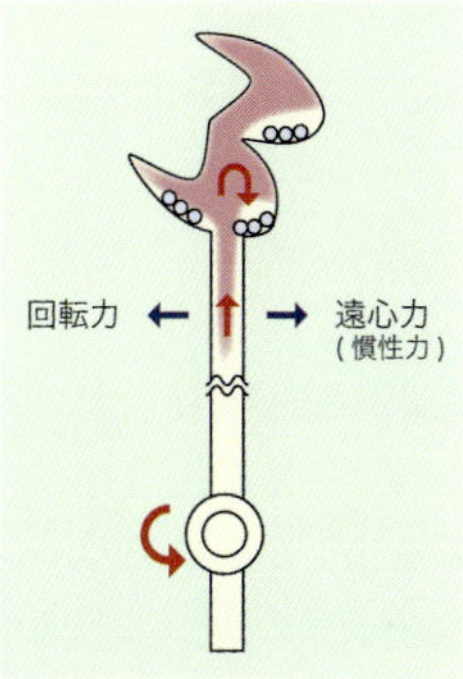

図18-10　遠心鋳造は空気と液化金属の置換であることから、置換し難い部分においては、鋳造体部に鋳巣を残す結果となる。スプルー線直下はもとより、咬頭の斜面部にもそのような結果がみられる。

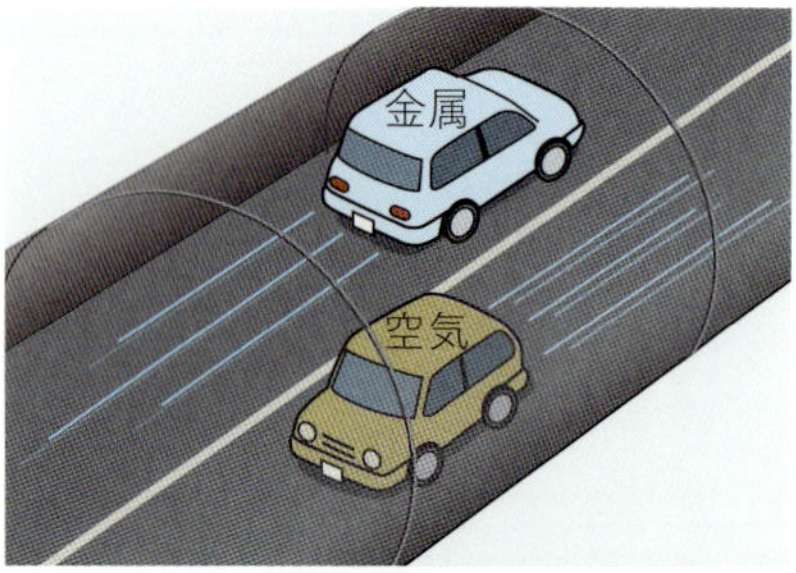

図18-11　遠心鋳造は鋳型内の空気と鋳型外からの溶融金属の置換である。金属の凝固とともに置換は終わる（置換できない部分が鋳巣となる）。

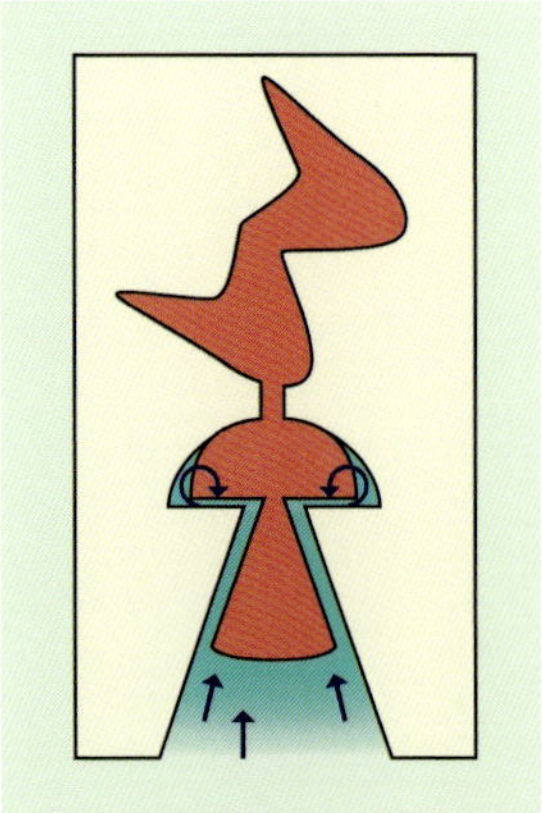

図18-12　真空加圧は鋳型内へ液化金属と空気の競走のようなものである。鋳型縁を走る空気にとって森本クルーシブルは障害となり、鋳造体にたどり着くことができない。

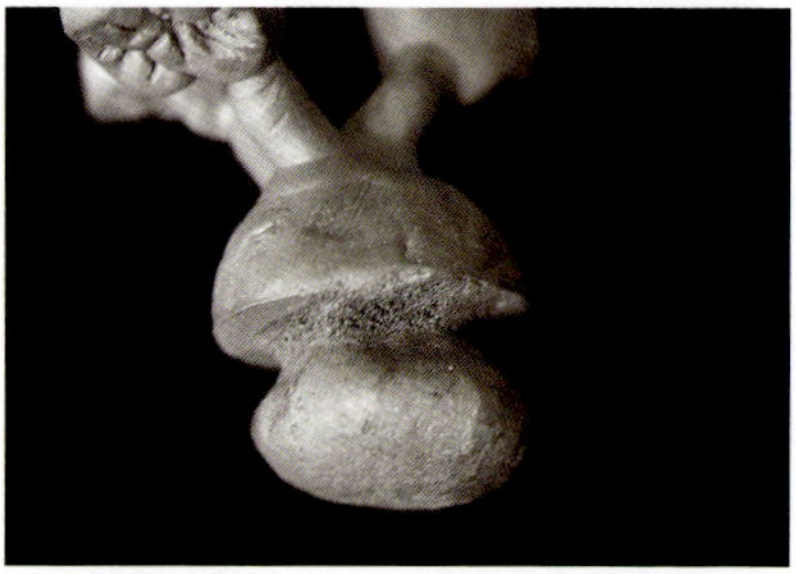

図18-13　クルーシブル凹部に空気の溜まりが確認できる。鋳造体部には空気は巻き込まれていないことが確認できる。

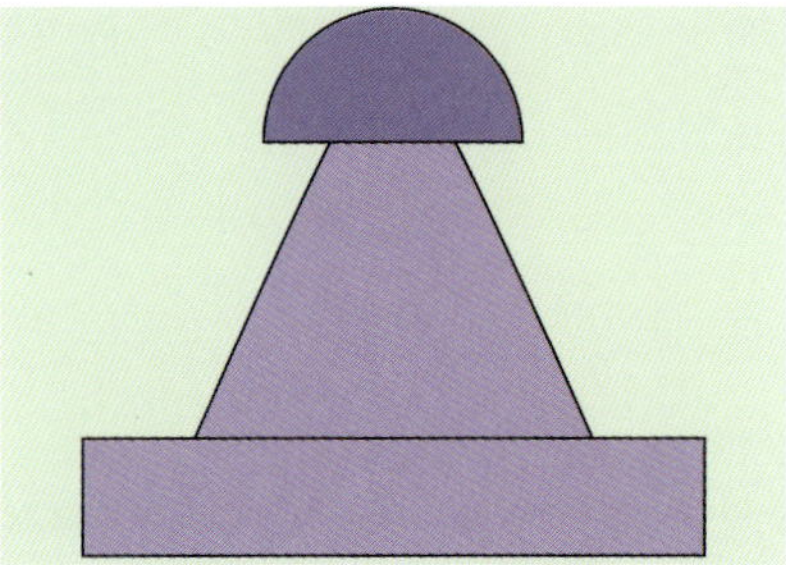

図18-14　森本クルーシブルの基本的形態。

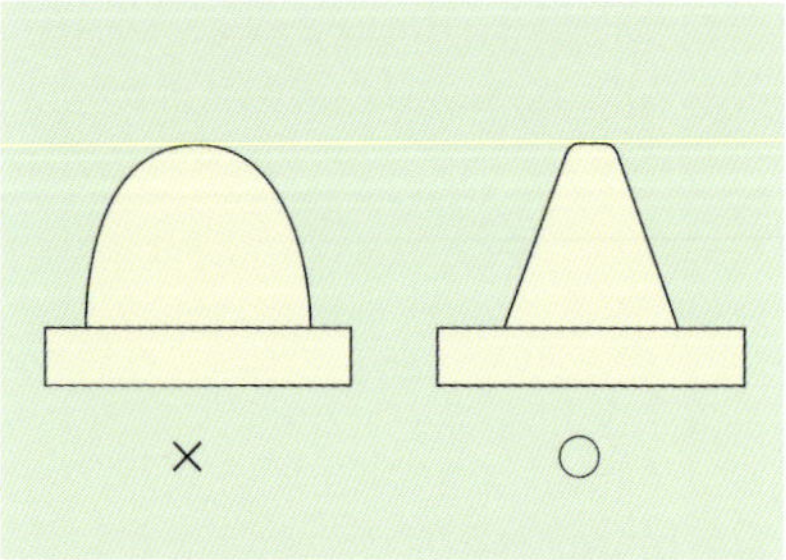

図18-15　遠心鋳造を使用する場合クルーシブルの形態は先を細く設計したほうが、鋳造圧力が大きくなるのでクルーシブルの形態には注意したい。

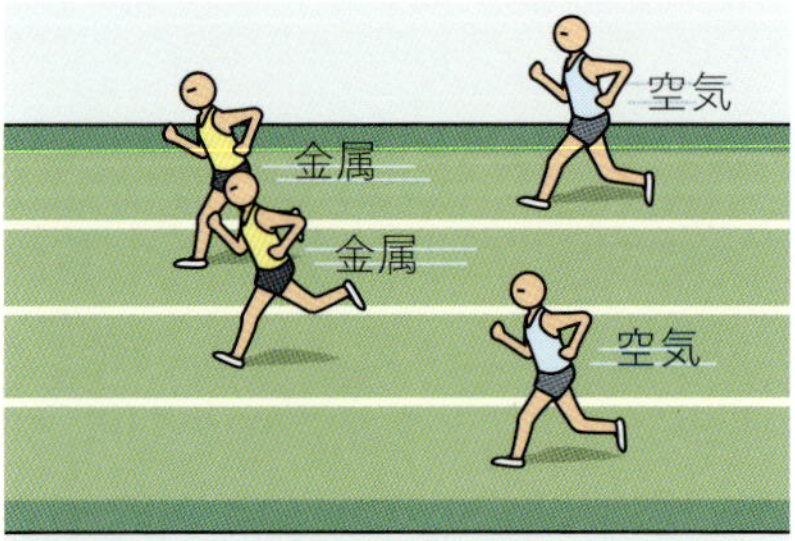

図18-16　真空加圧鋳造は鋳型内をゴールとする溶融金属と空気の競争である。一般的にはスプルーの中央を溶融金属、スプルー縁を空気が走る。溶融金属が空気を追い越した場合、鋳巣となる。

体になってしまいます。これが実際の鋳巣なのです。

鋳型空洞内空気のほとんどすべては液化合金と同じ道（スプルー線）を通り鋳型外に出ようとします。

たとえば、1本の道路ですれ違う車のようなものです。ある程度空気の流れ（スプルーニング）を考慮すれば、解決できる場合もありますが、完全な解決方法はありません。遠心鋳造には初期圧が強く比重の軽い金属も鋳込みやすいという長所もありますが、これが最大の短所です。

3．真空加圧鋳造

真空加圧鋳造は鋳型空洞内を減圧、真空化し、真空状態からエアーを開放し、空気圧により鋳型内に液化合金を流し込む方法です。遠心鋳造のように空気との置き換えがないため鋳巣は入りにくいのですが、完全というわけではありません。液化合金を流し込む際、同時に空気も流し込むからです。鋳型空洞内をゴールとする液化合金と空気の競争のようなものです。液化合金を完全に鋳型内に流し込んでから空気（圧力）をかければ良いのですが、合金によっては初期圧が弱すぎて鋳造欠陥をまねいてしまうでしょう。

これを避けるためには、流し込む合金の特性を理解し、空気（圧力）をかけるタイミングをできるだけ遅らせます。また空気は鋳型縁より鋳型空洞内に入り込もうとするため、円錐台のクルーシブルの形状は森本敏夫氏の考案した森本クルーシブルの形状を付与することで空気が鋳造体に流れ込むことを防ぐことができます。

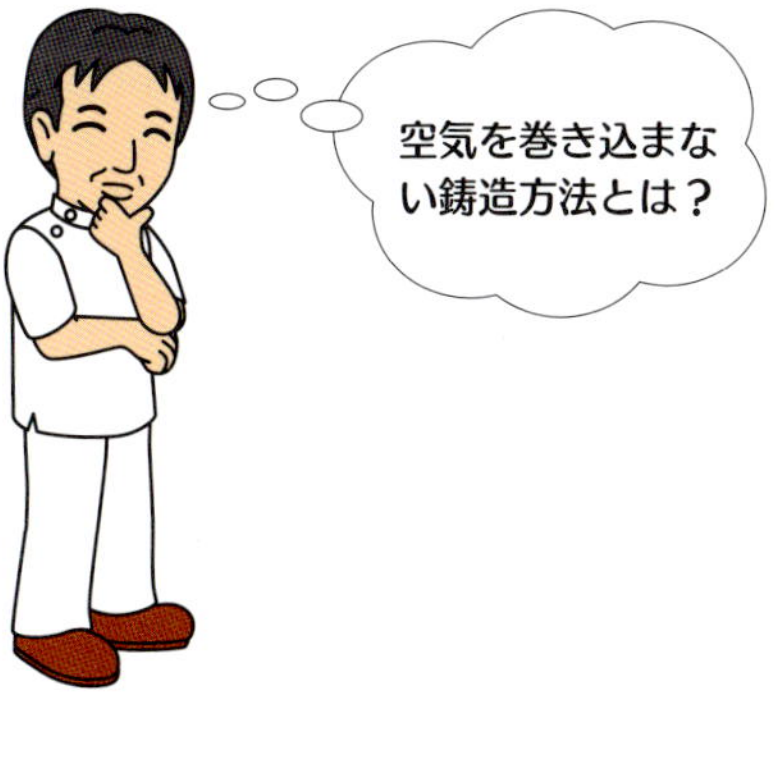

19 内面適合と研磨

外面適合を確認する場合、鋳造、酸処理後に最初に鋳造欠陥がないか確認します。なめられなどの欠陥はもとより鋳巣の有無も確認します。表層の面荒れか深い鋳巣かどうかは経験から判断できるでしょう。とくに真空加圧鋳造で発生した鋳巣は表層だけでなく、深い鋳巣となっています。これをそのままして補綴物を製作した場合、口腔内セット時にプラーク付着を誘発します。

内面適合に移り、適合確認をする際、マイクロスコープ下で内面の気泡、バリの有無を確認します。倍率20倍以上で確認することをお勧めします（図19-1，2）。気泡などはラウンドバーやフィシャーバーを使用して削除し、その後、ゆっくりと支台歯に戻しますが（図19-3～5）、もし模型と補綴物に抵抗がある場合には無理に模型に押し込んではいけません。模型が削れてしまい、見かけ上は適合しているかのようにみえても、口腔内支台歯には適合しません。抵抗が発生した場合には、メタル内面にオクルーザルスプレーを吹き付け再度模型に戻し、抵抗が発生するところまで戻して、メタル内面抵抗部を確認することです（図19-6）。

印記されたところで、かなり抵抗がある場合はカーバイドバーで、やや抵抗がある場合にはシリコンポイントで調整します。その作業を繰り返し行って内面調整を終えたら、マージンの調整に移ります。

マージンはマイクロスコープ下で、倍率は10倍以上で行います。シリコンホイールで内面を上方に向け厚みを残さないようにナイフ状に仕上げます。支台歯との

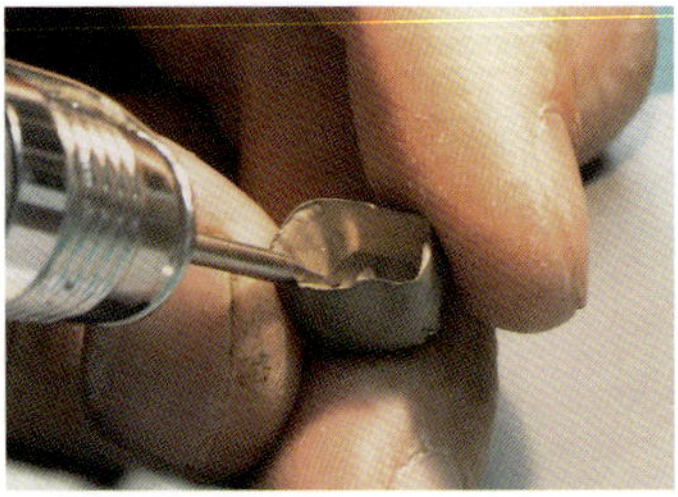

図19-1　最初に内面のバリ、気泡の確認をするが、マイクロスコープ20倍以上で行う。

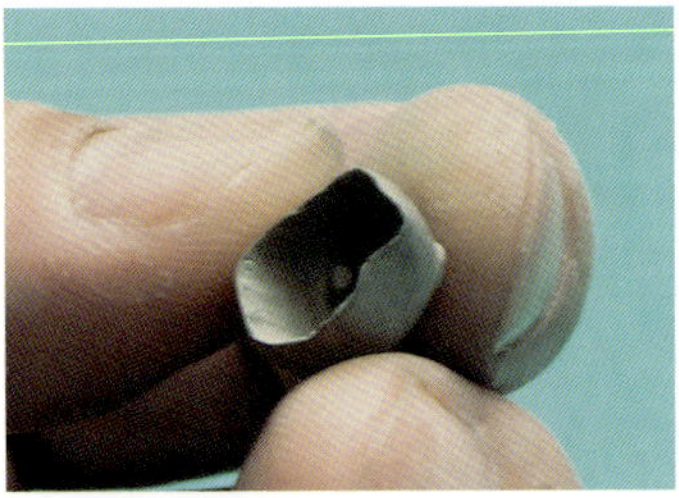

図19-2　適合確認にオクルーザルスプレーを使用し、確認することもできるが、この際、支台歯に負荷をかけることで支台歯を破損させることもあるので慎重に行う。

鋳造体の適合

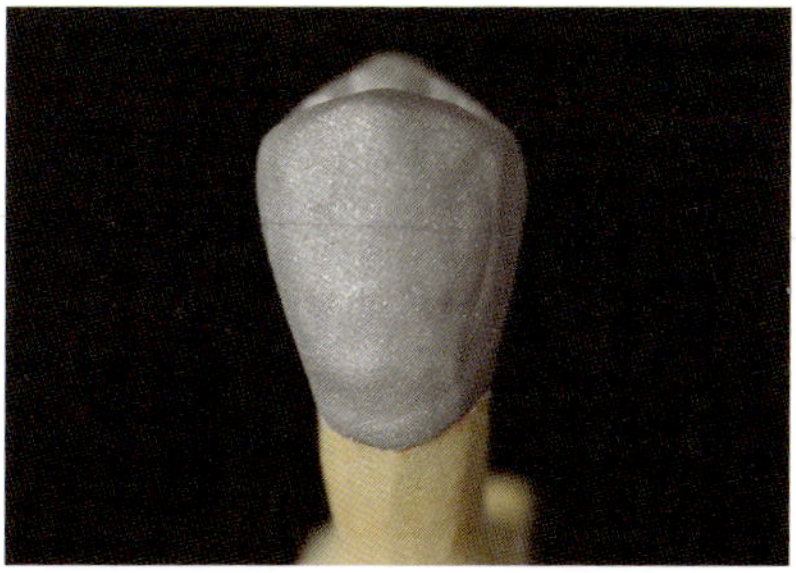

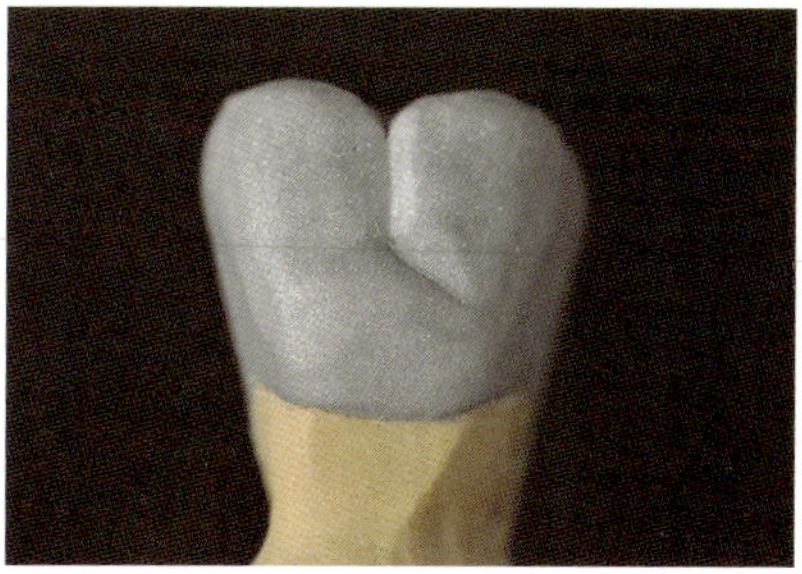

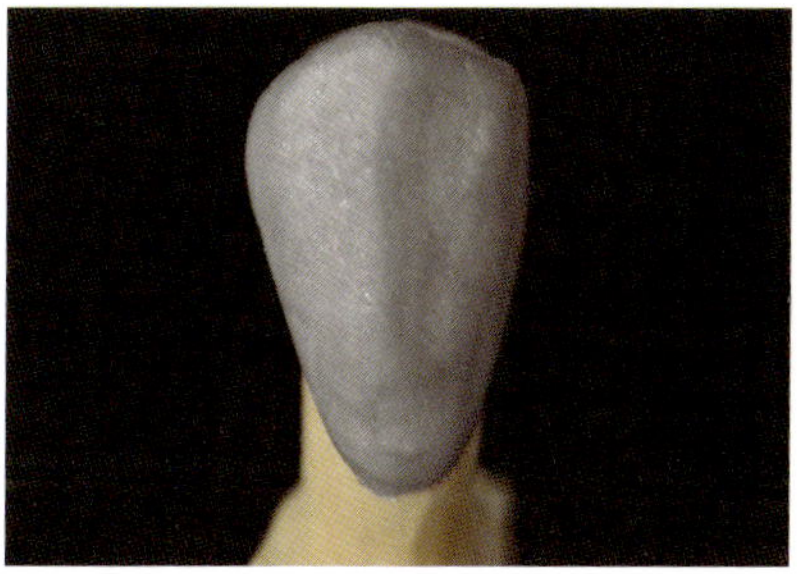

図19-3〜5　支台歯に戻された鋳造体。完全にフィトした状態が確認できる。

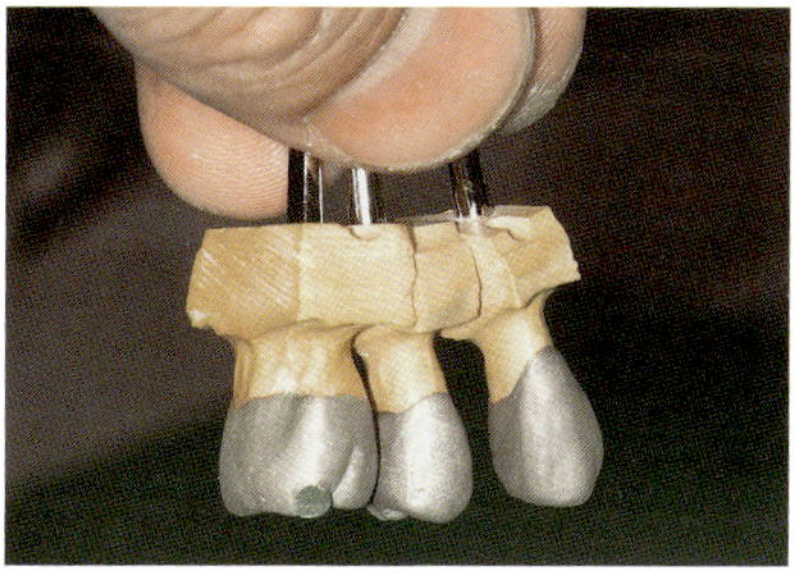

図19-6　フィト良好な鋳造体は支台歯に吸いつくように適合し、逆さにしても脱離することはない。

ギャップを残せば口腔内では不潔領域を与えることになり、二次う蝕や歯周病を誘発してしまいます。マージン調整のつぎはコンタクトエリアの調整です。

コンタクトエリア部（隣接面）に咬合紙をはさみ印記された部分を削り調整しますが、最初から咬合紙を引き抜かないようにしなければ、接触していないところまで印記されて、誤って過度に削り落してしまうことになります。接触範囲を慎重に確認しながら作業を進めましょう。

このようにコンタクトポイントを調整することで最初広い面でコンタクトポイントが与えられます。そこから上部鼓形空隙、下部鼓形空隙など、コンタクトエリアの凸凹を調整して理想的な隣接面形状を付与していきます。コンタクトエリアを調整したら、咬合面の調整です（図19－7～11）。

咬合器に装着された模型がどの部分で嵌合しているのか黒の咬合紙を使用し、マーキングしておくと補綴物の嵌合が（高い、低い）判断しやすくなります。咬合チェックに赤の咬合紙を使用すると、残存歯の黒のマーキングと赤のマーキングが重なりますから、均一な咬合が与えられたと判断できます。

咬合接触点は小さな点で与え、強く、大きくあたるところは細いカーバイドバーで小さく調整します。対合歯との最終接触点はシリコンポイントで仕上げます。

左右側方、前方運動で咬頭干渉を起こさないか否かも咬合紙の色を変えて確認します。側方干渉はクラウンの予後を大きく左右するので干渉を起こさないように慎重にチェックしましょう。咬合に関与しない混合面の部分は、カーバイドバーで形態を修正し、副溝は1/4ラウンドバーで研磨します（以前はカーボランダムポイント使用が主流であったため、その後にシリコンポイントの使用が必然であったが、カー

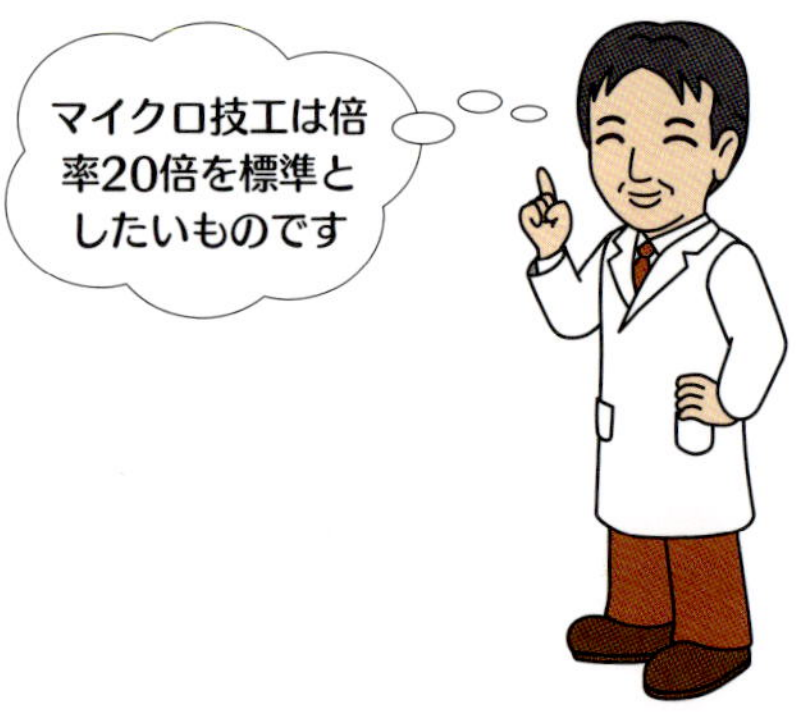
マイクロ技工は倍率20倍を標準としたいものです

コンタクト・咬合面の調整からクラウンの完成

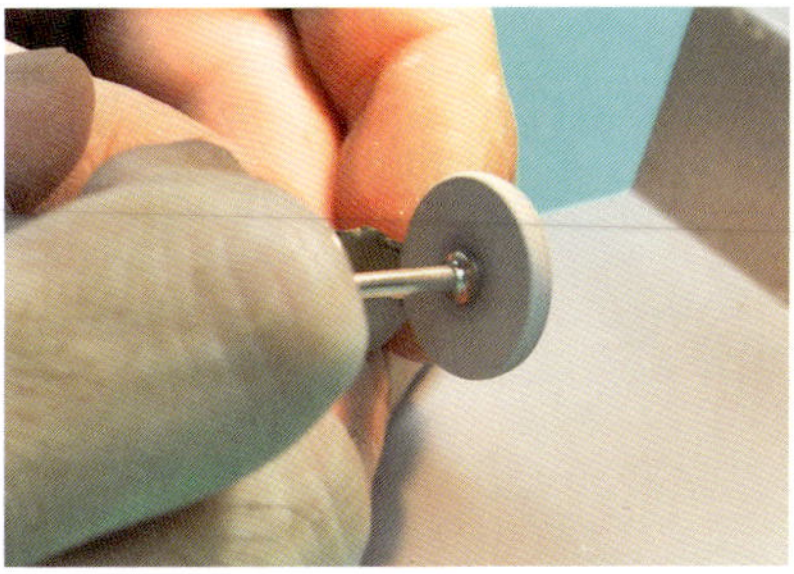

図19-7 研磨には手順がある。まず、マージンの調整を行う。微妙にオーバーしたマージンは不潔領域を残すことになるので、マイクロスコープ下で確実にあわせる。シリコンホイールを使用すると良い。

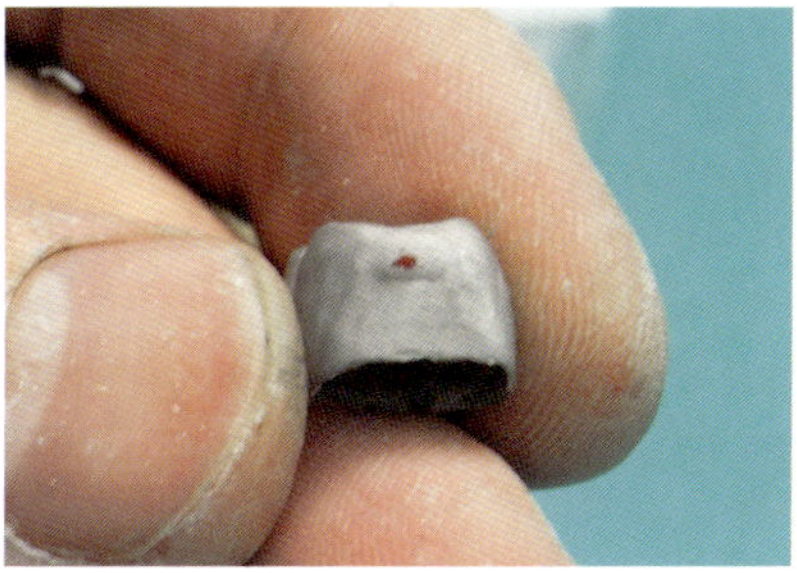

図19-8 コンタクト部の調整は咬合紙を隣在歯との間にはさみ込み行うが、点接触から広い面接触になるように調整する。

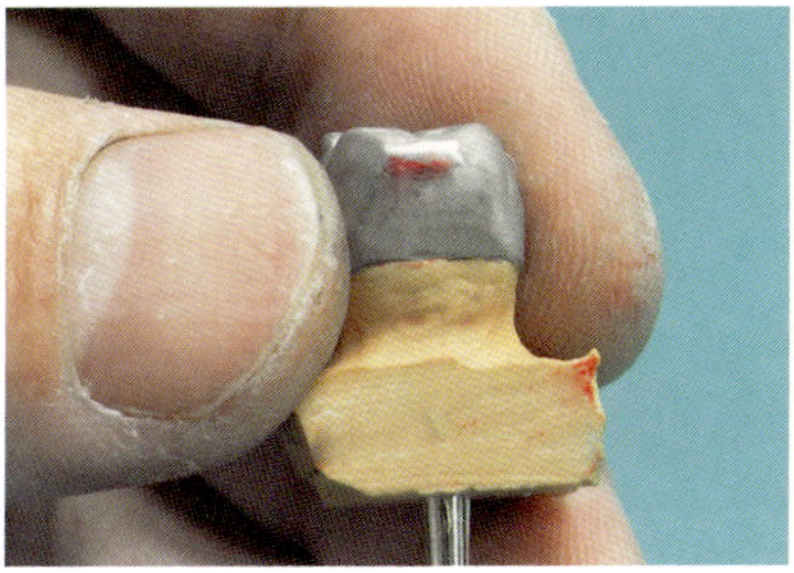

図19-9 広い面で接触させたのち、正常な位置に調整を行う。

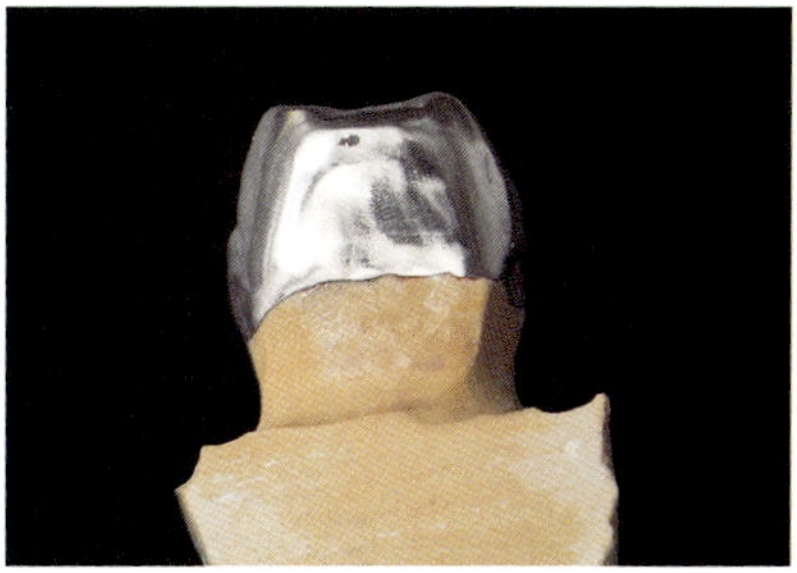

図19-10 正常な位置に調整されたコンタクト。ワックスアップで説明したとおりコンタクトを中心にコンタクト下部（根尖側側）は扇状に凹を形成する。

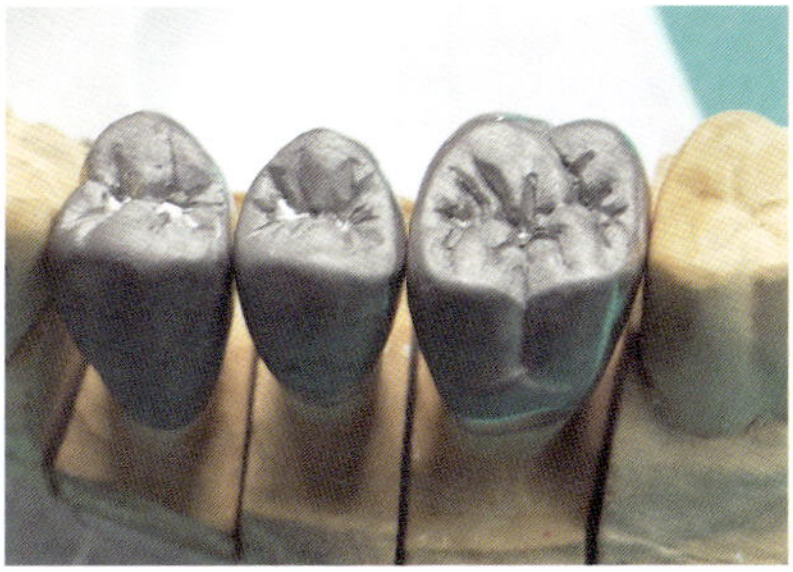

図19-11 コンタクトが調整された鋳造体。

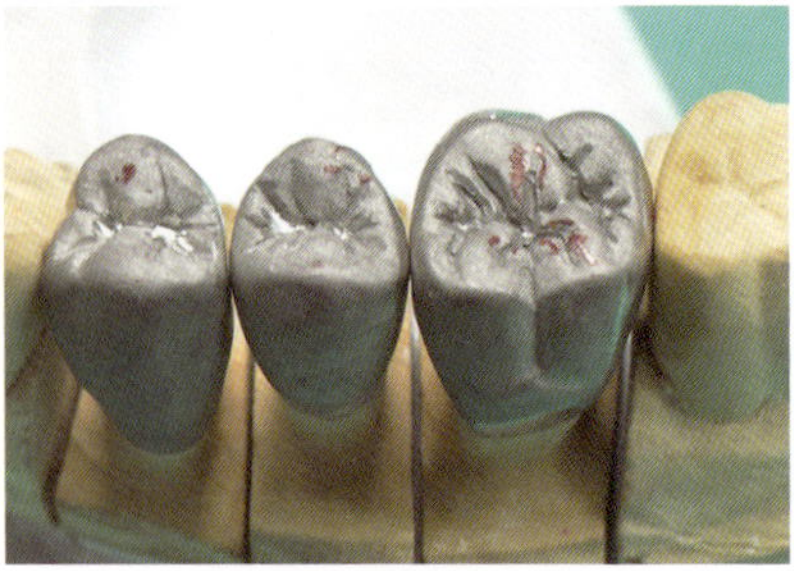

図19-12　咬合接触点の確認。

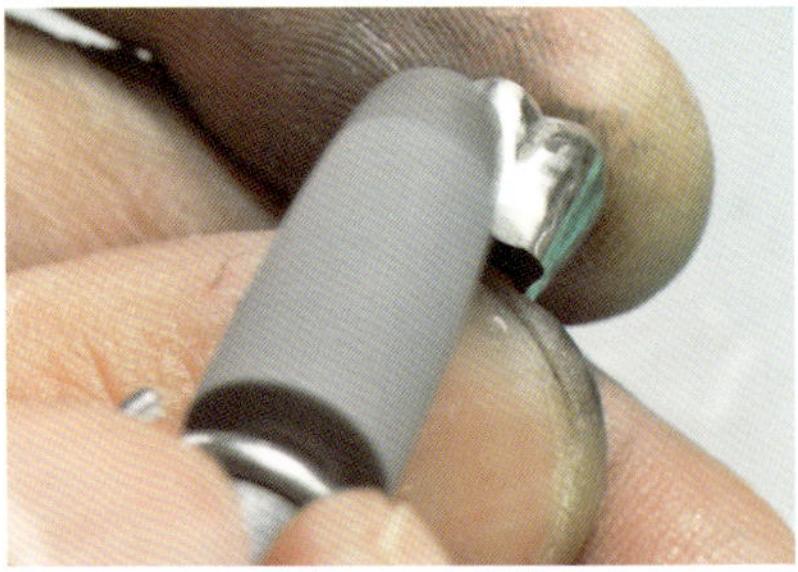

図19-13　咬合面以外の面は比較的大きなシリコンポイントで表面を研磨する。鋳造体に鋳巣がないかぎり、カーボランダムポイントやカーバイドバーをあてる必要はない。

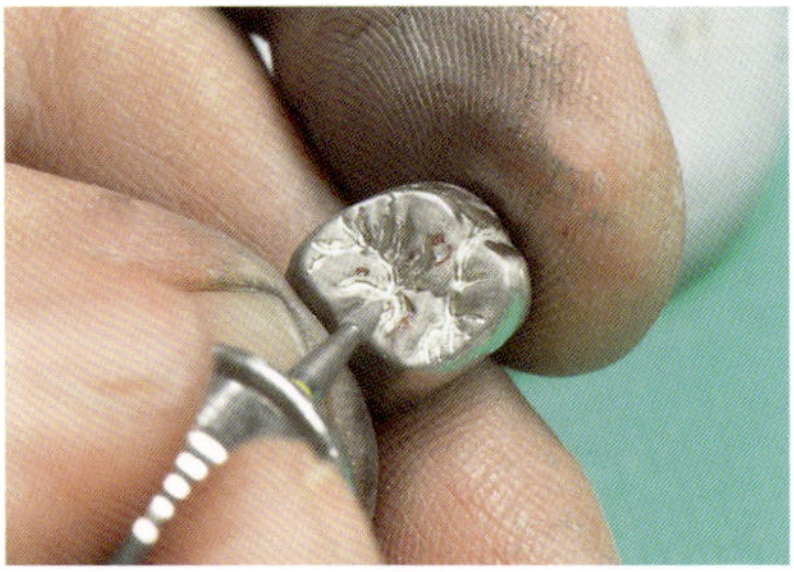

図19-14　咬合面は先の細いカーバイドバーで溝に沿ってあてる。カーボランダムポイントは研磨傷を深く残すことになるので、あまり使用しないほうが良い。研磨効率を上げることも重要である。

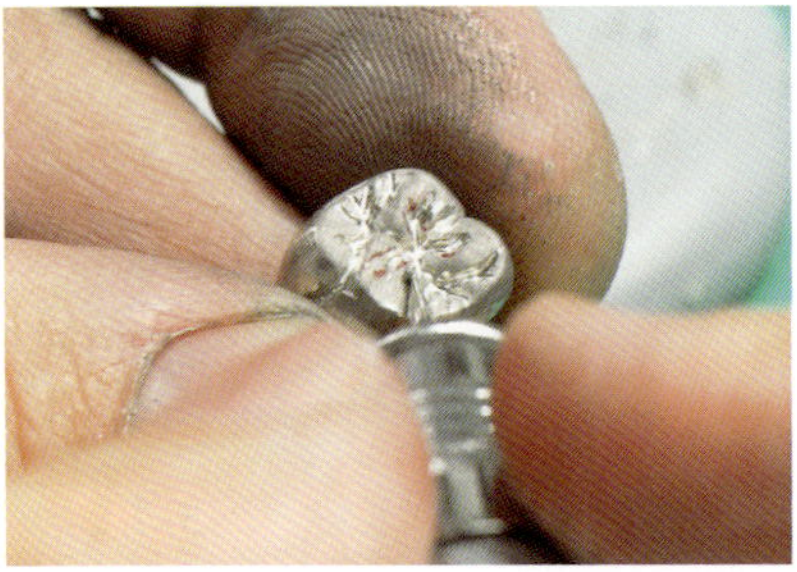

図19-15　裂溝部は1/4のラウンドバーで裂溝をなぞるようにあてる。

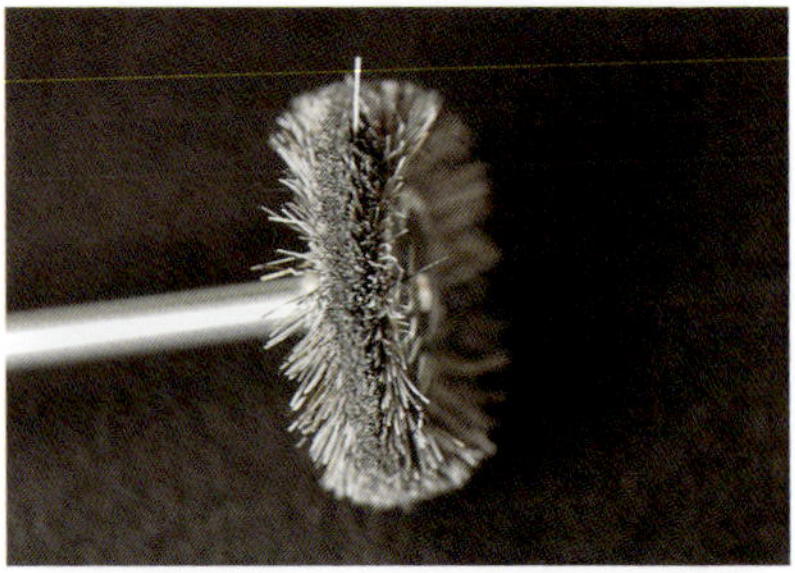

図19-16　ロビンソンブラシを使用する際、ブラシは写真のように幅を広げるようにする。指で押しつぶすようにすれば良い。

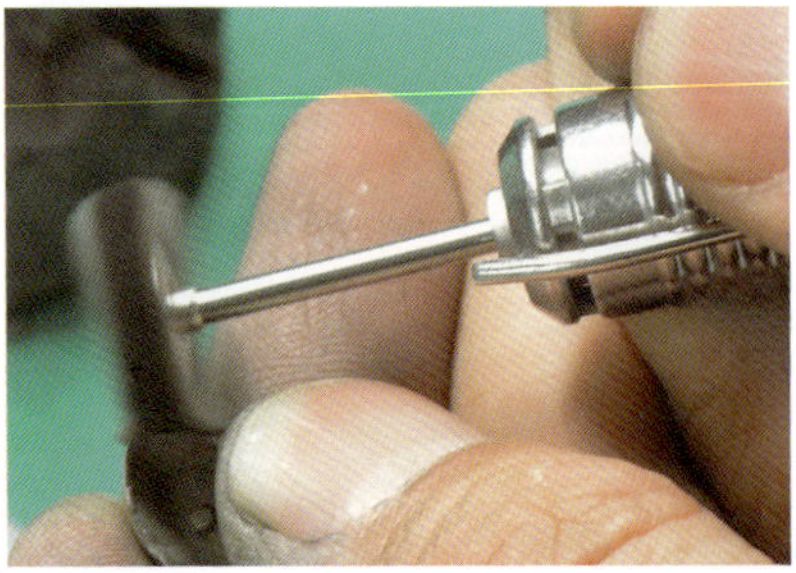

図19-17　押しつぶされたロビンソンブラシはコンパウンドやルージュをあてる研磨力が分散され、結果として鏡面の研磨が容易に行うことができる。また作業効率もかなり向上する。

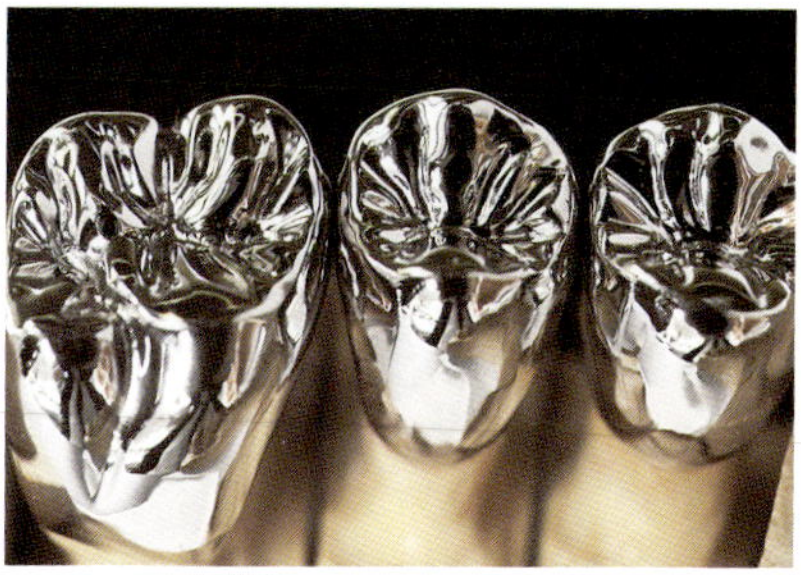

図19-18　鏡面に研磨されたクラウンは口腔内でプラーク付着も少なく安定する。すなわち、鋳巣が残ったままのクラウンや研磨不足のクラウンは口腔内でプラーク付着を誘発し、口臭や歯科疾患を起こしやすくする。研磨は重要な位置を占める。

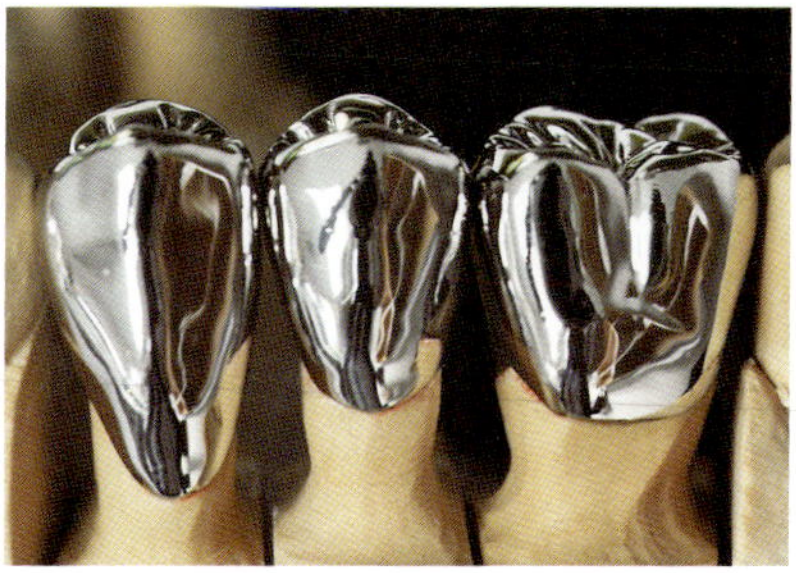

図19-19　鏡面研磨されたクラウンの頬側面感。

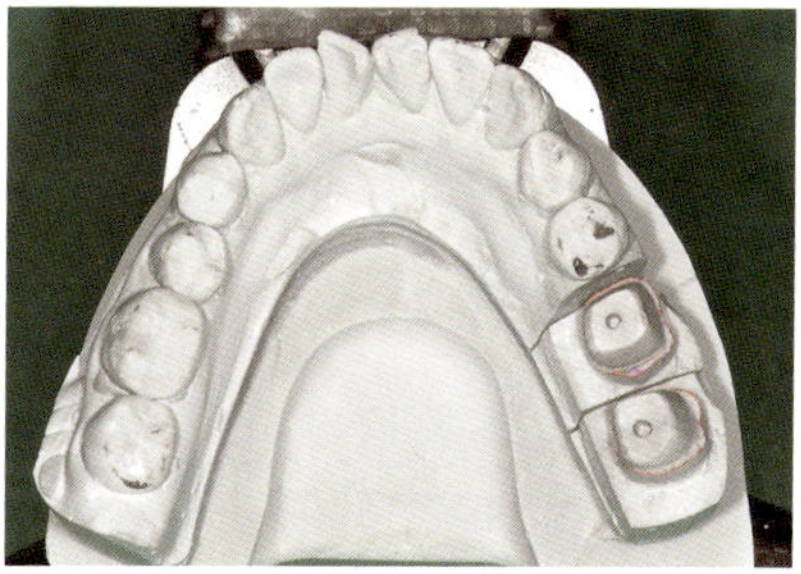

図19-20　咬合面の研磨。黒のカーボンで残存歯の咬合をマークしておく。

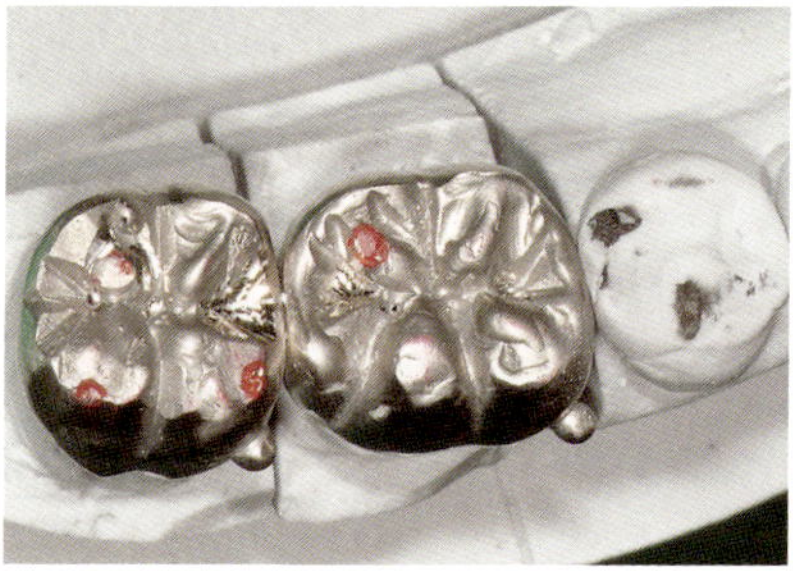

図19-21　赤のカーボン紙で咬合箇所を印記させる。

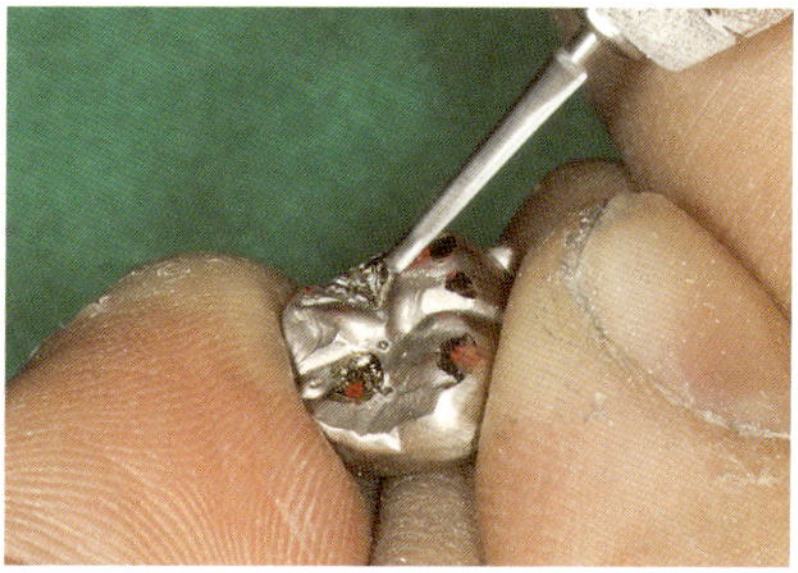

図19-22　高さの調整はカーバイドバーで行う。

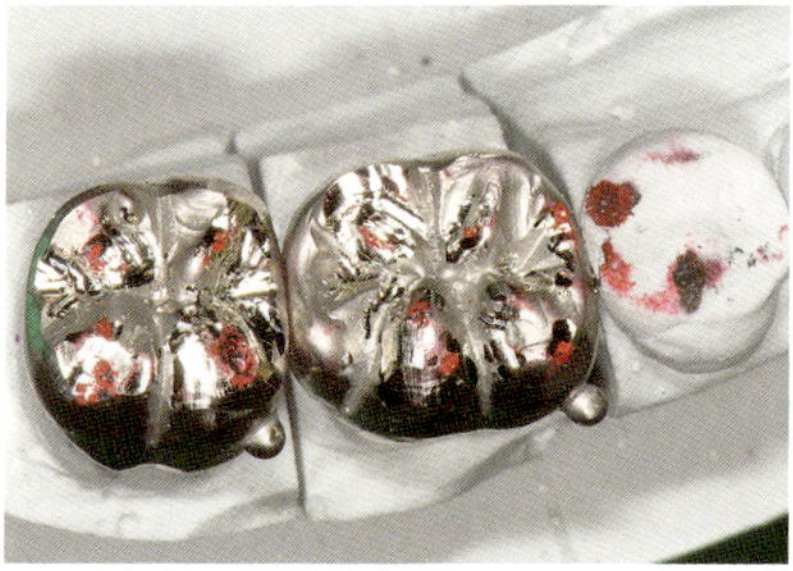

図19-23　高さの判断は隣在歯の黒カーボンと赤カーボンが重なり合うことで判断できる。

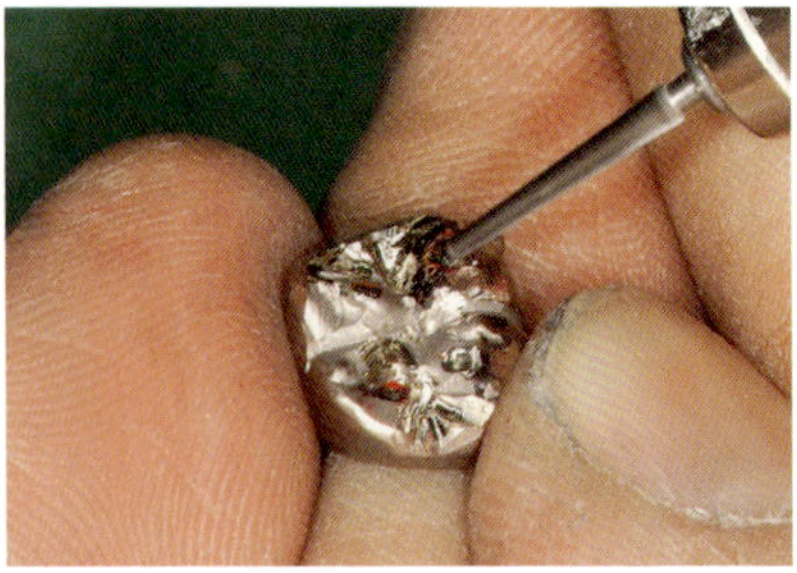

図19-24　接触点の大きさはできるだけ小さく調整する。

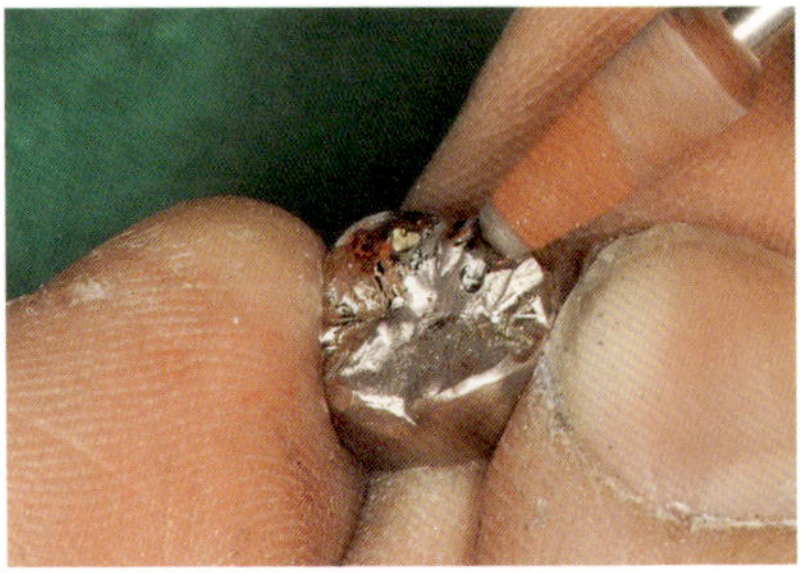

図19-25　接触点はこれ以上研磨しすぎないようにシリコンポイントで仕上げておく。

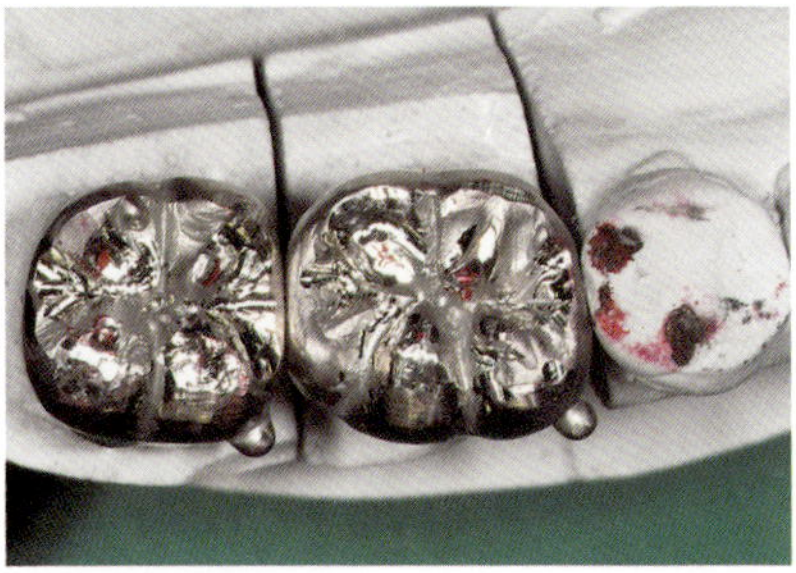

図19-26　シリコンポインで仕上げられた接触点。

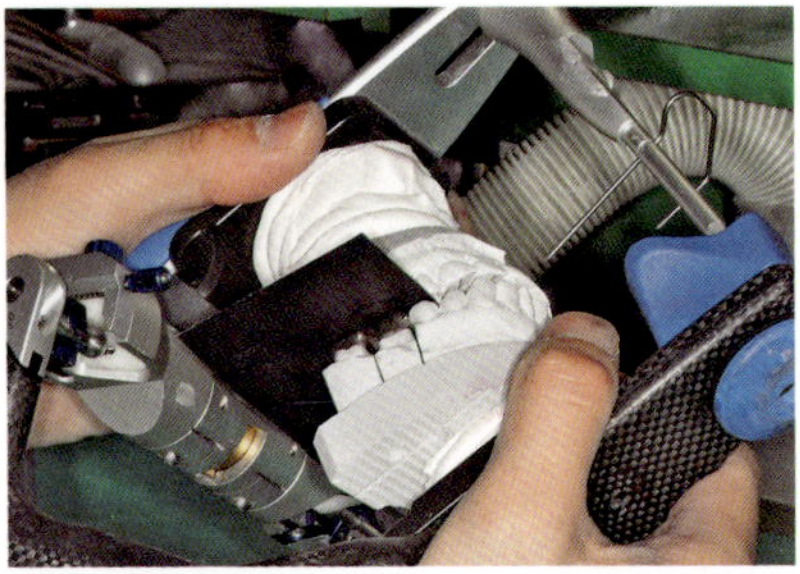

図19-27　側方運動は咬合紙の色を変えてチェックを行う。

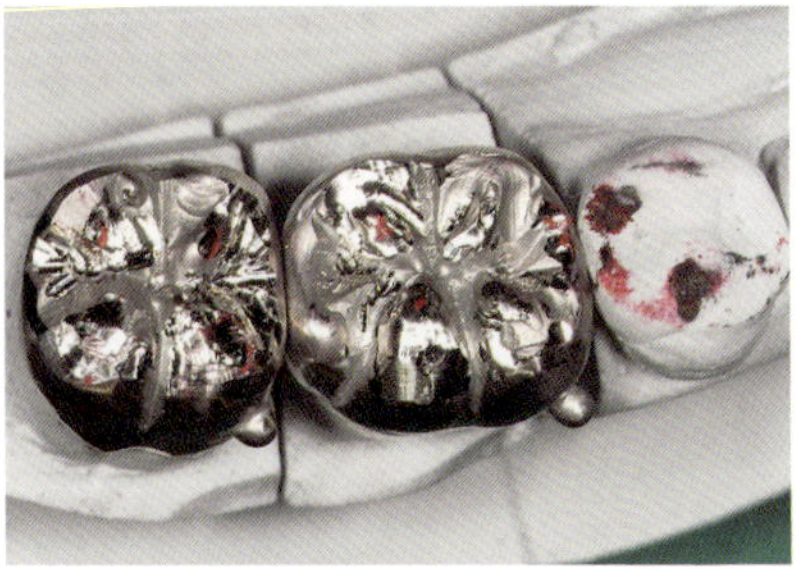

図19-28　側方嵌合部。

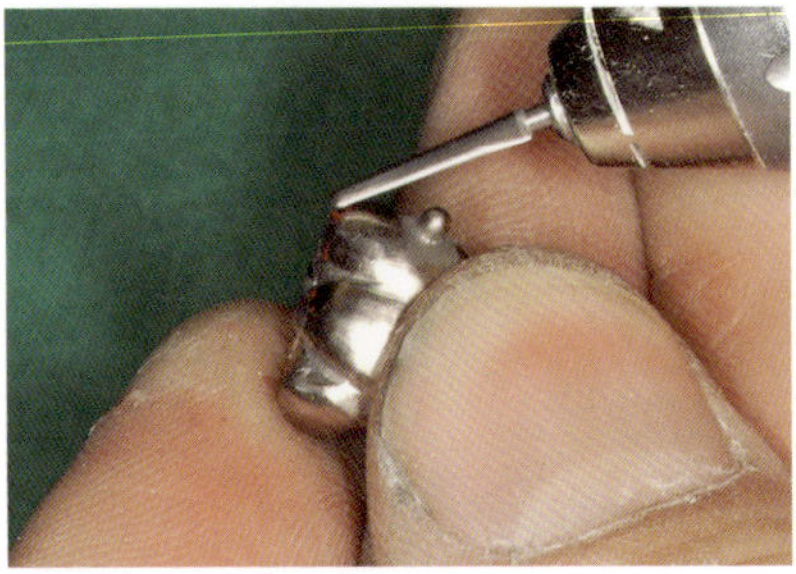

図19-29　側方干渉部は嵌合位を落とさないようにカーバイドバーで削合を行う。

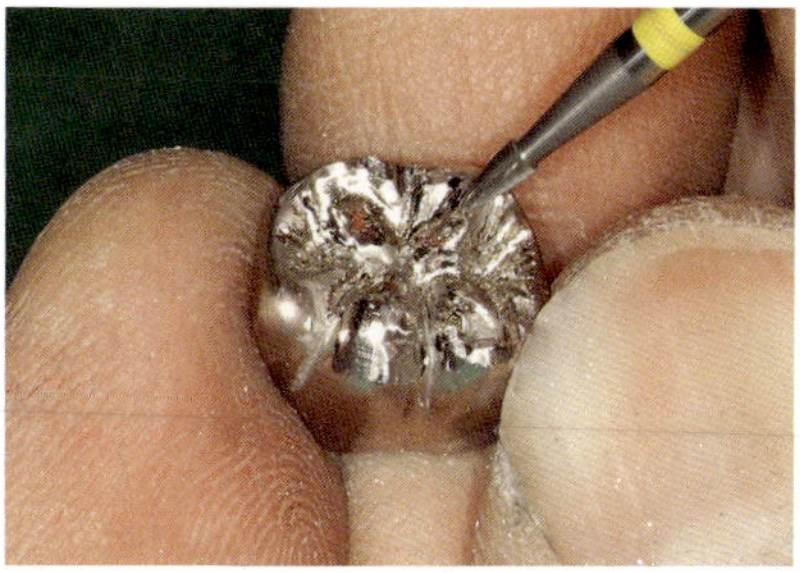

図19-30　咬合調整の終わった咬合面は、咬合接触面が凹面にならないようにカーバイドバーで修正を行う。

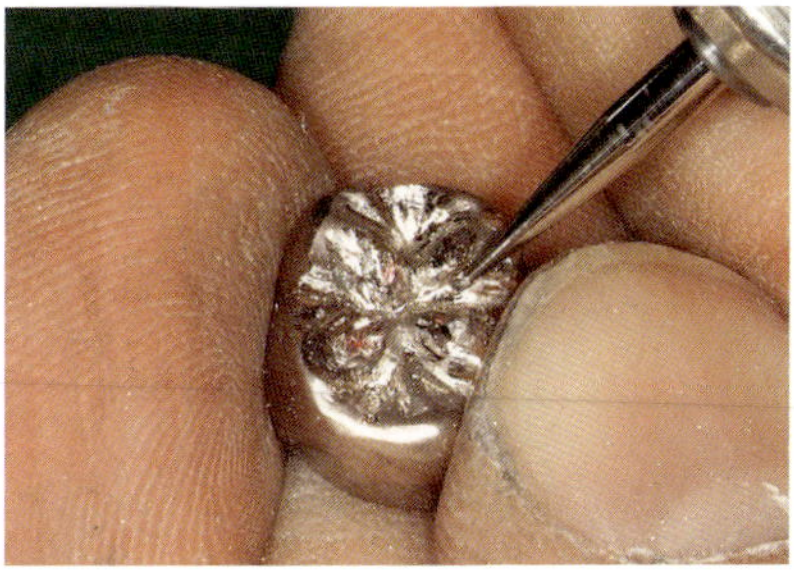

図19-31　裂溝部は1/4カーバイドバーでなぞるように描く。

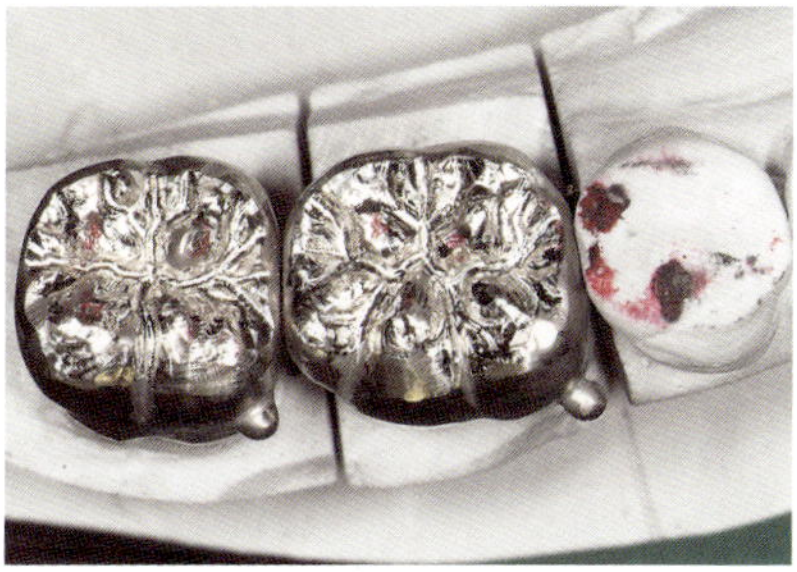

図19-32　調整の終了した咬合面。

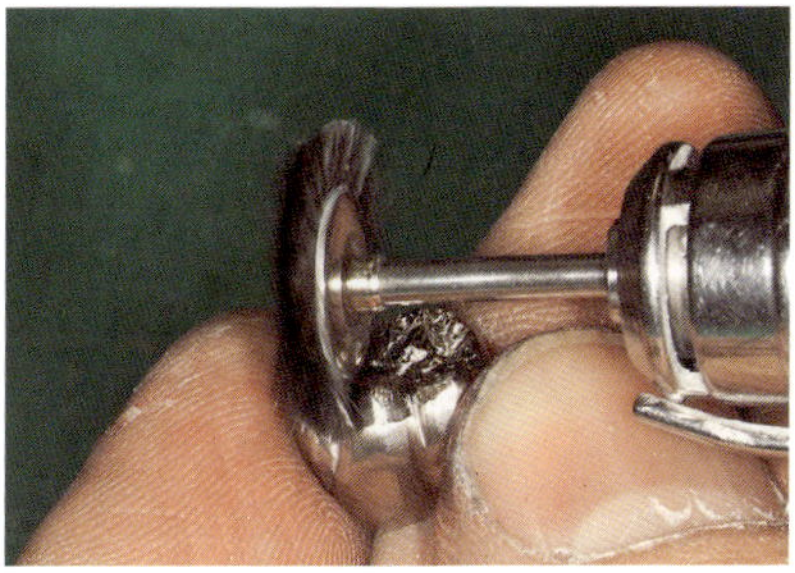

図19-33　咬合面は毛先の細いロビンソンブラシで裂溝に沿って研磨する。

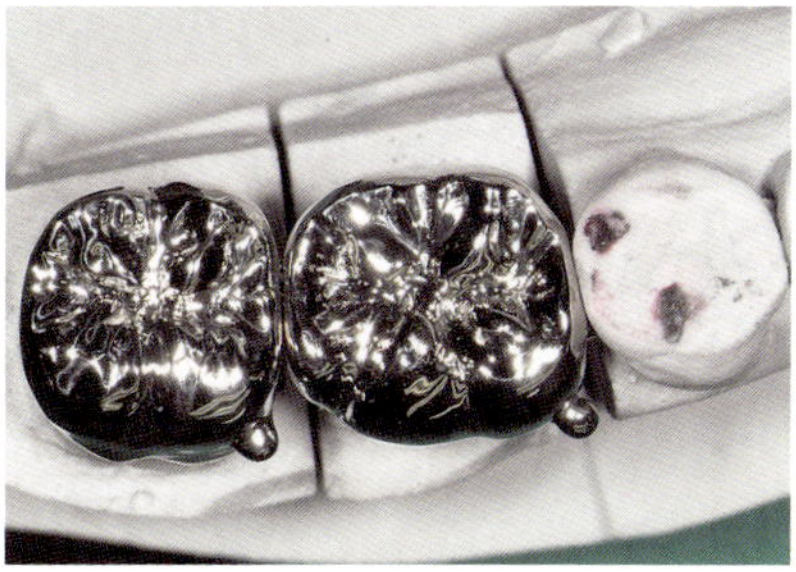

図19-34　完成されたクラウンの咬合面。

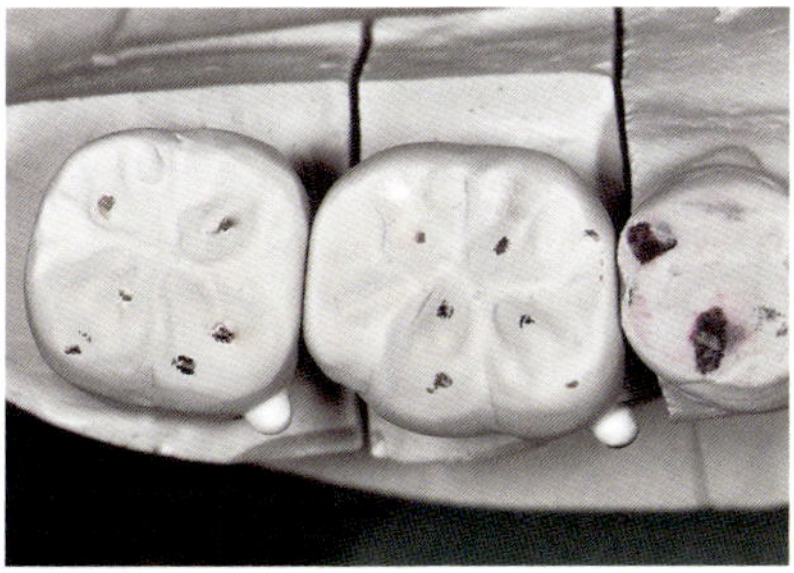

図19-35　オクルーザルポイントが小さな点で接触していることが確認できる。

ボランダムポイントに比べてカーバイドバーは傷の深度が浅く、そのままコンパウンド入りのルージュで艶出しに移行できます）。

ただし裂溝、小窩などロビンソンブラシをあてにくいところは、シリコンポイントで研磨してしましょう（図19－12〜17）。そのあとは、頬舌面の研磨です。頬舌面は多面体にならないようにシリコンのビックポイントを使用して単面になるように広くあてます。最後にロビンソンブラシ、バフにコンパウンドルージュ、ルージュの順で鏡面研磨を行い補綴物の完成となりますが（図19－18，19）、咬合面は裂溝に沿って毛先の小さなロビンソンブラシをあて、頬舌面、隣接面は毛先を広げたロビンソンブラシを使用します（図19－20〜35）。そのほうが研磨能力は上がります。

これでメタルクラウンの研磨は完了ですが、最後に咬合の確認のために、オクルーザルスプレーを吹き付け再度の確認をお勧めします。

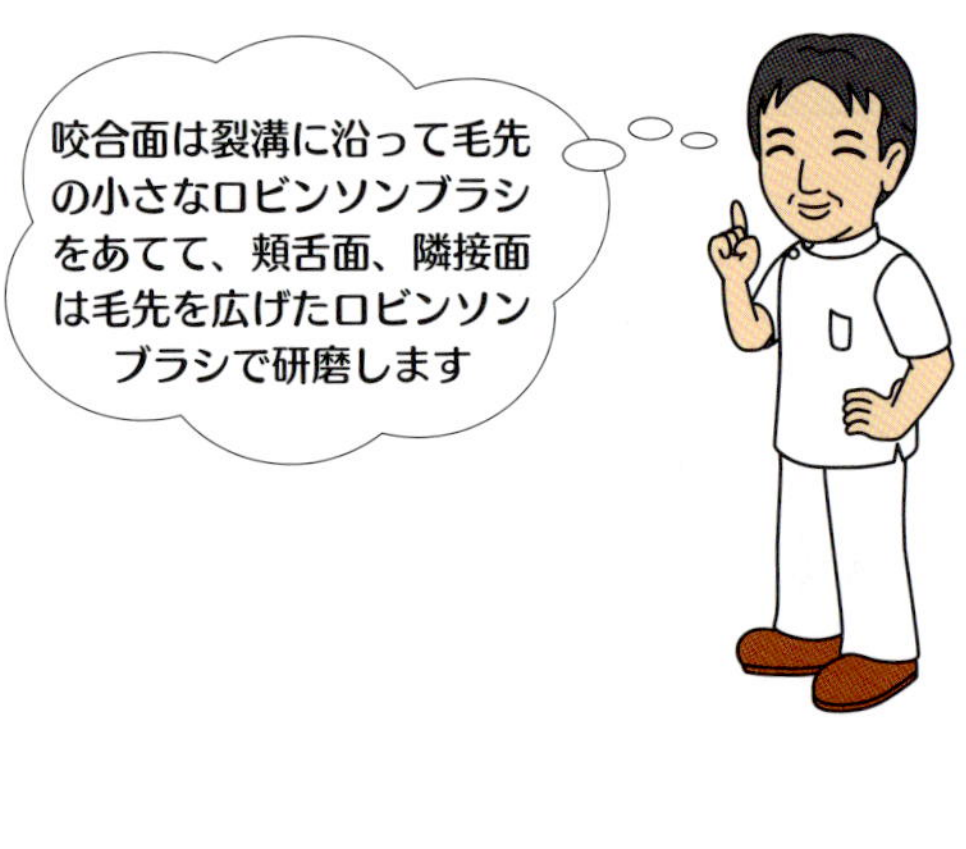
咬合面は裂溝に沿って毛先の小さなロビンソンブラシをあてて、頬舌面、隣接面は毛先を広げたロビンソンブラシで研磨します

20 プロビジョナルレストレーションズ

1. テンポラリーと何が違う

テンポラリーもプロビジョナルもほとんどの場合レジンで製作されますが、その目的は大きく異なります。テンポラリーは支台歯形成後、支台歯の保護を目的とした一時的な修復物ですが、プロビジョナルレストレーションズは、治療中の補綴物でもあり修正を加えながら（プライマリーからセカンダリーを経て）最終プロビジョナルと移行しますが、基本的には歯周、咬合、審美の面から口腔内において、生理的調和を満たす最終補綴物とまったく同じものなのです。

2. 製作方法（図20－1～9）

最初にガム付き作業用模型を製作します。レジンがアンダーカットに入り込まないように支台のトリミングは支台歯に並行、または少し緩めにトリミングします。その後、ワックスアップを完成させてシリコンコアを製作し、常温重合レジン、または即時重合レジンを流し込み圧接します。その際ワックスアップマージン部はレジンの重合収縮を考慮して2ミリほどオーバーさせておきます。

レジン硬化後オーバーしたレジンを削除し、エマージェンスプロファイルの形態をガム付き作業用模型を用いて整えます。マージン部のフィニッシュラインマージンと一致させなければファイナル印象に影響を与えるので慎重に合わせましょう。また咬合接触点の調整はカーバイドバーなどで小さな点にあてるように行い、完成です。

◆歯周治療におけるプロビジョナルレストレーションズ

歯周外科時のサージカルガイド（歯頚ライン不調和の際の外科的処置）、インプラント、ブリッジ粘膜面のティシュマネージメント、ジンジバルカウンターのマネージメント、自浄性の確立などに使用される。材料は口腔内で操作しやすい即時重合レジンが望ましい。

◆咬合治療におけるプロビジョナルレストレーションズ

咬合高径の指標の確立、咬合平面の指標の確立、咬合再構築のためのオーバーレイなどに使用される。

材料はレジンを使用すると、咬合の安定を目的とした治療の場合には早期の摩耗により安定した咬合観察ができないため、最終プロビジョナルはハイブリッドセラミックやメタルを使用が望ましい。また、歯周治療と併用する場合には咬合面のみメタルにする場合もある。

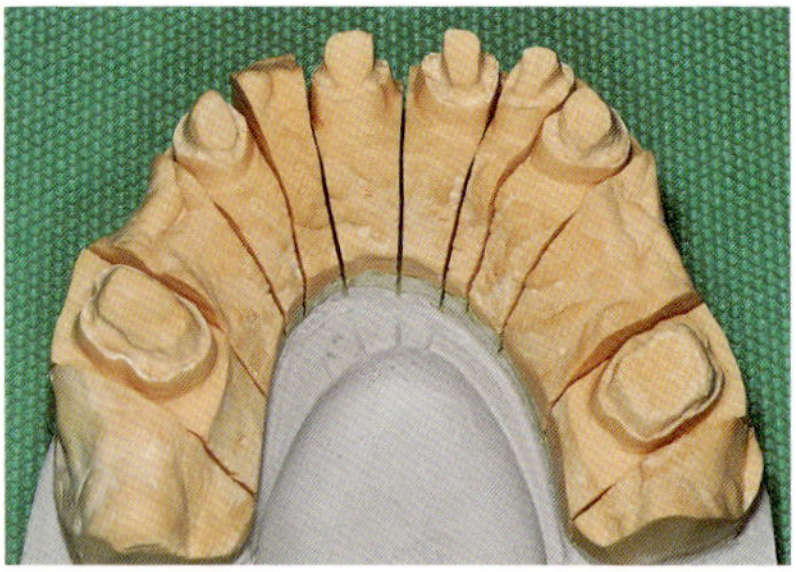

図20-1　プロビジョナルの製作はマージン部の処理が必要となるので、必ず支台部はトリミングを行う。またシリコンガムの製作も必要である。

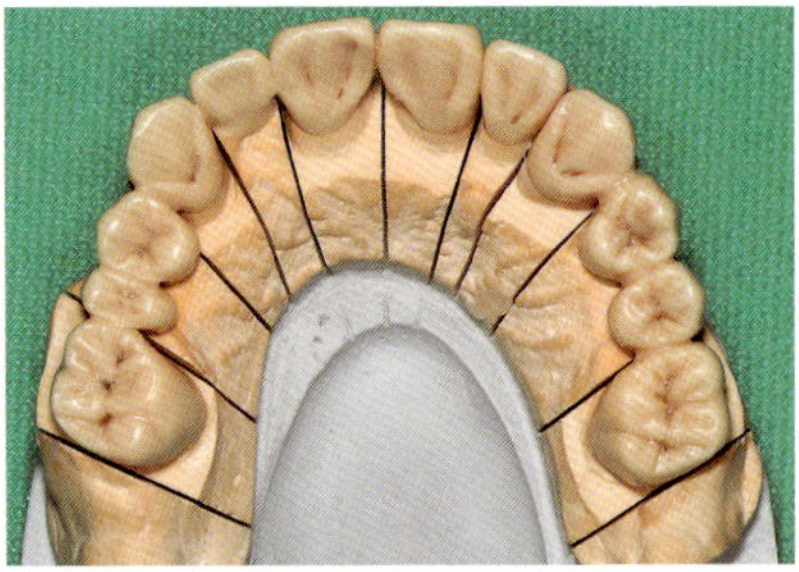

図20-2　最終補綴物との違いは材料の違いだけであるから、ファイナル補綴をイメージしワックスアップを行う。

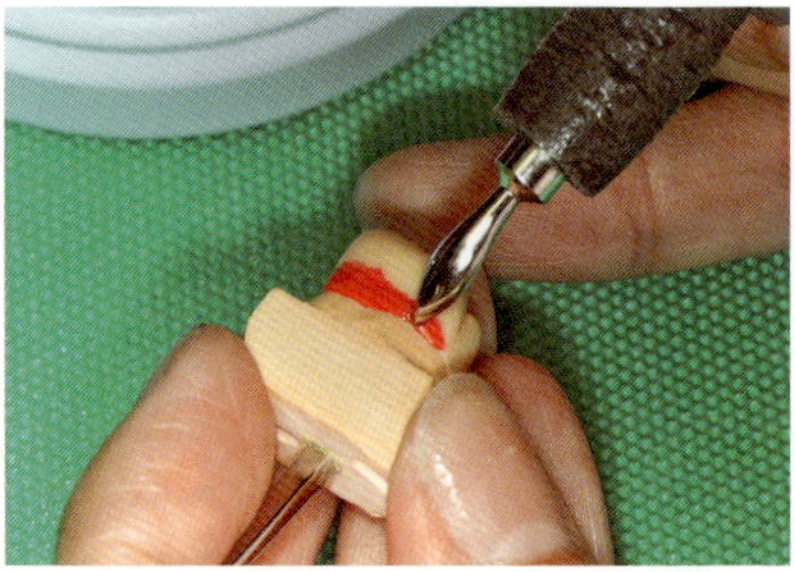

図20-3　ワックスアップされたマージン部はレジンの重合収縮を考慮し実際のマージンラインより1mm長く設計する。

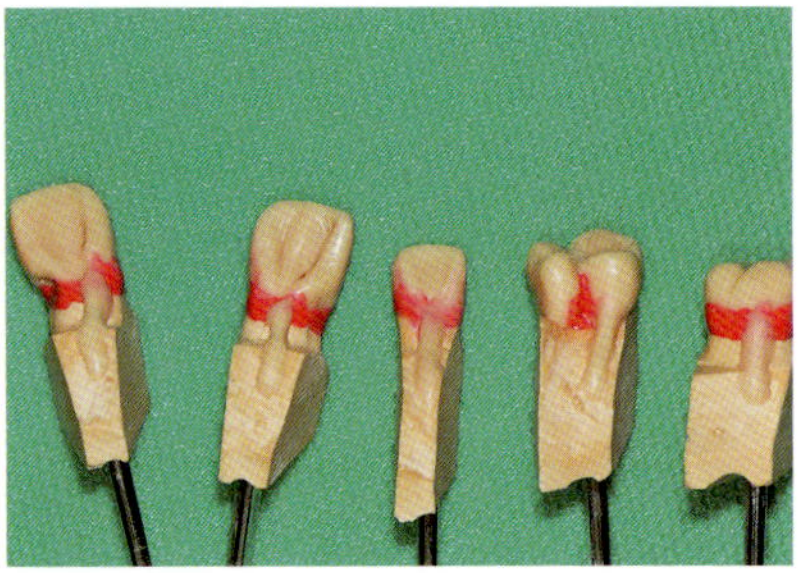

図20-4　余剰レジンが逃げるランナー部を舌側部に設計する。

◆審美治療におけるプロビジョナルレストレーションズ

　顔貌との調和の確認、エマージェンスプロファイル調和形態の付与、患者さん固有の（色調、形態）などの希望を確認するために使用される。

　材料は即時重合レジンで十分であるが、患者さんにイメージを伝えるうえで前歯切縁部は透明レジンを築造して二層にしたほうが望ましい。

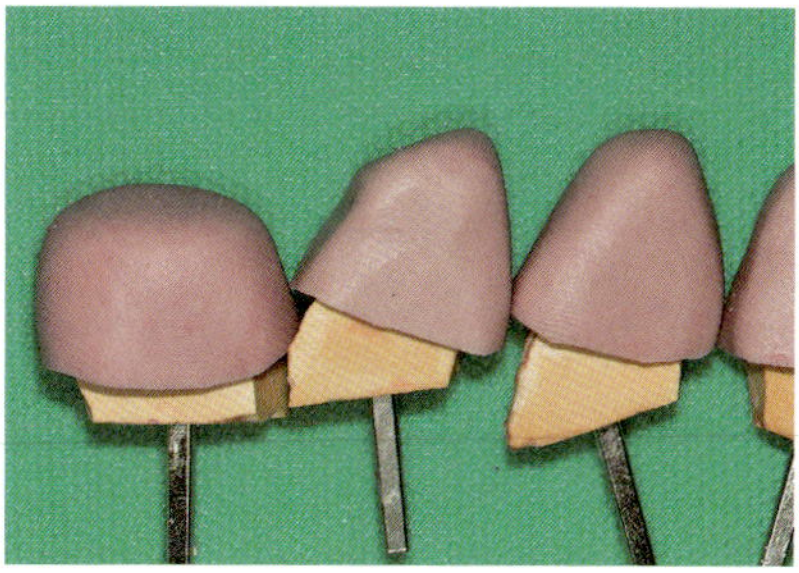

図20-5　ワックス処理が完了すればシリコンコアを製作し、脱ロウ作業を行い、１歯ずつレジンを填入する。１歯ずつ製作することで確実に個歯のワックスアップを再現することができる。

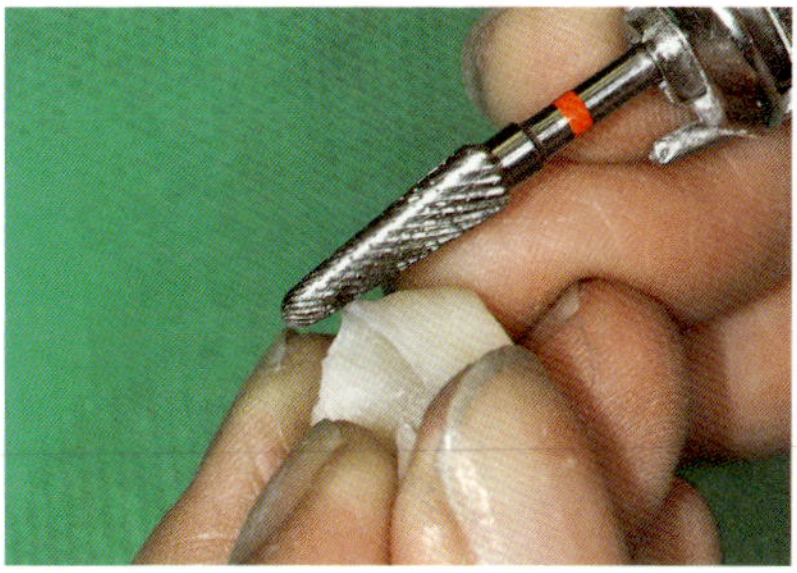

図20-6　マージン部のオーバーはカーバイドバーを使用し支台歯マージンに適合させる。

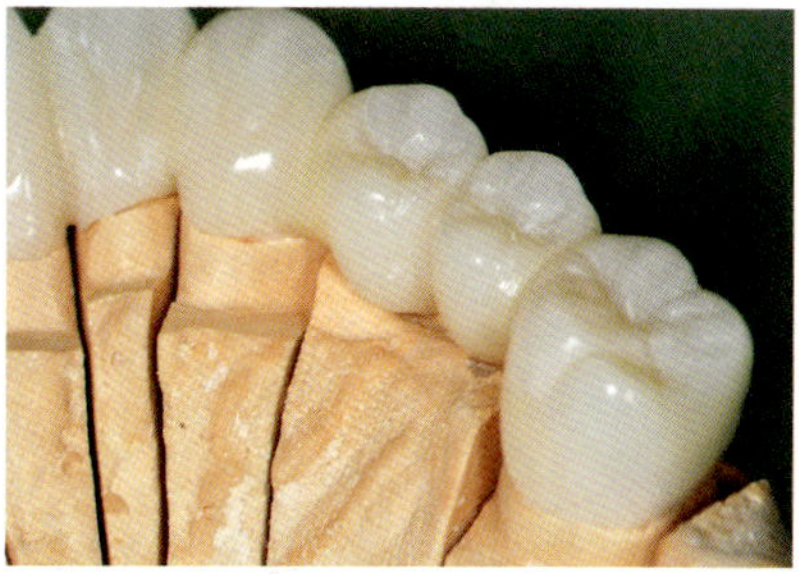

図20-7　個歯ずつ製作されたプロビジョナルを支台模型に戻し同じレジンで連結作業を行う。個歯ごとに製作されたプロビジョナルは咬合調整がほとんどいらず、かえって総製作時間を短縮することになる。

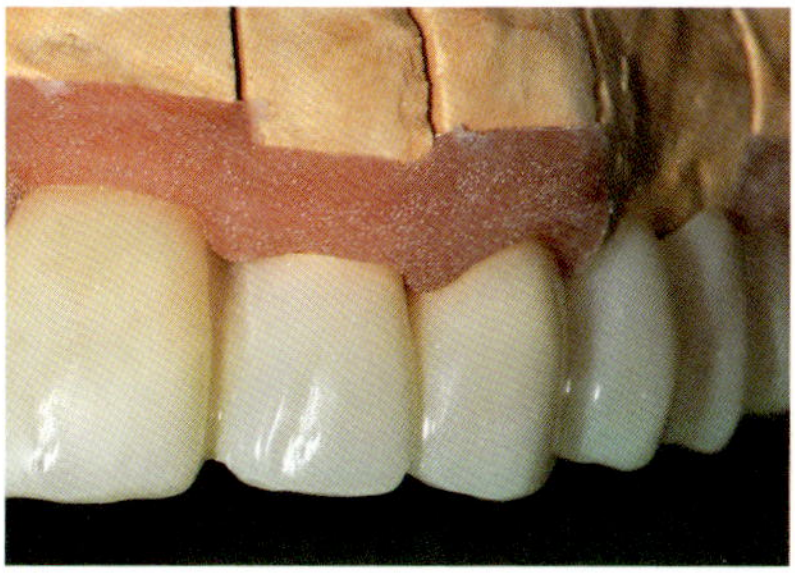

図20-8　マージン、咬合面はもとより、類側面のカントゥアも重要である。

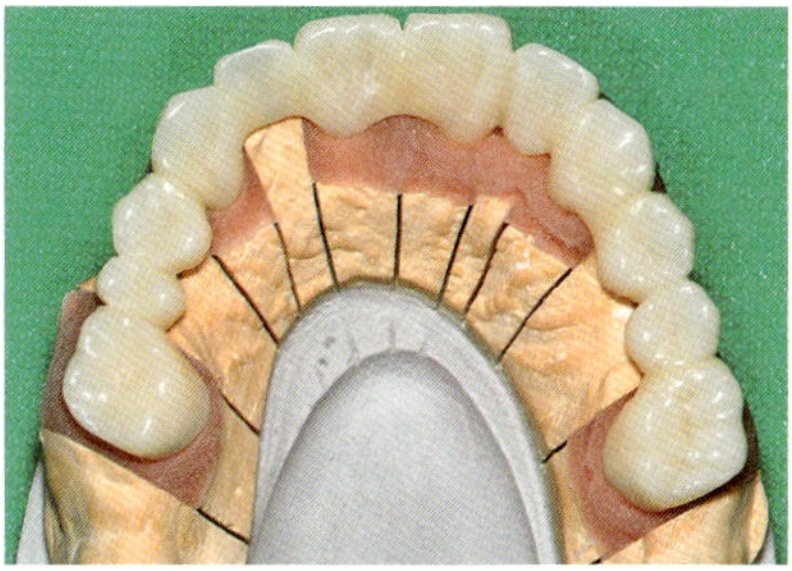

図20-9　完成されたプロビジョナルレストレーションブリッジ。

21 ブリッジの製作

——歯科医院単位で決めない基底面形態

ブリッジ補綴の課題は基底面の形態が患者さんを満足させるほど自浄性が良いかということでしょう。たびたび「〇〇先生のところはリッジラップ」と言われて、ポンティックを製作することがあるのですが、それでは本当に自浄性の良い、患者さんを満足させる理想的なポンティック形態は得られないでしょう。個々の患者さんによってポンティックの基底面形態は異なるのです。

たとえば、垂直的骨吸収、外傷などで早期に歯を喪失した場合には、頬舌的に狭窄された粘膜面になり、また水平的骨吸収などにより歯を喪失した場合には、フラットな粘膜面になりやすいものです（もちろん個々の骨形態には個人差がありますが）。このような粘膜面形態の違いがあるために同じ形の基底面形態では最善の自浄性は得られないのです。基底面形態はリッジラップ、偏側型、船底型、離底型、鞍状型、オベイト型の種類がありますが、粘膜面のタイプに合った基底面形態を付与することで自浄性の良い補綴物となります（表21-1・図21-1〜6）。

また基底面の清掃性を考えると、ブリッジ連結部は歯冠ブラシが少し抵抗を受ける程度で通るようにコントロールしましょう。

一口腔内においては、できるだけ同じ大きさの歯間ブラシが使用できるように配慮すべきです。

表21-1　粘膜面のタイプなどと基底面形態

粘膜と歯冠長など	基底面のタイプ
粘膜が狭窄され、歯冠長は標準的	リッジラップ型、船底型
粘膜が狭窄され、歯冠長が長い	リッジラップ型、船底型
粘膜が狭窄され、歯冠長が短い	船底型、リッジラップ型、離底型
粘膜がフラットで、歯冠長は標準的	偏側型、船底型
粘膜がフラットで、歯冠長が長い	偏側型、船底型
粘膜がフラットで、歯冠長が短い	偏側型、船底型、離底型
抜歯窩が自然治癒前に歯肉形態をつくった	オベイトポンティック

ポンティックの基底面形態

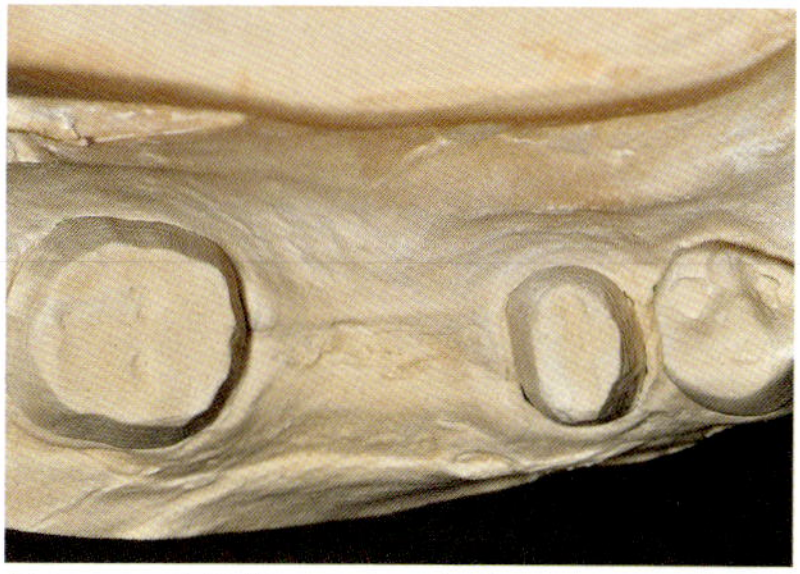

図21-1　比較的フラットなポンティック粘膜面は偏側型が良い。

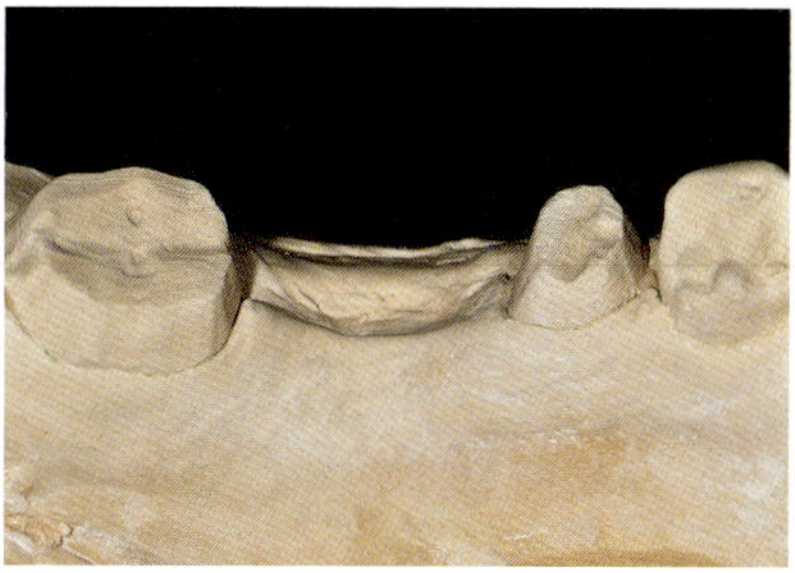

図21-2　オベイトタイプのポンティックが選択された粘膜面。

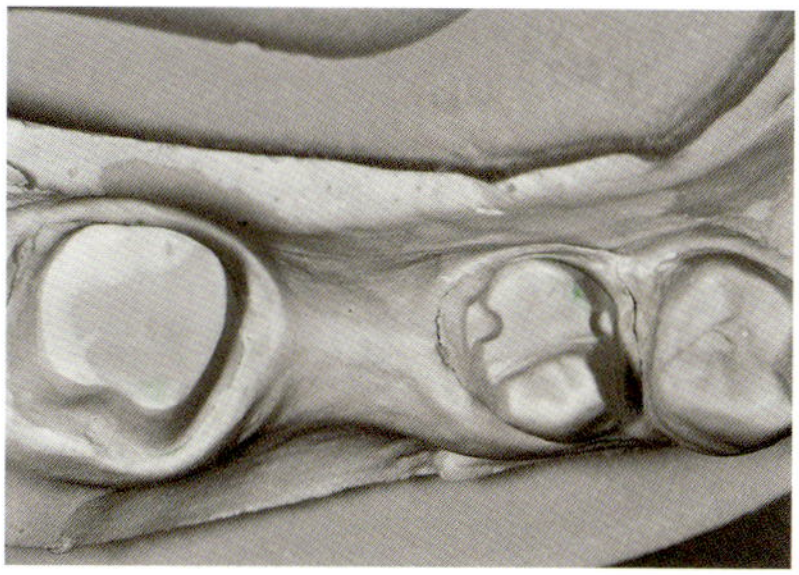

図21-3　頬舌に狭窄された粘膜面にはリッジラップ形態が良い。

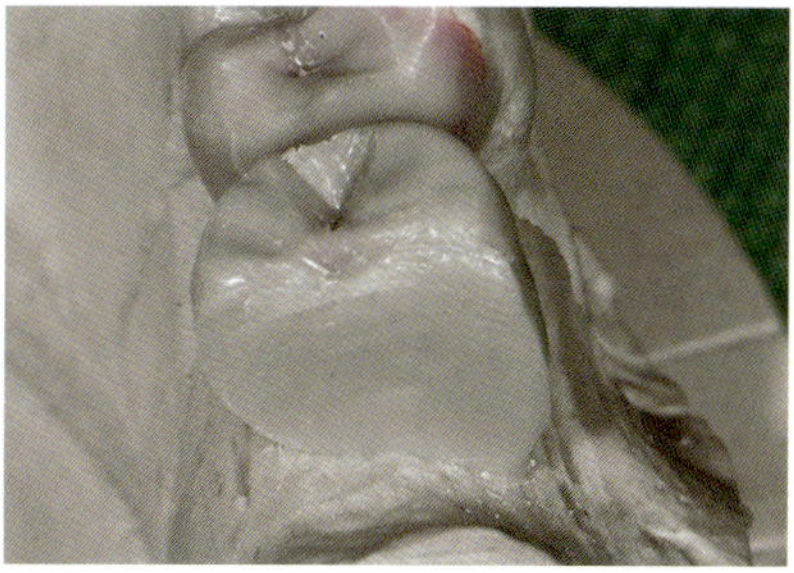

図21-4　フラットな粘膜面は偏側型のポンティックでもデンタルフロスでの自浄の妨げにならない。

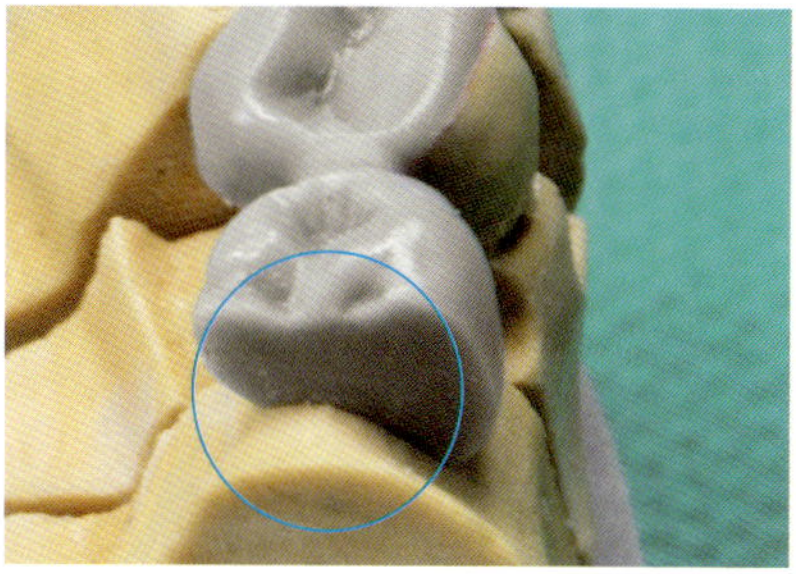

図21-5　狭窄された粘膜面は歯槽長幅が狭くリッジラップ、船底型以外のポンティック形態では自浄性が得られない。また、デンタルフロスの妨げになる。

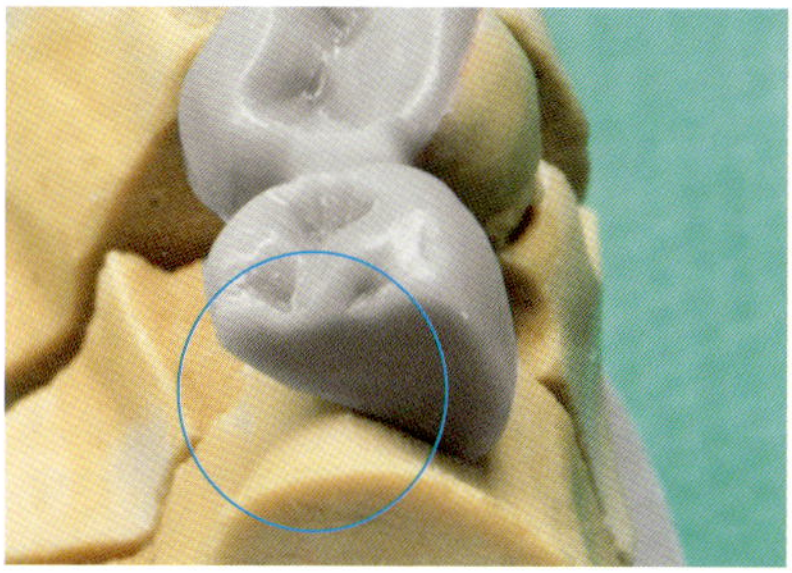

図21-6　狭窄された粘膜面に与えたリッジラップ形態、デンタルフロスの妨げにならない。ただ歯冠長が短い場合、食渣の流れは良好とはいえない。船底形態のほうが自浄性は良い。

22 ブリッジの連結

1．ポンティックの連結

クラウンのワックスアップとポンティックを連結するときの最大の問題が連結部ワックスの凝固収縮です。連結部はできるだけ、ワックスアップされたクラウンとポンティックに影響を与えないように、また連結部が凝固収縮させないように配慮します。その方法としては、ワックスアップされたクラウンとポンティックはコンタクトを合わせ連結部に最初から空隙を与えないことです。

連結の際、そこに少量のパターンレジンを流し、硬化後、パターンレジンの周りに凝固収縮の小さいワックスをできるだけ低い温度で流します。パターンレジンを使用しない場合には、ソフトワックスで連結し、強度を保つため周りをハードワックスで連結します。この際、凝固収縮は少なからず発生するので、1度に数ヵ所の連結は行いません。完全に連結部が凝固してから、つぎの連結へ移行します。

2．ワンピース法（図22-1，2）

ブリッジをワンピースで製作する場合、近年の埋没材の性能から約4センチ程度が口腔内で影響の与えない（模型上では確認できない）、変形の範囲であるといわれています。インプラントのような骨結合の場合は、半分の2センチとされています。

言い換えれば、それ以内で目視判断できるような変形が起これば、それまでの作

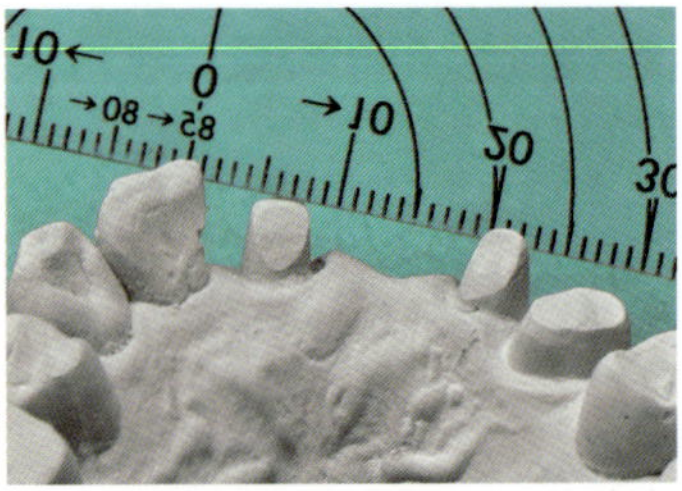

図22-1　ワンピースで鋳造可能なブリッジの長さの範囲。

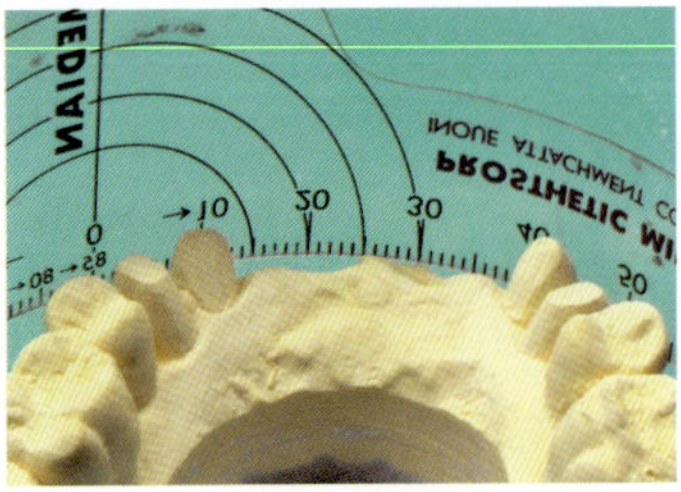

図22-2　ワンピースでは変形の可能性がきわめて高くなるブリッジ。

ロウ着作業

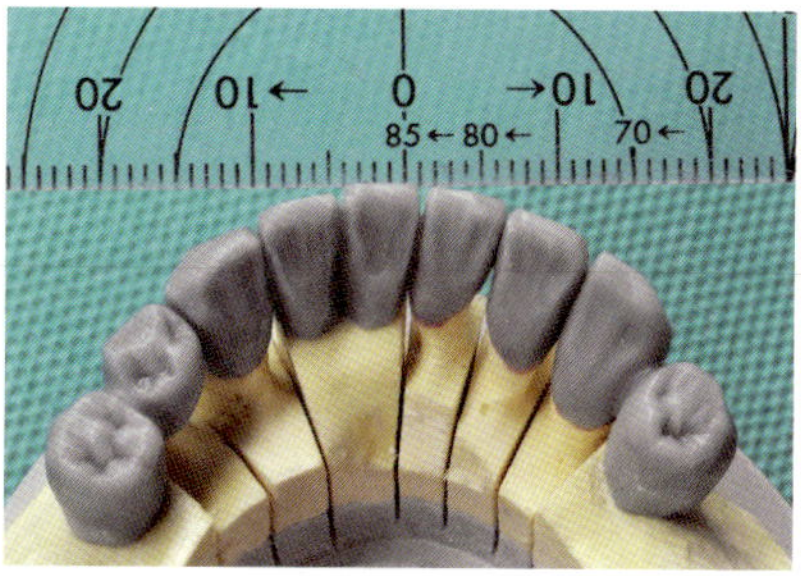

図22-3　ワックスアップブリッジスパンの長さを確認しロウ法を選択するケース。

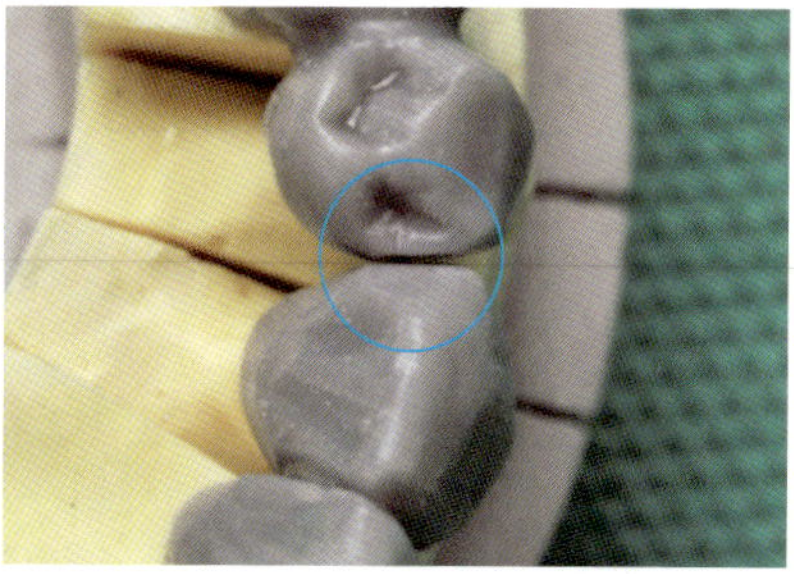

図22-4　通常のロウ着で連結する場合、ロウ着面は0.2mmほど空隙をあけて、設計しておく。

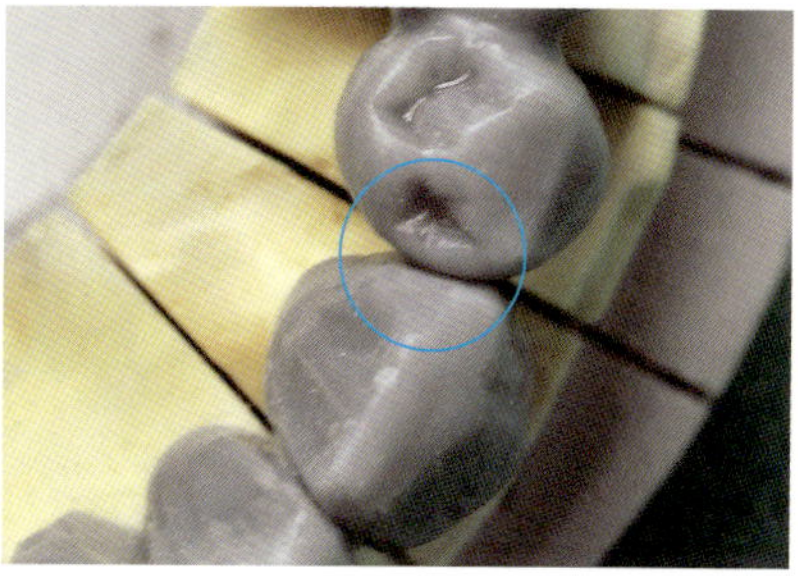

図22-5　レーザー溶接、レーザー仮着する場合はコンタクト部分が大きくならないように面でタッチさせておく。

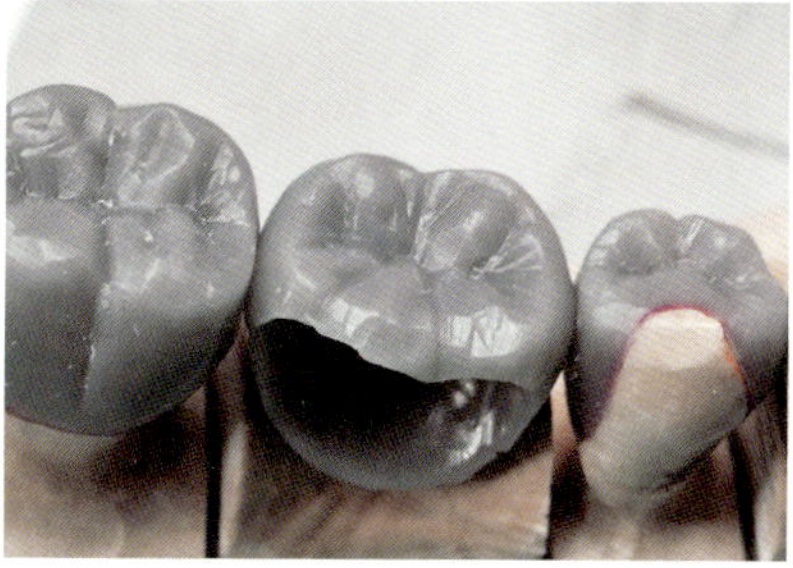

図22-6　連結部はコンタクトさせるワックスアップを行う。

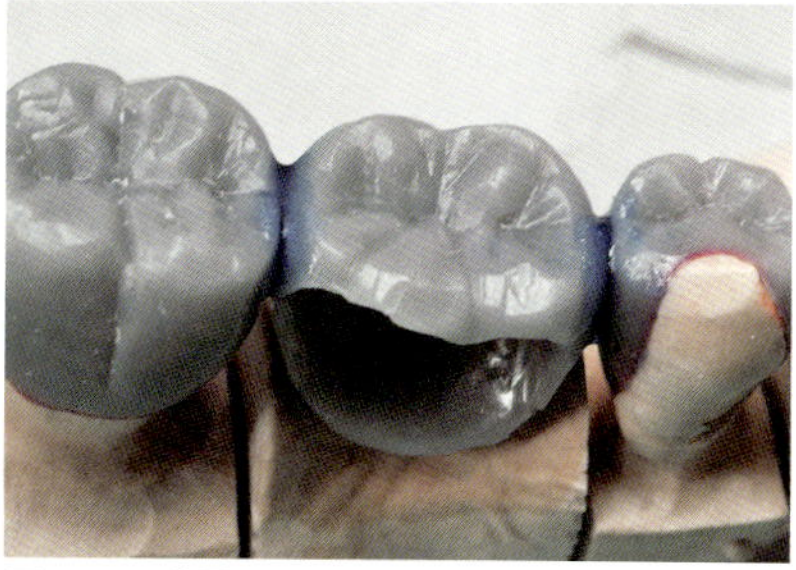

図22-7　少量のパターンレジンで連結する。

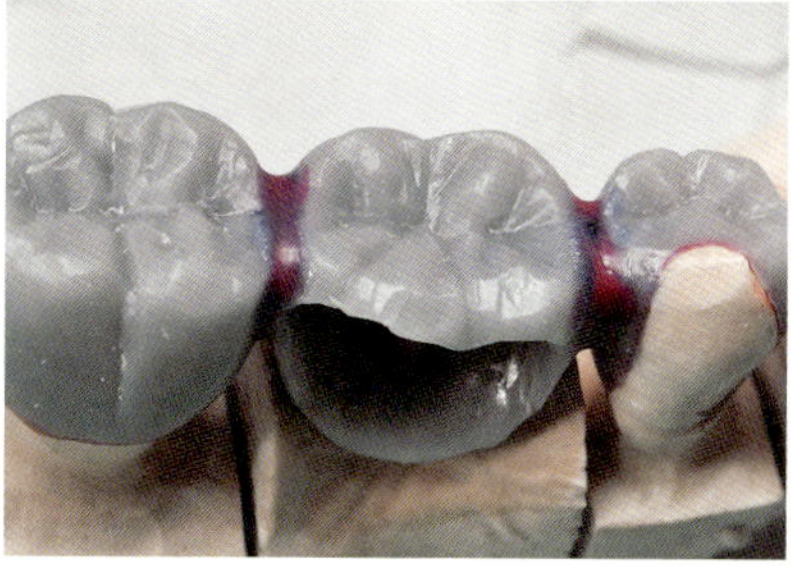

図22-8　パターンレジンの周りを凝固収縮の小さなワックスで補強する。

業に問題があるということになります。

3. ロウ法（図22-3〜8）

4センチを超えるロングスパンブリッジの場合はロウ着作業を行いますが、ロウ着の方法には、埋没法、レーザー仮着法、レーザー溶接法があります。それぞれ連結面の処理の仕方が違うのでワックスアップの段階で、どの方法で連結するのか決めておきます。

埋没法の場合、連結面は0.2ミリほど間隙をあけるようにします。使用しないバーなどを利用して2ヵ所以上をパターンレジンでしっかりと固定し、ソルダリニングスタンドに埋没します。またレーザー仮着法の場合、ワックスアップ連結面はコンタクトさせておきます。

同一メタルでの接触面を存在させることで、レーザー仮着を容易に行うことができます。レーザー仮着後にそのままロウ材を流し込みます。またレーザー溶接は同一メタル、またはロウ材をレーザーで溶接する方法ですが、レーザー溶接は時間と熟練をかなり必要とします。効率、精度の面からレーザー仮着法が一番安定していると考えて良いでしょう。

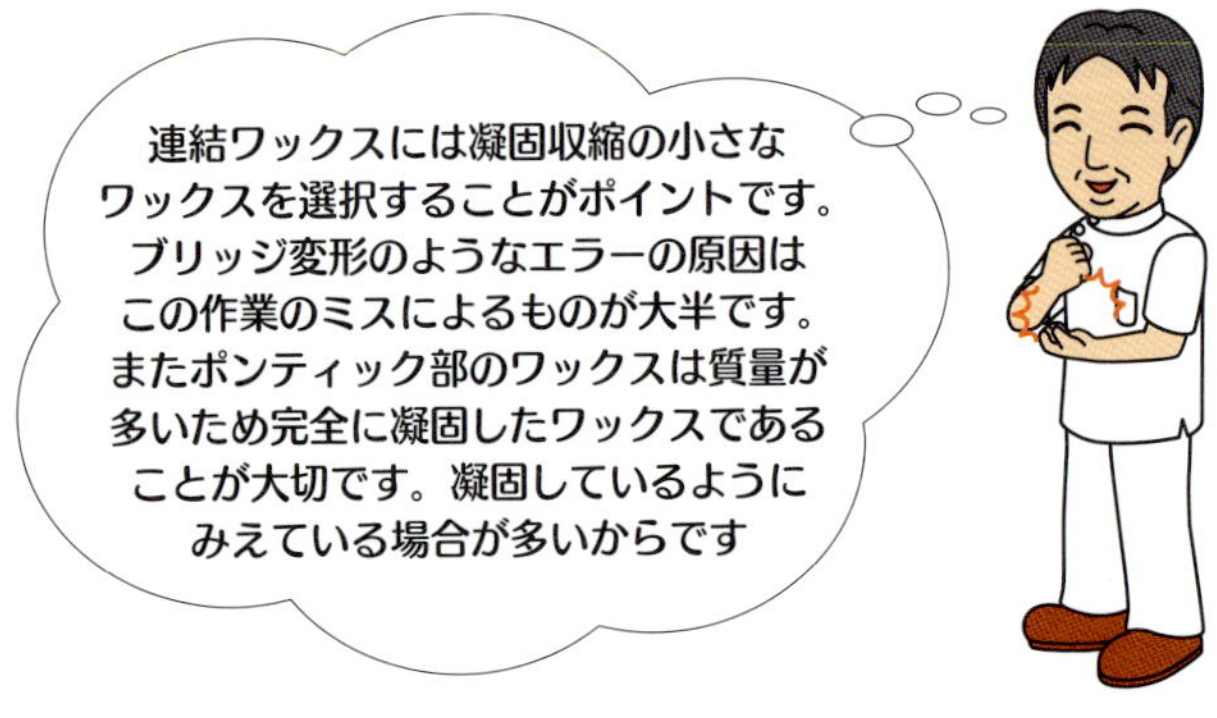
連結ワックスには凝固収縮の小さな
ワックスを選択することがポイントです。
ブリッジ変形のようなエラーの原因は
この作業のミスによるものが大半です。
またポンティック部のワックスは質量が
多いため完全に凝固したワックスである
ことが大切です。凝固しているように
みえている場合が多いからです

23 硬質レジン前装冠

　現在の硬質レジンは歯科の歯冠補綴材料のなかで一番時代とともに進化してきた材料といえるでしょう。それはセラミックスを頂点とした審美材料に追随する勢いがあります。ただ残念なことに、いまだあらゆる面でセラミックスを超えるところまでいたってはいません。

1. メタルフレームデザイン（図23-1〜14）

　メタルフレームデザインは、硬質レジンの強度的進歩により、かなり大胆にカットバックできるようになりました。またメタルとの結合力も接着プライマーの開発で向上しました。しかし、その化学的接着力だけでは不十分で、機械的結合を無視するまでにはなっていません。

　前歯部のフレームデザインは、嵌合部はメタルで回復を基本とし、滑走面を考慮して余裕がなければメタルバッキングタイプ、余裕があればハーフバッキングタイプにすると良いでしょう。ハーフバッキングタイプにする場合、設計を誤ると、簡単に破断することになります。また切縁咬合の場合、できるだけ切縁部はレジンで回復し、咬耗によりメタルが出ないように配慮しましょう。もちろん下顎前歯部も同様です。

　ただ上顎犬歯においては側方運動により滑走摩耗が激しくなりやすいので、できるだけメタルバッキングしたほうが良いでしょう。メタルとレジンの移行部はとく

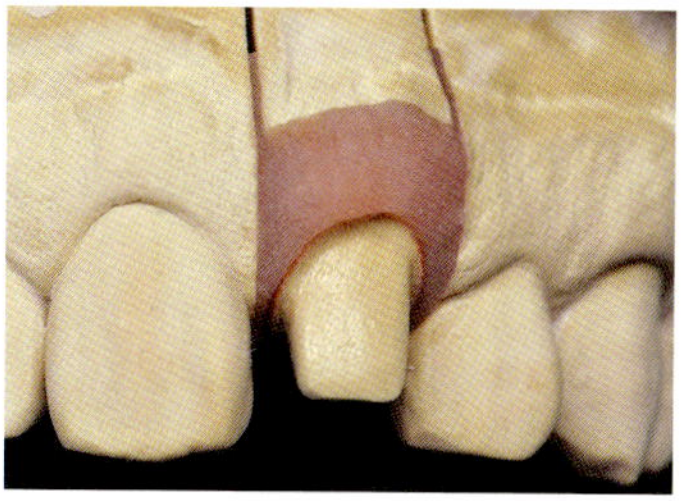

図23-1　前装冠模型。

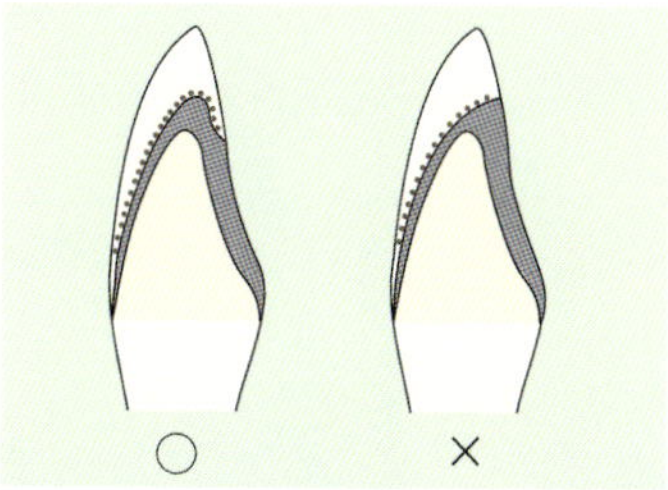

図23-2　フレームの設計でハーフタイプの場合、必ず舌面部にメタルの維持を求める必要がある。右のように設計すると咬合力により破折の危険が大きくなる。

メタルフレームの製作

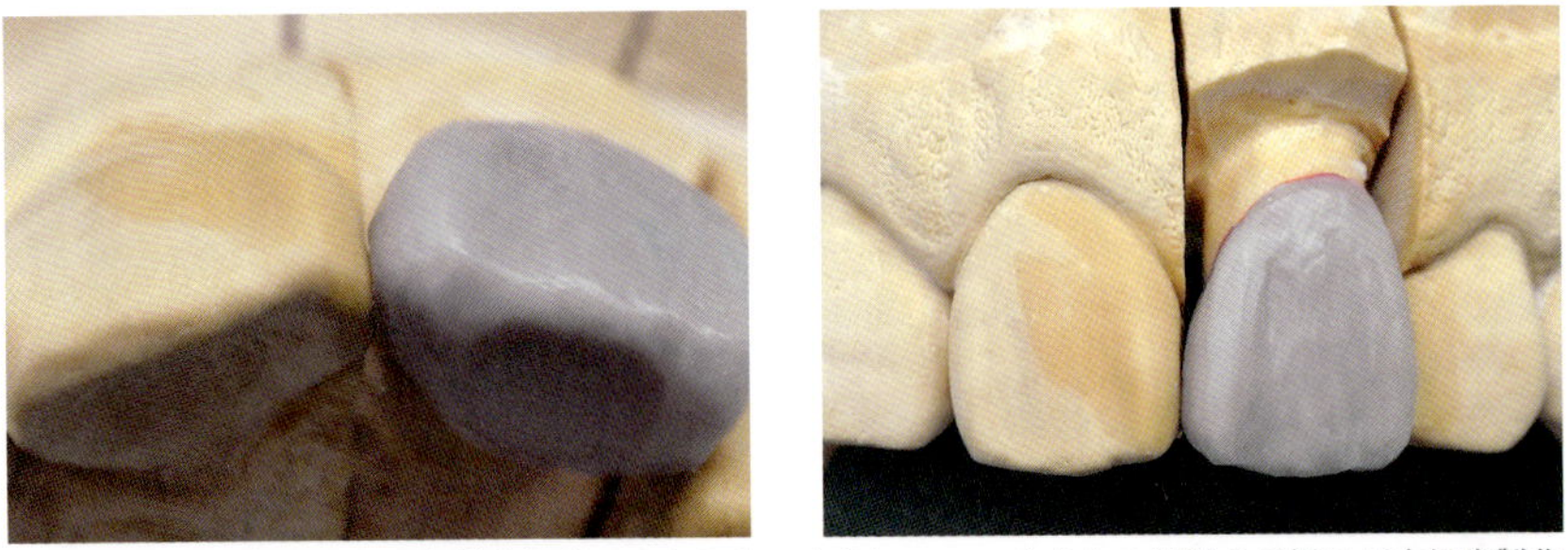

図23-3, 4　写真のように右側中切歯にかぶらないように、コンタクトの位置の見極めが中切歯製作のポイントとなる。

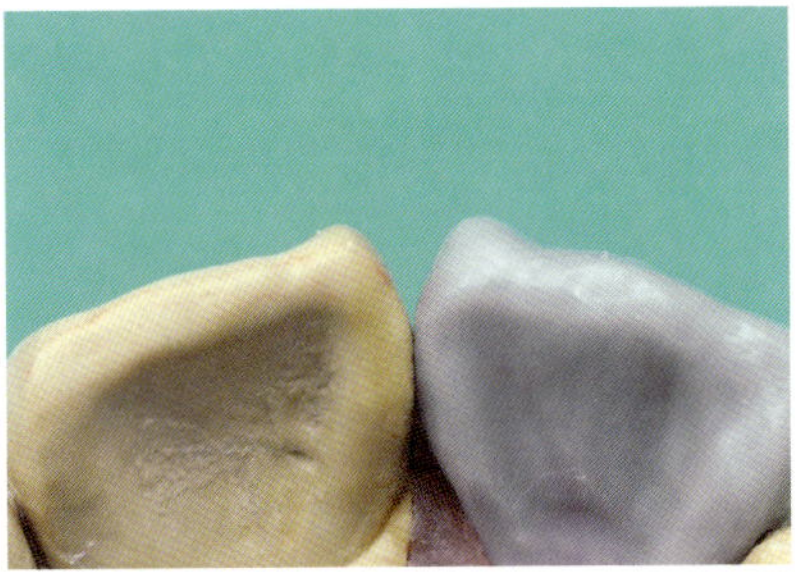

図23-5　左右中切歯のシンメトリーにはコンタクトの位置の的確さが最大のポイントである。

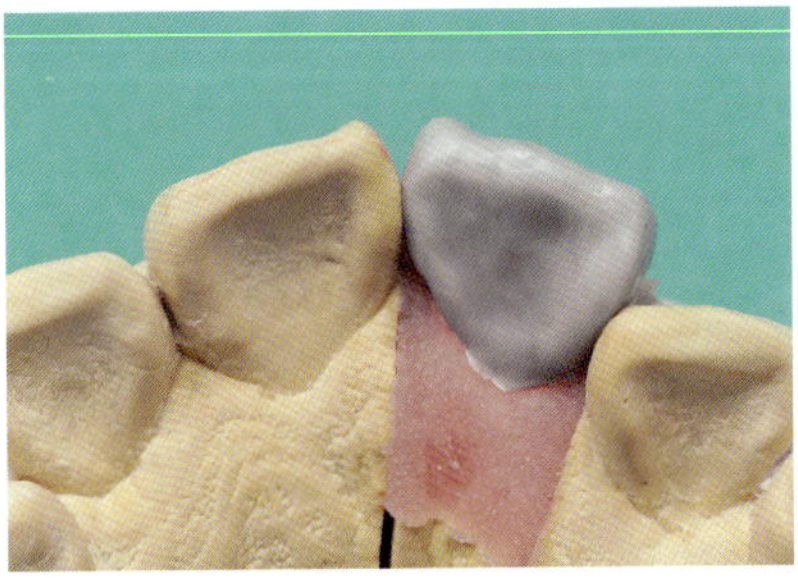

図23-7　舌面感。

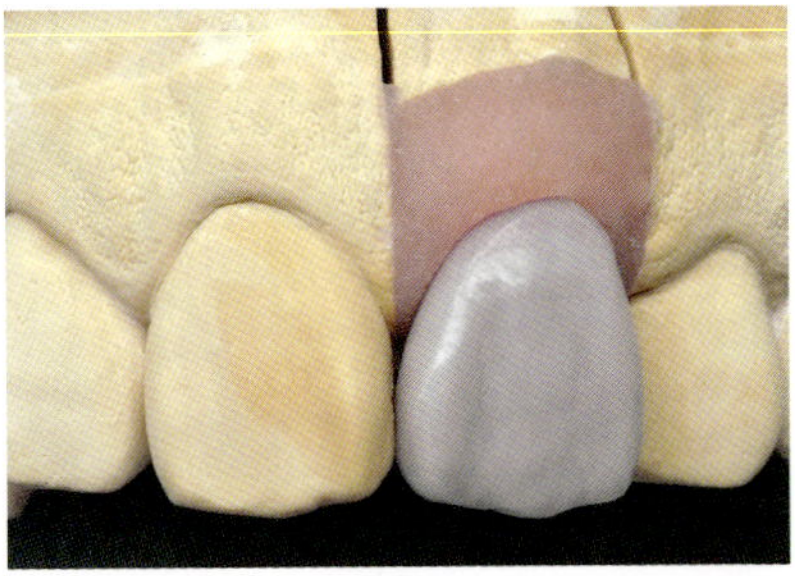

図23-6　完成された前装冠のワックスアップ唇面感。

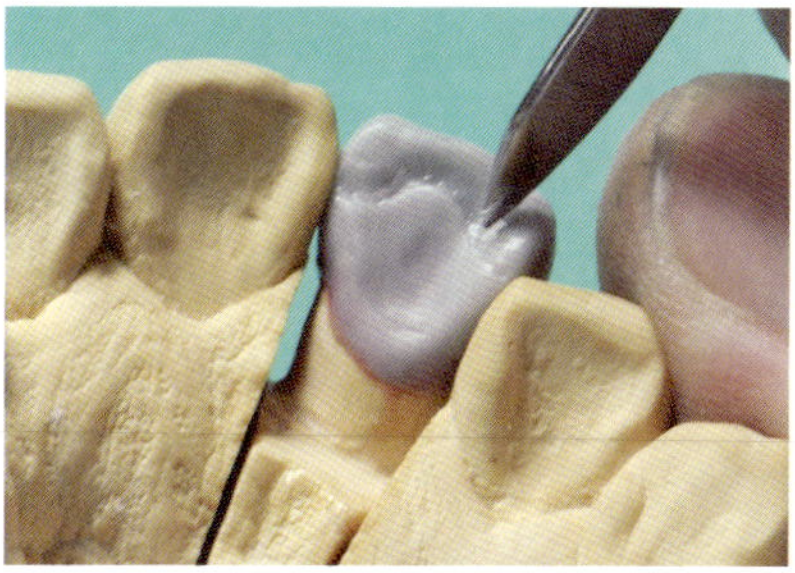

図23-9　ワックスの窓あけは舌側部より行う。エバンスでフィニッシュラインを引き、それに沿って外部応力がかからないように窓あけを行う。

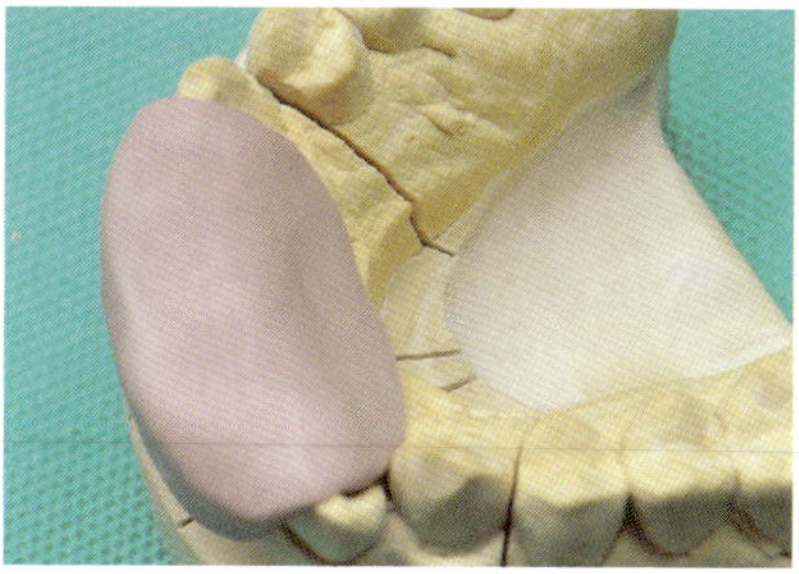

図23-8　完成されたワックスアップは、シリコンコアを製作しておく。

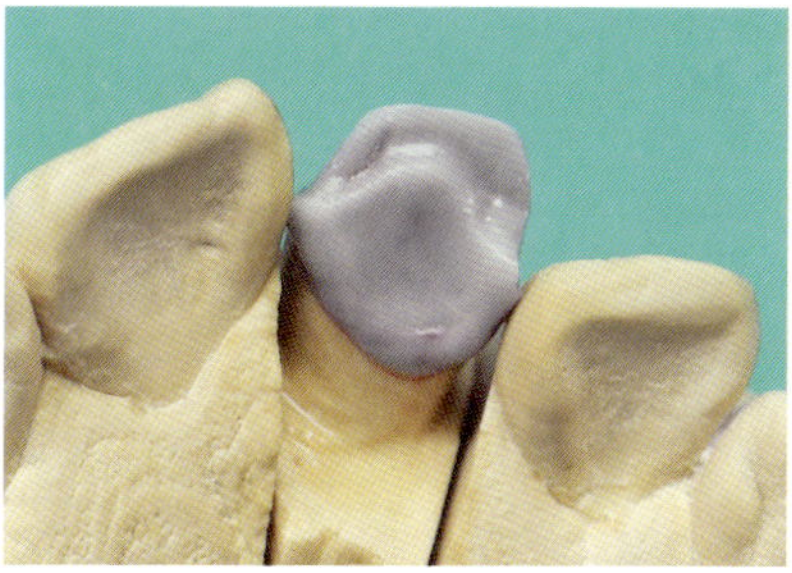

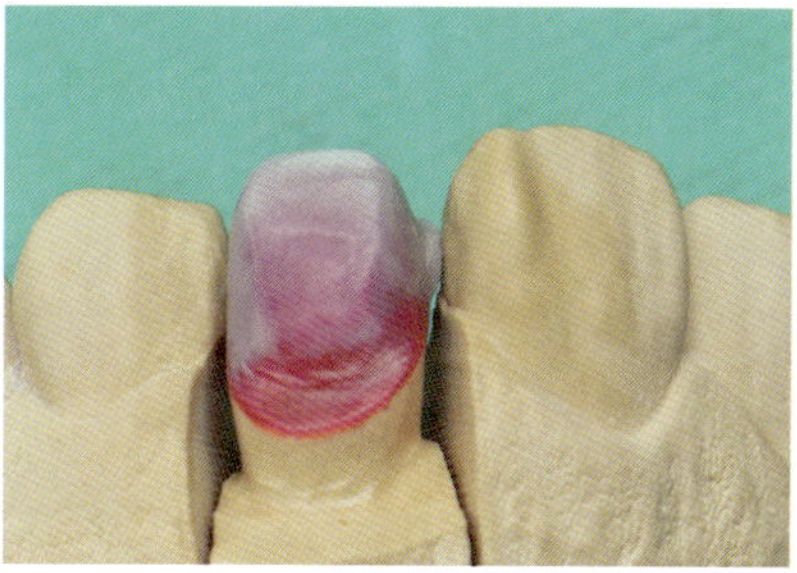

図23-10, 11　完成した前装冠フレームのワックスアップ。

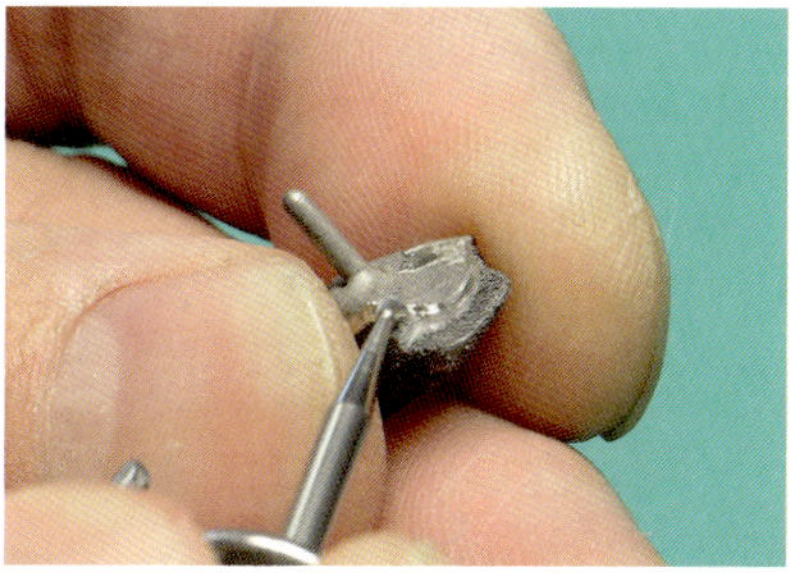

図23-13　メタルのフィニッシュラインは1/2ラウンドバーでラインを明確にする。

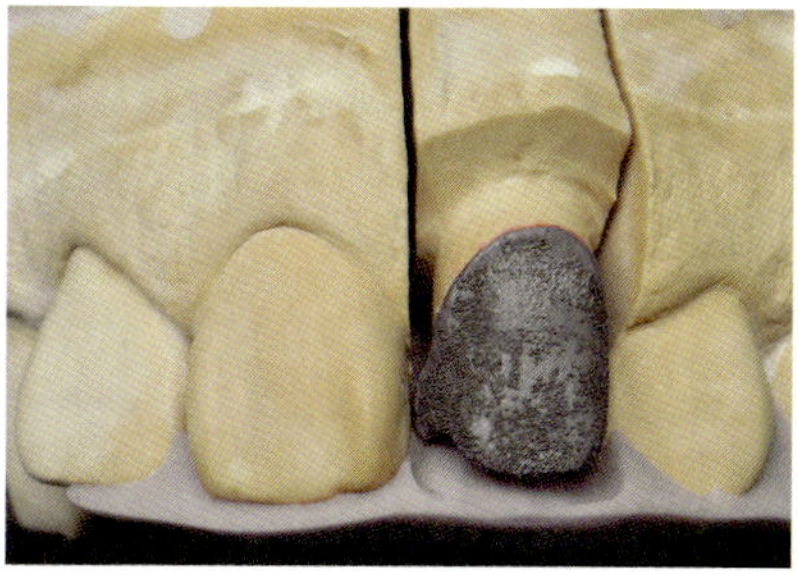

図23-12　製作したシリコンコアはナイフで切縁部をカットする。

に注意が必要でスムーズな移行に努めます。決して移行部で屈曲するような形態を取りません。

臼歯部においては、咬合力のかかる咬合面はメタルで回復し、頬側咬頭の⅓カバーのハーフタイプとします。また隣接コンタクト面はメタルでタッチさせることが今までの通例でしたが、レジンでコンタクトさせることでの口腔内トラブルをあまり聞きませんので問題ないと考えても良いでしょう。

2. リテンションビーズ

硬質レジンの維持力を安定させるうえでも機械的維持力は不可欠です。リテンションビーズには大きさに種類がありますが、どのように選択すれば良いのでしょうか（審美的には小さいもの、維持的には大きなものでしょうが）。

咬合による力の応力は天然歯にみられる現象と同じでマージン部、切縁部にとくに強い応力がかかります。そのため切縁部、マージン部は強い維持力がほしいところです。しかし審美面から考えると一番レジンが薄くなり審美不良を起こしてしまいます。この問題はチェアーサイドに理解を促し、形成をショルダーまたはシャンファー形態を支台歯に付与してもらうことで解決できます。

それが付与されていない支台歯の場合には、リテンションビーズが小さくなってもできるだけ切縁、マージンギリギリまで維持力を求めます。

3. 築盛（図23-15～26）

メタル調整後、築造面を50ミクロンのアルミナ処理を行い、メタルプライマーを

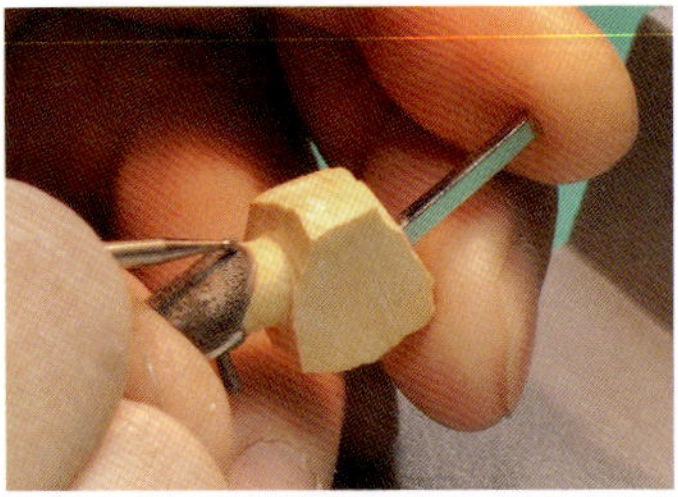

図23-14　マージン部においてもできるだけ薄くなるようにマイクロスコープ下で行う。

塗布します（メタルプライマーを塗布するか否かはメタルの種類にもよりますが3～5倍接着強度が変わります）。その後、フローオペークを塗布。フローオペークは維持のアンダーカット部の細部まで光重合（硬化）が得られて確実な機械的維持力を発揮します。オペークは2～3回の塗布、重合で下地のメタル色が隠れるまで行います。

色調にコントラストを付けたいときはオペークの段階で付けるようにします。とくに歯頚部はレジンが薄くなるところでもあり、オペーク色の影響を受けやすいところです。

サービカルを築盛する際、メタル内面にレジンが回り込まないようにメタルマージンに沿ってレジンをカットし、予備重合します。デンティン色の築盛に移る際には、ワックスアップ時に採得しておいたシリコンの舌面バッキングをそえて築盛します。舌面バッキングを利用することでメタルフリー部（切縁付近）のマメロン形状などのコントロールが容易に行えます。

またクラック（ヘア）ラインを入れる場合にはデンティン部をデザインナイフでカットし、ステインを流します。左右からデンティンを押し合ってあふれたステインは筆で取り除き、左右の押し合いで曲線的なラインに仕上げます。

エナメル色の築盛の前にデンティン色の上にトランス色を築盛します。全体的に盛り上げるのではなくマメロンの形状に合わせて築盛します。こうすることで深みのある色調を出すことができます。予備重合後、エナメル色を築盛、最終重合して築盛を終えます。

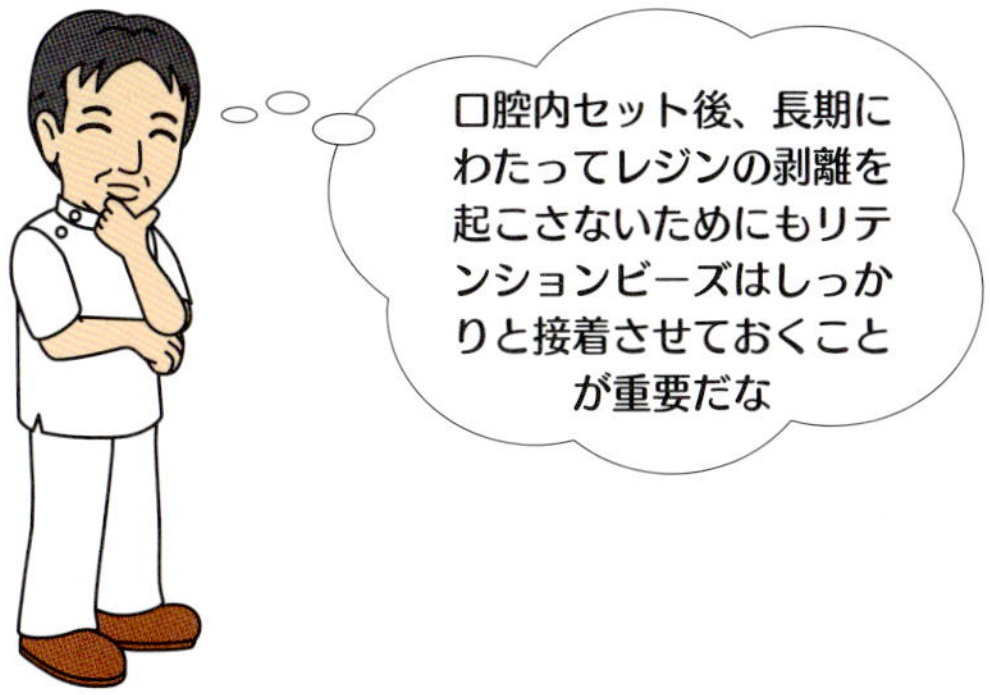
口腔内セット後、長期にわたってレジンの剥離を起こさないためにもリテンションビーズはしっかりと接着させておくことが重要だな

築盛の手順

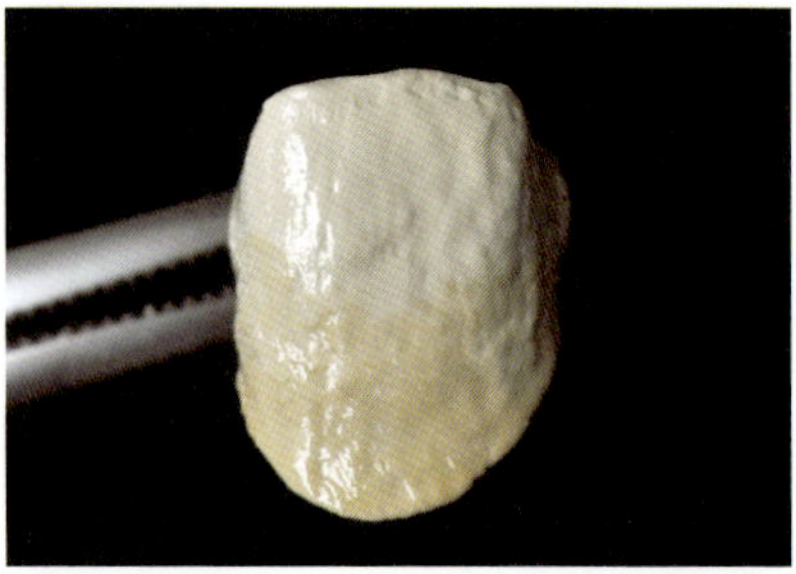

図23-15　オペーク築盛後マージン部からボディ部にかけてオレンジ色のステインを薄く塗る。

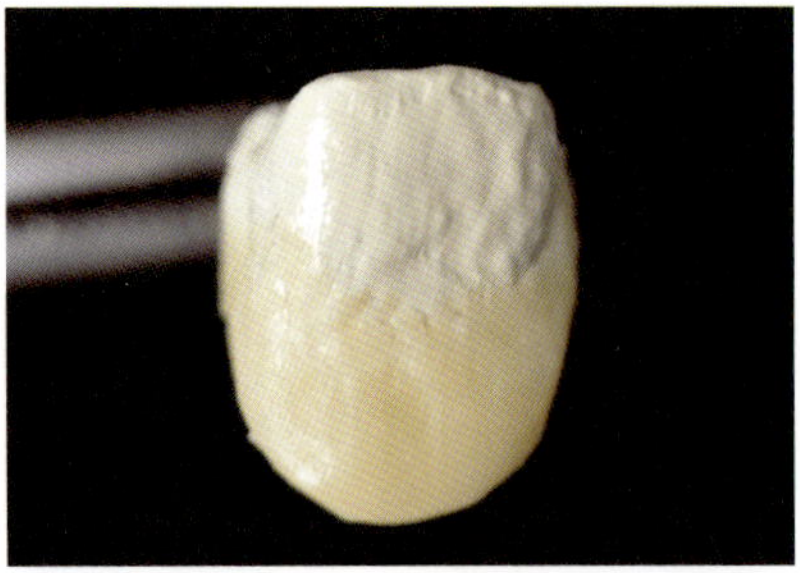

図23-16　サービカル色の築盛、オペーク上にステインすることで不透明性の強いサービカル色も明度が上がる。

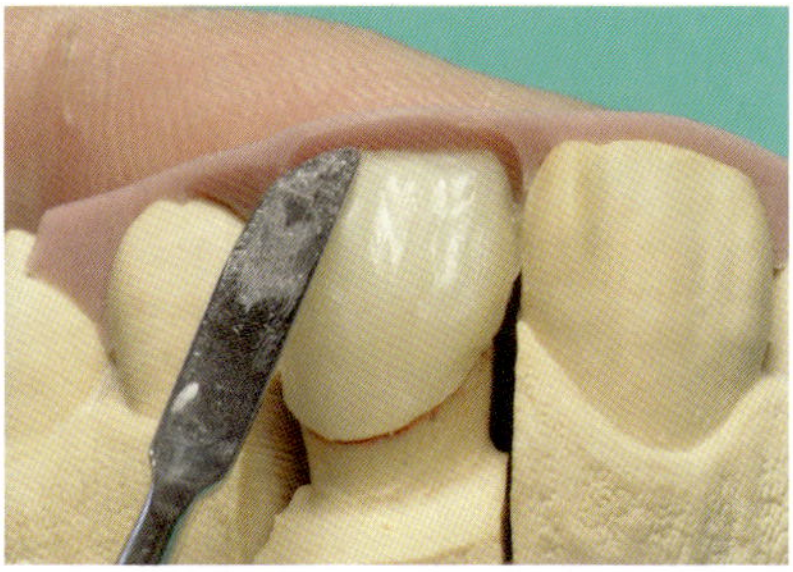

図23-17　デンティン色の築盛は製作しておいたシリコンコアを利用する。デンティン色の盛りすぎを防止できる。またハーフタイプの場合レジンの垂れがなく築盛しやすい。

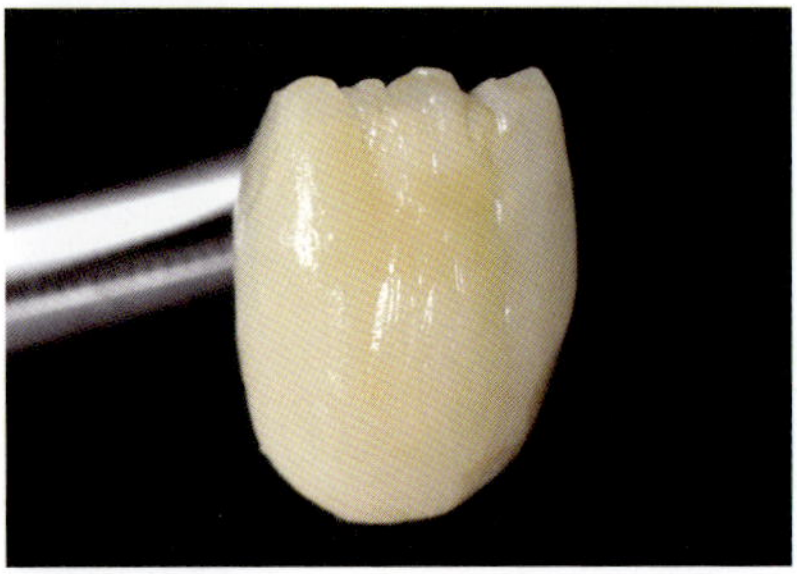

図23-18　デンティン色の築盛。

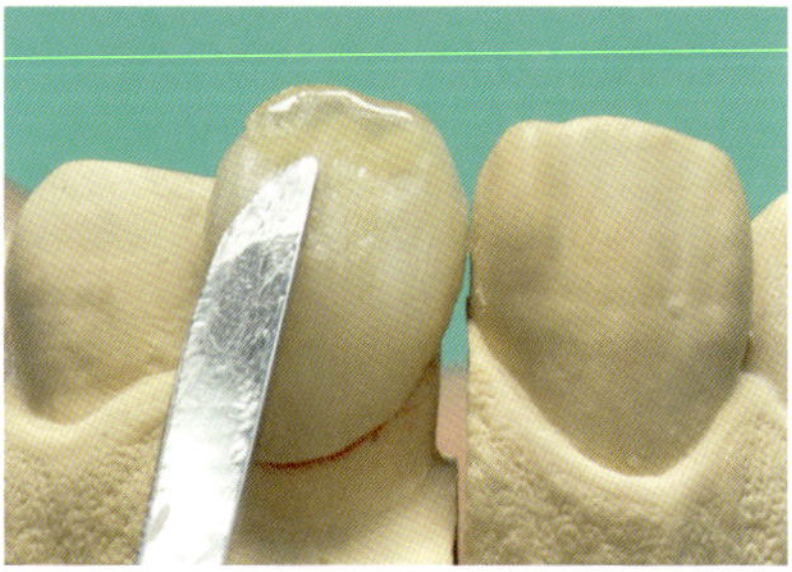

図23-19　築盛されたデンティン切縁部にオパール効果演出のためイエロートランスルーセントを切縁中央部に薄く築盛する。

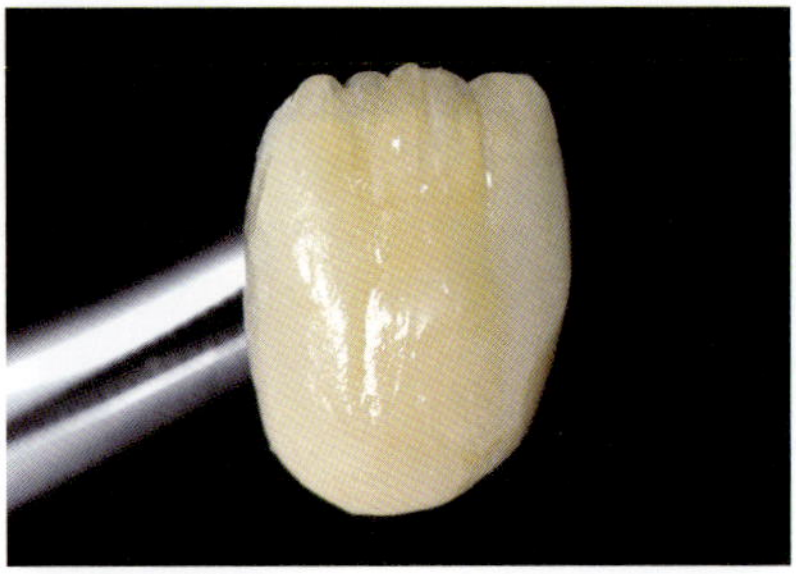

図23-20　築盛されたイエロートランスルーセント。

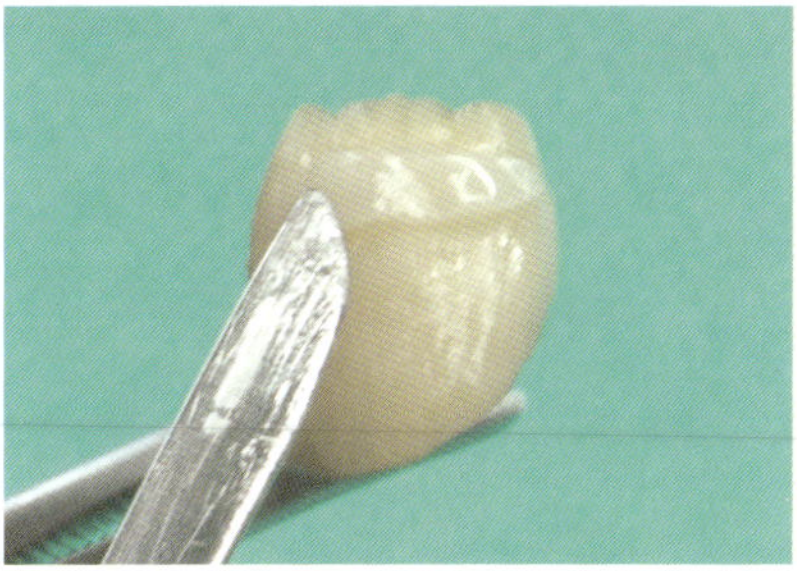

図23-21　中央やや上方に白帯の演出のためホワイトエナメルを帯状に築盛する。ホワイトエナメル縁は、ぼかすように薄くフィニッシュする。

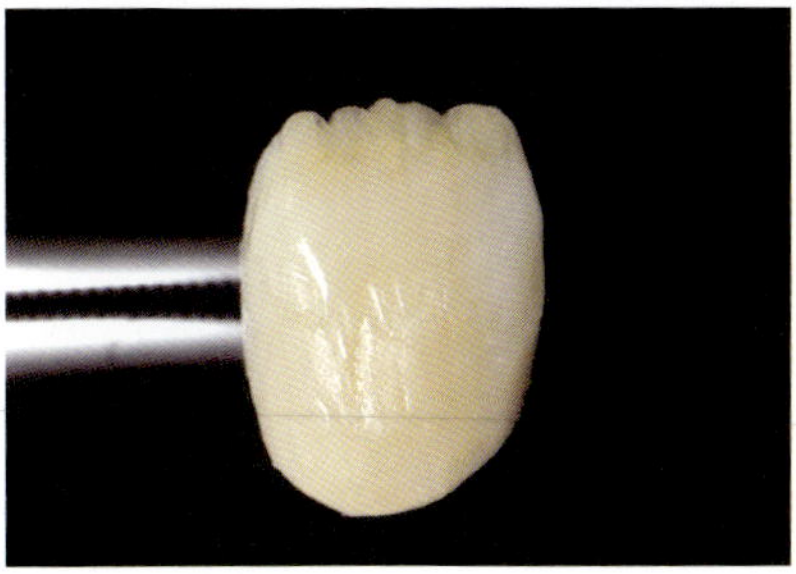

図23-22　築盛されたホワイトエナメル。

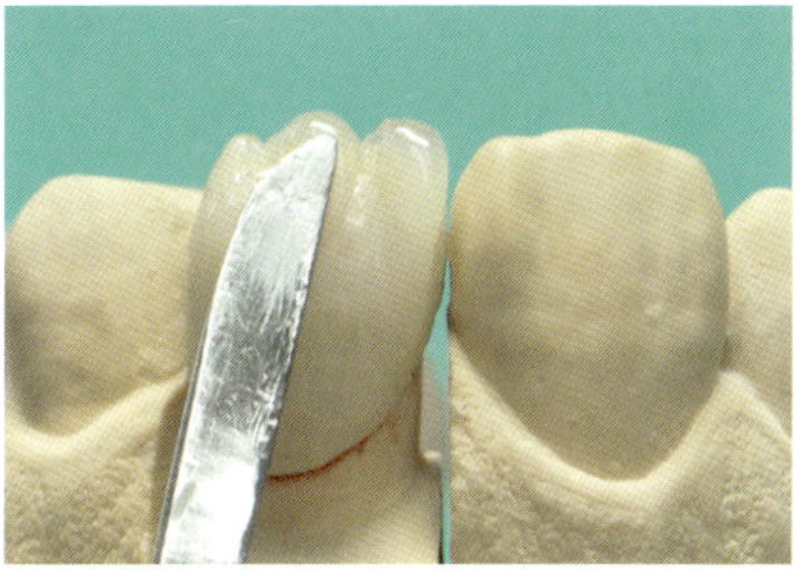

図23-23　トランスルーセントを切縁部に築盛する。隆線部はやや厚めに、溝部はやや薄めに築盛する。

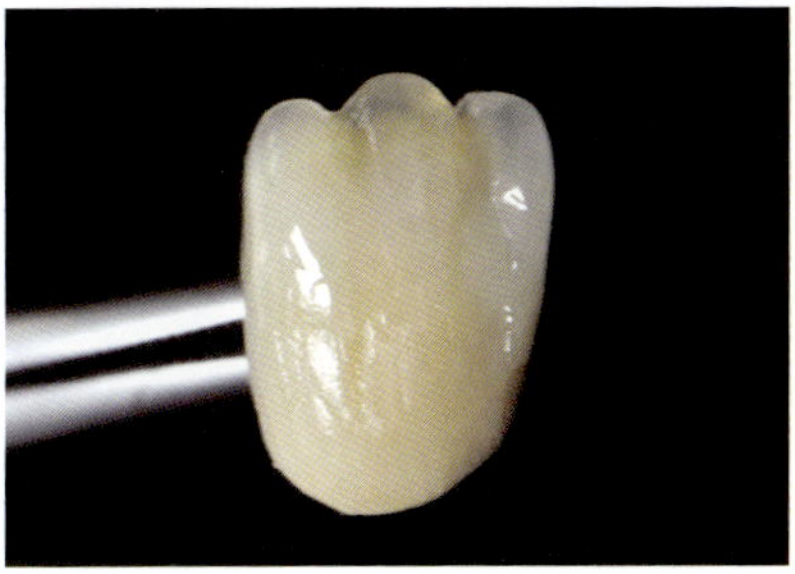

図23-24　築盛されたトランスルーセント。

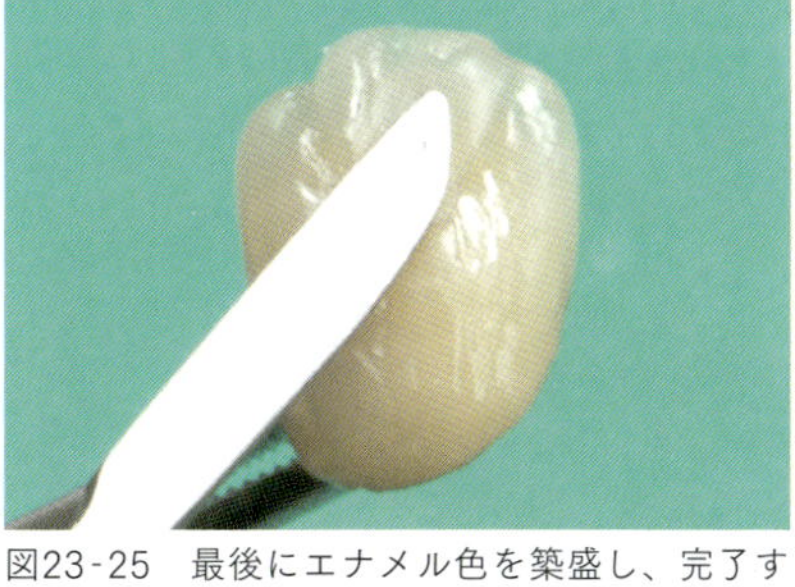

図23-25　最後にエナメル色を築盛し、完了する。

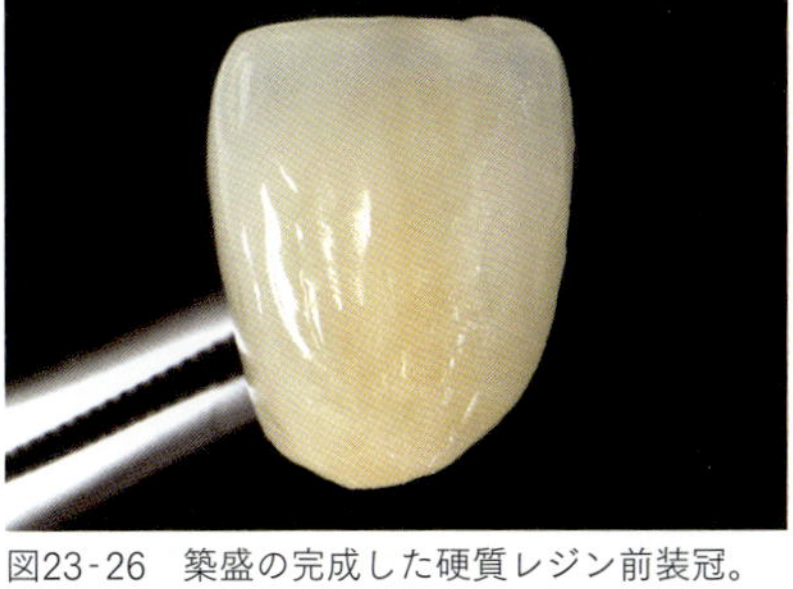

図23-26　築盛の完成した硬質レジン前装冠。

4. 重合

レジンを硬化させるための光重合は可視光線によって重合されます。この可視光線とは、光増感剤としてカンファーキノンを用い、そのカンファーキノンを励起させるため450～500ナノメートル付近にピークを有する青色の色調領域の光線です。そのために重合器の光はすべて青色をしています。光強度の設定は、ランプの能力や各メーカーが光重合製品の重合率をどの程度にするかによって決定されています。

重合器の使用で問題となるのは、照射器が十分に整備されていたとしても、その使用法によっては光強度の低下が生じてしまうことにあります。臨床では照射を連続して繰り返して行っているのがでは普通ですが、連続使用によって、その光強度が低下することになります。

一方、光重合型レジンの重合率は照射時間を延長させることによって向上しますから、連続照射のときは照射時間を長くすれば良いことになります。もちろん過度の連続照射は熱を発生させ、ランプに悪影響を及ぼします。

つまり照射器から照射される可視光線は、光重合型レジンの物性（強度）に大きな影響を与えることがうかがえ、その性能低下は大きな問題となるのです。そのため光重合レジンの重合では連続照射を控えましょう。

また光重合型レジンの重合収縮という観点から検討すると、強い可視光線を照射すると急激に進行する重合反応が起こり、大きな重合収縮応力が生じてしまいますから、硬質レジンロングブリッジ製作時は重合収縮をできるだけメタルフレームに影響を与えないように配慮しなければメタルを変形させてしまうことになります。

それを回避するには、連結部単位でセパレートして築盛し、最後に連結部を築盛

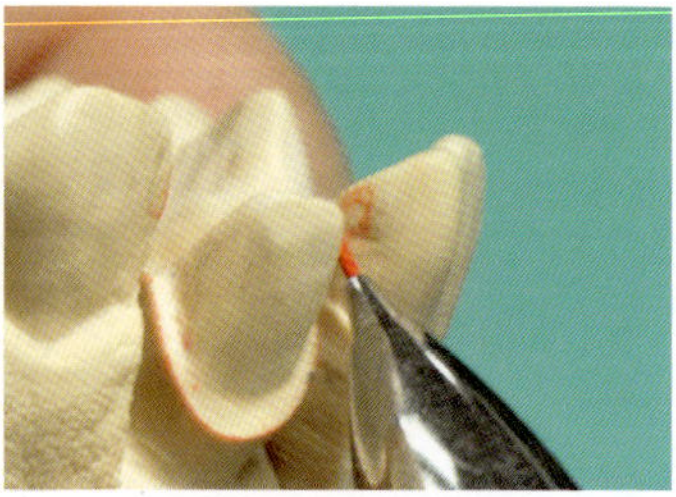

図23-27　形態修正はコンタクトの調整から始まるが、隣在歯のコンタクト部をマークし、そこに合わせられるように調整を行う。

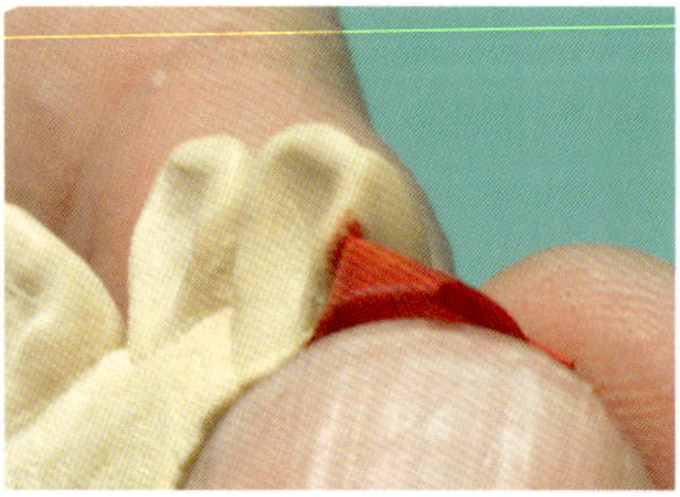

図23-28　隣在歯コンタクト部にカーボンを付着させておくと、確実にその部分にコンタクトさせることができる裏技である。

します。

5．研磨（図23-27～36）

唇面の形態から凹凸面が存在しますが、研磨不足はプラークの付着変色の原因となります。コンパウンド入り研磨材をロビンソンブラシにつけ中研磨し、その後に艶出しルージュをロビンソンにつけ最終研磨します。最後にコットンバフにて艶出しを完成させます。

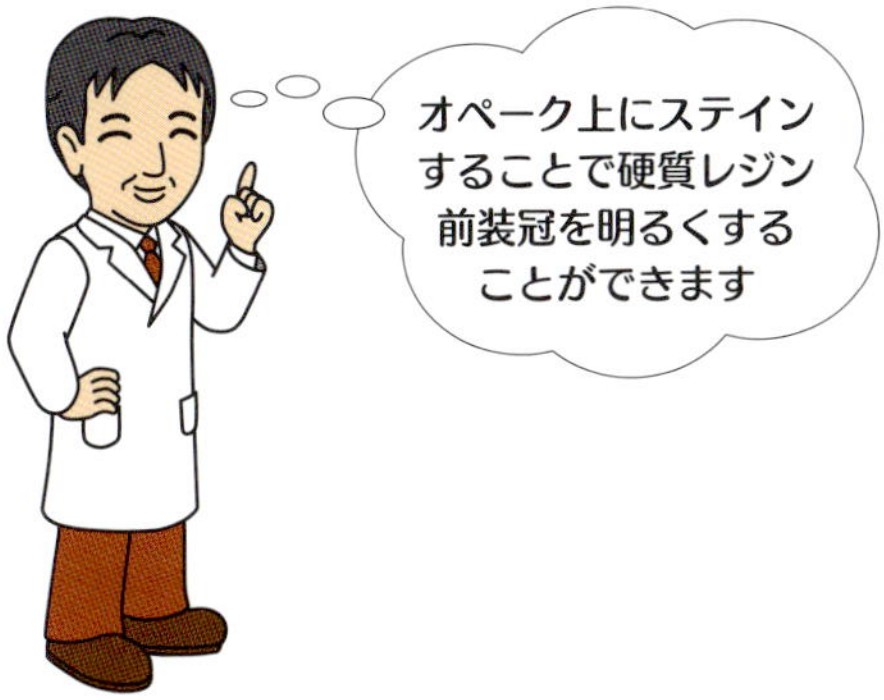
オペーク上にステインすることで硬質レジン前装冠を明るくすることができます

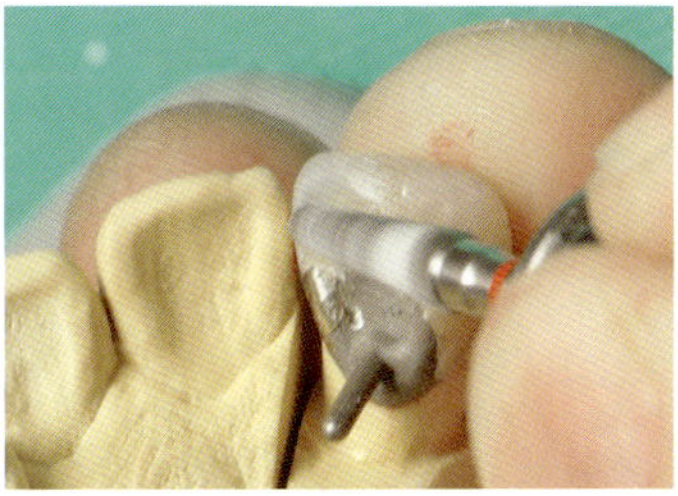

図23-29　コンタクト調整後、カーバイドバーを使用し舌面の調整を行う。

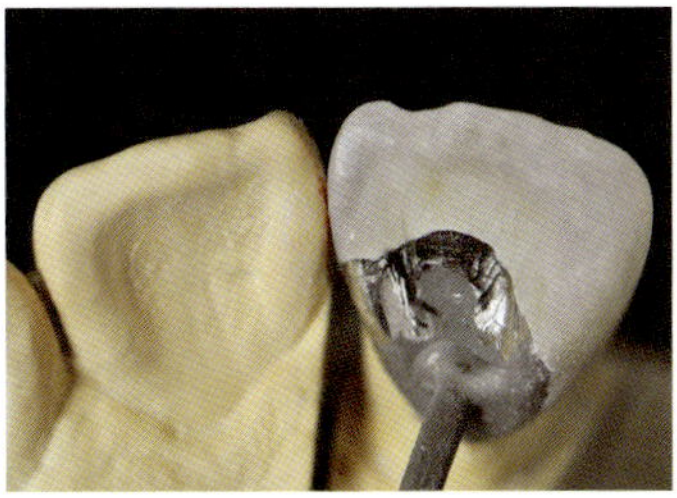

図23-30　調整のできた近心偶角部。

形態修正と前装冠の完成

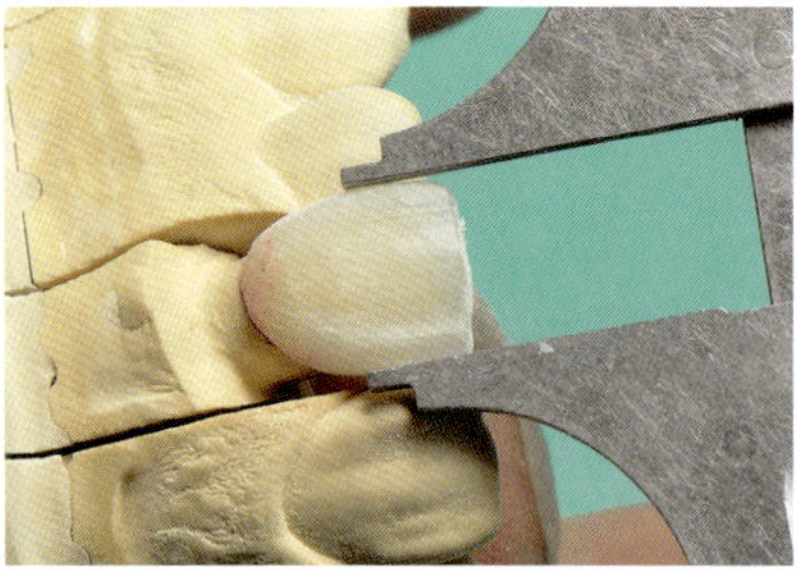

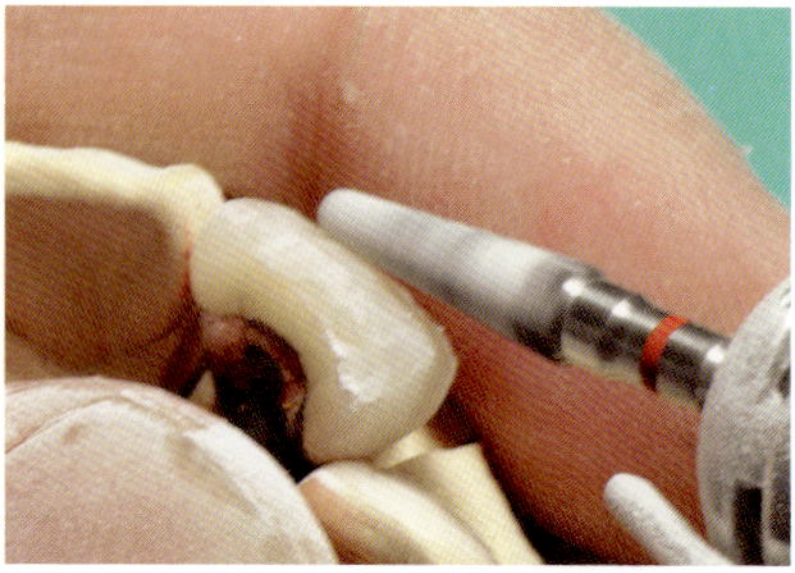

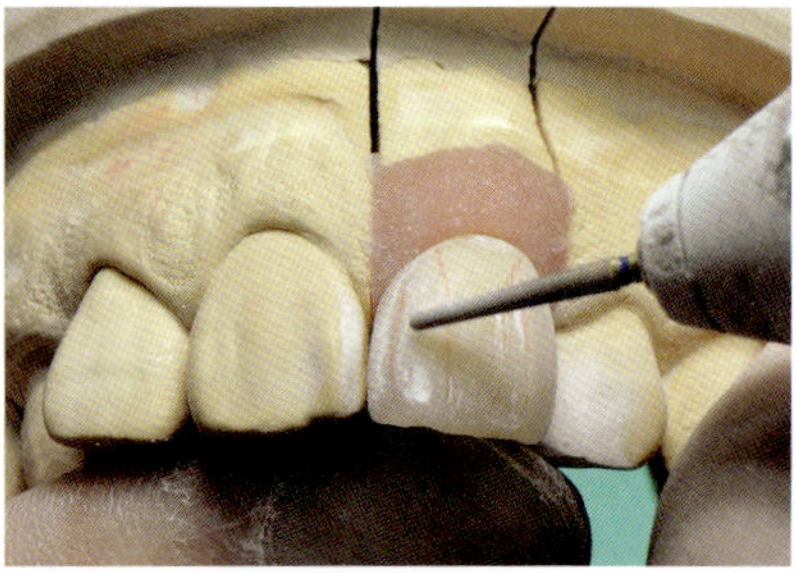

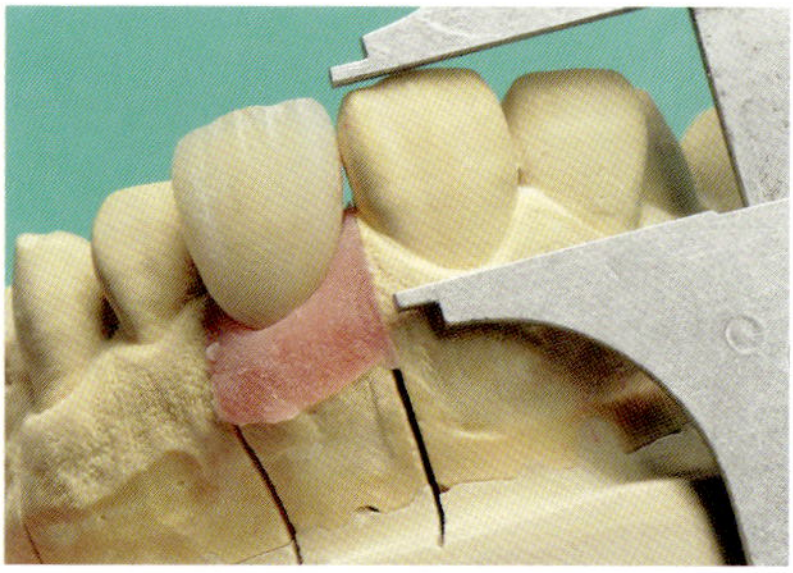

図23-31～34　唇側の出具合、大きさの修正、唇面の表面性状を与え形態修正を終了する。

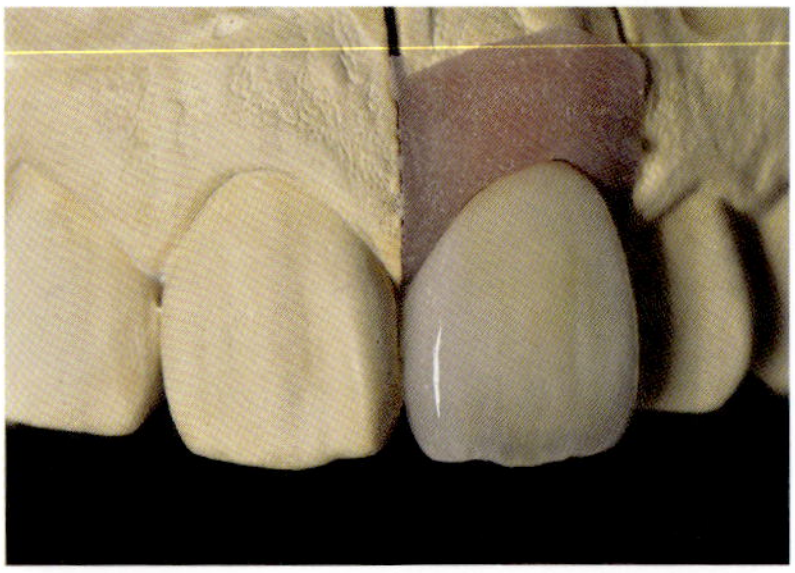

図23-36　完成された硬質レジン前装冠の形態。

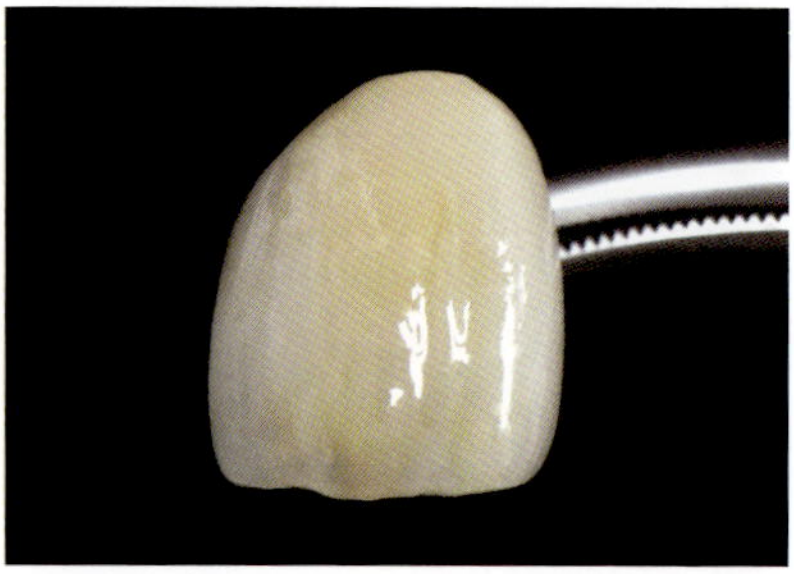

図23-35　完成された前装冠の色調。

第3部

パーシャルデンチャー

24 パーシャルデンチャーの構成要素を覚えよう

1. 不可欠な3要素

パーシャルデンチャーの製作を成功に導くのに不可欠な3要素として、支持・把持・維持があります。これらの要素を十分検討することで、安定したパーシャルデンチャーが製作できます。そのため、パーシャルデンチャーを構成する基本的なパーツと役割を十分に理解することが大切です。実際の製作では、重要度の高い支持→把持→維持の順で設計に入ることになります。

2. パーシャルデンチャーの構成要素

パーシャルデンチャーの構成要素を以下に挙げます。

①メジャーコネクター（大連結子）
②マイナーコネクター（小連結子）
③レスト
④直接維持装置
⑤間接維持装置
⑥義歯床と人工歯

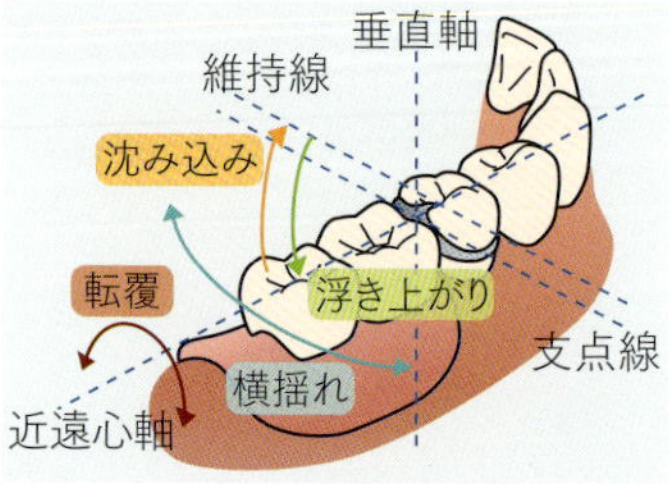

図24-1 パーシャルデンチャーの動きを示した三次元ベクトル[1]。

3. パーシャルデンチャーの基本の3要素（図24-1）

①支持

義歯の沈下防止（レスト・床）。支持とは、咬合圧に関わる要素でレストや義歯床がこれに相当します。

②把持

義歯の横揺を防止（ガイドプレーン・各ガイドサーフェース）。把持とは義歯の水平的回転などを防止するもので、プロキシマルプレート（隣接面板）の擦れや小連結子と鉤歯の接触、クラスプの把持腕などがあります。

③維持

義歯の浮き上がり防止。（クラスプ・各間接維持装置など）。維持は義歯の離脱を防ぐ要素で、鉤歯のアンダーカットや義歯床の吸着によるものがあります。

これらの基本的な3要素に関する装置同士を連結するのが連結子です。

4. 連結子

①メジャーコネクター（大連結子・図24-2）

各構成要素や歯列の左右前後のパーツ同士を連結します。パーシャルデンチャーに加わる咬合圧が口腔内に均等に分散され、歯列前後左右のバランスを取り義歯の安定を保つ重要な役割を果たしています。そのため、まず十分な強度を考え設計します。メジャーコネクターが弱くてたわみを生じて変形すると、粘膜組織や鉤歯に

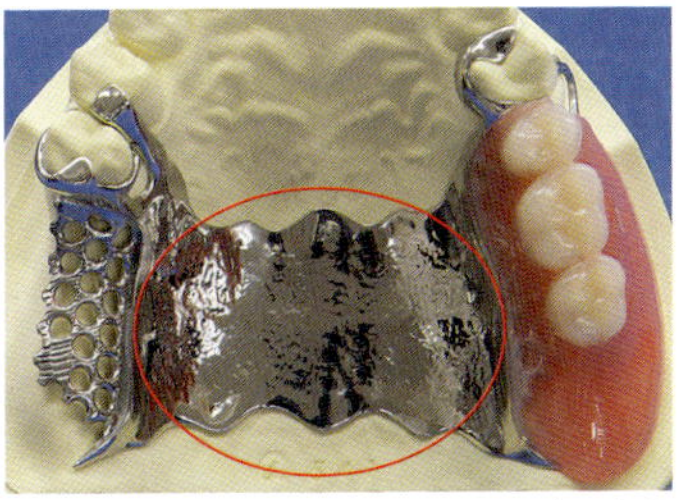

図24-2　メジャーコネクター（大連結子）。

も大きなダメージを与えます。

②マイナーコネクター（小連結子・図24－3）

パーシャルデンチャーの構成要素をメジャーコネクターにつなぐためのアームと考えて良いでしょう。具体的には咬合面レストや直接維持装置などをメジャーコネクターにつなぎます。義歯に加わる咬合圧をレストに伝達する役目をもっているので、やはりその力に耐える強度が必要です。

その形態はメジャーコネクターから咬合面に向かっていく形態となりますが、舌感を損なわない設計上の工夫が必要です。歯冠と歯冠の間に設計されることが多いので、厚みと幅のバランスとともに強度を加味して設計しましょう。鉤歯やマイナーコネクターのかかる歯冠をあらかじめ補綴処置しなければならないときは、舌感や横揺れ防止として把持を狙うガイドサーフェース、対合歯とのクリアランスなどを十分に考慮して製作します。

③レスト（図24－4）

レストはパーシャルデンチャーが口腔内の一定の位置に保ち、クラスプなどの維持装置が正しく機能でき、また義歯の沈下による歯周組織の圧迫を防止するためのものです。その多くは鉤歯の咬合面、基底結節や切縁部に設けられ、位置と形態はパーシャルデンチャーの成功のカギを握っています。

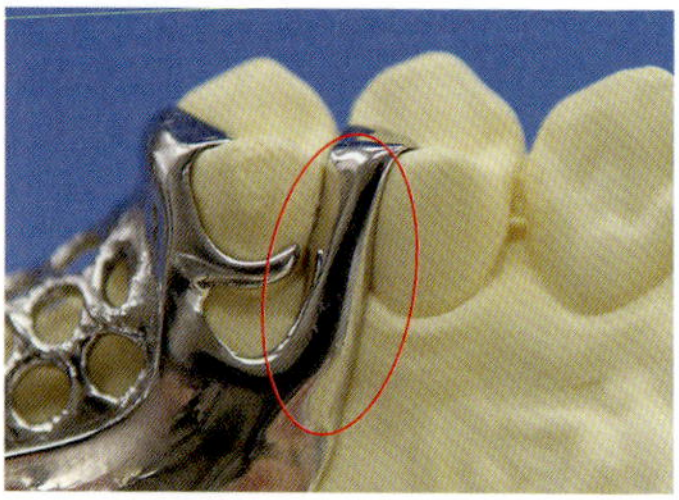

図24-3　マイナーコネクター（小連結子）。

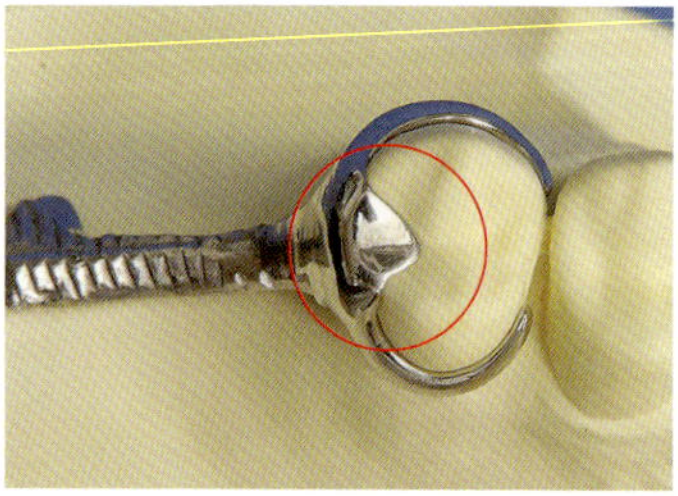

図24-4　代表的な咬合面レスト。

④直接維持装置（図24－5，6）

直接維持装置はパーシャルデンチャーに水平、垂直方向の力がかかったときに安定させ、離脱を防ぐものです。歯冠外と歯冠内の維持装置に分けられ、歯冠外直接維持装置は歯冠の外形を取り巻く維持装置で、クラスプがその代表です。また後述する歯冠外アタッチメントなどが該当します。

⑤間接維持装置（図24－7）

間接維持装置は、直接維持装置の補助として、粘膜負担のパーシャルデンチャーが歯槽粘膜部から浮き上がらないための役割をもっています。パーシャルデンチャーの転覆線中央部の垂線が、歯列と交わる位置などに設けます。

また転覆線や欠損側からできるだけ遠い位置に設けるのが効果的です。一方、前歯部に間接維持装置を設けると、舌感や審美性を損なう場合が多く、維持もそれほど期待できないので、日常臨床のなかでは小臼歯や大臼歯に設定されます。

⑥義歯床と人工歯（図24－8～11）

義歯床は欠損部歯槽粘膜を覆い、粘膜の吸収した部分を回復し、人工歯の保持と口腔粘膜上に義歯を安定させます。材料は審美性や成形性などの点からアクリルレジンのような高分子材料が主に用いられています。また人工歯は天然歯列の歯冠部形態と咀嚼機能を回復させます。材料には、レジン歯、陶歯がよく使われていますが、ケースによっては咬合面のみ金属で製作したり、人工歯そのものをセラミックスやハイブリッドレジンを用いて製作することもあります。

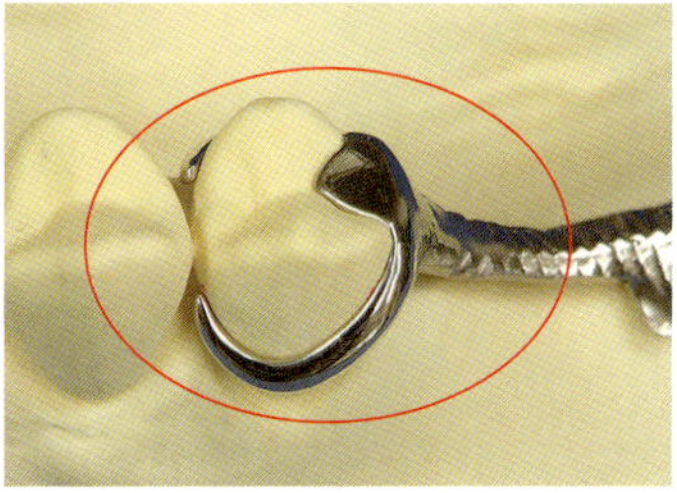

図24-5　直接維持装置として代表的なクラスプ（レスト付きエーカスクラス）。

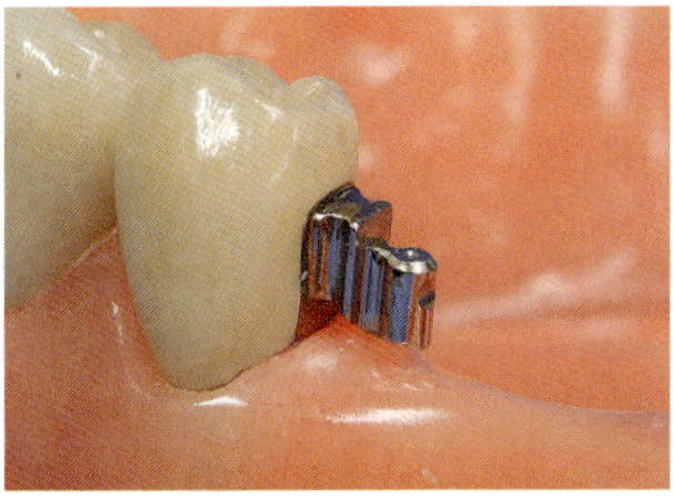

図24-6　歯冠外アタッチメント。ミニSG-F/R（大信貿易）。

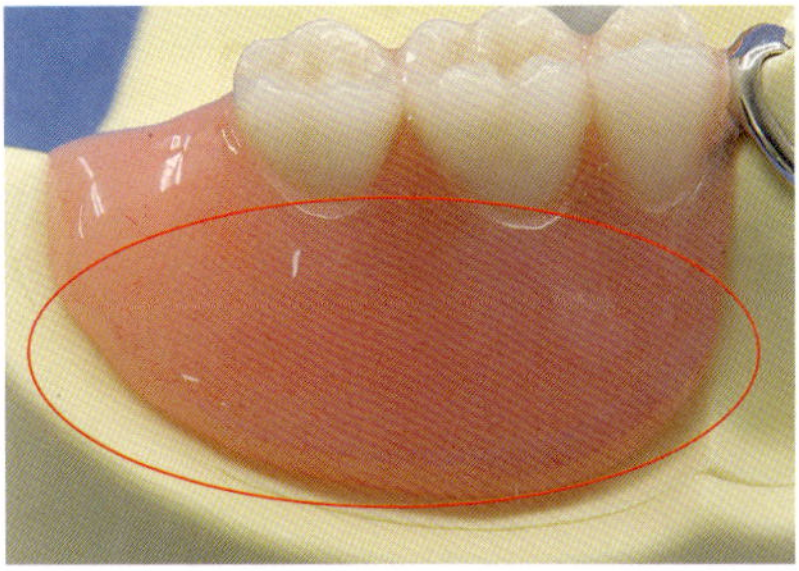

図24-8　現在主流として使われているアクリルレジンを使用したレジン義歯床（アクロン：GC）。

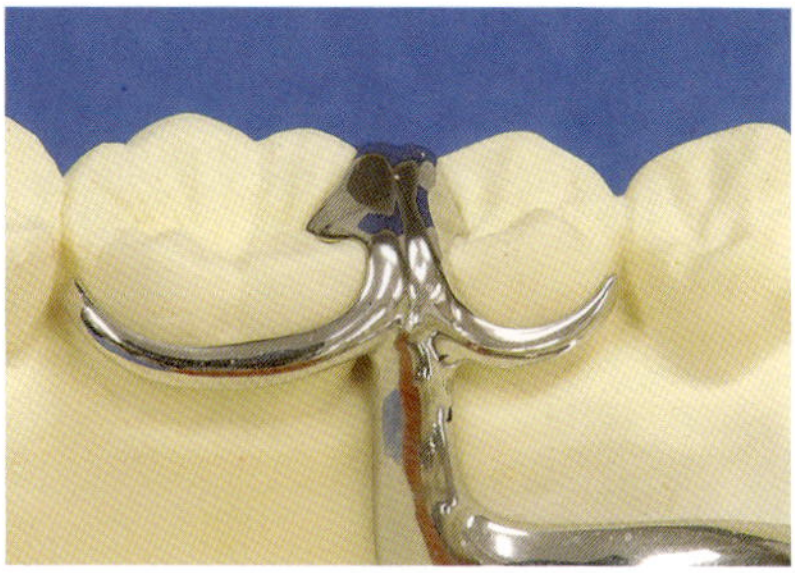

図24-7　欠損部反対側に、間接維持装置として付与された双歯鉤。

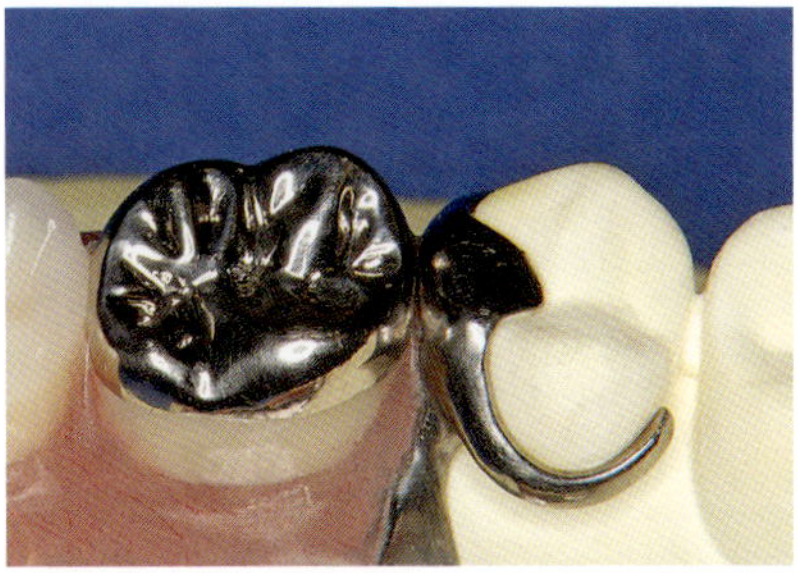

図24-10　咬合面を金属で回復したメタルオクルーザルタイプ。

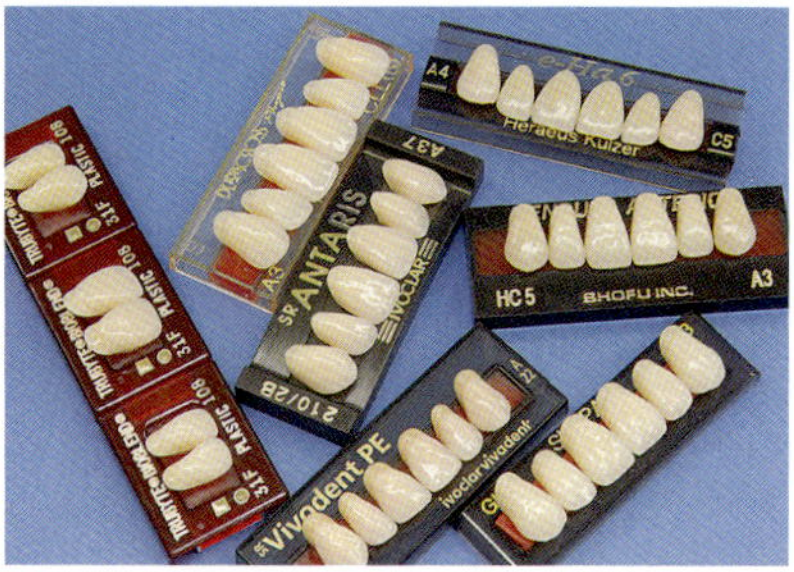

図24-9　各種人工歯。

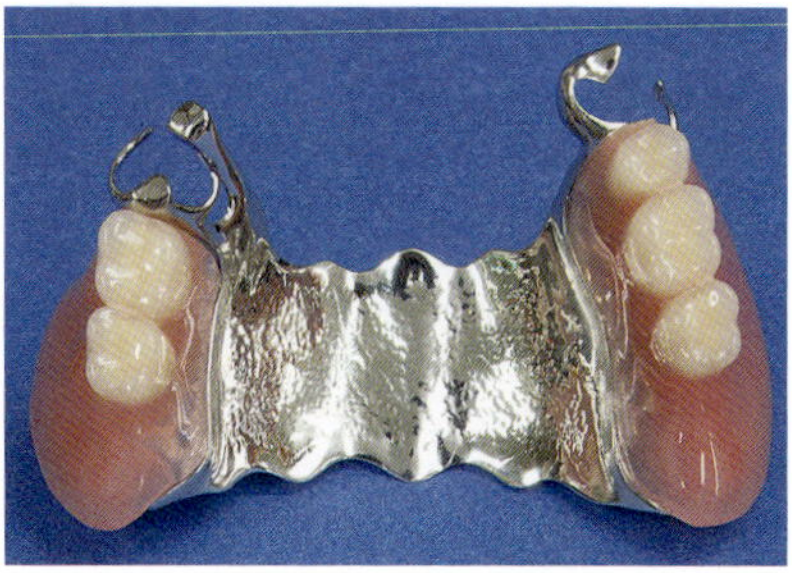

図24-11　構成要素を上手に組み合わせることにより、安定したパーシャルデンチャーが製作できる。

25 パーシャルデンチャーの設計とステップ

1. 設計を始める前に

欠損補綴の選択肢はクラウン・ブリッジ、インプラント、パーシャルデンチャーと大きく分類できます。そのなかでパーシャルデンチャーの設計は、鉤歯や粘膜を含めた組織をいかに良い状態で長く保つかという課題とともに、壊われないための構造力学上の配慮も必要です。そのため、パーシャルデンチャーは難しいという先入観が先に立ちます。一方、ほかの補綴物では「審美」が大きなテーマとなってきていますが、パーシャルデンチャーもその設計においても審美を考えていくことが、これから重要になるでしょう。

パーシャルデンチャーの製作は、本来口腔内の状況を診断している歯科医師の指示で設計し、作業が進められますが、設計の複雑化や器材の多様化にともなって、歯科技工士から歯科医師への提案も盛んに行われてきているのが現状です。したがって設計前に患者さんの口腔内の状態、全身の健康状態、要望、経済的条件などの情報を、歯科医師と歯科技工士が共有して進めていくことが重要です。

2. 診断用模型で診査・診断を行う

作業用模型で設計を行う前に、サベヤーを用いて診断用模型での診査・診断を行います。口腔内装着までの計画を立案し、歯や歯肉の前処置（イニシャルプレパレーションの準備として）の必要性や使用する材料、製作期間などを検討します。筆者

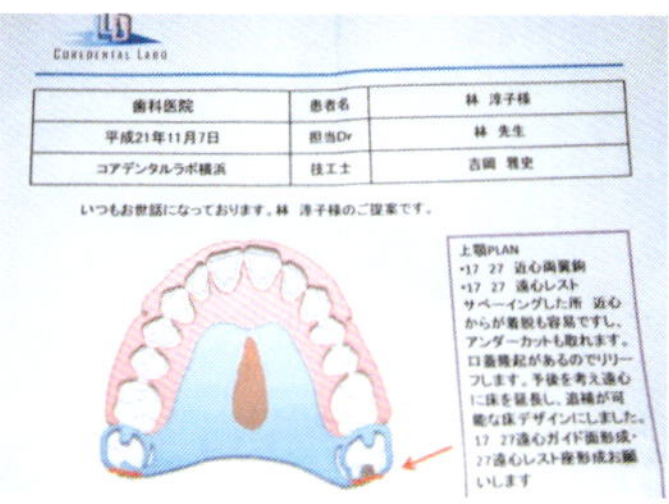
CORE DENTAL LABO

歯科医院	患者名	林　洋子様
平成21年11月7日	担当Dr	林　先生
コアデンタルラボ横浜	技工士	吉岡　雅史

いつもお世話になっております。林　洋子様のご提案です。

上顎PLAN
・17　27　遠心レスト
サベーイングした所　近心からが着脱も容易ですし、アンダーカットも取れます。口蓋隆起があるのでリリーフします。予後を考え遠心に床を延長し、追補が可能な床デザインにしました。17　27遠心ガイド面形成・27遠心レスト座形成お願いします

図25-1　設計提案書。

らは設計の相談依頼があった場合、個人トレー納品時に模型に設計線を記入したり、提案書を作成しています（図25－1，2）。

3．サベヤーによる診査・診断

サベヤーに測定杆（アナライジング・ロッド）を取り付け、歯牙、粘膜などのアンダーカット量、平行性を調べ、理想的な着脱方向を決定します。すでにイニシャルプレパレーションへの提案から、歯・粘膜の前処置が施されていて、着脱方向が決定している場合はその方向を再現しますが、なるべく咬合平面に対して垂直になる方向で、アンダーカットの分布が極端に片寄ることのない方向が良いでしょう。

4．設計の順序

パーシャルデンチャーでは「まずクラスプありき」と考えがちですが、「鉤歯や粘膜を含めた組織を、いかに良い状態で長く保つか」と考えると、いくら素晴らしいクラスプを設計しても、クラスプだけではこの目的は達成することはできません。とくに安定を求めすぎてクラスプを頑丈にするケースがありますが、これでは着脱や咬合するたびに鉤歯や歯周組織に無理な力がかかり、長期安定が期待できません。

予知性をもつパーシャルデンチャーの実現には、まず口腔内で動きの少ない設計を心がけましょう。基本はクラスプをどこにかけるのかではなく、支持（レスト）・把持（ガイド）の要素を考え、ブレーシングを考慮し、最後に維持である鉤腕を設計して、浮き上がりに対して最低限の維持で機能する設計を行います（図25－3）。

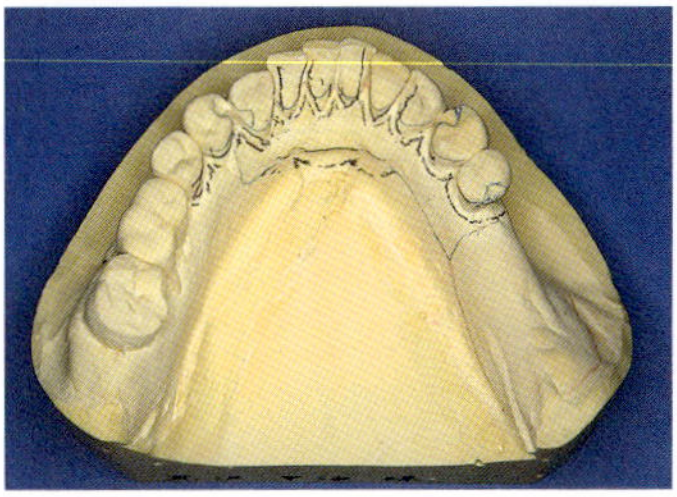

図25-2　鉤歯などのイニシャルプレパレーションへの提案。

5. サベイイング

鉤歯、残存歯と粘膜面などのサベイイングを行い、鉤歯においては、アンダーカットゲージにて、アンダーカットの測定をします。この作業で最大豊隆部、アンダーカット領域が明確となり、具体的な設計が可能となります（図25-4, 5）。

6. クラスプの設計原則

①支持・把持の設計

レスト（サポート）は対合歯とのクリアランスが不足すると、薄くなった部分から破折してしまいます。また舌側などの立ち上がり部分も、クリアランスが不足すると口蓋側に突出し、舌感の悪さや異物感の強い物となります。歯の状態、回転などに十分に考慮し決定しましょう。

レストの数は多いほど安定しますが、多くすればするほど複雑な設計となり、装着感も悪くなるので把持効果を利用し、最小限にとどめます。またレスト同士を結んだラインを支台間線と言いますが、義歯を安定させるには、この支台間線が大きな三角形や四角形をなすようにレストの位置を設定するのが理想的です（図25-6～8）。

②把持の設定（ガイドサーフェース）

ブレーシングアーム（把持腕）、プロキシマルプレート（隣接面板）などのガイドサーフェースが該当します。把持の役割は、水平的な横揺れを防止し、パーシャルデンチャーの着脱方向を規制することです。把持（ガイド）の設定はレストの位

◆把持（ガイドサーフェース）のポイント

①中間欠損では、支台歯の欠損側にガイドを設定する。
②遊離端欠損では、支台歯の近遠心面にガイドを設定する。

◆支持（レスト）のポイント

①遊離端欠損の場合、レストは近心に設定する。
②中間欠損の場合、レストは欠損側に設定する。
③支台間線の法則に従う。
④レストとレストはできるだけ距離を離す。

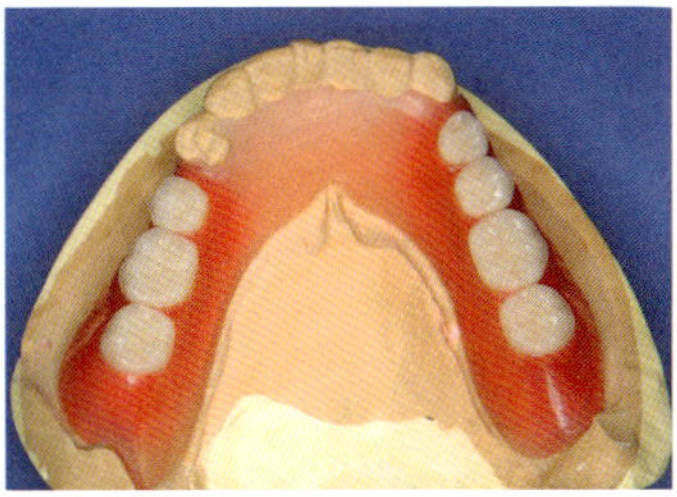

図25-3　維持装置をつけないで咬合床に排列をし、義歯の転覆を口腔内で確認することもある。排列位置にも十分考慮が必要である。

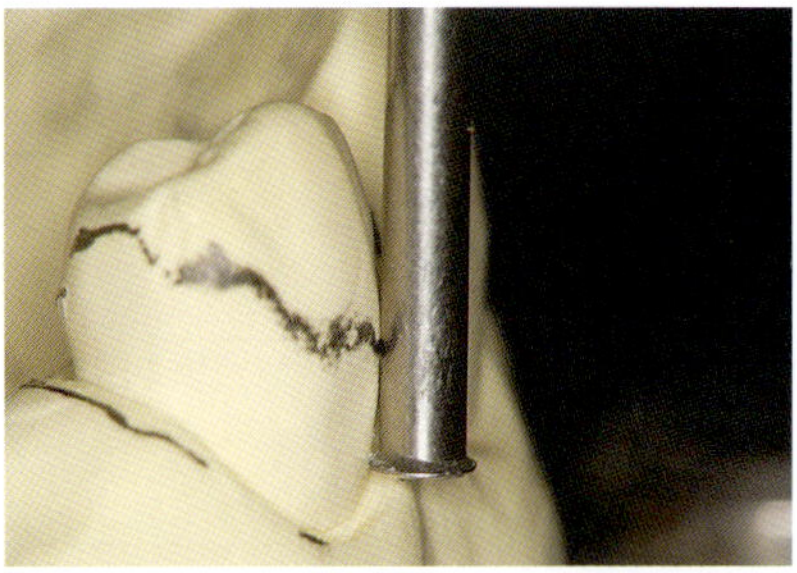

図25-5　アンダーカットゲージを用いてアンダーカット量の測定を行い、鉤尖の位置を決定する。

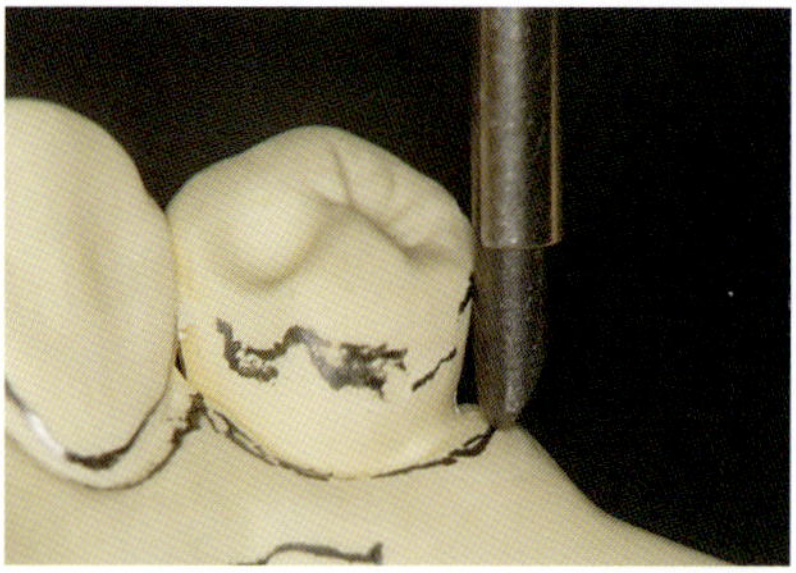

図25-4　サベイラインの記入。

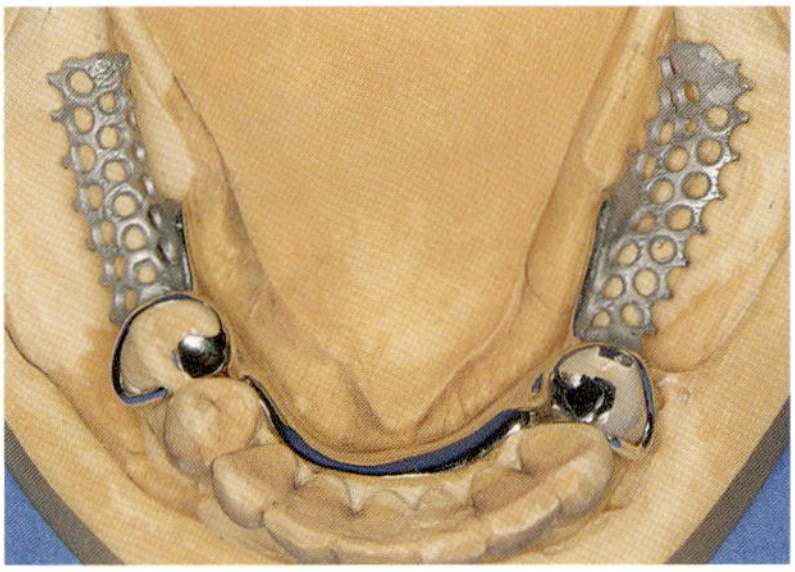

図25-7　遊離端欠損の場合欠損部から離れた近心にレストを設定する。

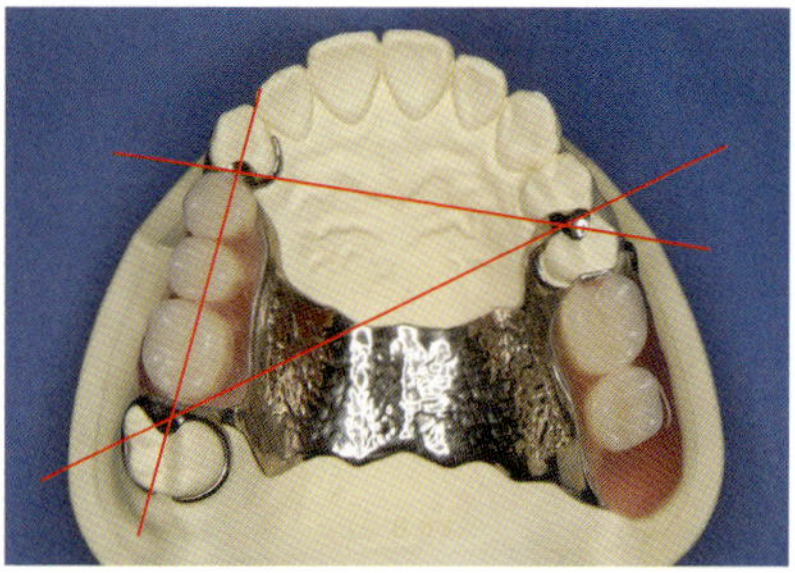

図25-6　支台間線が大きな三角形や四角形になるようにレストの位置を設定する。

図25-8　設計のステップ1（レストの設計）。下顎両側遊離端欠損の症例4番の近心にレストを設ける。

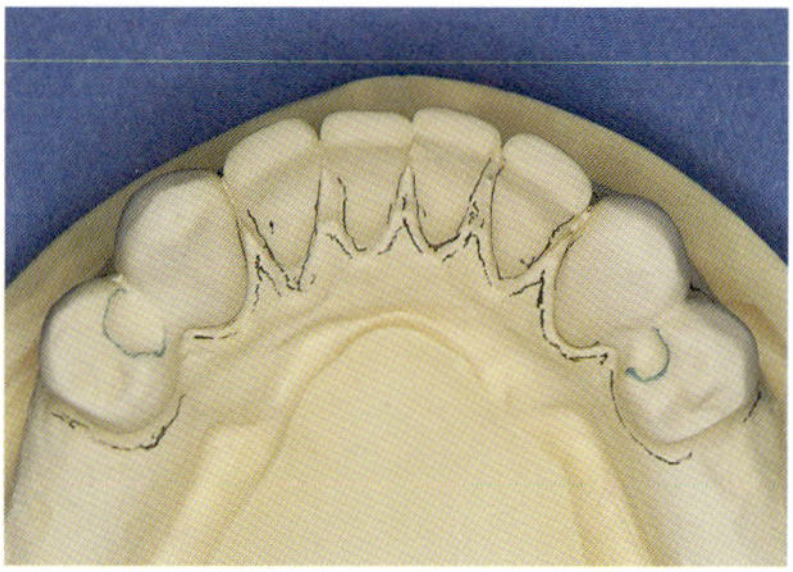

置に設計されることが多く、中間欠損ならば欠損をはさみ込むように鉤歯の欠損側に設定され、遊離端欠損では、鉤歯の欠損側と近心側に設定されます（図25-9，10）。

③維持の設定（リテンション）

維持（リテンション）の役割は、パーシャルデンチャーの浮き上がりを防止することです。前述したように支持・把持の設計が機能的であれば、維持の設定は最低限で収まります。維持装置の種類は、アンダーカットゲージで計測を行い、アンダーカットの位置や量、また審美性や金属の種類、材質などを考えて選択します（図25-11）。

④連結装置の設定（メジャーコネクター）

連結装置（メジャーコネクター）は上顎ならパラタルバータイプ、ホースシューバー（馬蹄形）タイプ、中抜きタイプ、フルデンチャータイプなどありますが、床またはバーの外形は、残存歯の歯頸部から4ミリ以上離して設計を行うのが基本です。

下顎のリンガルバーにおいては、舌小帯可動部を避け、残存歯の歯頸部から3ミリ以上離した設計を行う必要があります。スペースが得られないときは、メタルアップ、リンガルプレートなどの歯に直接接触させる設計も必要となってきます（図25-12，13）。

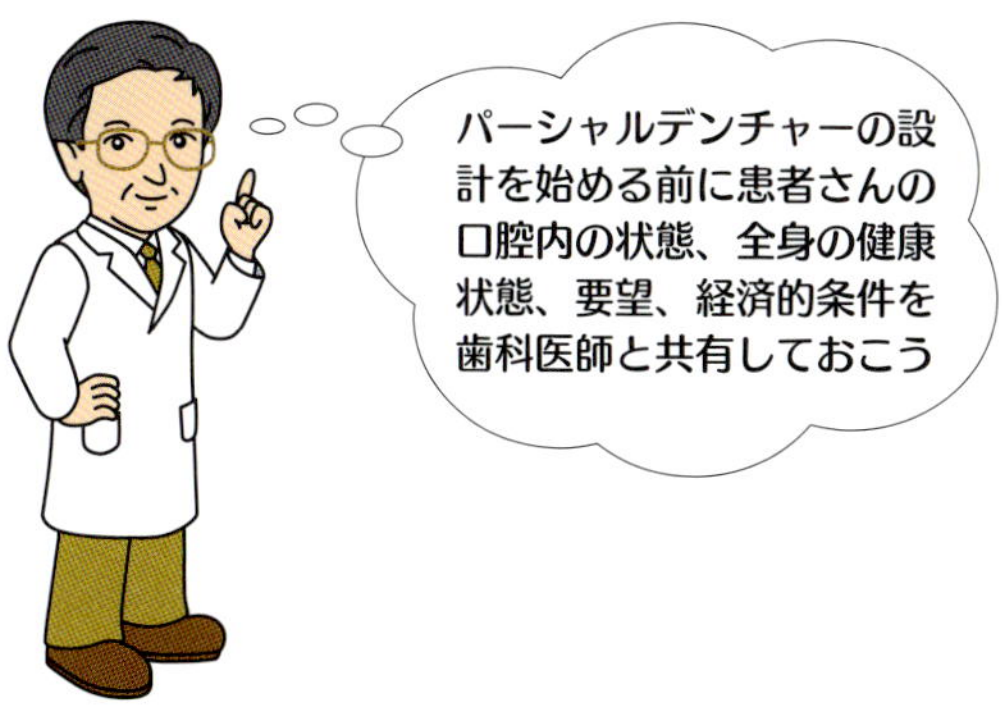
パーシャルデンチャーの設計を始める前に患者さんの口腔内の状態、全身の健康状態、要望、経済的条件を歯科医師と共有しておこう

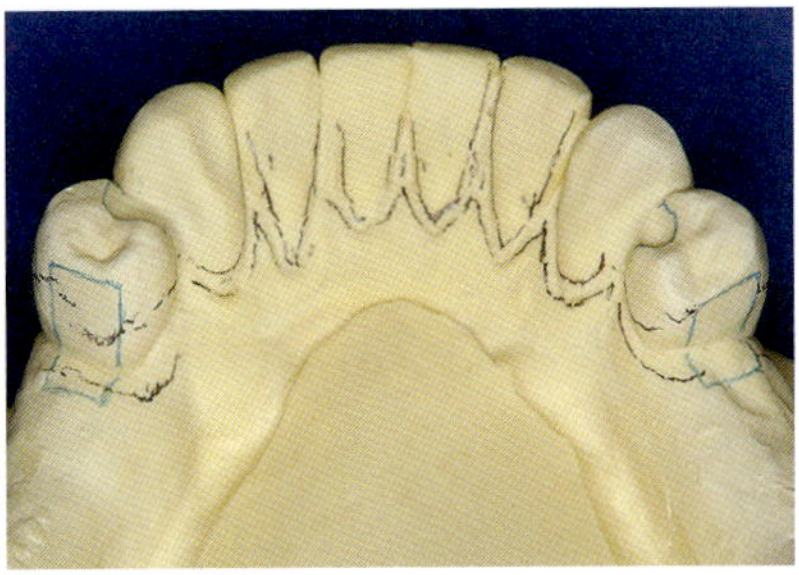

図25-10　設計のステップ2。(ガイドの設定)。4番のマイナーコネクター部と遠心にガイドサーフェース面を設ける。

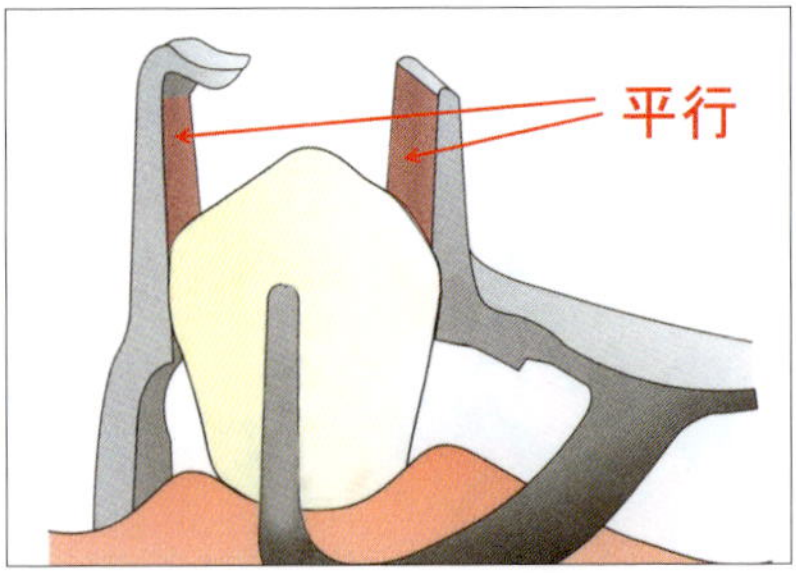

図25-9　ガイドサーフェースを平行に設計することで、歯面との接触範囲が大きくなり、抵抗力（摩擦力）が増す[2]。

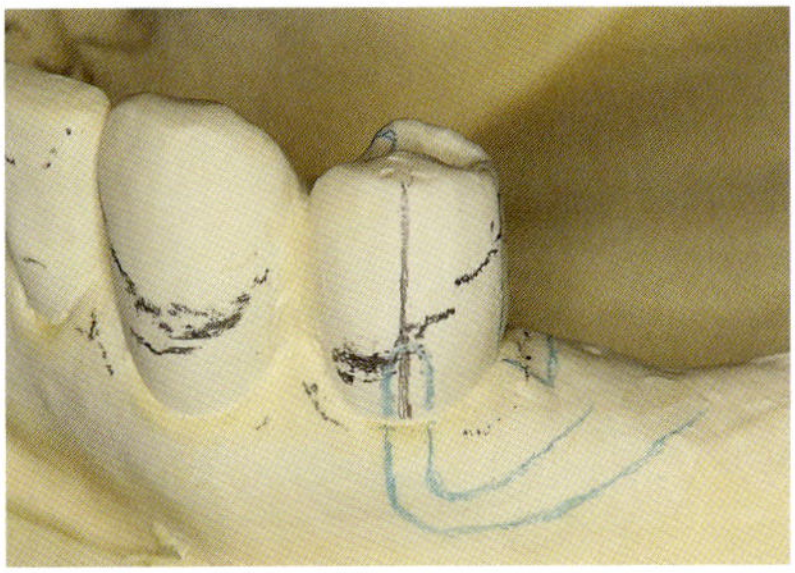

図25-11　設計のステップ3。維持装置の設計。審美性、アンダーカット量を考慮し、Ｉバークラスプを選択、設定した。

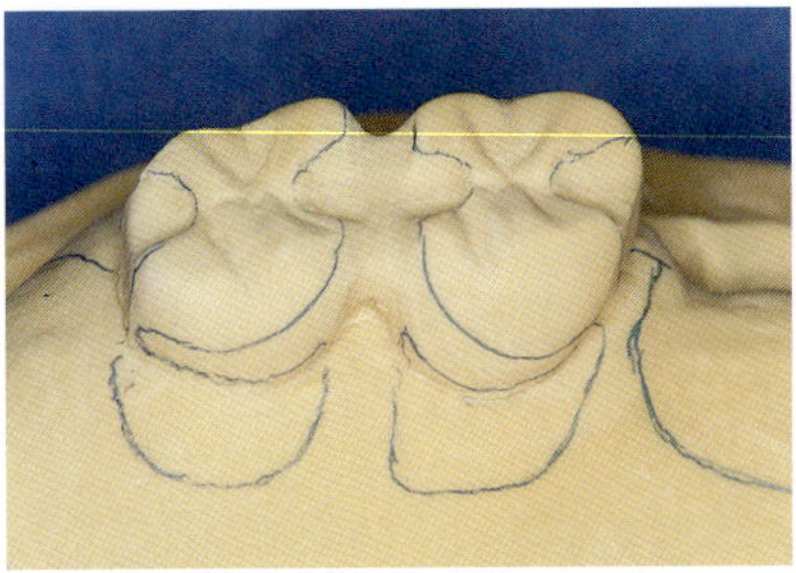

図25-13　上顎のバーまた床の外形は、残存歯の歯頚部から4mm以上離して設計する。

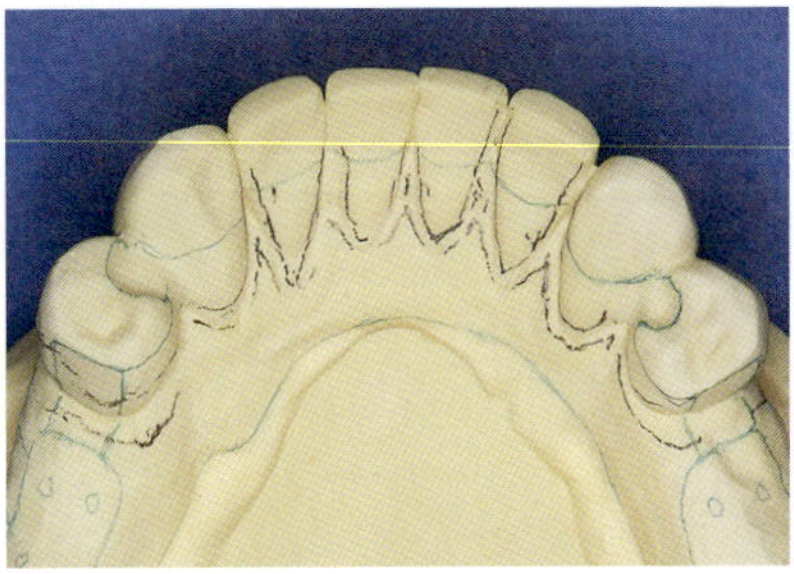

図25-12　設計のステップ4。メジャーコネクターの設計。下顎のリンガルバーは残存歯の歯頚部から3mm以上離し、舌小帯を避けた位置にバーを設定する。

⑤床の設定

顎堤の吸収の状況や形にもよりますが、吸収した顎堤を補うリップサポートなどに十分考慮し、自然な顔貌の回復に努めます。遊離端義歯は回転運動のことを考慮してフルデンチャーの一部と考え、上顎結節やレトロモラーパッドの½〜⅔を覆う設計を行います（図25-14, 15）。すべての設計を終えたら、ここで述べた設計について以下の6項目に当てはめて再考しましょう。

①サポートは十分であるか。
②リジッド（堅固）であるか。
③リテンション（維持）は十分であるか。
④シンプルな設計であるか。
⑤エステティック（審美的）であるか。
⑥生物学的であるか。

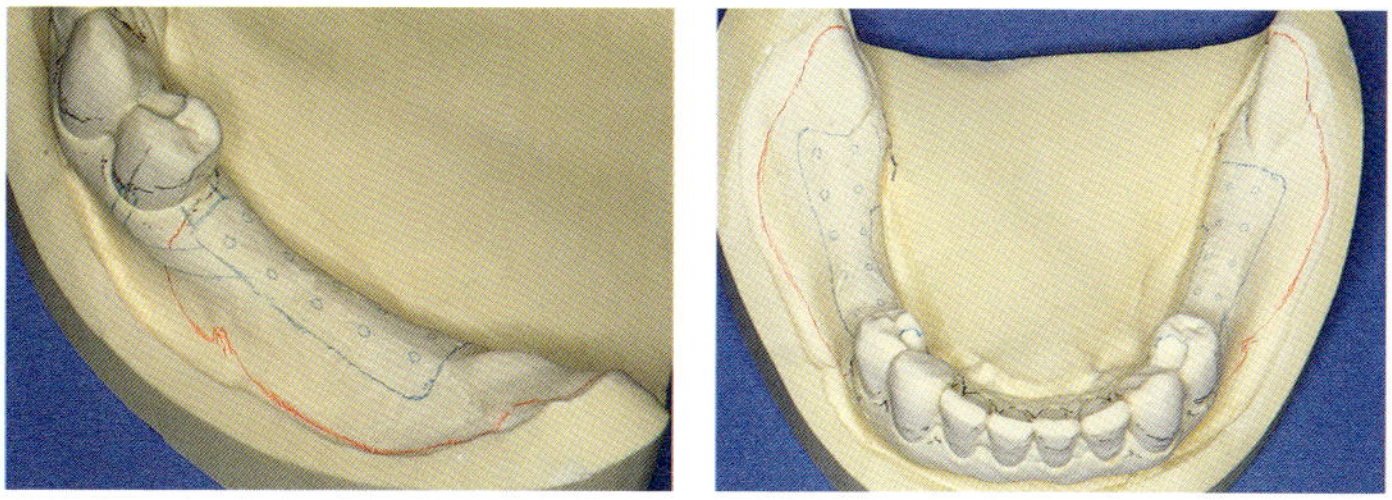

図25-14, 15　設計のステップ5。床の設計。遊離端欠損はフルデンチャーと同じ考えで設計を行い、レトロモラーパッドまで覆う。

26 サベイイング

1. 測量・計量・側量術

サベイイング（surveying）の意味を辞書で引いてみると、「測量・計量・側量術」と書かれています。歯科技工士は臨床で模型を手にした瞬間から、さまざまな角度から模型を観察し、分析をしたうえで、いろいろな設計のなかから最終的な形のイメージを膨らませます。この設計をより具体的にするために必要不可欠なのが、「サベイイング」なのです。

サベイイングは、模型上の支台歯、鉤歯（残存歯）や顎堤の最大豊隆部を調べると同時に、相互の平行性などを確認するために用います。安定したパーシャルデンチャーを製作するための3要素である、支持・把持・維持の設定が可能となり、同時に着脱方向も決定されることとなるのです。

2. サベヤーの種類

サベヤーには大きく分けて2つあります。1つは、クラスプサベヤーに代表される垂直杆が上下し水平杆が固定され動かないもの（図26 - 1）。この形式のサベヤーでは、模型を保持するためのサベイイングテーブルを水平台の上で水平移動させ、記録を取ります。両手を使った作業のため操作性は劣ります。もう1つは、模型を保持するためのサベイイングテーブルが水平台に固定され、垂直杆に固定されている水平杆とともに、上下、水平移動して計測、記録する形式のものです。こちらは

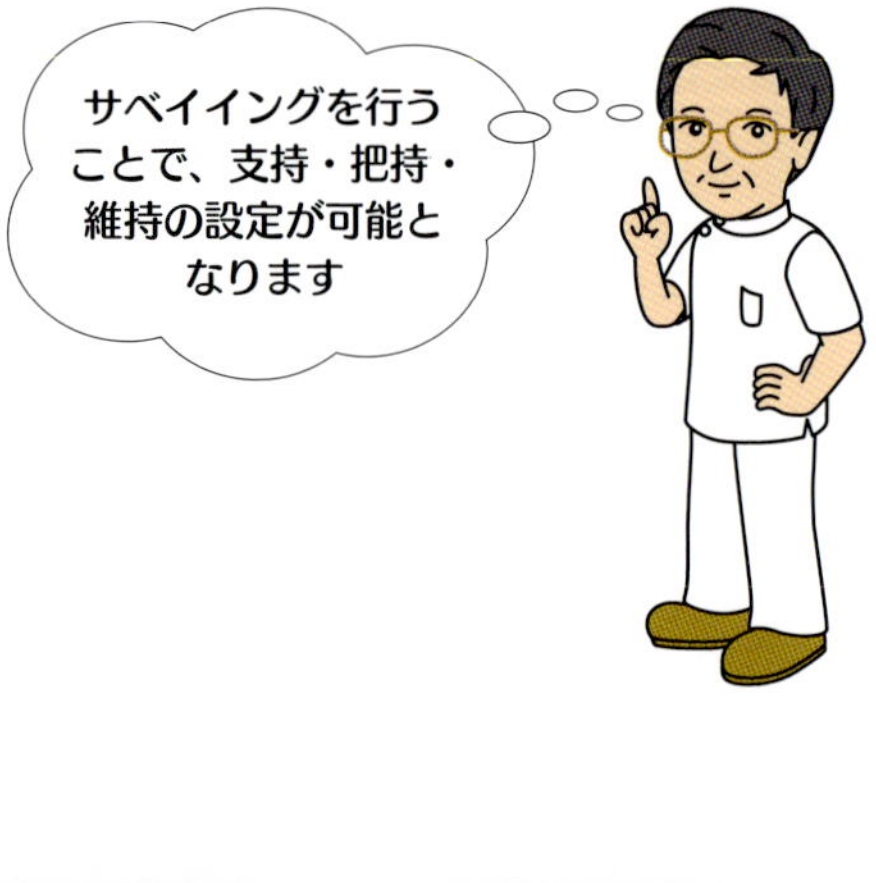
サベイイングを行うことで、支持・把持・維持の設定が可能となります

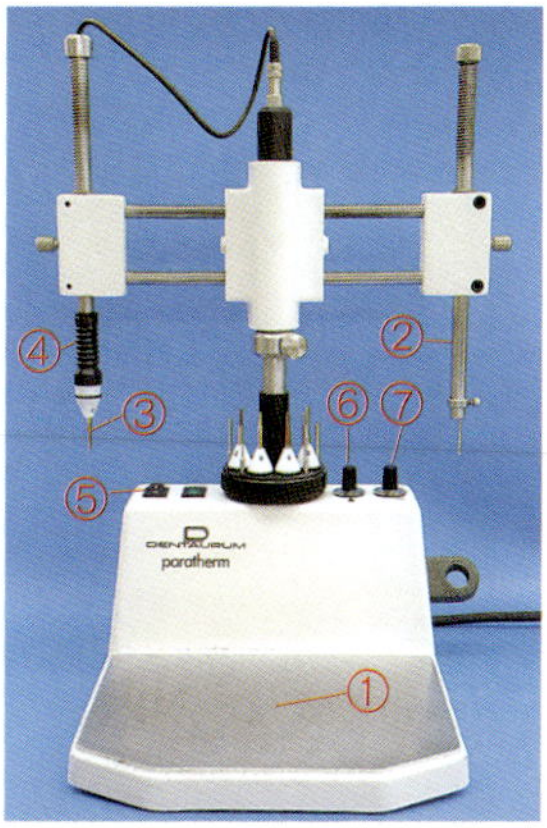

図26-2　可動式サベヤー（パラサーム）各部の名称（DENTAURUM社）。①作業台、②サベヤーハンドピース、③ブロックアウトインスツルメント、④ヒター付きブロックアウトハンドピース、⑤ヒタースイッチ、⑥温度調節ノブ、⑦ワックスナイフ用温度調節ノブ。

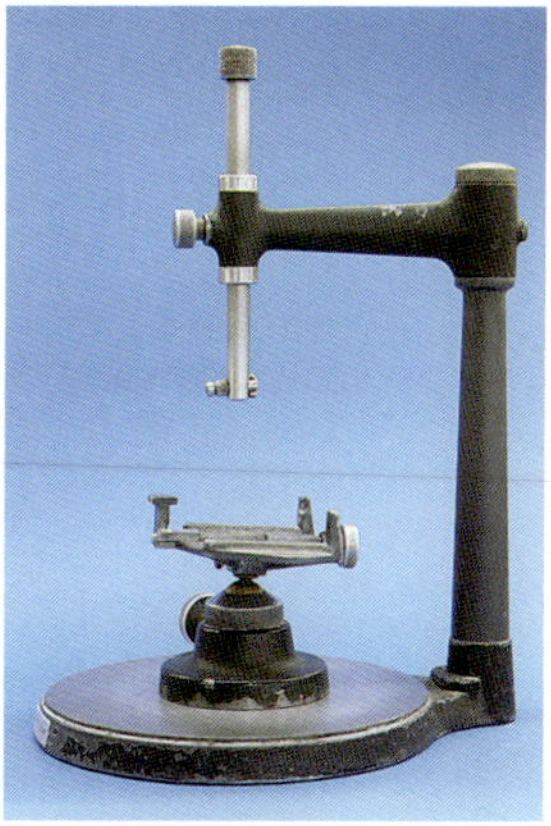

図26-1　クラスプサベヤー（白水貿易／デンツプライ セラムコ社）。

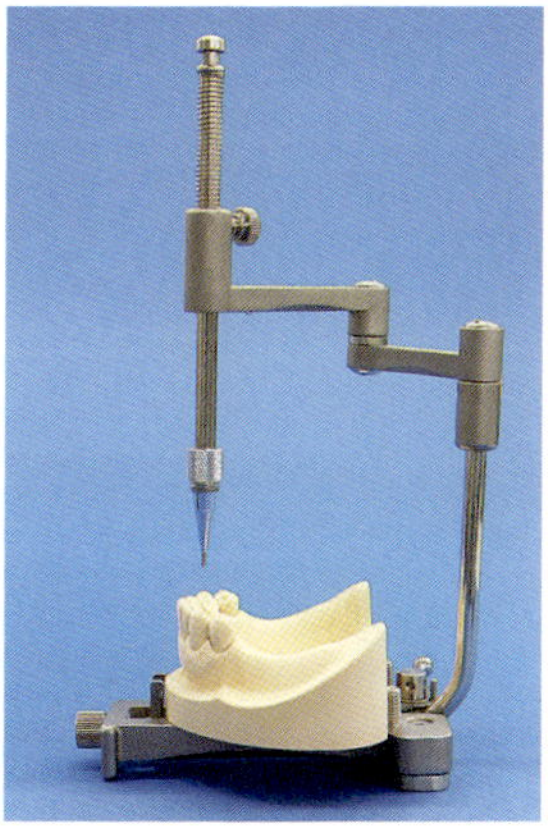

図26-4　模型をマイクロサベヤーに装着した。

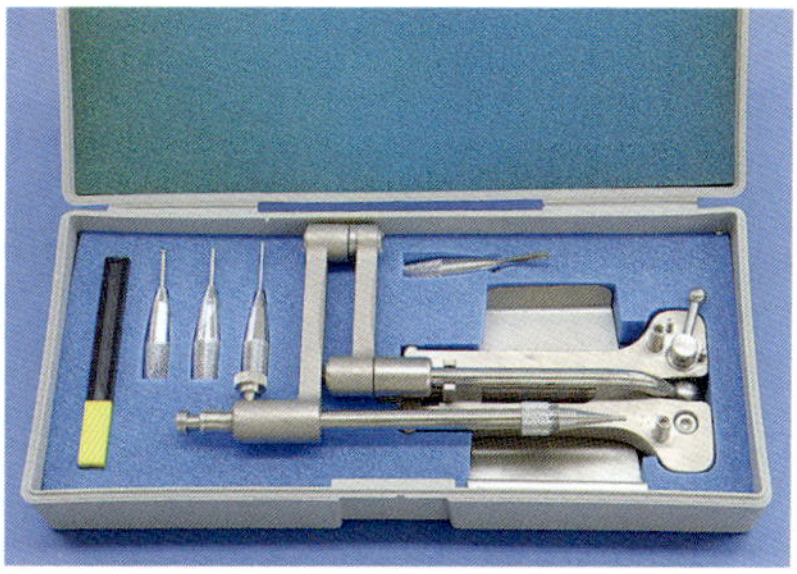

図26-3　マイクロサベヤー（デンツプライ三金）。比較的安価で携帯性に優れている。

機能と操作性に優れているので多く使われています（図26－2～4）。

3．サベヤーの付属部品の構成・その1

サベヤーには本体とは別に、サベイイングテーブルがあります。これは水平台の上にのせて、模型を一定の位置に保持するのに用います。中央部分にボール・アンド・ソケット機構の関節があり、設定された可動範囲で模型を自由に運動させることができます。つまり模型の角度を変化させ、パーシャルデンチャーの着脱方向を測定できるのです。

4．サベヤーの付属部品の構成・その2（図26－5）

サベヤーにはそれぞれの測定や機能に応じて、付属品が用意されています。垂直杆の先端に取り付けて各作業を行います。

①測定杆（アナライジング・ロッド）は主に平行性を測定します。

②鉛筆の芯（カーボン・マーキング・ロット）は、サベイラインやブロックアウト量を描記するために用いられます。通常、芯が折れないようにサポートするメタル（補強鞘）にはさみ使用します。

③アンダーカットゲージ（アンダーカットを測定する器具）には0.25ミリ、0.50ミリ、0.75ミリの3種類のアンダーカット量のものが用意されています。

④ワックス・カーバー（ワックスを平行に調整する）は、アンダーカットをワックスなどで修正した際に、平行を保つようカービングできます。

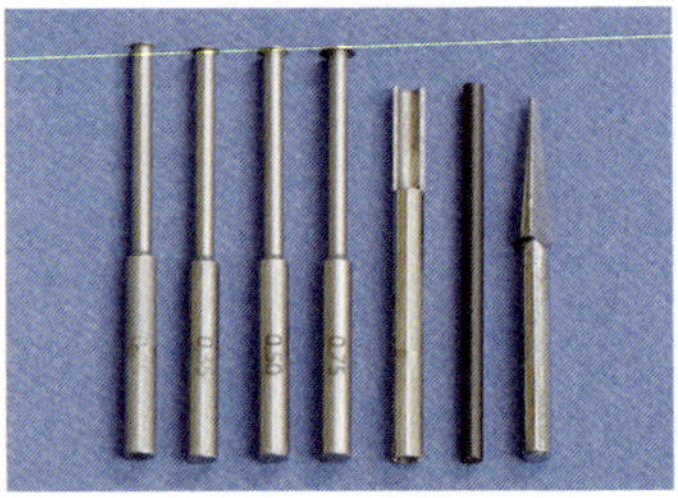

図26-5　サベヤーの付属部品。左よりアンダーカットゲージ、鉛筆の芯、ワックス・カーバー。

5．サベヤーの機能と使用目的（図26－6～13）

①パーシャルデンチャーの装着方向を決定します。

②鉤歯の最大豊隆部を抽出、記録し、それぞれの鉤歯のアンダーカット量を測定し、どのような位置に適切なアンダーカットを与えるかを測定、検討します。

③サベイラインなどの印記を行います。

④軟組織のアンダーカット部を確認し、義歯の着脱に支障のないようにします。

⑤等高点等（トライポッド・マーク）を記録したり、インサーション・ロッドやトランスミッション・マンドレールを模型上に記録し装着します。

6．欠かせない技工器具

サベヤーの構造はとてもシンプルなもので、使い方を一度マスターしてしまえば、簡単に扱うことができます。サベヤーを使わずに目検討で作業する歯科技工士もいますが、パーシャルデンチャーで一番大切な支持・把持・維持の適切な設計ができませんから、やはりサベヤーは欠かせない技工器具なのです。

サベヤーの機能と使用目的

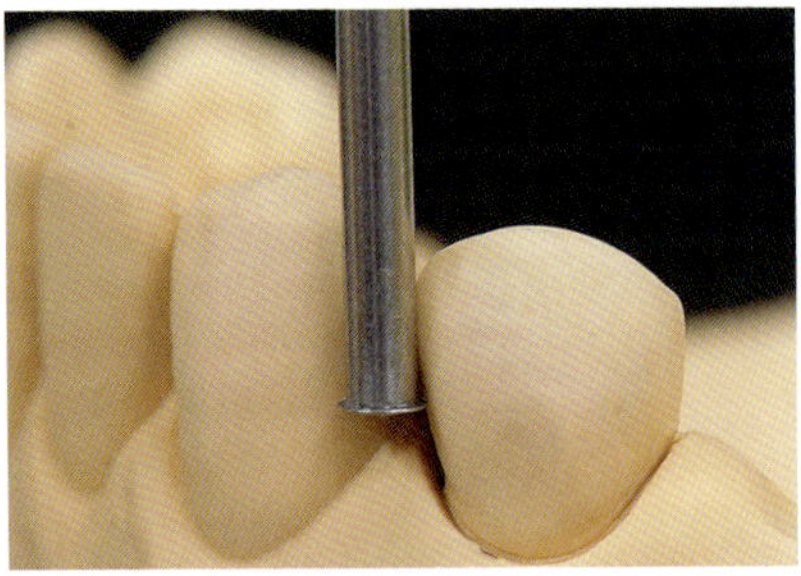

図26-7　鉤歯の最大豊隆部を抽出、鉤歯のアンダーカット量を測定する。

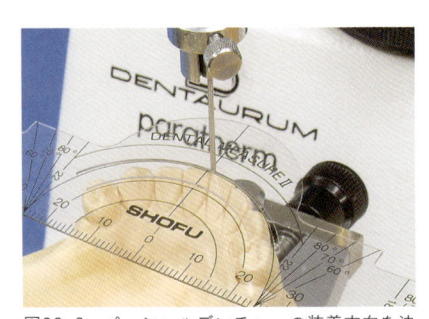

図26-6　パーシャルデンチャーの装着方向を決定。

図26-8　模型の固定角度を変えると、サベイラインの表記の位置が変わる[2]。

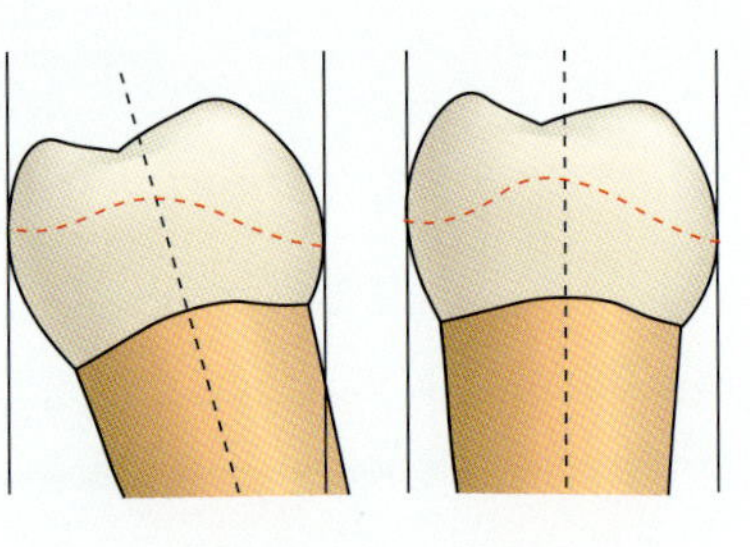

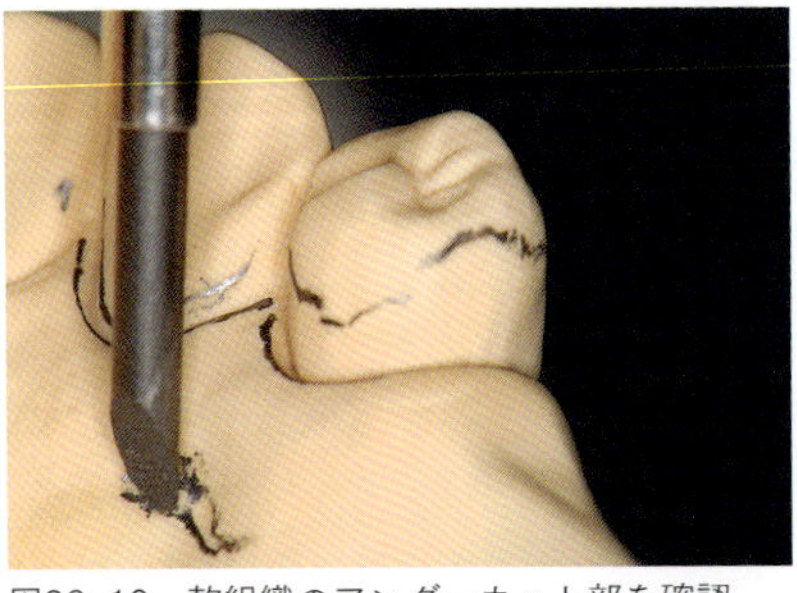

図26-10　軟組織のアンダーカット部を確認。

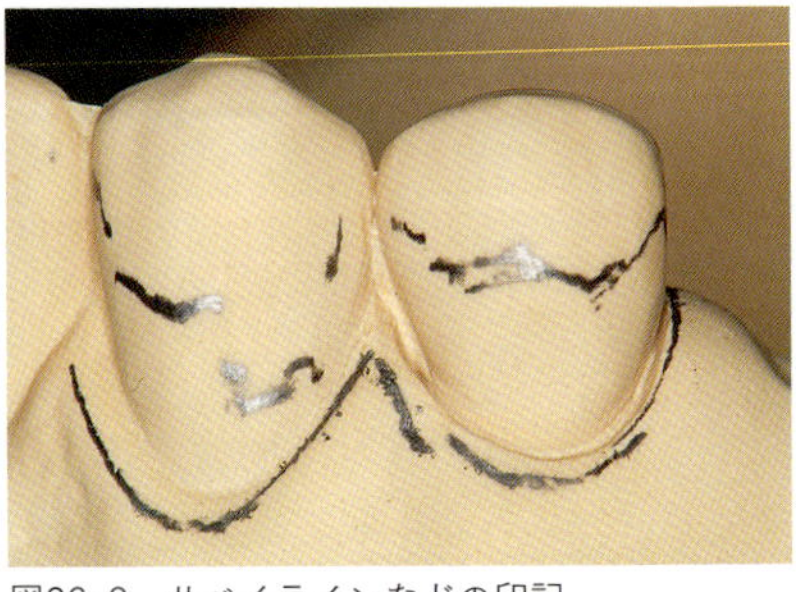

図26-9　サベイラインなどの印記。

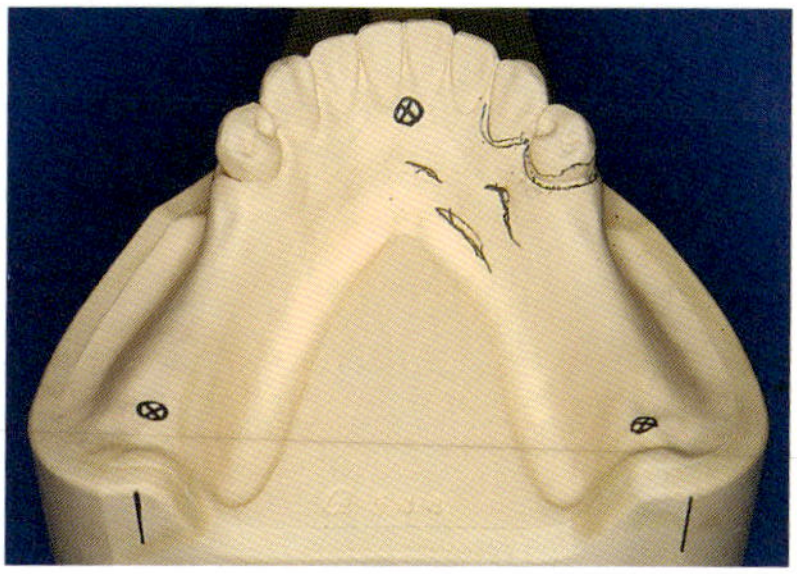

図26-12　等高点を模型上に記録する。

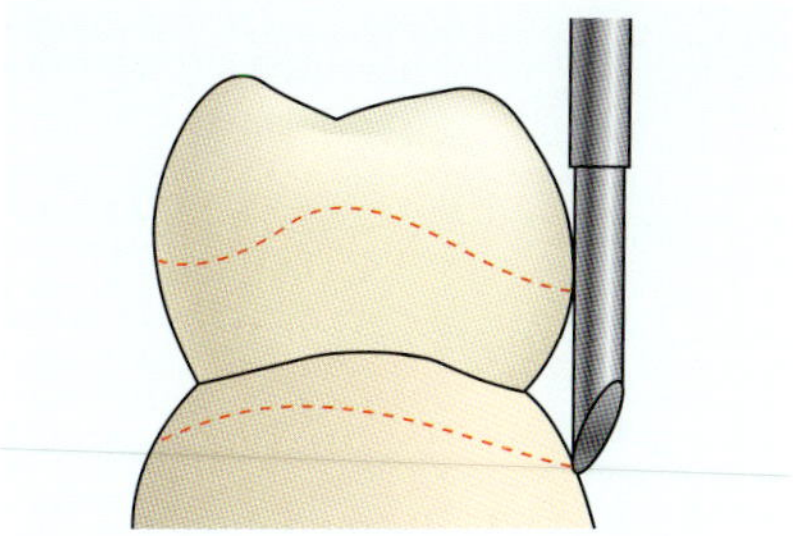

図26-11　サベイラインとその延長線を同時に記入することにより、アンダーカットの領域がよくわかり、ブロックアウトなどの参考になる[2]。

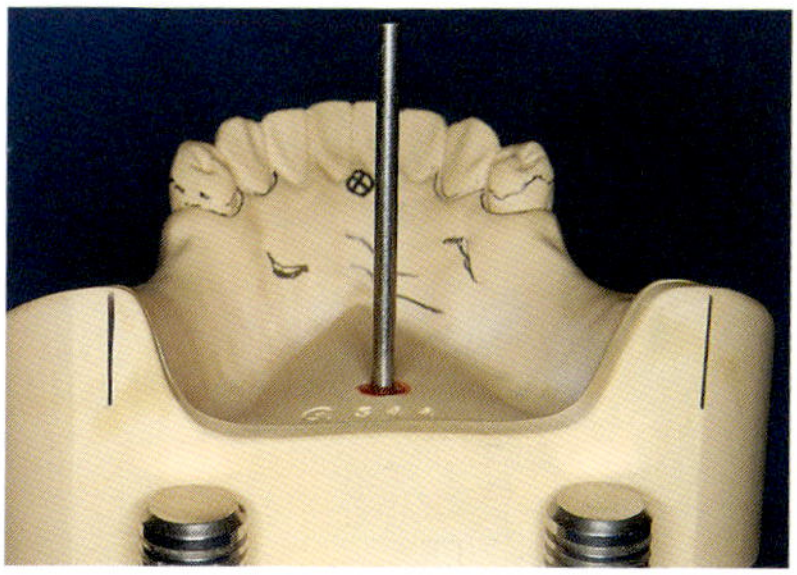

図26-13　インサーション・ロッドを模型上に装着する。

◆インサーション・ロッド

パーシャルデンチャーの装着方向は、正確な再現性が重要である。作業用模型にトライポッド・マーク（等高点）を3個印記しておくのはそのためである。こうすれば、作業用模型をサベヤーからは外して技工を行い、その後、模型をサベヤーに同じ装着方向で戻すことができる。

ところが、このトライポッド・マークを利用して模型を元の装着方向に戻す作業は意外と面倒であり、また精度的にも疑問が残る。とくにアタッチメントのように、厳密な平行性が要求される場合には、トライポッド・マークを頼りにすることに不安を感じている歯科技工士は少なくない。

一方、アタッチメント製作では、作業用模型にトランスミッション・マンドレールと呼ぶ、既製の金属性平行保持装置を植立し、作業模型の装着方向の再現を厳密に行っているが、パーシャルデンチャーにも、このトランスミッション・マンドレールの原理を応用すると良い。

既製のトランスミッション・マンドレールは高価なため、使用を控えているテクニシャンも多いが、平行保持装置インサーション・ロッドは使用済みのバーを利用し、自分で製作できる。

27 基本的なサベヤーの使い方

1．着脱方向の決定

パーシャルデンチャーの着脱方向は咬合平面に垂直が理想的です。なぜならば、パーシャルデンチャーにかかる咬合力を、鉤歯と欠損部粘膜に対して垂直方向にかけることができるからです。また、咬合平面とともに具備（考慮）しなければならないものとして、つぎの①～④のポイントが挙げられます。

①顎堤に生じるアンダーカットがなるべく少ない方向。

②適切な維持力が得られ、できるかぎり審美性を損なわないクラスプが設計できる方向。

③患者にとって義歯の着脱が容易な方向。

④前歯部の審美性を極力損なわない方向。

なお、この着脱方向を決定する方法は3通りの方法があります。

第1の二等分法は、それぞれの鉤歯の植立方向の二等分線を測定しつつ平行性を決定していく意味では科学的な方法なのですが、鉤歯の数が増すほど二等分線は測定する回数も増え、誤差が多くなる可能性と操作が複雑なため現在はほとんど行われません。

第2は咬合平面板や咬合平面に対して垂直に定めるために開発されたプレート（上下顎に4インチ、8インチなどの湾曲をもったものなどがある）を利用する方法です。

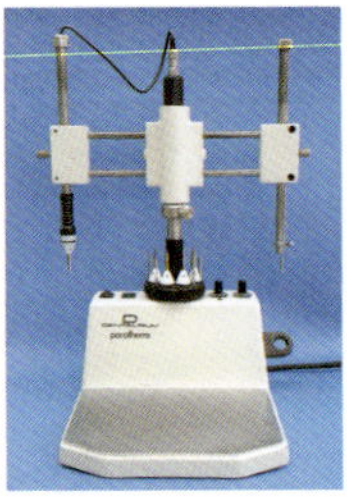

図27-1　可動式サベヤーのパラサーム（DENTAURUM社）。

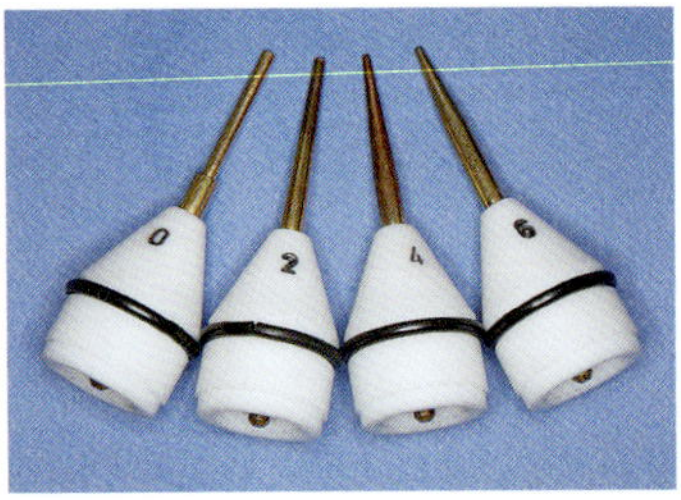

図27-2　ワックスでブロックアウトやコーヌスの内冠製作時に使用する角度つきのヒーターロッドも用意されている。

第3は、まず着脱方向は咬合平面に垂直と仮定し、咬合平面と測定杆が垂直になるように調整します。その後、模型の前後・左右の傾斜を考慮しながら調整を行い、着脱方向を決めて行く方法で、臨床でよく用いられています。

ここでは、この方法を中心に、筆者らの行っている基本的なサベヤーの使用方法について、可動式サベヤーパラサーム（DENTAURUM社）を用いて紹介します（図27-1〜3）。

2. サベイイングテーブルへの模型の固定

作業用模型が咬合平面と水平になるように模型を仮に設定します。パーシャルデンチャー用の模型は側面を極力咬合平面と垂直になるように、また模型の基底面も咬合平面と水平近くなるようにトリミングしておきましょう。サベイイングテーブルに安定し、しっかり固定することができます。

サベヤーの垂直杆の先端に測定杆（アナライジング・ロッド）を取り付けます。そして模型が自由に動ける状態にサベイイングテーブルのボール・アンド・ソケット機構のねじを緩め、模型を側方から観察して前後的な傾斜を咬合平面と垂直になるようにします。前後的な傾斜が決定されたならば、続いて同様に模型を後方から観察し、左右側の傾斜を決定します。

この作業では模型の咬合平面と目の高さを合わせ、真横から観察するようにしたり、前後の傾きを模型の側面に、左右の傾きを模型の後面にそれぞれ咬合平面と測定杆が垂直になったところで測定杆と平行なラインを記入し、それぞれの模型の側面と後面に記入した2本の線と測定杆が平行になるように調整するなど工夫するこ

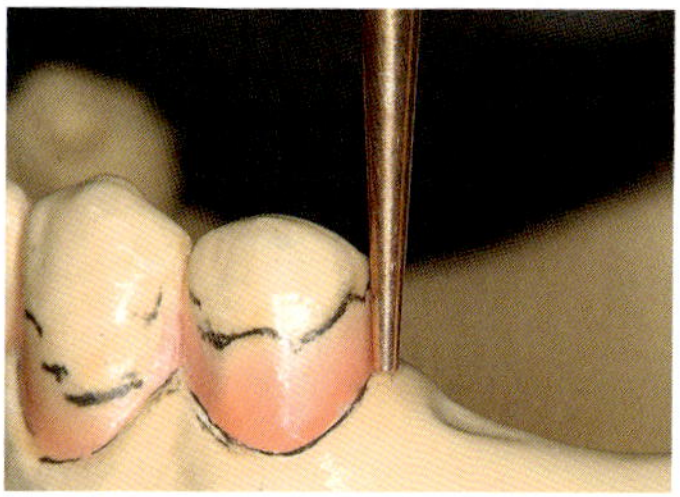

図27-3　ヒーターロッドを使用したワックスでのブロックアウト。

とで、より正確な着脱方向を決定できます。この作業とともに測定杆（アナライジング・ロッド）を使用して支台歯や鉤歯、残存歯そして顎堤のアンダーカット量を調べ、必要に応じてサベイイングテーブルのボールアンドソケット機構のねじを緩め、他方向に微調整（前方、後方、左側、右側）させる必要があるか確認しておきます。着脱方向が決定されたら、サベイイングテーブルのボールアンドソケット機構のねじをしっかりと締め、固定する。これで義歯の着脱方向が決定されたことになります（図27-4〜6）。

3. 等高点（トライポッド・マーク）の記入

着脱方向が決定したら、パーシャルデンチャー製作の作業用模型に測定杆の高さを固定した状態で模型を水平移動させ、3ヵ所に等高点の記入を行います。また技工作業上に問題がなければ、インサーション・ロッドを模型上に装着します。この目的は再度、作業用模型を模型台に戻すときに同じ着脱方向を再現する目安になるからです。等高点を記入する箇所は、上顎では前歯の切歯乳頭部および両側の上顎隆起（結節）の後方部、下顎では下顎中切歯の舌側部および、両側臼後三角の舌側部あたりが良いでしょう（図27-7）。

4. サベイラインの描記（サベイイングにおけるハンドリング）

左手で模型をもち、右手で垂直杆の先端付近をもちます。アームの固定ねじを緩め、アームが自由に動ける状態にして作業を行います。つぎに先ほど使用した測定杆からカーボンロッドに付け替え、支台歯、残存歯、鉤歯などをサベイイングする

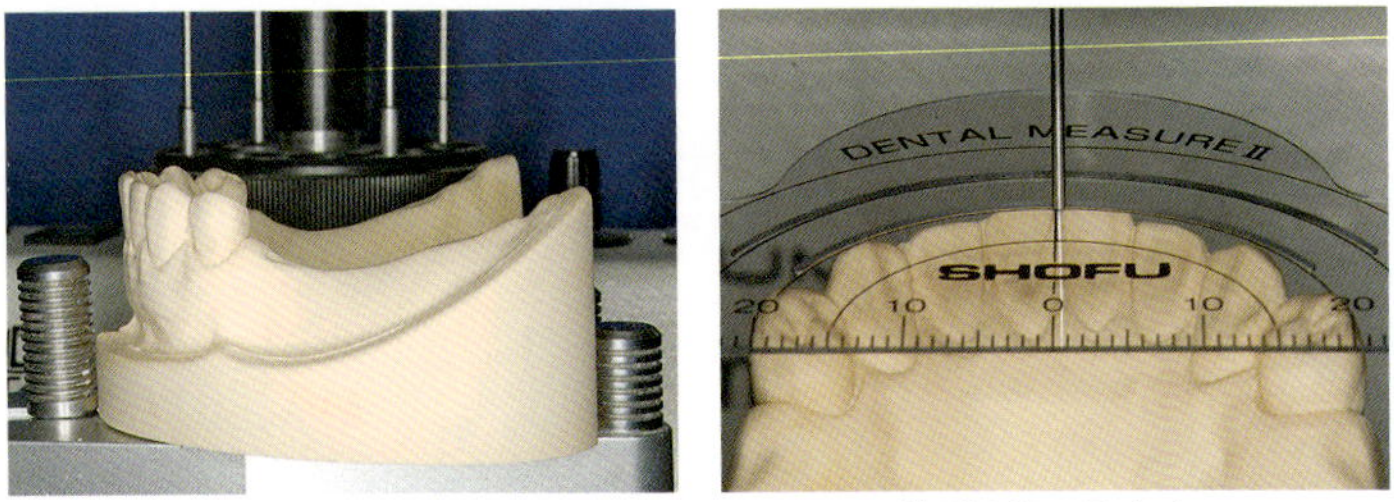

図27-4, 5 作業用模型が咬合平面と水平になるように模型を仮に設定する。

と同時に、サベイラインの記入も行います。

この際、カーボンロッドが折れないようにホルダー（補強鞘）をそえて固定します。鉤歯の表面とカーボンロッドができるだけ同じ力で接触するように、両手の力を上手にコントロールしましょう。またカーボンロッドは摩耗するので、随時新しいものを用意しておきます（図27-8～10）。

5. 軟組織のサベイイング

顎堤部や歯肉部のサベイイングを行い、アンダーカット部を確認します。このことで維持装置や連結子の設計、義歯床のラインの情報を得ることができます（図27-11）。

6. アンダーカット量の計測

維持装置の種類によっては、利用するアンダーカットの量や位置が異なってきます。維持装置の選択では、適切なアンダーカット量が得られるかどうかアンダーカットゲージで計測、確認しておきます。鉤尖の位置の決定にもアンダーカットゲージを使用し、水平的なアンダーカット量を計測します。

鉤歯にアンダーカットゲージの軸を当て上方に動かし、ゲージの頭部が支台歯に触れたところを色鉛筆などでマークします。これでクラスプ先端（鉤尖）の位置が決まります。このときアンダーカットゲージを無造作に引き上げると、作業用模型を傷つけてしまうことがあるため、注意して作業を行います（図27-12，13）。

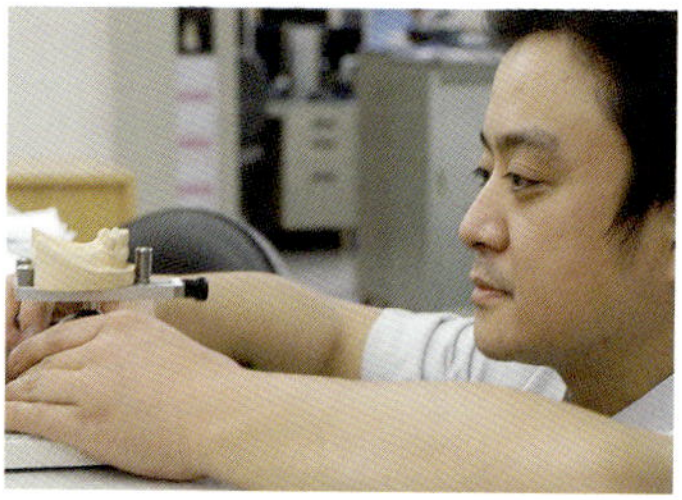
図27-6　模型の咬合平面と目の高さを合わせ、真横から観察するほうが、より正確な着脱方向を決定できる。

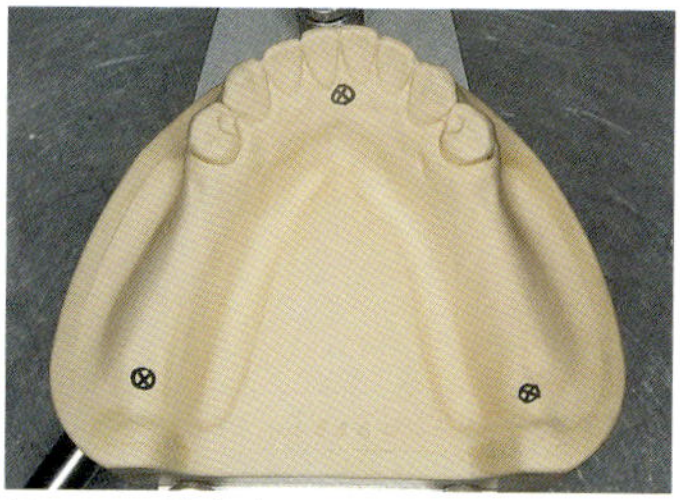
図27-7　等高点を記入。

サベイラインとアンダーカット

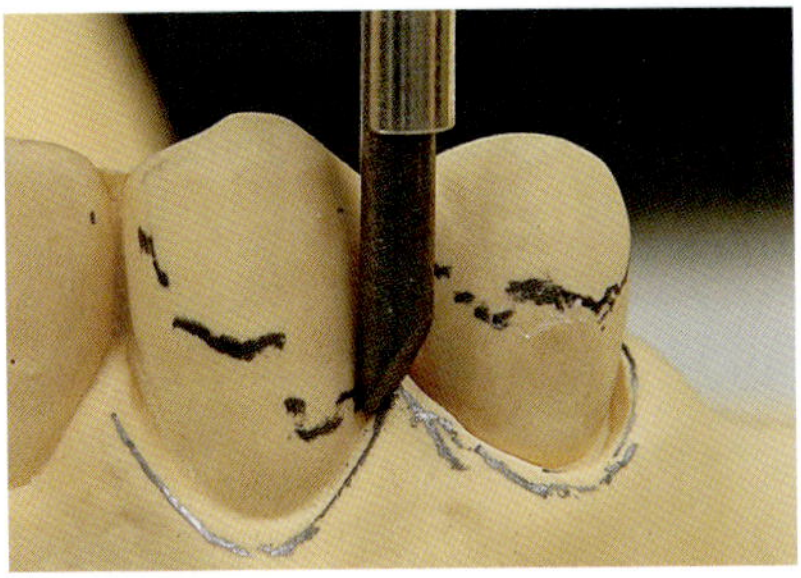

図27-9　隣接面のアンダーカットの量などを視覚的に把握するために、カーボンロッドの側面と先端で粘膜面への記入も行う。

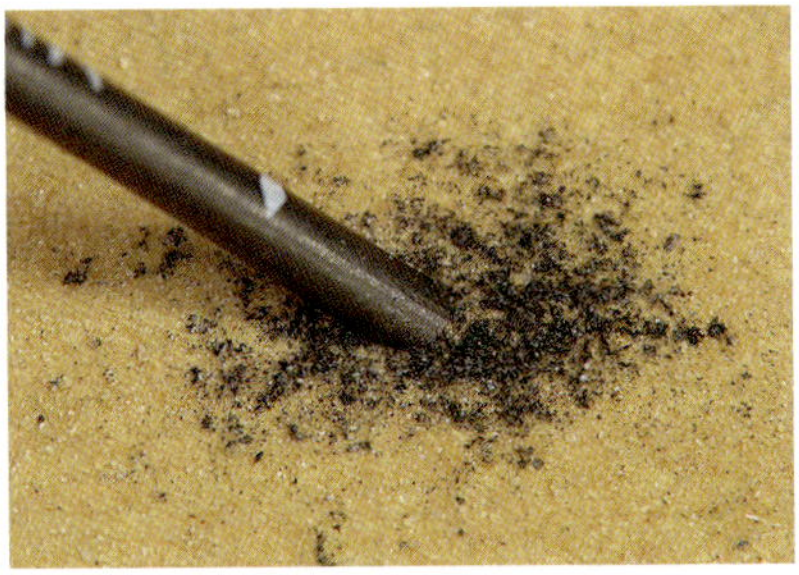

図27-8　カーボンロッドは、ある程度太さがあるので、歯間部にカーボンロットが入りやすくなるように、サンドペーパーなどで45°程度に削り、歯間部付近の狭いところでもサベイイングしやすいようにする。

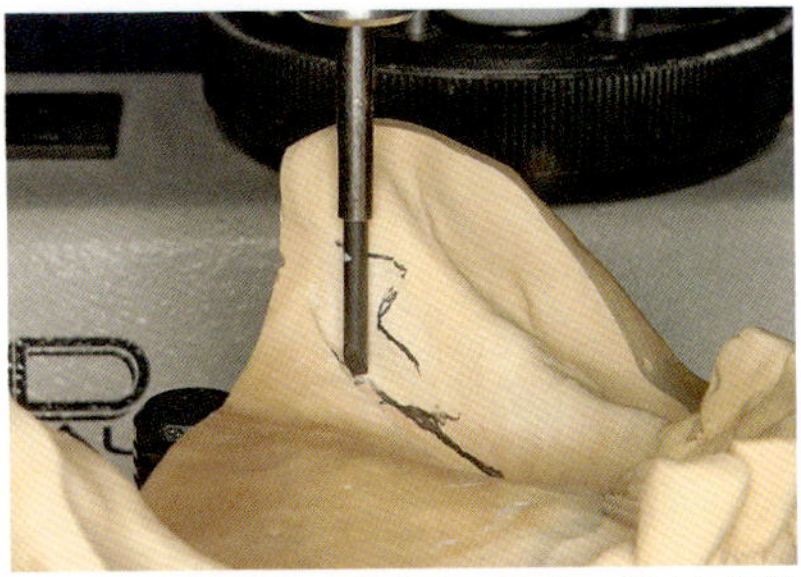

図27-11　連結子や義歯床の設計に必要な顎堤部や歯肉部のサベイイング。

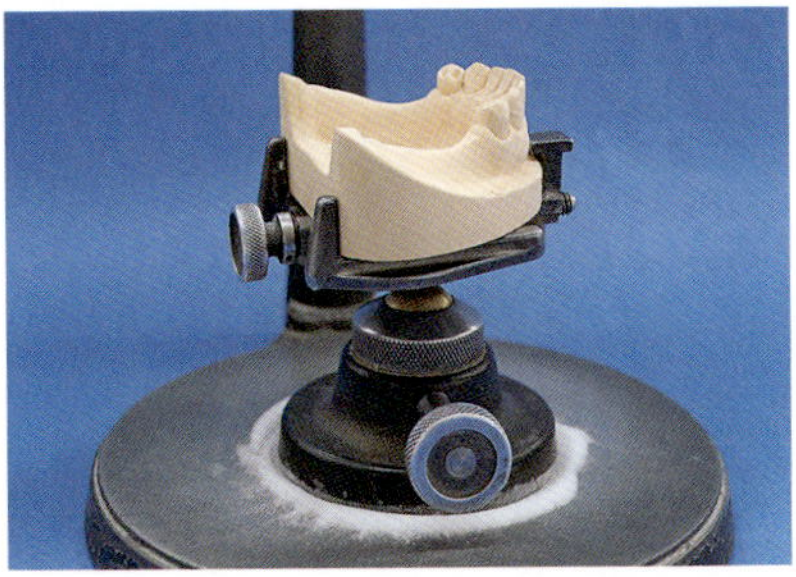

図27-10　サベイイングテーブルの滑りが悪い場合は、水平台にレジンの粉末を少量散布すると模型台がスムーズに移動できる。

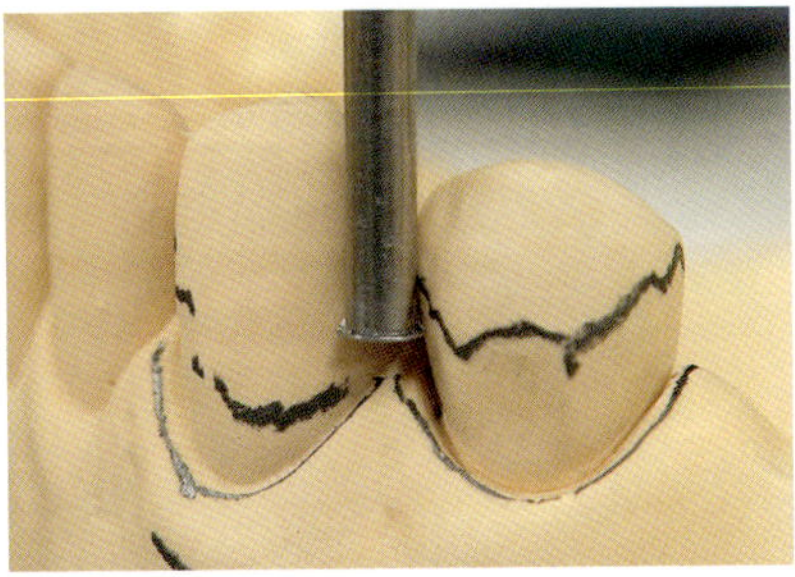

図27-13　維持装置のアンダーカットなどを計測し、設計の前準備をする。

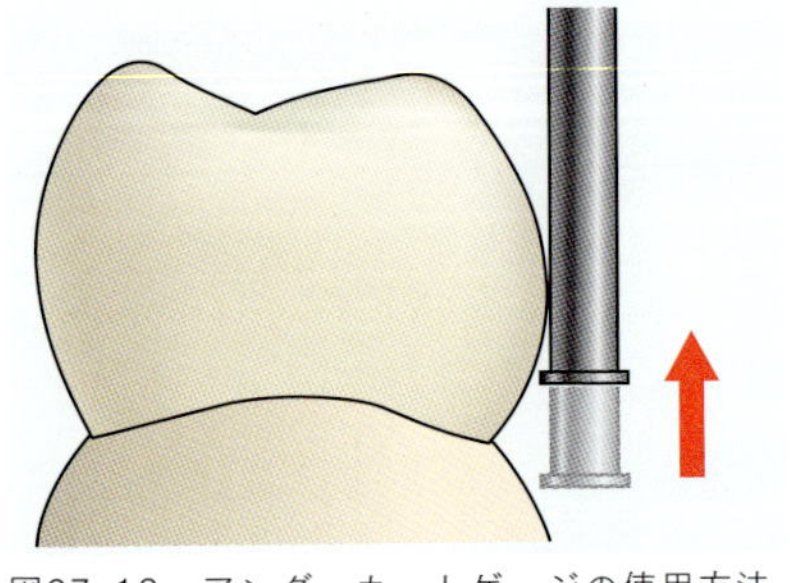

図27-12　アンダーカットゲージの使用方法。歯面にアンダーカットゲージの側面を接触させて引き上げ、アンダーカット量を計測する[2]。

7．ブロックアウトとリリーフ

最後にブロックアウトとリリーフの確認を行います。義歯の着脱方向に対してアンダーカットになる部分については、ブロックアウトが必要です。それは鉤歯だけではなく、顎堤部や歯肉部のサベイイングでできたアンダーカットも必要に応じて同様に行っています。骨隆起などがある場合はとくに注意が必要です（図27-14，15）。

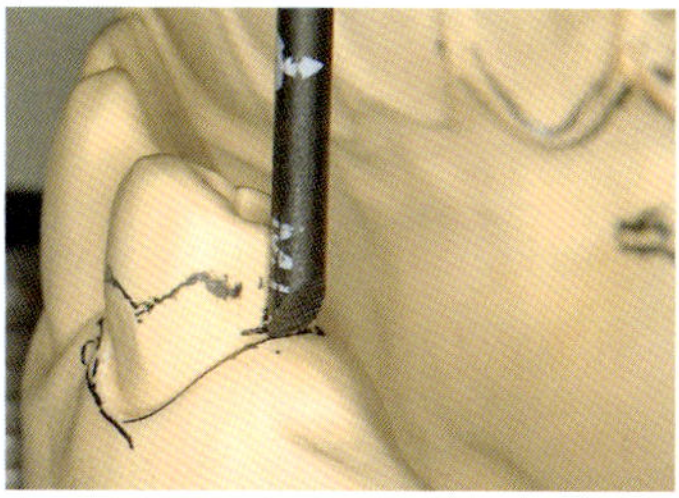

図27-14　隣接面部に設計するガイドプレーンの位置や高さを決定するのにも必要。

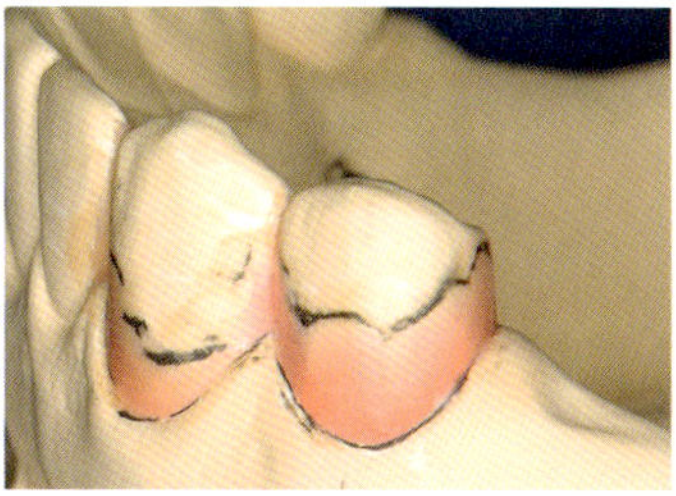

図27-15　隣接面におけるブロックアウトなどが終了。

28 クラスプの設計の基本と使い分け
――クラスプの設計とアンダーカットの位置と量

1. クラスプの設計原則

パーシャルデンチャーの設計では鉤歯を中心に支持、把持、維持が設けられますが、鉤歯がどの程度これらに対して耐えられるか、またどの程度予知性があるのかなど、さまざまな情報をもとに判断し、また材料を含めた力学的な設計も当然必要になってきます。

維持（クラスプ）の設計や維持力の与え方が不適切であると、鉤歯に及ぼすダメージが大きく、咬合破壊装置や抜歯装置になってしまうこともあるといわれています。このような結果にならないように、鉤歯に適切な維持力を確保できる位置と補綴などを含めた前処理など、クラスプの設計原則を十分理解しておきましょう。

2. まず支持・把持を設計する

クラスプとしての維持を与える前に、支持（レスト）と把持（各ガイド）を設定しなければクラスプを総合的に設定できません（図28-1，2）。

3. 義歯の動きに対する拮抗作用

①頬・舌の動きに対する拮抗作用

頬・舌的な動きと着脱時の上下的な動きの2種類が考えられますが、前者に関し

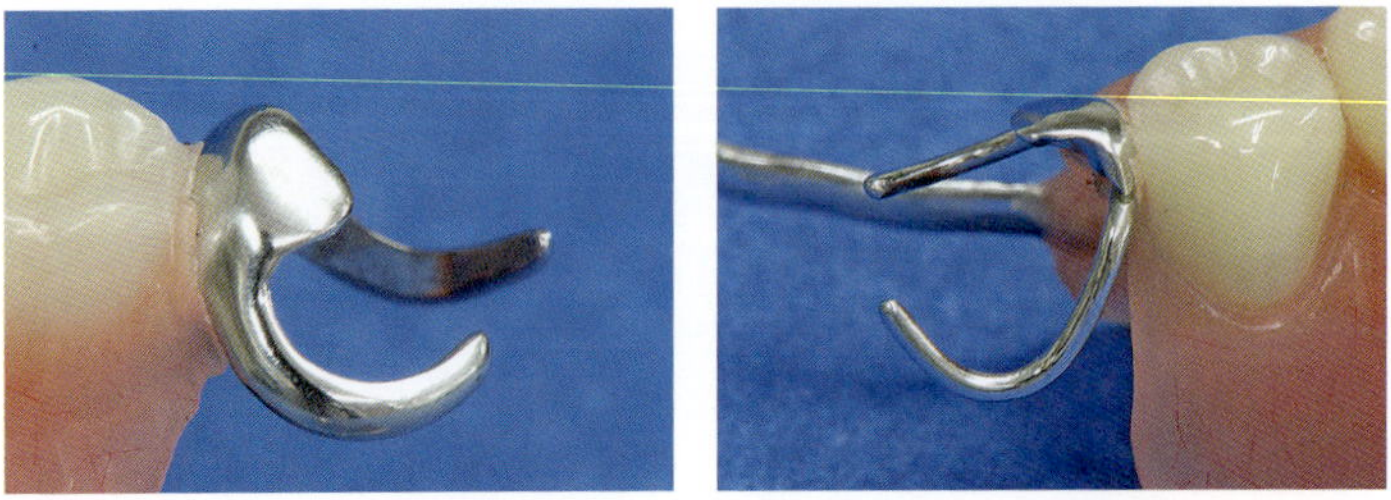

図28-1, 2　臨床でよく使われるクラスプではキャストクラスプ（鋳造鉤）とワイヤークラスプ（線鉤）がある。右図はキャストクラスプ（鋳造鉤）。左図はワイヤークラスプ（線鉤）。

ては義歯が浮き上がる力がかかった場合、歯に側方力がかかるため、頬・舌的に鉤腕を設定して歯の移動や念転などを防ぎます。

また後者の動きに対しては、歯冠のカントゥアの不適切なアンダーカットの位置に鉤腕が設定されていると、義歯の着脱の際、鉤腕が鉤歯の豊隆を越えようとしてクラスプから側方力が歯にかかり歯の移動や念転などが生じます（図28-3，4）。

②囲続性をもたせる

鉤歯に対するクラスプの原則としては、辺縁隅角を超え、3面4隅角をしっかりと取り囲むことが求められます。Iバーなどのバークラスプでは、3ヵ所で鉤歯を取り囲むような設計をします。この設計をすることでクラスプの維持力が発揮されやすくなると同時に、鉤歯による歯の移動や念転などを防止できます（図28-5，6）。

3．カントゥアの修正

クラスプの維持力は、鉤尖が鉤歯のアンダーカットに入ることで発揮されます。臨床で、審美性や装着感、鉤歯の位置関係などから無理をしなければならないケースもあります。教科書で学んだクラスプ形態や、アンダーカットのとらえ方だけではなかなか対応できず、複雑な技工作業となることもあります。

しかし、適切なアンダーカットを備えていない天然の歯冠形態や補綴装置に、ディンプルの付与をはじめ若干の調整を加えることにより、その患者と症例に調和したクラスプを設計することも多く、形成、印象前のスタディー模型などを参考に歯科

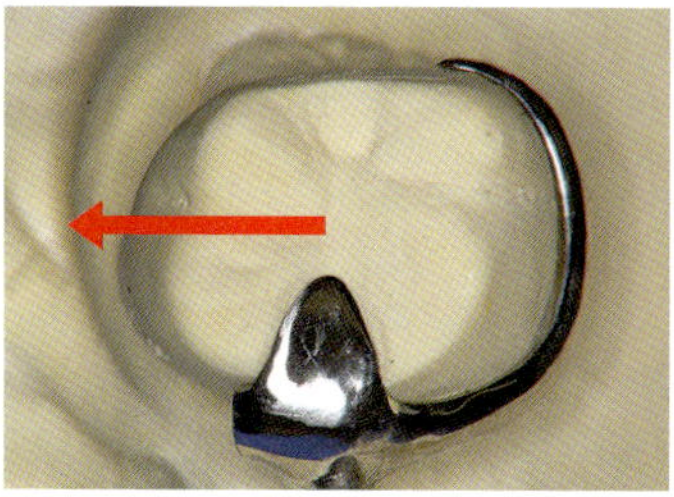

図28-3　頬舌的な動きに対する拮抗作用では歯に側方力がかかり、歯が動いたり回転を起こしてしまう。

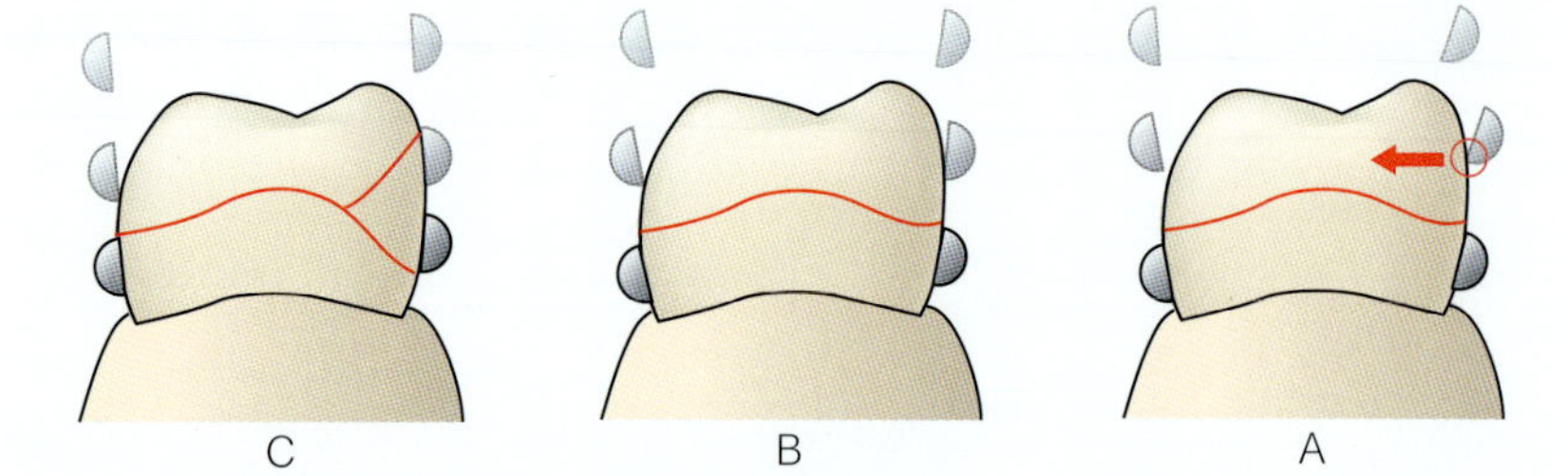

図28-4　A. 義歯着脱時にクラスプより側方力を受ける形となる。B. 頬・舌側の鉤腕が同時に最大豊隆部を通過するので、クラスプによる側方力の影響を受けにくい。C. 舌側のカントゥアが平行に設定されている。鉤腕が平行面に接触し続けるので、クラスプによる側方力の影響を受けにくい。つまり維持腕がアンダーカット領域へ挿入されるときや逆に咬合面寄りに離脱するときに、反対側に設けた拮抗腕が必ず歯面と接触していることが重要である[3]。

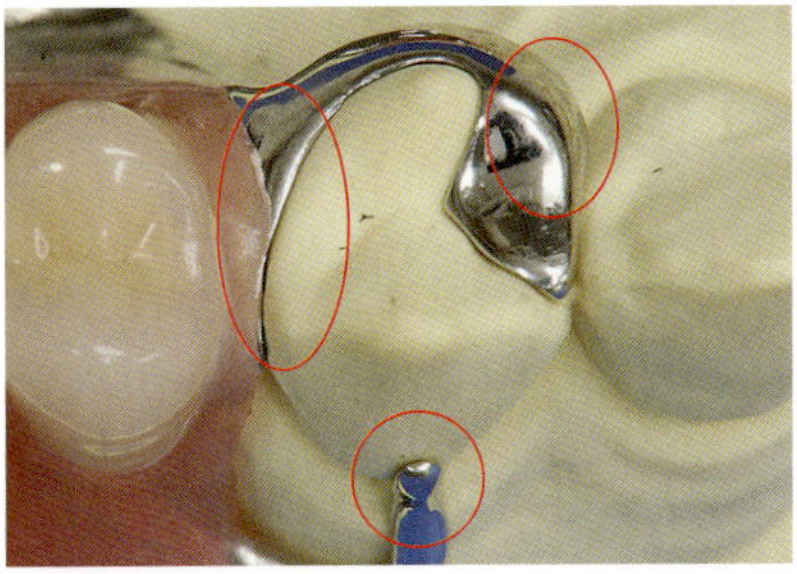
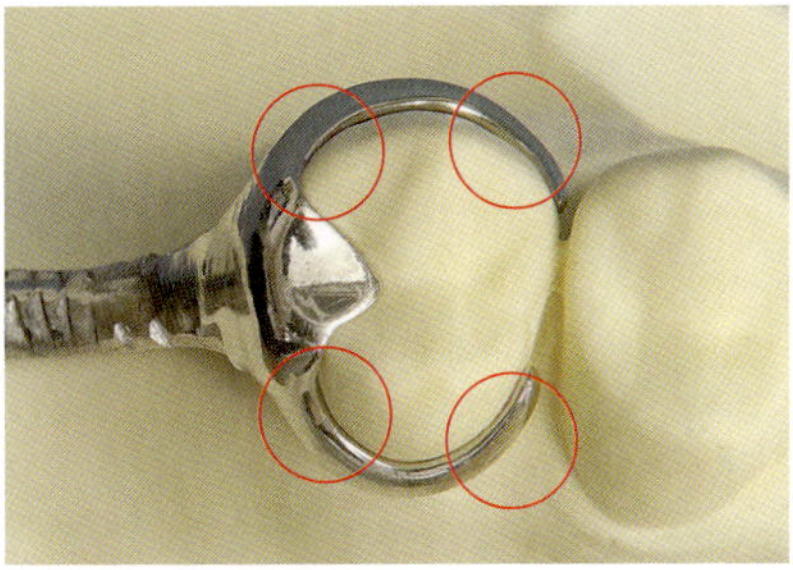

図28-5, 6　歯の周りをできるだけ取り囲むことで、安定した維持力を発揮する。鉤尖が歯の隅角を越えることが大切。

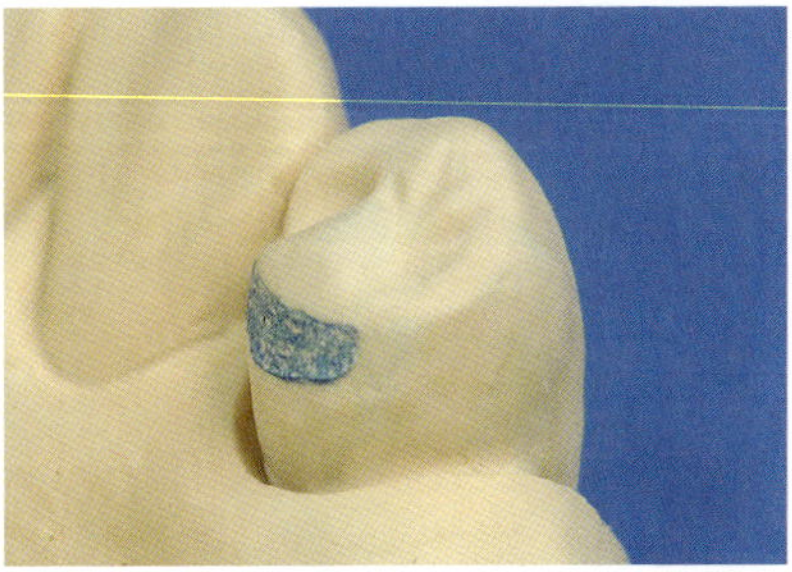

図28-7　天然歯や補綴装置に若干の調整を加えて、その患者と症例に調和したクラスプを選択する。

医師と歯科技工士の協議が必要です（図28－7）。

4．ディンプルなどによるアンダーカットの付与

サベイラインが低位置で鉤尖部に十分なアンダーカットが設計できないときには、コンポジットレジンによる盛り上げや、歯の削合など鉤歯の形態修正を行います。ディンプルを形成し、豊隆の変更後、形成されたアンダーカットを利用します（図28－8）。

5．対合歯とのクリアランスの確保

レストやアームウェイを設計する場合、咬合面のクリアランスが少ないと、破折などのトラブルを引き起こすので、クリアランスの確保が必要になります。咬合面のクリアランスにかぎらず、マイナーコネクターなどの舌側の立ち上がり部分でも、適切なスペースの確保されていないケースでは、口蓋側に突出し、異物感が強くなってしまうことがあります（図28－9～11）。

6．キャストクラスプ（鋳造鉤）とワイヤークラスプ（線鉤）

臨床でよく使われているクラスプは、大きく分けてキャストクラスプ（鋳造鉤）とワイヤークラスプ（線鉤）に分かれます。パーシャルデンチャーにおけるクラスプの設計では鉤歯のアンダーカットの位置と量、使用する材質や金属の違いによりクラスプの種類や形態も変えていきます。ワイヤークラスプ（線鉤）は鉤歯に対して必要最小限の維持を与えられ、鉤歯に対して優しい設計のできるクラスプです。

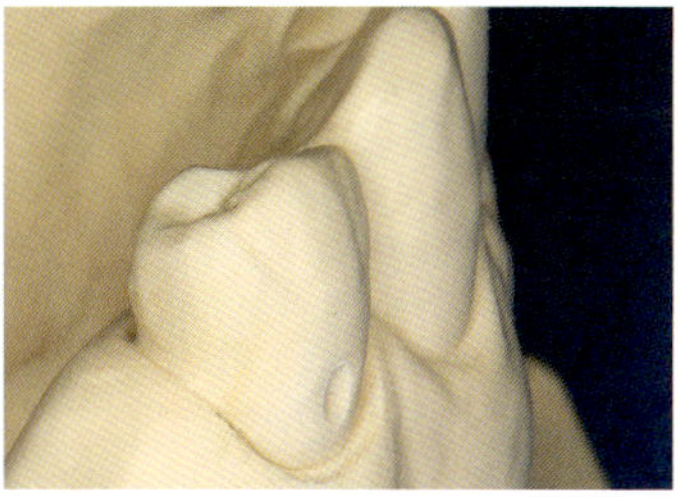

図28-8　ディンプルを形成することによって歯の豊隆の変更を行い、そのアンダーカットを利用する。

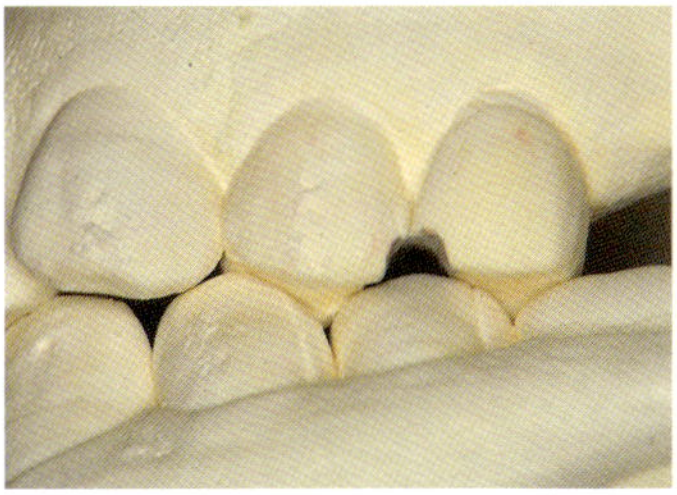

図28-9　レストやアームウェイを設計する場合、咬合面のクリアランスが不足していると破折などのトラブルを引き起こす。

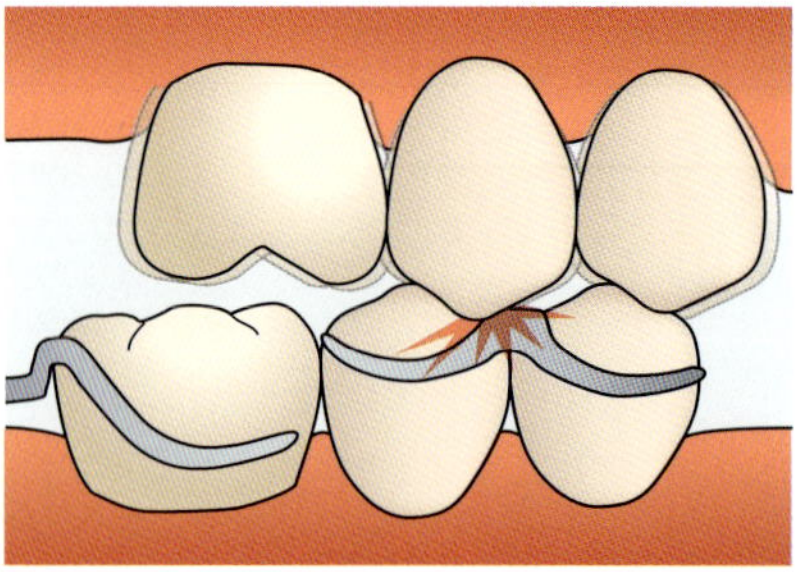

図28-10　クラスプの鉤肩部の位置の設定にも、対合歯とのクリアランスを確認する[4]。

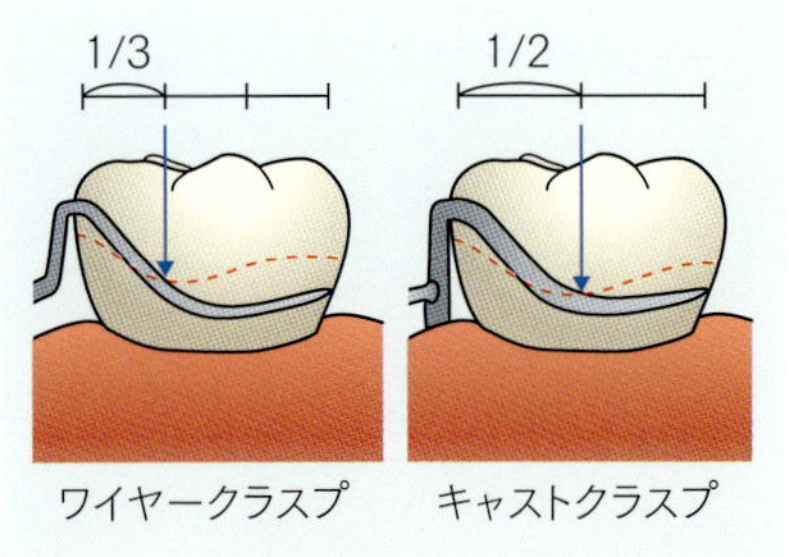

図28-12　キャストクラスプ（鋳造鉤）とワイヤークラスプ（線鉤）のアンダーカット領域の違い[4]。

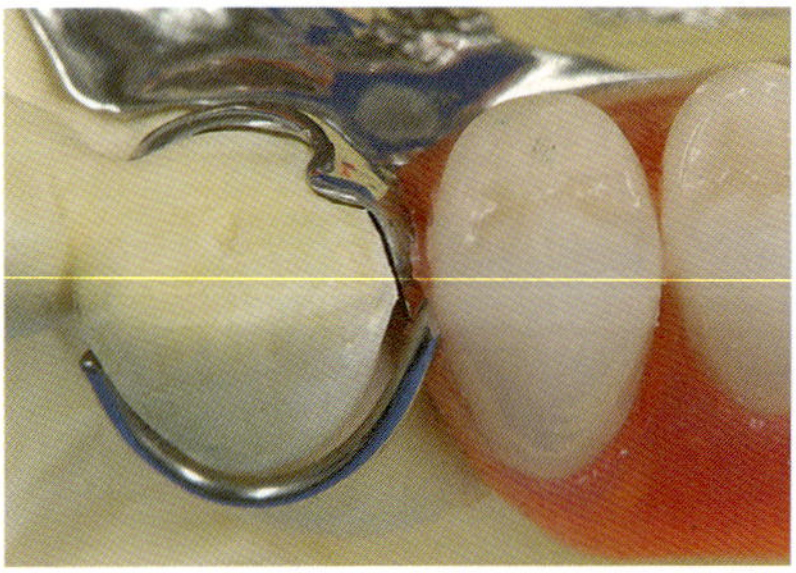

図28-13　コンビネーションクラスプという形で、ワイヤークラスプ（線鉤）を用いることも多い。唇頬側のアンダーカットが多い場合や審美性を考慮してできるだけ歯頚部付近に設定したいときには、唇頬側をワイヤークラスプ（線鉤）を用いて舌側をキャストクラスプ（鋳造鉤）やメタルアップとして使用する。

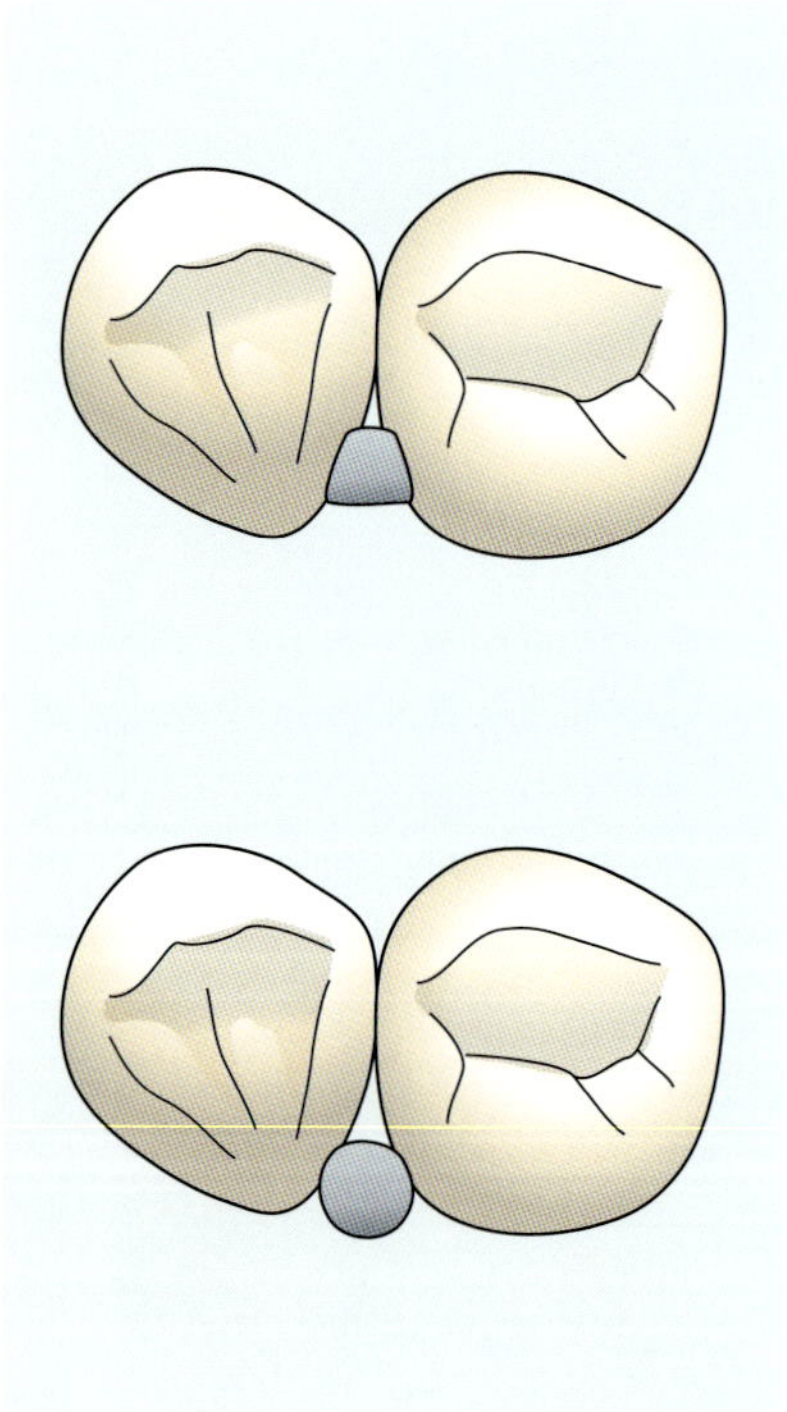

図28-11　マイナーコネクターなどの舌側の立ち上がり部分においても、適切なスペースの確保がされていないと口蓋側が出っ張り、異物感が強くなってしまう[4]。

キャストクラスプ（鋳造鉤）は鉤腕の$\frac{1}{2}$からアンダーカットに入れますが、ワイヤークラスプ（線鉤）を使用する場合は、鉤腕の$\frac{1}{3}$からアンダーカットに入れることが可能です（図28-12，13）。

7．金属やクラスプの違いによるアンダーカット量の変化

鋳造クラスプは、使用する金属の違いにより鉤尖端のアンダーカット量を変えることが重要です。コバルトクロム合金では鉤尖端のアンダーカット量を0.25ミリで設定していますが、金合金やチタン合金など弾性が強い金属においては、0.50ミリに設定することもあります。

中間欠損で最後臼歯などによく利用されるリングクラスプは、0.75ミリで設定します。しかし本質的にクラスプは維持力、把持力、支持力が十分確保されることが必要です。また金合金やチタン合金で製作する場合は、コバルトクロム合金に比べ、鉤腕の幅を広くしてやや厚めに設計するなど、金属の種類によって鉤腕の長さや厚み、幅などを考慮しましょう（図28-14，15）。

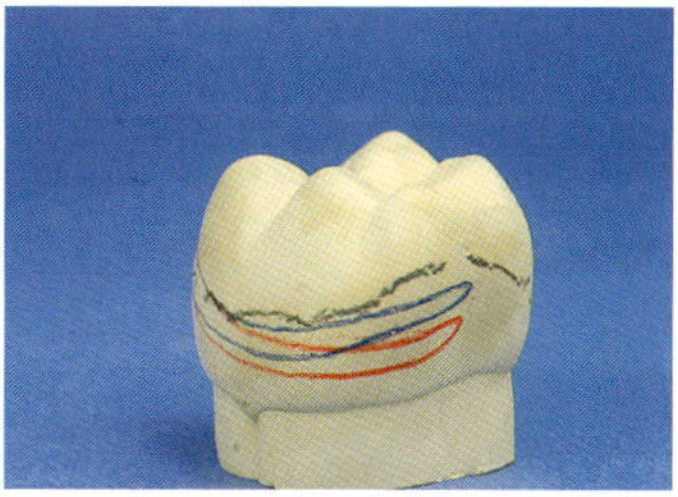

図28-14　コバルトクロム合金（青：0.25mm）と金合金（赤：0.5mm）でのアンダーカットの量による鉤尖の位置、形態の違い。

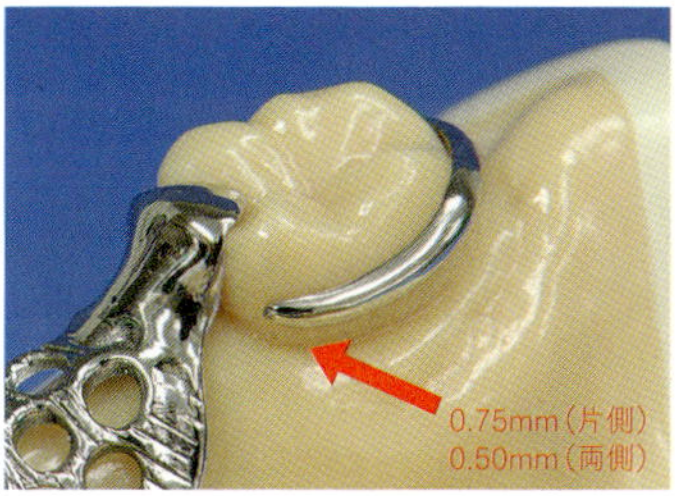

図28-15　最後臼歯などによく利用されるリングクラスプは、アンダーカット量を0.75mmに設定。

29 クラスプの選択基準
——臨床での代表的なクラスプの紹介

1. エーカースクラスプ（レスト付）

一番代表的なクラスプでは、レスト付き二腕鉤（エーカースクラスプ）があります。両側に設計される場合は、頬側のクラスプのみをアンダーカットに入るように設計し、片側処理や欠損部の位置や大きさにより、頬、舌ともにアンダーカットに入るよう設計する場合もあります。また鉤歯を補綴する場合、舌側を着脱方向に合わせて平行に形成し、把持を高めるよう設計することもあります（図29-1，2）。

2. リングクラスプ

中間欠損などの頬、舌側一方にしかアンダーカットがない大臼歯、とくに最後方の大臼歯に使われます。上顎大臼歯は近心頬側、下顎大臼歯は近心舌側に傾斜していることが多く、近心舌側に維持を求め、エーカースクラスプの設定が難しいときなどに選択されます（図29-3）。

3. バー型クラスプ（Iバークラスプ・Tローチクラスプ）

パーシャルデンチャーは、咬合力や着脱時において微妙に動き、鉤歯に負担がかかるものです。その動きを考慮して、極力鉤歯に無理のかからない設計をしたいものです。バークラスプは、鉤歯のアンダーカット領域での維持腕の接触面積が少な

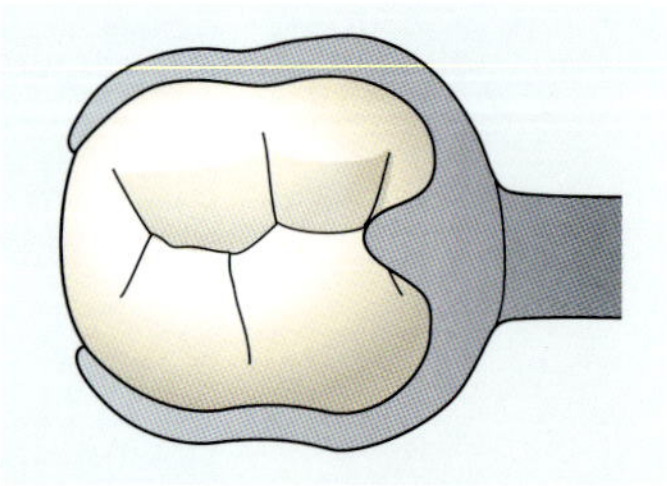

図29-1　中間欠損で隣接する鉤歯や間接維持装置として、もっとも臨床で使用されているクラスプである[2]。

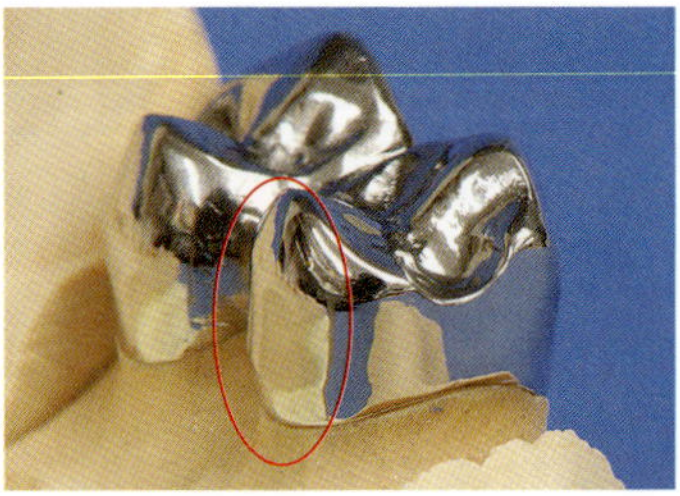

図29-2　鉤歯を補綴する場合、舌側を着脱方向に合わせて平行に形成し、把持を高めるように設計することもある。

いことなどから、歯の外形も損なわないので審美的にも優れています。また、う蝕予防にも有効で、鉤歯に優しくダメージを与えにくい維持装置だとされています。バークラスプは、比較的義歯床が動きやすい、遊離端欠損側の最後臼歯などによく用いられています。

ここで床の動きと維持装置の動きを考えてみましょう。エーカースクラスプでは、欠損側にガイドプレーンとレストがあり、サベイラインの上方に拮抗腕、その先のサベイラインの下方に維持腕がアンダーカット領域に設定されています。義歯床に咬合圧が加わると、アンダーカット領域に入っているクラスプ先端の維持腕は、鉤体を支点として上方に回転運動することとなります。先端の維持腕は支点（鉤体・レスト）から遠く離れていますから、結果として比較的大きな力で鉤歯をこじ上げることになります（図29－4）。

Tローチクラスプも欠損側寄りのアンダーカット領域を利用しているので、義歯床に咬合圧が加わると、維持腕は鉤体を支点として上方に回転運動することになりますが、エーカースクラスプに比べ、先端の維持腕と鉤体との距離が短いので、Tローチクラスプの上方へのこじ上げる量も少ないのです（図29－5）。

つぎにIバークラスプですが、多くはプロキシマルプレートと鉤歯が接触する部分を辺縁隆線の下方2.0ミリにして、クラスプに緩圧機能を発揮させ、鉤歯に加わる力を軽減するように設計します。Iバークラスプは歯冠の近遠心的最大豊隆部のわずか近心にアンダーカットを設定することで、義歯床が沈下してIバークラスプが前方に動いた場合、Iバークラスプはアンダーカット領域を超えることなく、歯面から離脱できます。

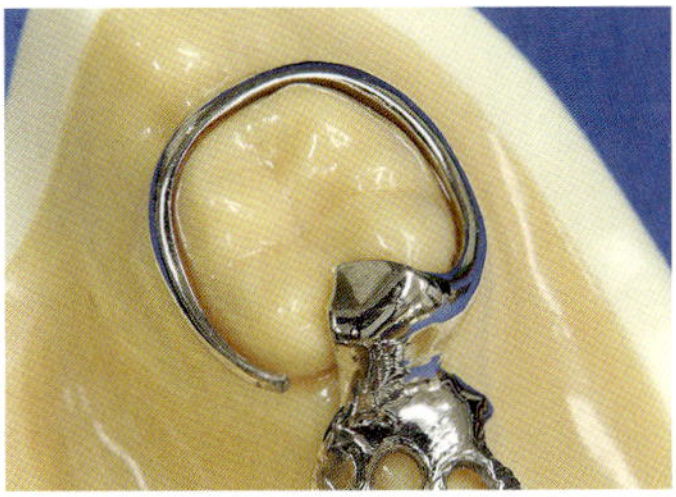

図29-3　リングクラスプは、最後臼歯などで傾斜している歯に応用されることが多い。エーカースクラスプに比べ鉤肩が両側でないため把持は弱い。

このようなメカニズムがあるので、鉤歯に優しい維持装置となるのです。ただしIバークラスプは、粘膜面より歯冠方向へ立ち上がるような形態ですから、鉤歯が強く頬側傾斜している場合や、歯槽粘膜に大きなアンダーカットがある場合には避けたほうが良いでしょう（図29-6～9）。

4. そのほかの臨床でよく使われるクラスプ

双子鉤（ダブルエーカース）、バックアクションクラスプは、とくに鉤腕が長いため緩圧作用がありますが、1側のアンダーカットの設定のため、両側性遊離端欠損によく使用されます。ハーフアンドハーフクラスプは孤立歯や捻転歯に、ヘアピンクラスプは鉤歯が欠損部に向かい傾斜している場合に用います。クラスプを上手に設計し、使い分けるには、サベイイングされた鉤歯から設定位置を見て、義歯の着脱、審美性、鉤歯としての適応性をトータル的に判断しなくてはなりません。結局、アンダーカットの位置と量が重要ポイントになります。またこのような条件のほかに患者さんによる着脱の操作性などを考慮することも必要です（図29-10～14）。

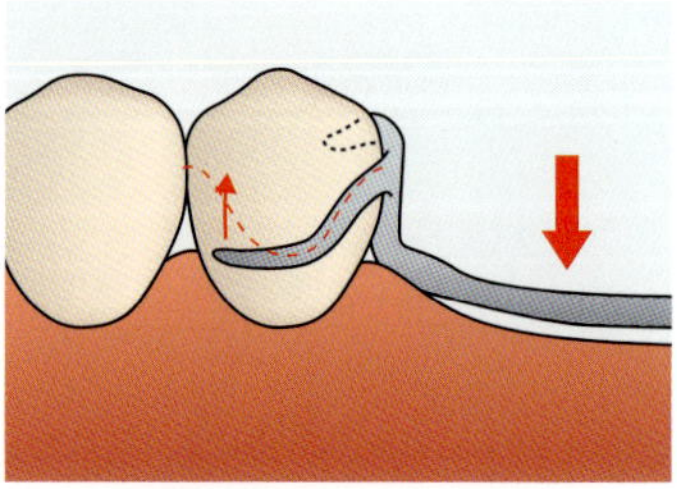

図29-4 義歯床に咬合圧が加わると、アンダーカット領域に入っているクラスプ先端の維持腕は鉤体を支点として上方に回転運動する[5]。

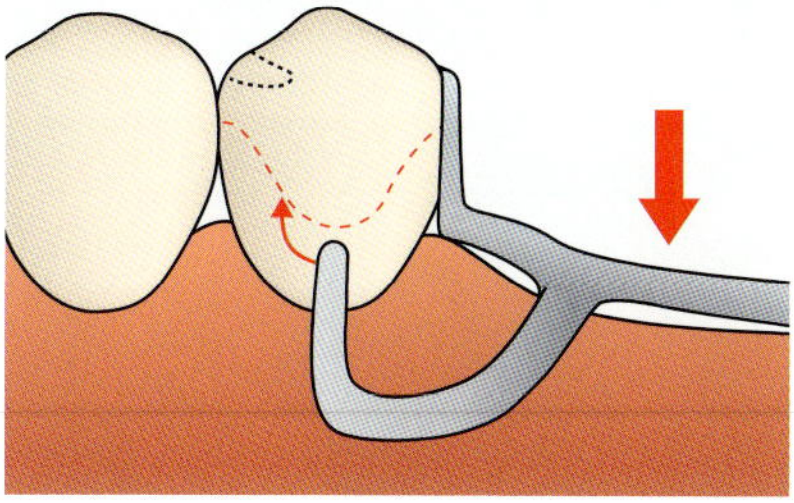

図29-6　歯冠の近遠心的最大豊隆部のわずか近心にアンダーカットを設定し、プロキシマルプレートの一部をリリーフして、義歯が前方へ移動できるメカニズムを設定すると、鉤歯に優しい維持装置となる[5]。

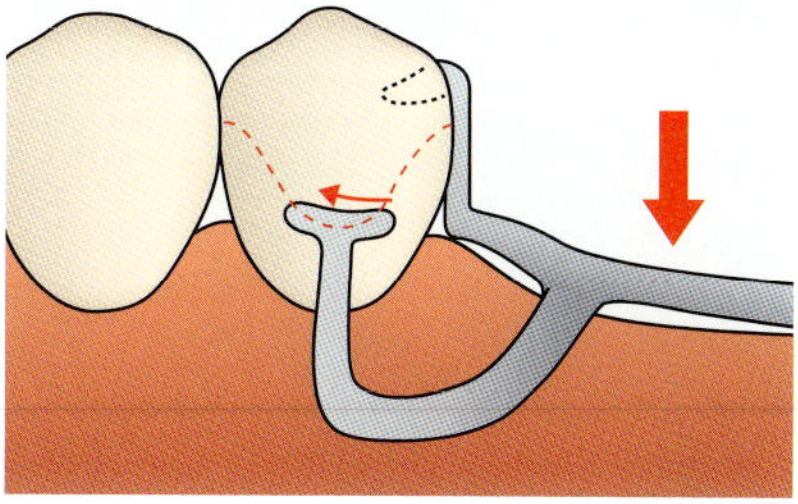

図29-5　エーカースクラスプに比べ、先端の維持腕と鉤体との距離が短いのでTローチクラスプの上方へのこじ上げる量も少なくなる[5]。

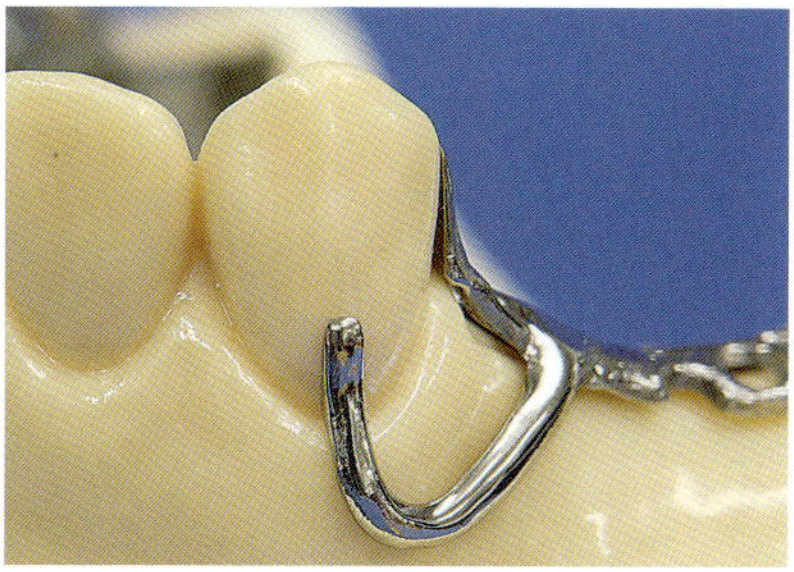

図29-8　Iバークラスプの先端は粘膜面より歯冠方向へ立ち上がる形態となるので、設計の際、頬小帯への干渉がないように十分な注意が必要。バーと粘膜の間は#30のシートワックス1枚をリリーフ。バーの上縁は歯肉縁より3mm以上離す。

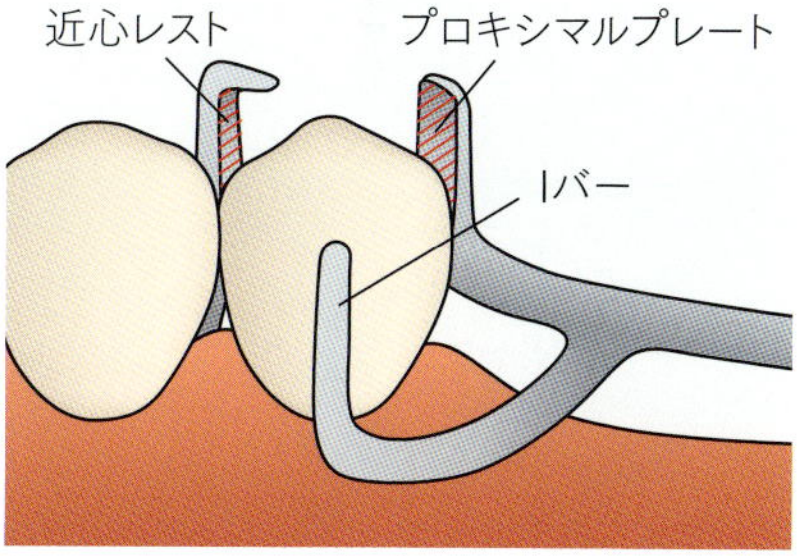

図29-7　Iバー（I）自体では維持を持たないので、近心レスト（R）、プロキシマルプレート（P）、との組み合わせにより構成されRPIクラスプと呼ばれている。レストは近心咬合面に設定し、バーとマイナーコネクターで連結。マイナーコネクターは近心舌側の歯間に設定するが、この際、遠心面のガイドサーフェースと平行になるようにする[5]。

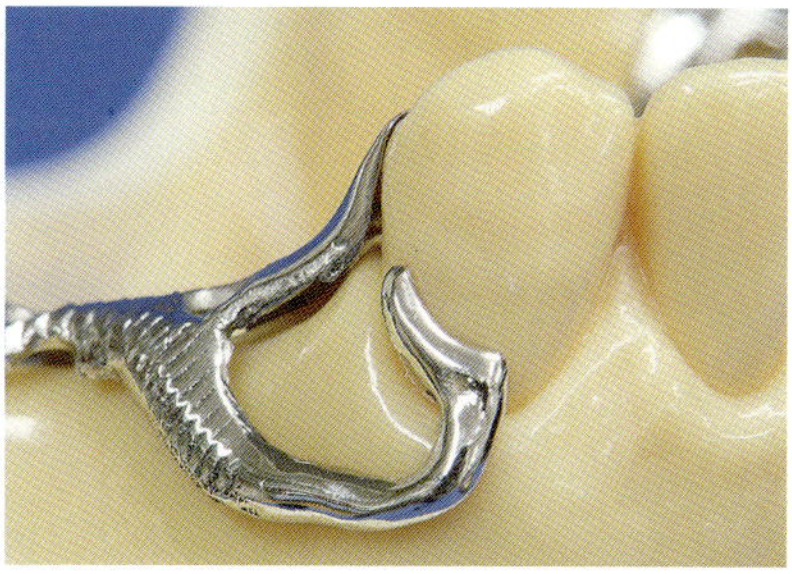

図29-9　Tローチクラスプ。ローチバーも欠損側寄りのアンダーカット領域を利用しているのでガイディングプレートの一部をリリーフして、義歯が前方へ移動できるメカニズムを設定しても、歯面から離脱する際、維持腕がアンダーカットを超えなければならない。そのため、義歯床に咬合圧が加わると、やはり鉤歯をこじ上げるが、エーカースクラスプと比べると鉤歯にやさしいクラスプである。

ダブルエーカース

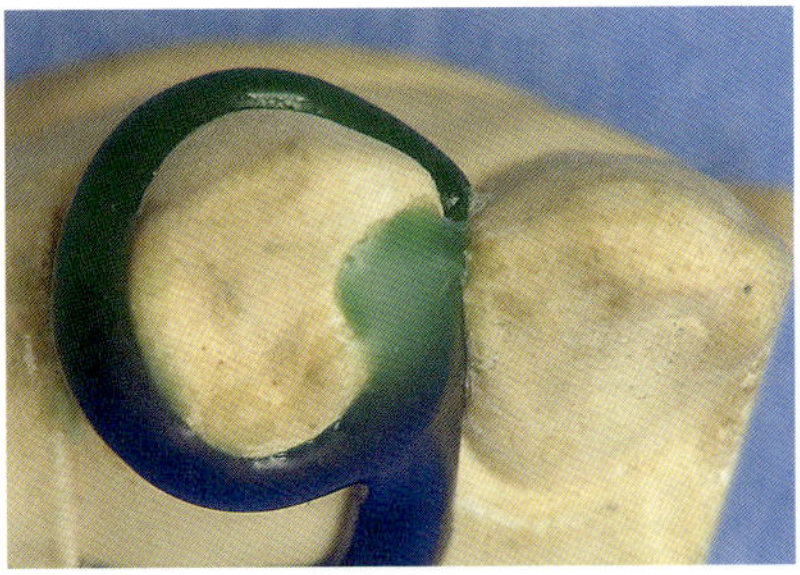

図29-11　バックアクションクラスプのワックスアップ。鉤腕が長いので緩圧作用があるが、1側のアンダーカットの設定のため両側性遊離端欠損によく使用される。

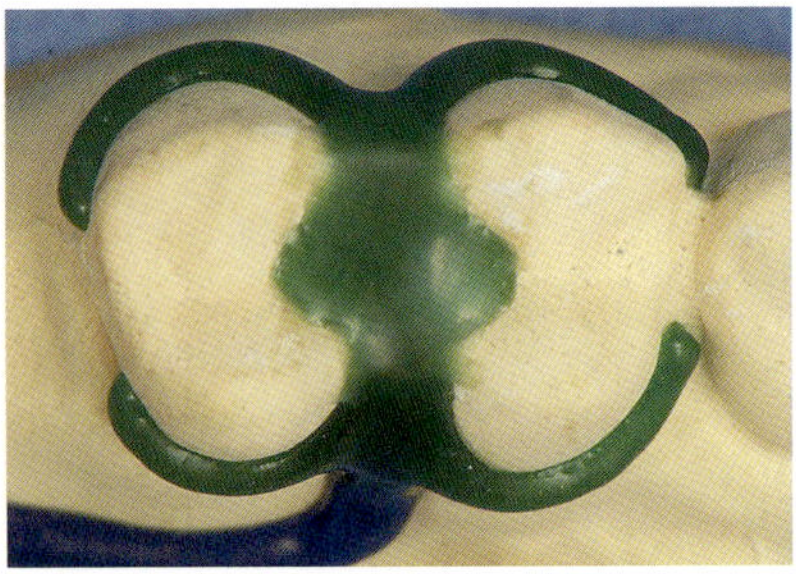

図29-10　双子鉤のワックスアップ。

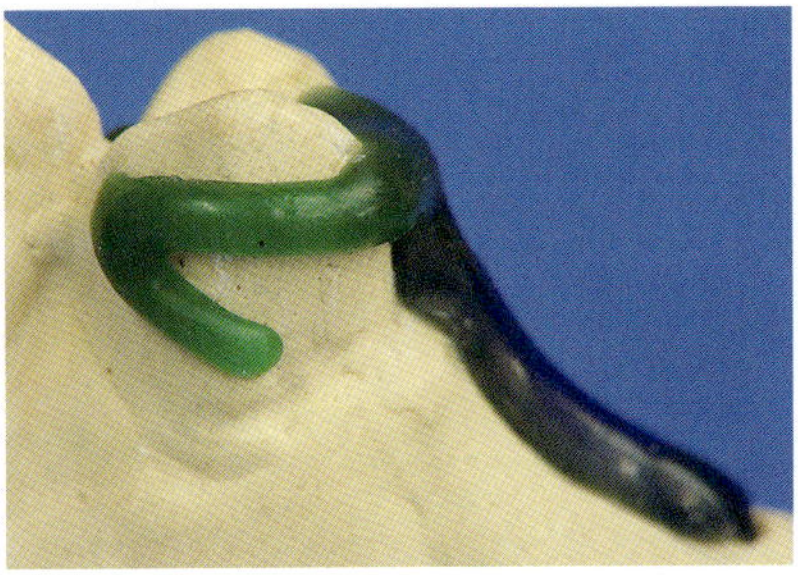

図29-13　ヘアピンクラスプのワックスアップ。鉤歯が欠損部に向かい傾斜している場合などに使われる。

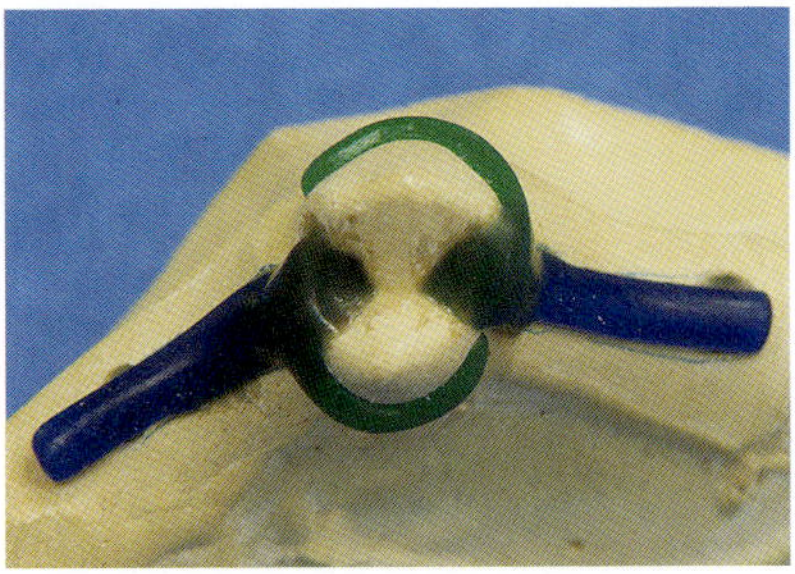

図29-12　ハーフアンドハーフのワックスアップ。孤立歯や捻転歯に使用される。

図29-14　少し手の不自由な方へのクラスプの工夫。高齢化社会にともない通常のクラスプの形態だと着脱が難しい患者に対して用いる。患者に合わせた工夫も必要。

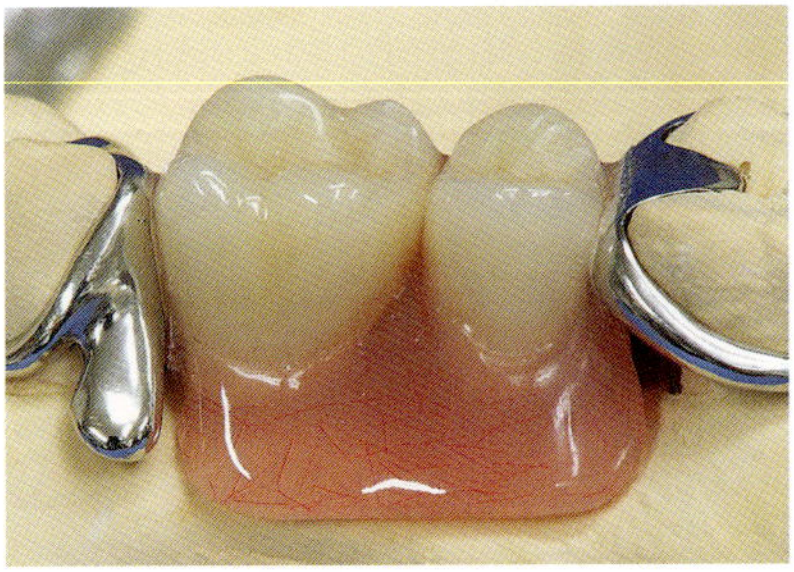

30 パーシャルデンチャー設計の極意
——鋳造床のデザインと製作

1．金属による鋳造床

現在鋳造床の金属としてもっともよく利用されているのがコバルトクロム合金ですが、コバルトクロム合金を使用した鋳造床は、以前は高温埋没材のコントロールも難しく、設備投資にも費用がかかるために特殊な技工物として、特定の技工所で製作されていました。

しかし近年は器材の改良、進歩が目覚ましく、また埋没材の安定度も良くなったため、それほど特殊な技工物ではなくなりました。同時に患者さんや歯科医師からの要望も高度になり、単にクラスプと一体のワンピースキャストの鋳造床だけでなく、アタッチメントやコーヌスを支台としたものやインプラント関係のより高い精度の技工物が求められています（図30-1）。

2．違和感のない床のデザイン

パーシャルデンチャーの床の形態は、適合と欠損によっては、粘膜と接する面積が大きいほど安定します。しかし機能面や発音も考慮するならば、この位置なら設定しても大丈夫といった個人の基本位置があるのです。

上顎に関してはドンダースの空隙があります。ドンダースの空隙の広さ、形は人によって違い、口蓋の浅い症例などでバーの設定位置が難しい場合は、シリコンを

◆鋳造床

鋳造床義歯の利点は薄く仕上げることができて、丈夫で壊れにくく、設計の自由度が高い点にある。またレジンに比べ、熱伝導率が高く、食物の熱い、冷たいが良くわかる。さらに衛生面で優れている。

現在よく使われている金属は大きく分けて、コバルトクロム、チタン、白金加金などがある。

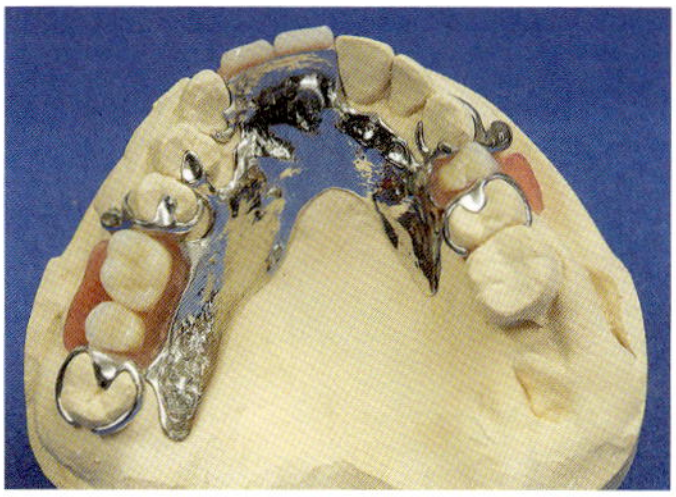

図30-1　鋳造床の魅力は、何といっても設計の自由度の高さである。レジン床ではできないすっきりとしたデザインが可能。

口に含んでもらい、ドンダース空隙の位置を確認したうえで、もっともシリコンの厚い位置を参考に設定します。下顎に関しても同様で、骨隆起がみられたり、小帯の付着があったりと各個人の形状があります。上顎同様、シリコンでリンガルポケットの形態を採ることで、バーの形態が従来の半洋梨形状でなく、患者さん個人の形態にすることができます（図30－2～4）。

3．プレ仮床を活用しよう

臨床では患者さんが実際にパーシャルデンチャーを口腔内で気持ち良く使えるかどうかが大前提です。患者さんの希望、主訴を聞くことも大事な要素となります。義歯を使ったことがある、あるいは現在使用しているならば、その感覚が基準となりますが、はじめて入れる患者さんは、なかなか説明しても使用感がつかめないものです。また患者さんによっては人前で話をする、歌を歌うなどの特別な要望もあります。

まず実際の金属床を製作する前に、いくつかの床デザインをパターンレジンで製作し、それを口腔内に入れてもらい、患者さんに義歯装着を疑似体感してもらうと良いでしょう。これを「プレ仮床」と呼び、メジャーコネクターやマイナーコネクターの位置、形態、大きさなどについて患者さん固有の違和感の少ない箇所を探っていきます。洋服をあつらえる際の仮縫いの前段階と同じです。実際の金属床をつくったのちに、床の形態などをチェアーサイドで調整するには限界があるので。この「プレ仮床」は安全で患者さんの満足度をあげる1つの方法です（図30－5～9）。

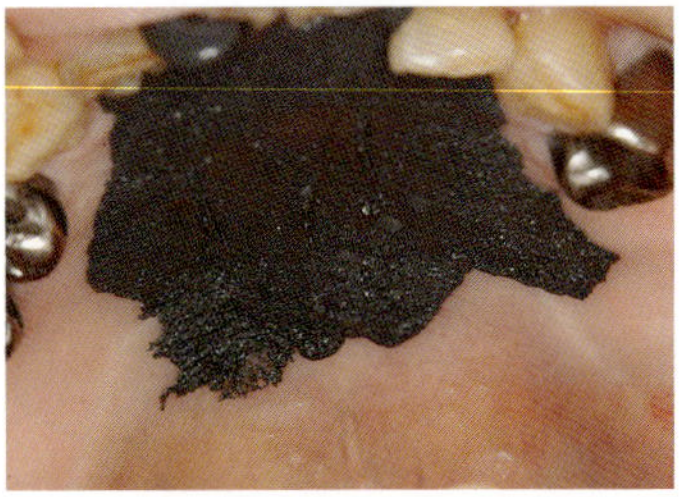

図30-2　ブラックシリコンで上顎のドンダースの空隙を採り、模型上で確認後、バーの位置や厚さを決定していく。

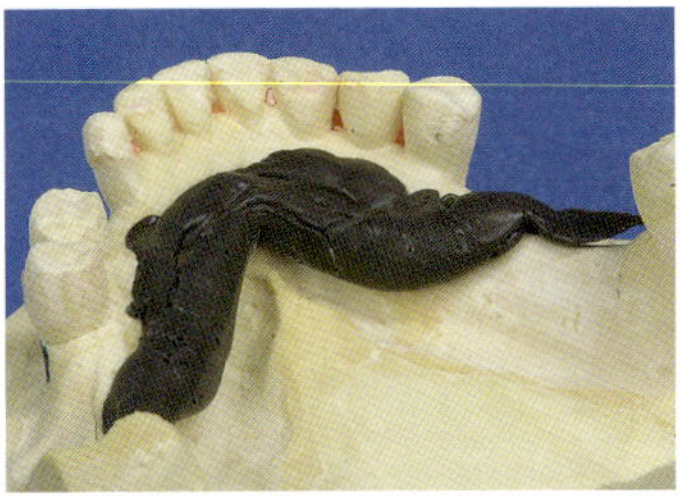

図30-3　ブラックシリコンで下顎のリンガルポケットのスペースを採り、リンガルバーの形態に反映させる。

4. シリコンによる複印象

シリコン印象材を用いて、耐火模型を製作するために複印象を採ります。その準備としては、不要なアンダーカットのブロックアウトやリリーフを行います。レジン床のスケルトン部などは、シートワックスを用いてリリーフします。印象材はシリコンや寒天を使います。それぞれに特徴があり、シリコンは印象材として強く、細部が寒天を使う場合に比べちぎれたりする心配もなく、複雑なパーシャルデンチャーなどの印象にはお勧めです。

寒天は繰り返し使用できますから経済的なのですが、印象材自体が弱く、細部の印象には向いていないので、コンプリートデンチャーのような単純なケースに利用したほうが良いでしょう。この印象は精密な鋳造床をつくる要となる、耐火模型の精度を決める大切な工程です（図30-10，11）。

5. シリコン印象材の練和・注入

シリコン印象材のベースとキャタリストを正確に計量し、真空撹拌機で約1分練和します。真空撹拌されたシリコン印象材を、少し高い位置から細く糸を引くようにフラスコ中央部にかけて満たしていきます。45分以上シリコン印象材を硬化させたのち、模型とシリコン印象材の境目からエアーを送り込みシリコン印象材から模型を取り外します（図30-12，13）。

6. 耐火模型の製作

リン酸塩系耐火埋没材を真空撹拌したのち、バイブレーターを利用し、印象に気

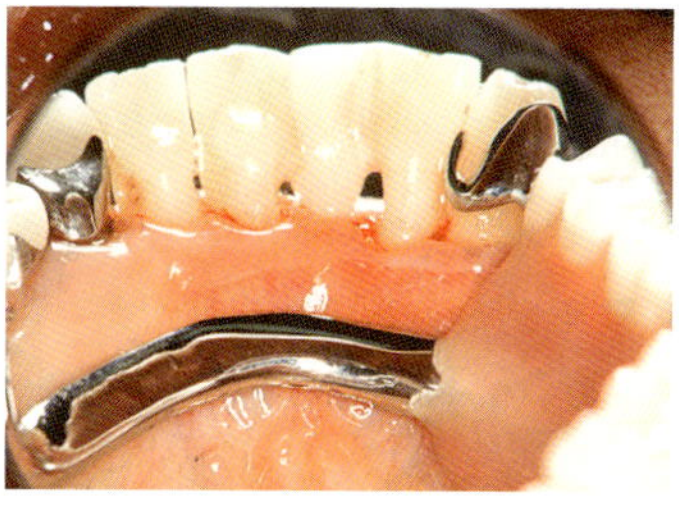

図30-4　リンガルポケットのスペースを採り、リンガルバーを設定し、完成した鋳造床。教科書にはない形態であるが、この形態が患者固有の違和感のない形態である。

プレ仮床と金属床

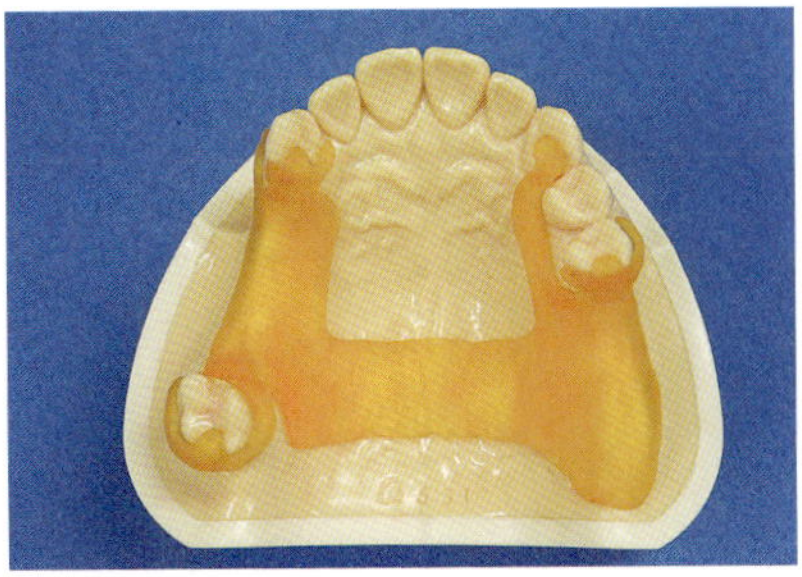

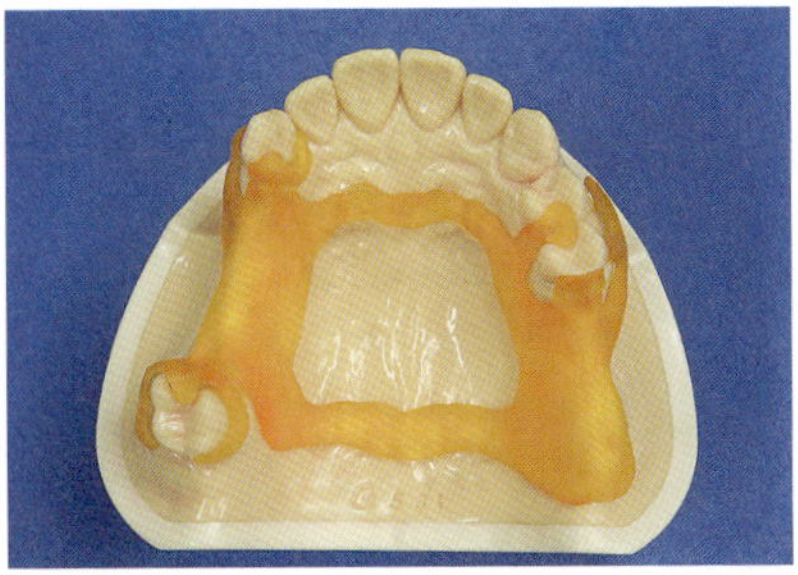

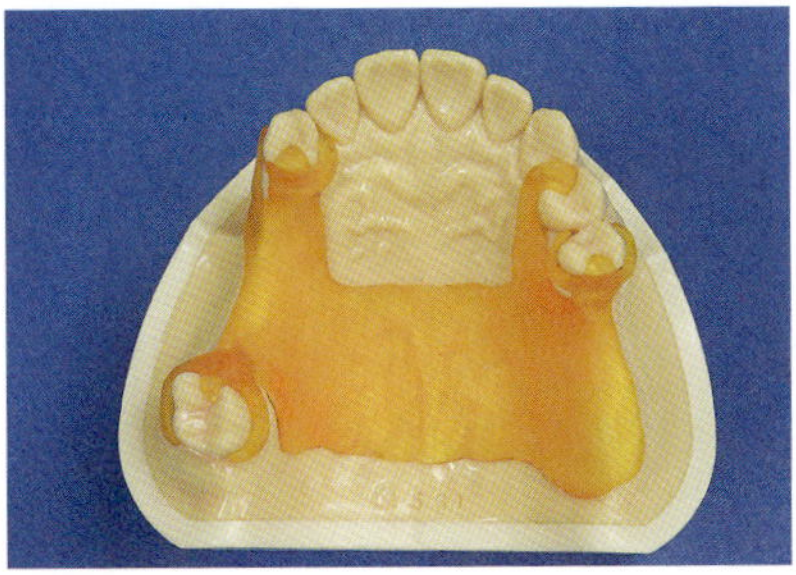

図30-5～7　プレ仮床。何通りかの設計で製作し、一番違和感のないものを選択。場合によっては床の外形をその場で調整することも可能。

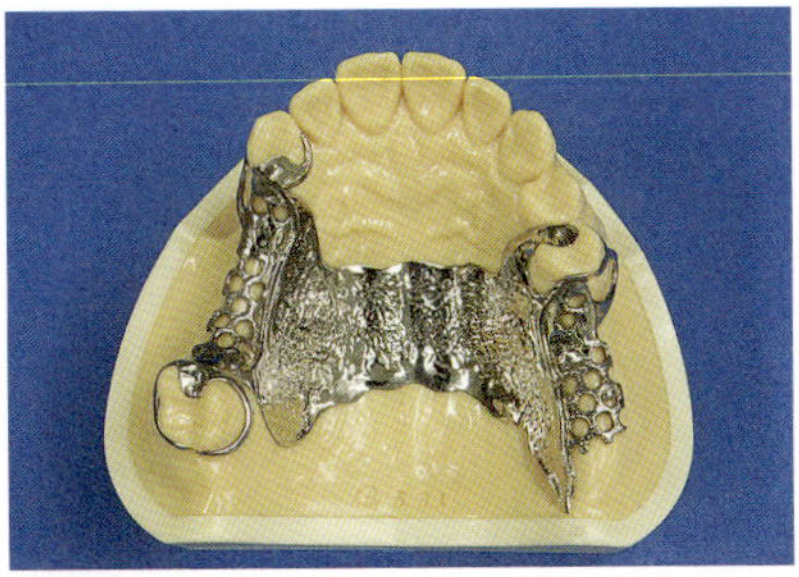

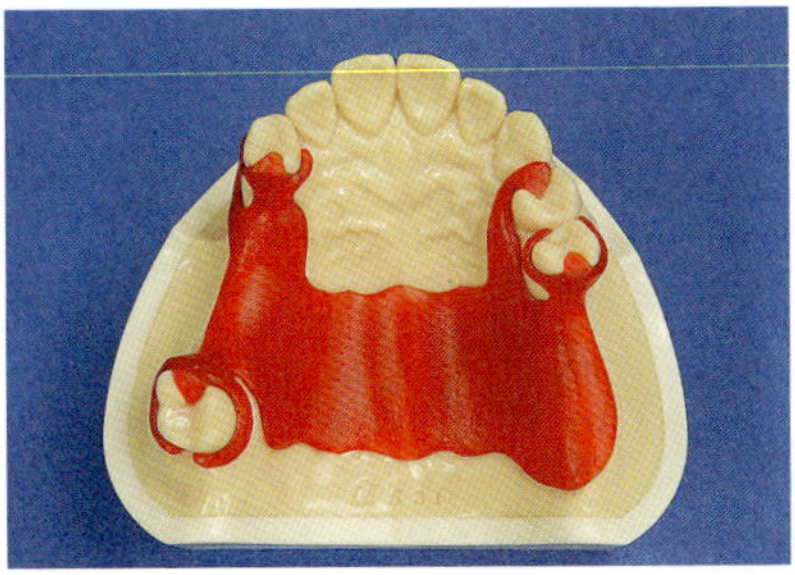

図30-8, 9　プレ仮床と同様の形態に製作された金属床。

泡が混入しないように慎重に埋没材を注入していきます。耐火模型の基底部の厚さは20ミリ程度にします。耐火埋没材が硬化（30分以上）後、耐火模型を取り出して、ワックスアップした状態から最終の二次埋没材の厚さを考え、乾式の石膏トリマーで余分な箇所のトリミングを行います。その後、耐火模型を十分乾燥させて必要に応じてワックスバスなどを行い、ワックスアップの準備に移ります（図30－14，15）。

7．鋳造床のワックスアップから埋没・鋳造

設計ラインに合わせて既製のワックスパターンを利用し、通法どおりワックスパターンを完成させます。パターン製作終了後、クラスプなど鋳造体の掘り出し時の変形を防ぐため、クラスプの先端間をワックスの細い丸線などで連結をしておきます。Ｉバークラスプなど先端を結べないものは鉤体などと連結しておきます。

この際、連結させるワックス線は必ず耐火模型に密着させておきます。鋳造するメタルや鋳造機に合わせたスプルーイングを行い、二次埋没を行います。埋没材硬化後、メーカーの指示にしたがって鋳型を加熱し、高周波鋳造機などでキャストします（図30－16，17）。

8．鋳造床の適合・研磨

埋没材から注意深く掘り出したのちに、サンドブラストで細かな埋没材を除去します。つぎに鋳造体の内面などの気泡やバリを、実体顕微鏡で注意深く確認し調整を行います。通法どおり研磨をしますが、遠心発射型中間研磨装置（グレンスライダー）を使用すると、効率良く研磨作業が行えます。研磨の原則はクラウンやほか

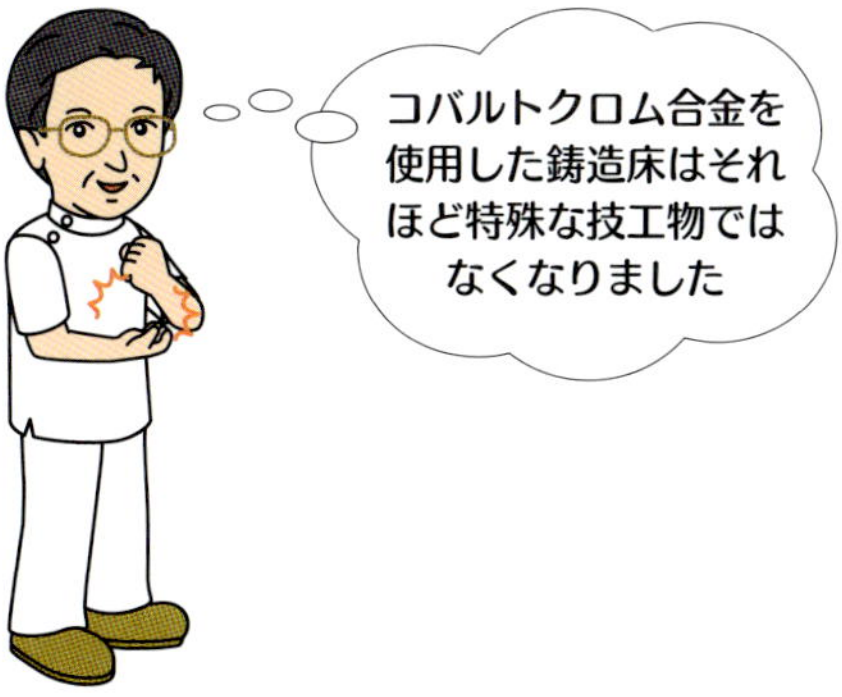
コバルトクロム合金を使用した鋳造床はそれほど特殊な技工物ではなくなりました

印象採得と耐火模型

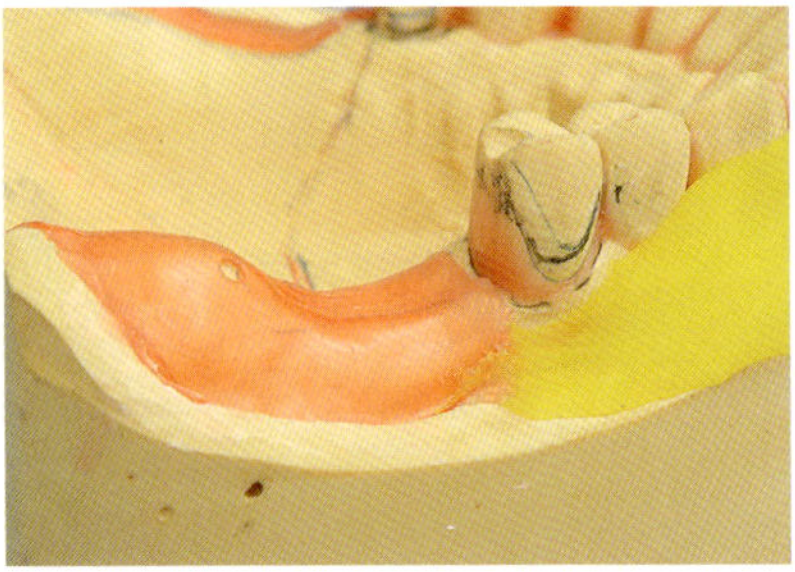

図30-10　シリコン印象材を用いて、副印象を行う準備として、不要なアンダーカットのブロックアウトやリリーフを行う。

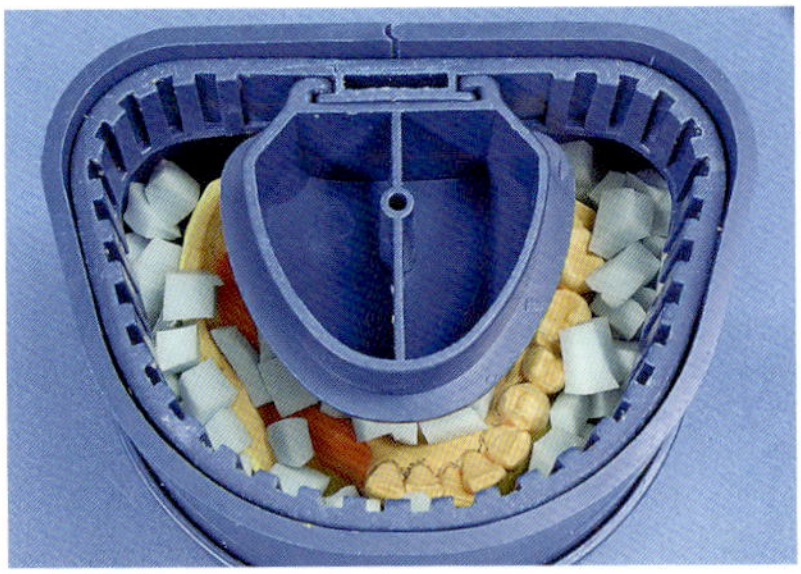

図30-11　シリコンで印象を行う際、できるだけ印象材の厚みを均等にする。フラスコをパテタイプの印象材などであらかじめ改造したり、使用済みのシリコン印象材の小片を利用することにより、シリコン印象材の厚みをコントロールし、精度の向上と同時にシリコン印象材の節約もできる。

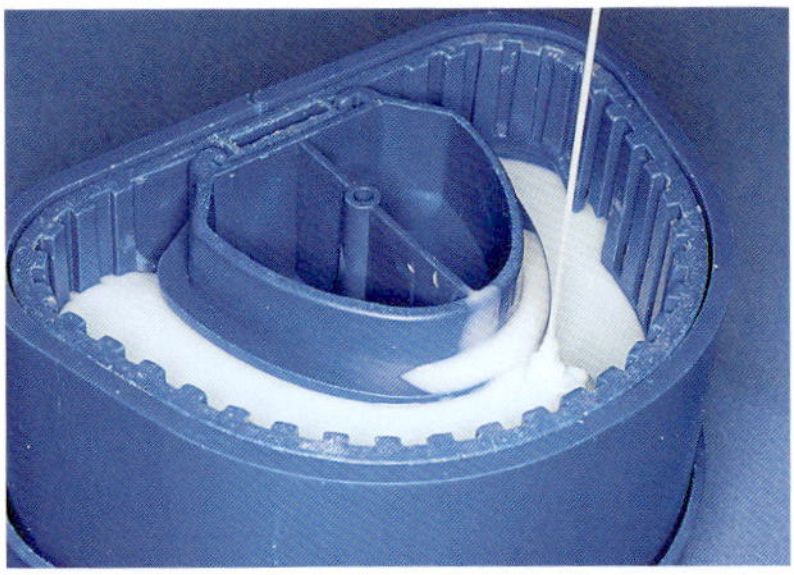

図30-12　真空攪拌したシリコン印象材を満たしていく。

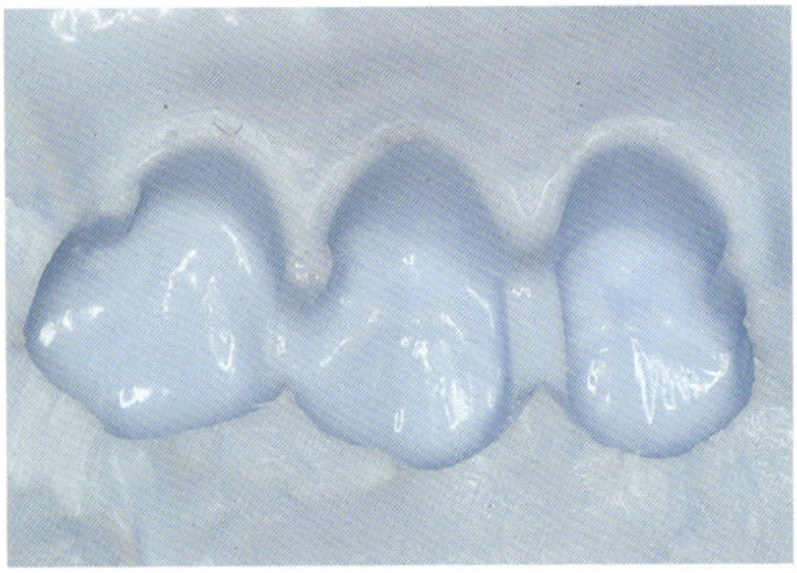

図30-13　鋳造床用シリコン印象材は印象再現性、精度が良く、複雑なデザインやミリングされた面に対しての適合精度が格段に向上した。

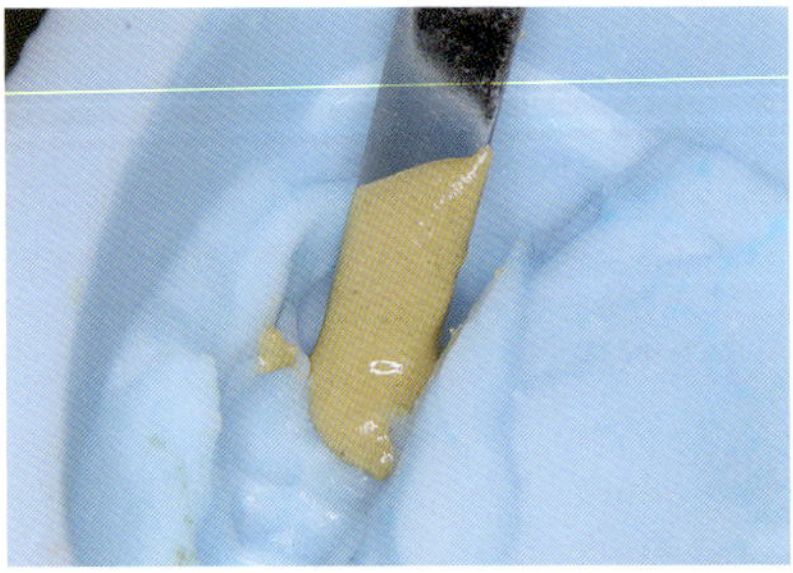

図30-14　リン酸塩系耐火埋没材を真空攪拌し、印象に気泡が混入しないように慎重に埋没材を注入。

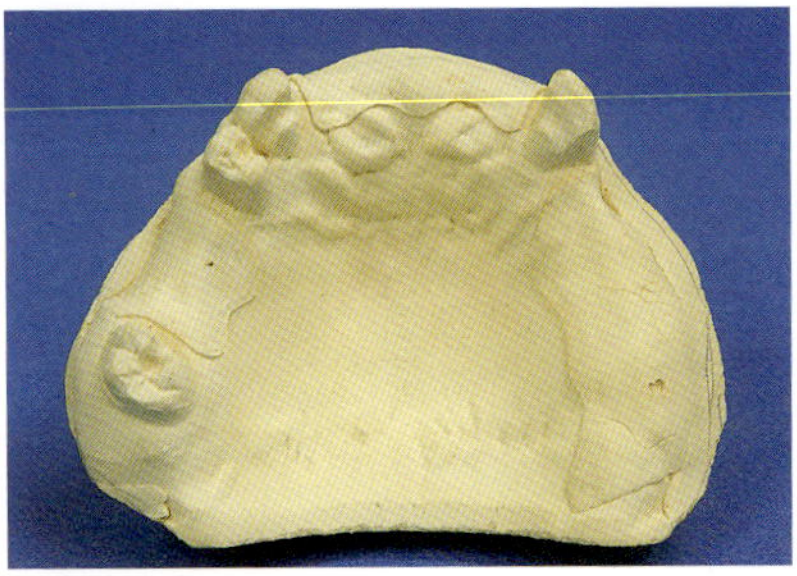

図30-15　乾式の石膏トリマーにてトリミングを行い、耐火模型を十分乾燥させてから必要に応じてワックスバスを行う。

の補綴製作にも共通して言えることですが、荒研磨、中研磨、仕上げ研磨と作業を進めるなかで、研磨器具は大から小へと使用することが大原則です。また製作したワックスパターンの形状を、できるかぎり変えずに作業を進めることも重要です。それには、正確なパターン製作が必要であることは言うまでもありません。最後に、研磨用具などを強く押し付けすぎたりして変形させたら今までの作業が無駄になってしまいます。金属によっては研磨時の発熱による変形が起こることもあり、注意が必要です（図30-18～20）。

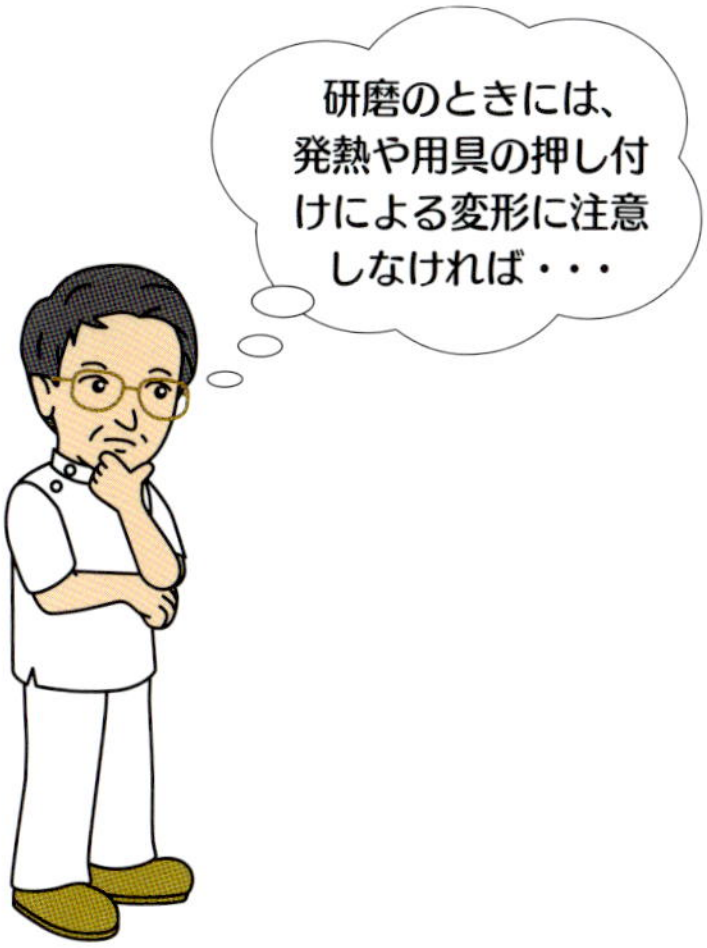
研磨のときには、
発熱や用具の押し付
けによる変形に注意
しなければ・・・

◆ケネディーの分類

第Ⅰ級：両側性遊離端欠損で下顎に多い。このケースのほかに欠損が1ヵ所または、2ヵ所複合されると、それぞれ第Ⅰ級-第1類、第Ⅰ級-第2類となる。

第Ⅱ級：片側性遊離端欠損、欠損部は1ヵ所だが、このほかに中間欠損があるとその数にしたがい第Ⅱ級-第1類、第Ⅱ級-第2類となる。

第Ⅲ級：片側性中間欠損、欠損部は1ヵ所だが、ほかに中間欠損が同側または他側にあっても、その数にしたがい、第Ⅲ級-第1類、第Ⅲ級-第2類となる。ただし欠損が正中線にまたがらない場合である。

第Ⅳ級：欠損部が残存歯よりもつねに前方に位置して、正中にまたがって欠損が存在するケース。第Ⅰ級～第Ⅲ級にはそれぞれ類型があったが、第Ⅳ級にはない。

ケネディーの分類で注意したいのは、第三大臼歯で、これが欠損していても取り扱わないので、第三大臼歯が欠損していても遊離端欠損にはならない。このようにケネディーの分類は明確であり、臨床に多いケース、難しいケースとして遊離端欠損を重視していることから、臨床でも診査、診断設計に至るまで広く用いられている。

ワックスパターンと鋳造床の完成

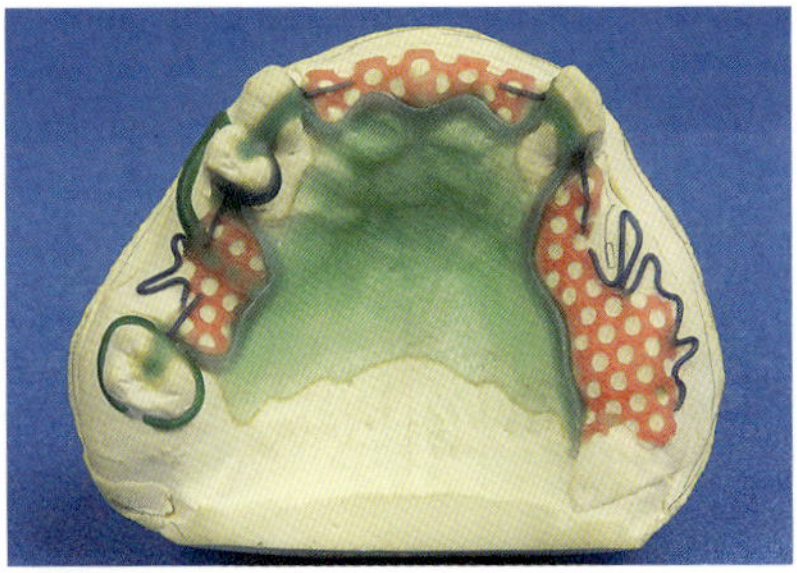

図30-16　さまざまな既製のワックスパターンを利用し、パターンを完成させる。

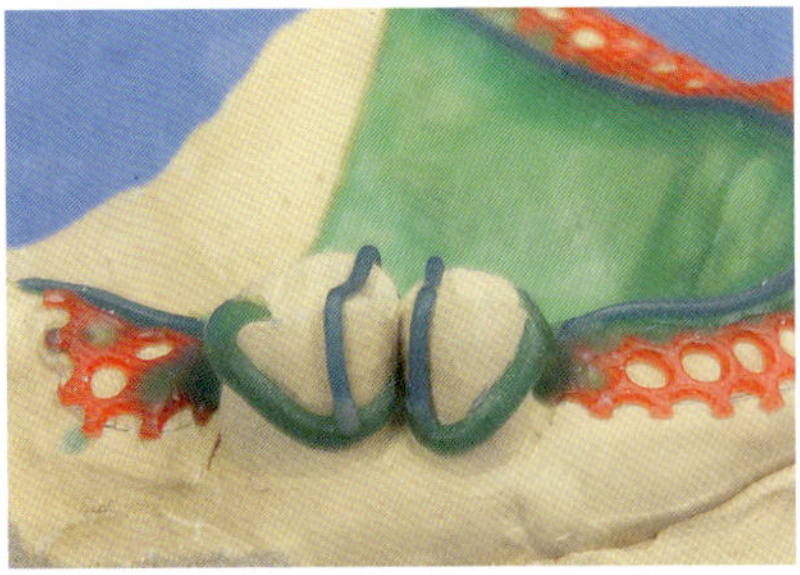

図30-17　掘り出し時の変形の防止策として、クラスプの先端間をワックスの細い丸線などで連結しておく。

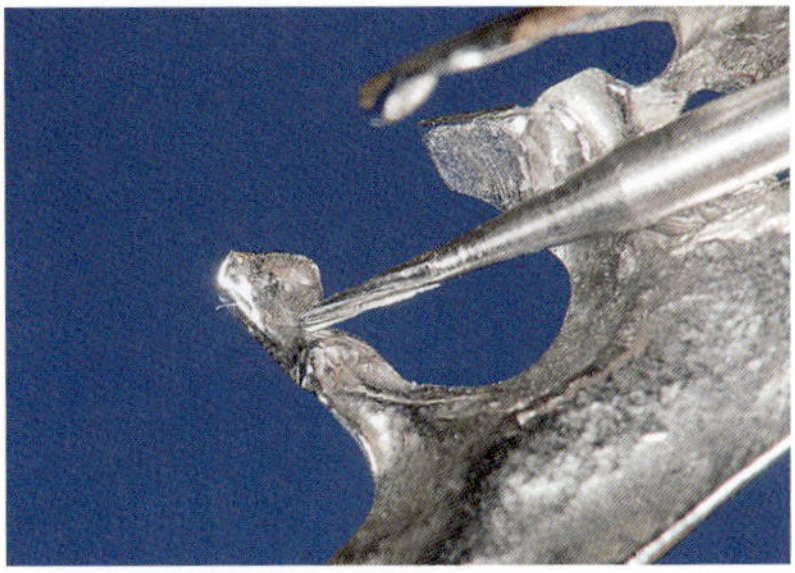

図30-18　鋳造体の内面などの気泡やバリなどを注意深く確認、調整を行う。

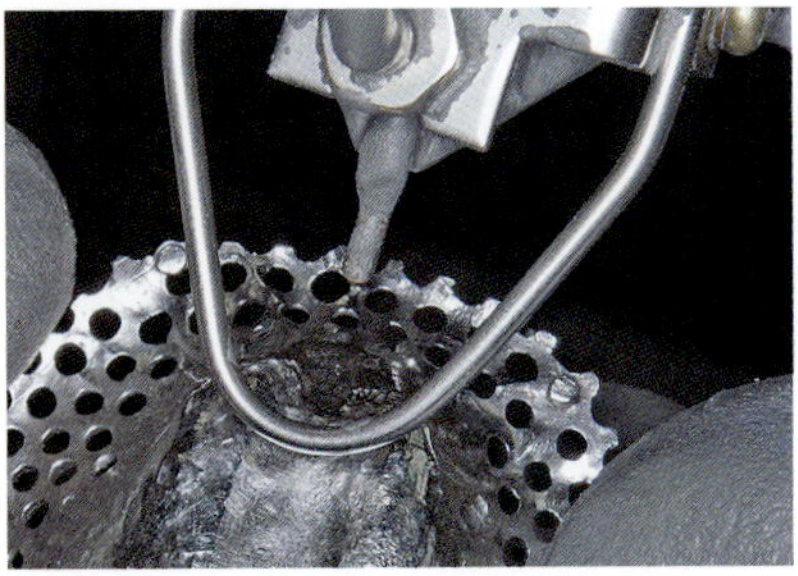

図30-19　遠心発射型中間研磨装置（グレンスライダー）での研磨。

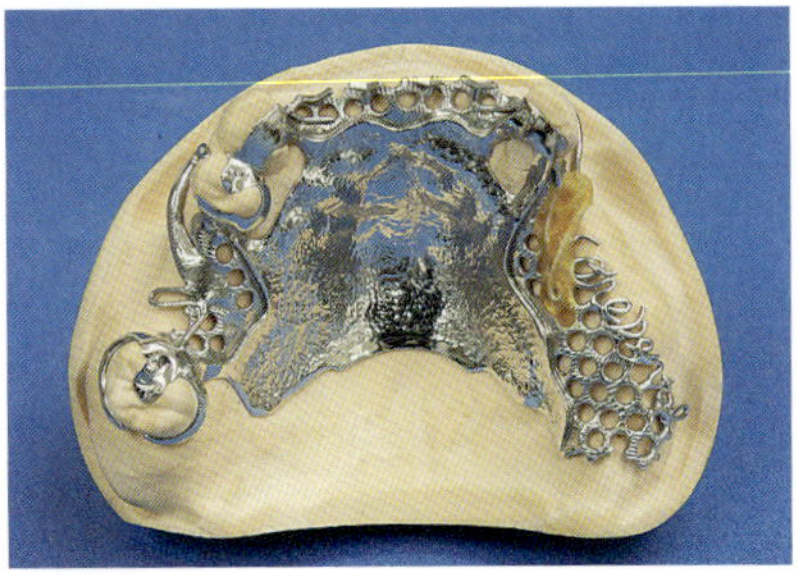

図30-20　仕上げ研磨の終了した鋳造床。

31 人工歯選択の基準

1. パーシャルデンチャー用の人工歯の選択基準

デンチャー用の人工歯と言っても、国内外のものを合わせると種類としてはかなりの数になります。そのなかでの人工歯の選択基準では、コンプリートデンチャーに近いものと少数歯欠損では選択基準が少し変わってくるでしょう。ここではあまり大きな欠損ではないところに焦点を合わせた、パーシャルデンチャー用の人工歯の選択基準の解説をします。その選択は残存する歯があることがコンプリートデンチャーと大きく違い、とくに審美領域では、残存する歯にいかに調和した人工歯を選ぶかがポイントとなります。選択の優先順位としては、色、大きさ（歯冠長含む）、形態の順になります。

また材質ですが、レジン歯、硬質レジン歯、陶歯のうち最終補綴物で使用されるものについては、硬質レジン歯、陶歯との選択になるでしょう。各材料の開発も進んで、硬質レジン歯も大きく進歩し、耐摩耗性や吸水による変色などもずいぶん改善され、実際の臨床の現場では陶歯よりも応用範囲が広く、使いやすいので陶歯の使用は減ってきています（図31-1）。

2. 顔から人工歯の外形（Shape）を選ぶ

パーシャルデンチャーといっても6前歯が欠損しているケースもあるので、前歯の大きさや形態の選択について、簡単に解説しておきます。人工歯の形は顔の形と

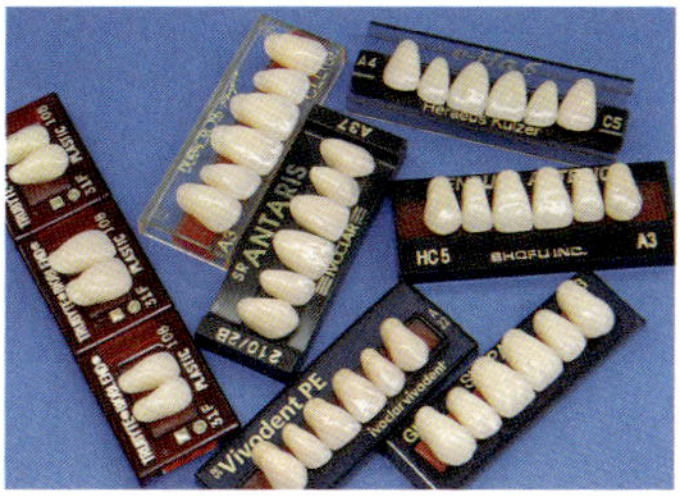

図31-1　各種人工歯。人工歯の種類も国内外の物を合わせると、かなりの種類になる。

類似しているといわれています。そこで顔を前と横と上、3つの方向から観察して決定をしていきます。

まず顔面を前方から観察します。中切歯の形態は顔を逆さまにした形と相似形であるとされています。形態には大きく分けて、方形（スクエア）、卵円形（オーボイド）、尖型（テーパリング）・混合型（コンビネーション）があります（図31-2）。

3. 人工歯の側貌（Profile）を決定する

顔を側方から観察して鼻と口唇との分かれ目（鼻下点）とオトガイの3ヵ所の高さを調べます。この3点の高さが直線的な場合は、唇面も直線的なものを選びます。

一方3点の内、鼻下点が前方にある場合は、唇面が凸な湾曲をもつものを、反対に鼻下点が後方にある場合は、唇面が凹な湾曲をもつものを選びます。

4. 人工歯の大きさ（Size）を決定する

患者さん自身の歯が残っていれば、それを参考にしますが、現在義歯を使用しているならば、そのサイズを基準にするのも大切です。使用中の義歯の左右犬歯間をルーラーなどを使い計測してみるのも1つの方法です。また患者さんの歯が残っているときの写真などがあればそれも参考になるでしょう。いずれにせよ人工歯の大きさの決め手は中切歯の大きさです。

中切歯の歯冠長は頭髪の生え際からオトガイ部までの顔の長さを測定して決めます。中切歯の歯冠長は、顔の長さの1/16が適切だといわれています。ツルーバイトの顔面計測器は、人工歯の大きさを選ぶ目的につくられたシステムで、プラスティッ

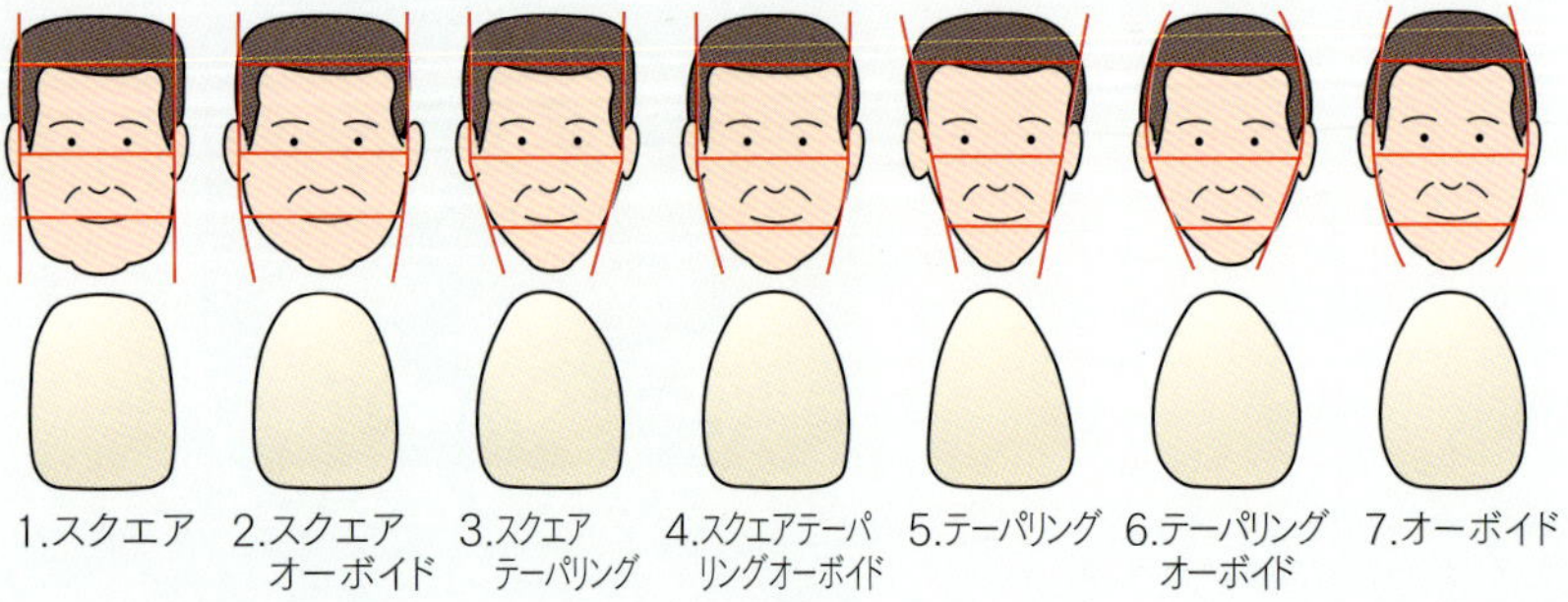

図31-2　人工歯の選択。その外形は顔の外形から選ぶ。

人工歯の大きさの決定

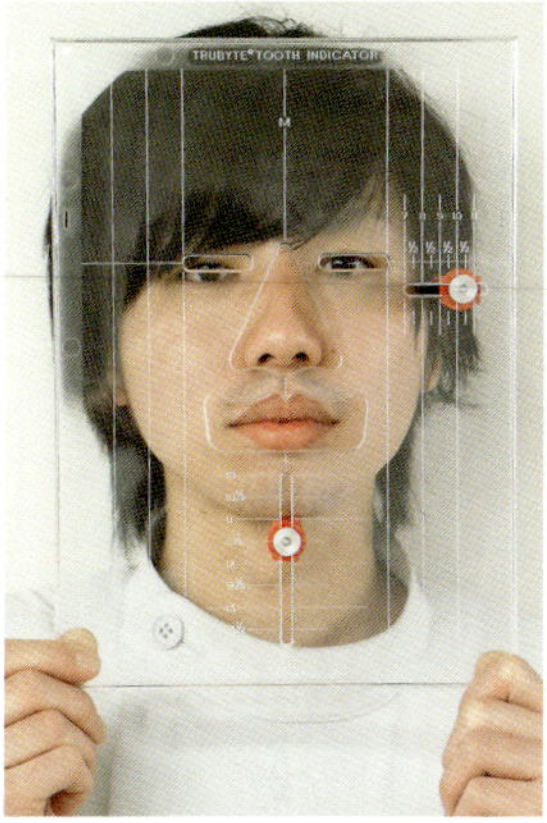

図31-3　ツルーバイトの顔面計測器（ツースインジケーター：茂久田商会）は、人工歯の大きさを選ぶ目的でつくられたシステムである。

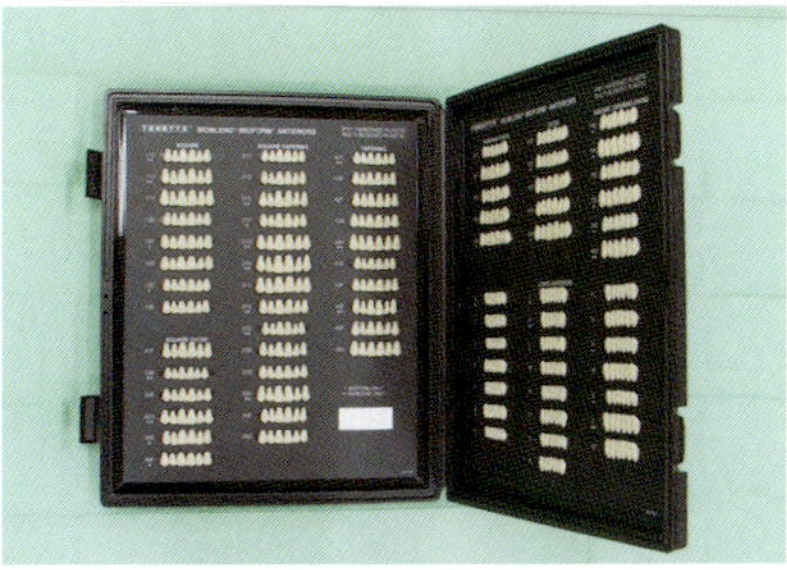

図31-4　TRUBYTE BIOBLENDシステムのモールドガイド（茂久田商会）。実際の人工歯を参考にすることで具体的に選択できるようになる。

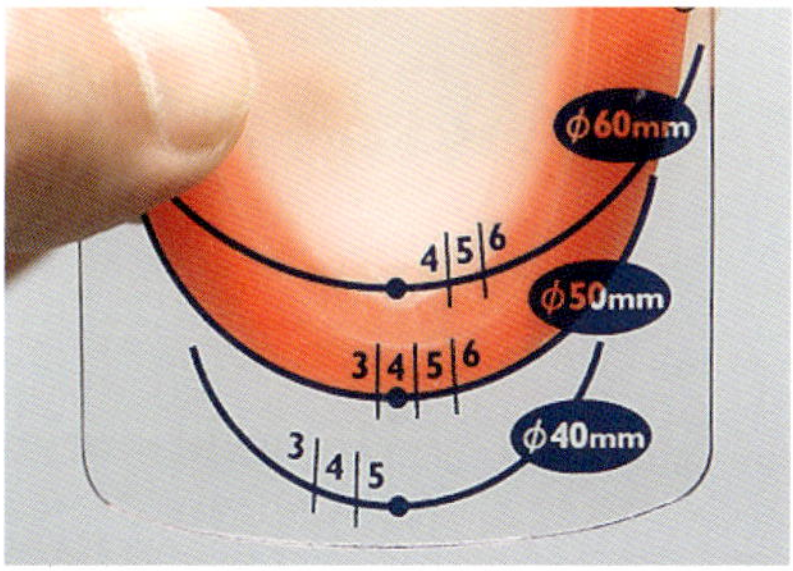

図31-5　患者さんの口角間距離を直接測ったり、ロウ堤に記録されている口角間距離などをルーラーで計測し、大きさを割り出していく（セレクター：GC）。

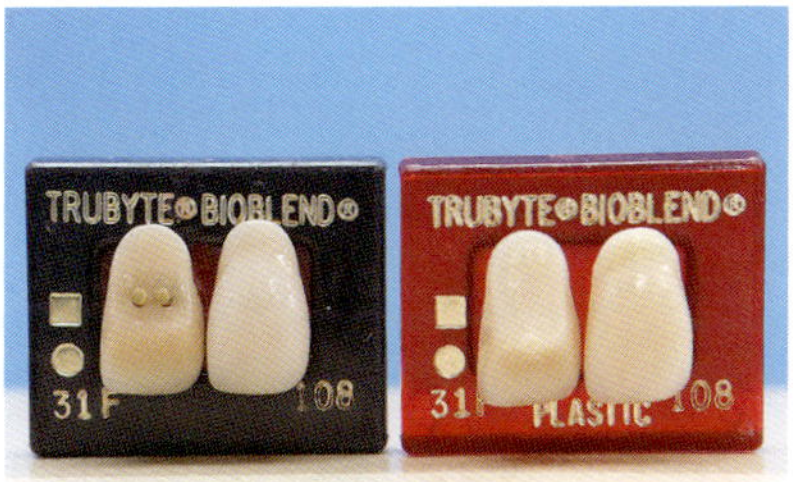

図31-6　硬質レジン歯（右）と陶歯（TRUBYTE BIOBLEND：茂久田商会）。

クの板の縦方向と横方向にノギスを取り付け、目盛りを1/16の値に換算するように設定されています（図31－3〜5）。

5. 硬質レジン歯・陶歯の利点と欠点

陶歯の場合は、吸水性による変色などが少なく審美性に優れていますが、耐衝撃力で劣り、硬質レジン歯に比べ破折頻度はやや高くなります。硬度も天然歯や補綴物（メタルなど）よりも高く、それらを摩耗させてしまう恐れがあり、咬合状態を崩してしまう原因にもなるかもしれません。義歯床材料との化学的結合がなく、脱離防止として人工歯基底部に維持溝がありますが、顎間距離が少ないケースには不利となるでしょう。

硬質レジン歯の場合は義歯床との化学的結合も陶歯より強く、顎間距離が少ないケースなどにはとくに有効です。耐吸水性や耐着色性などは陶歯に劣りますが、天然歯の硬度に比較的近く、各メーカーから多種の製品が開発されており、臨床的にはもっとも多く使われています（図31－6）。

6. 少数歯欠損の人工歯選択は、残存歯を参考にする

審美領域からみた人工歯選択は、残存歯がある場合はそれらの形態を基準にし、とくに歯肉の吸収具合などから審美性や歯冠長の調和を十分考慮し、とくに近遠心の幅径が残存歯と調和した人工歯を選択します。

臼歯人工歯は咬合面形態に機能的人工歯、解剖学的人工歯、非解剖学的人工歯の3種類に分類されます。機能的人工歯は義歯の安定・咀嚼能率の向上などを目的と

◆TRUBYTE人工歯の表示

TRUBYTE BIOBLEND MOLD GUIDEは、人工歯を2桁数字とアルファベットの組み合わせで表示されている（図31－6参照）。

①最初の数字はShape（外形）を表している。1はSquare、2はSquare Tapering、3はSquare Ovoid、4はTapering、5はTapering Ovoid、6はOvoid、7はSquare Tapering Ovoidを表している。

②2番目の数字はProfile（側貌）を表している。1、2、3は人工歯唇側面がFlat（平坦）またはStraight（垂直形）を示している。4、5、6は人工歯唇側面がCurved（Convex）（凹面）を示している。1、2、3または4、5、6の数字が小さいものは長径に比べて幅径が大きいものを（大、中、小）の順に示している。

③3番目のアルファベットはルーラーで測った犬歯間の距離を示している。B、C、D、E、F／X、G、H、Jの順に犬歯間距離が大きい人工歯を表している。

④たとえば、11Dは最初の数字が1であるから、1＝Shape（外形）はSquare、2番目の数字が2であるから、2＝人工歯唇側面がFlat（平坦）かStraight（垂直形）で、かつ長径に

し、咬頭傾斜角は20度程度です。解剖学的人工歯は天然歯の咬合面形態を模倣し、咬頭傾斜角は30度程度、また非解剖的人工歯は天然歯の咬合面形態にとらわれることなく機能、咀嚼効率、義歯の安定を追求しており、その多くは咬頭傾斜角が0度に設定されています。

そこでパーシャルデンチャーの臼歯部の人工歯の選択ですが、基本的には審美領域の選択基準に準じ、咬合面の大きさを含め頬舌・近遠心の幅径が残存歯に調和した人工歯を選択します。残存歯が存在する場合、咬頭傾斜角が30度の解剖学的人工歯を選択することも多いのですが、対合歯が天然歯の場合は咬耗の度合いや咬頭傾斜角が浅いケースもあるので、咬頭傾斜角が20度の機能的人工歯が臨床では多用されています。

現在まで人工歯はコンプリートデンチャーを中心に開発されてきましたが、今日では各メーカーからも頬舌、近遠心径が大きく、人工歯の歯冠長が全体に長く設定されたパーシャルデンチャーにも使いやすい人工歯が開発、市販されています（図31-7〜16）。

比べて幅径が一番大きい。最後のアルファベットはDであるから、D＝ルーラーで測った犬歯間の距離が3番目に大きい人工歯という意味になる（バッファロー歯科院長：田中 秀文先生、株式会社コアデンタルラボ横浜セミナー2009年配布資料より）。

人工歯の種類

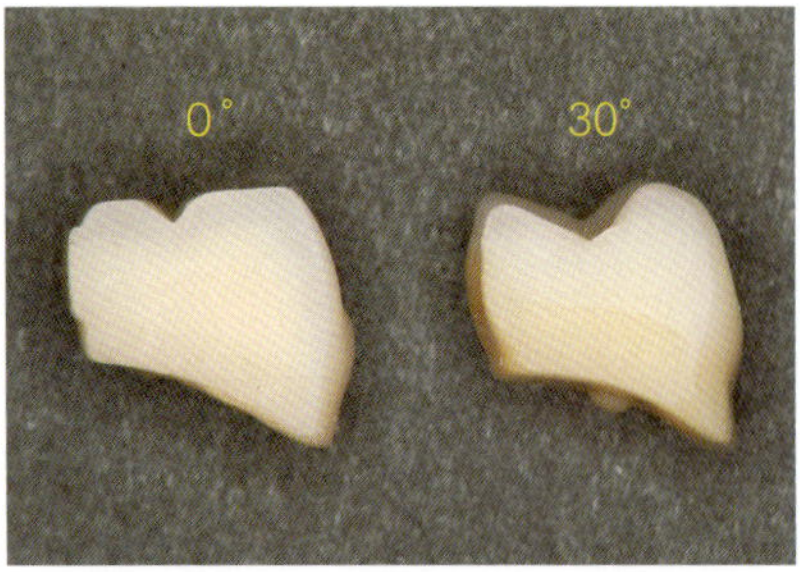

図31-8　解剖学的人工歯（右）と非解剖学的人工歯の切断面。咬合面の形態も含め、咬合面の展開角が大きく違っているのがわかる（リブデントプラスチック：GC）。

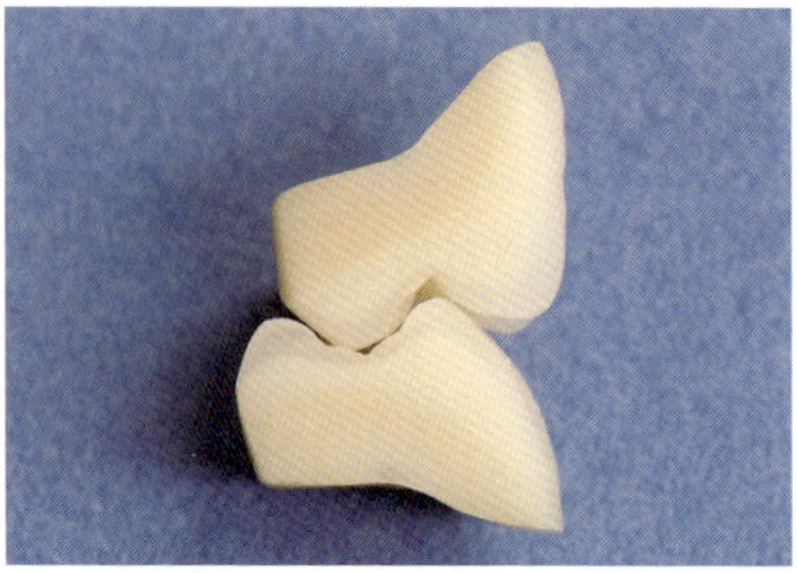

図31-7　機能的人工歯（サーパス：GC）。

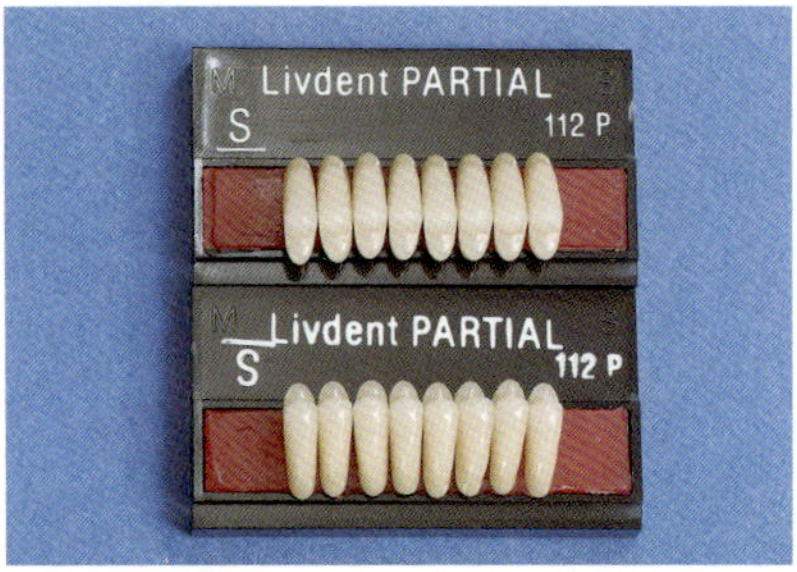

図31-10　パーシャルデンチャー用に開発された隙用の人工歯（リブデントパーシャル：GC）。

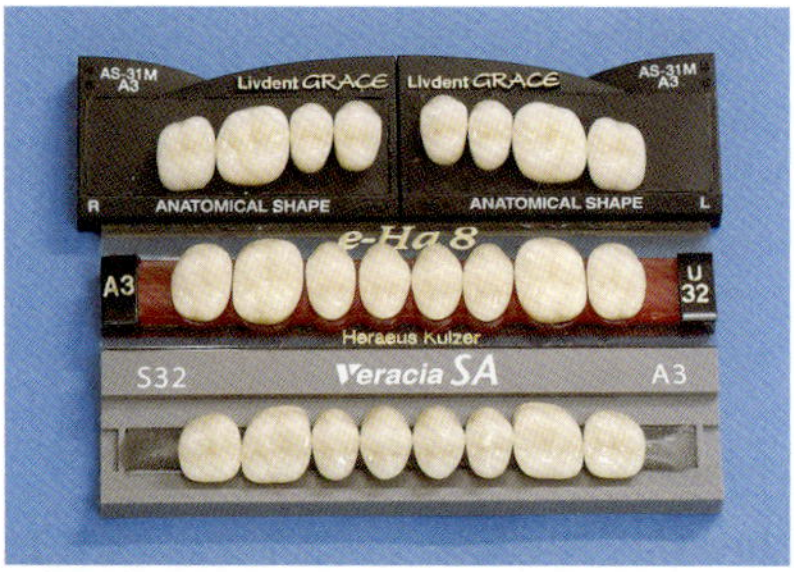

図31-9　以前の人工歯に比べ比較的大きく、パーシャルデンチャーにも使いやすい人工歯。上からリブデントグレース（GC）、e-Ha（ヘレウスクルツァージャパン）、ベラシアSA（松風）。

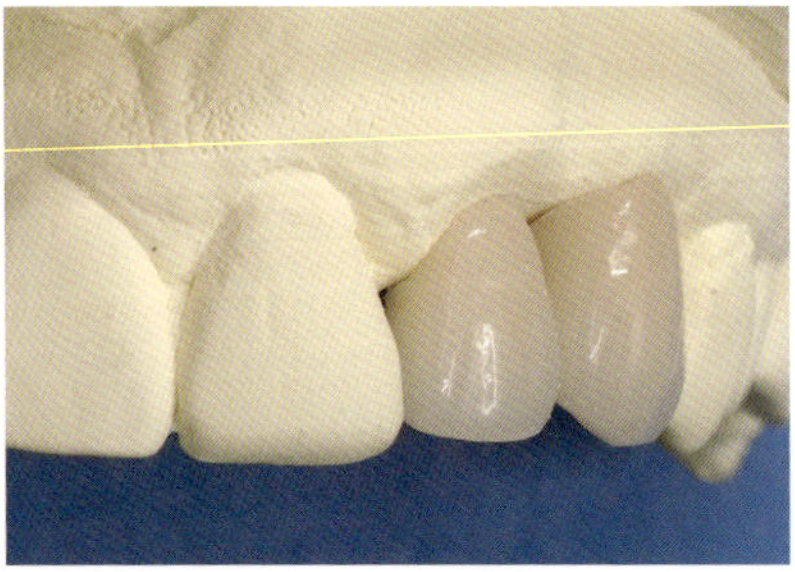

図31-12　既製人工歯を少し修正して使用する場合もある。

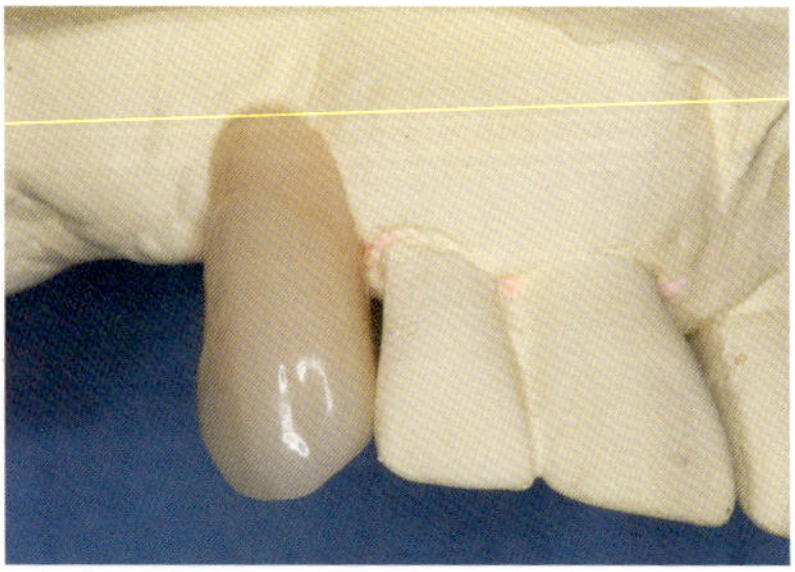

図31-11　前歯人工歯の選択は残存歯がある場合には、審美性や歯冠長の調和を十分考慮し、近遠の幅径が残存歯に調和した人工歯を選択する。

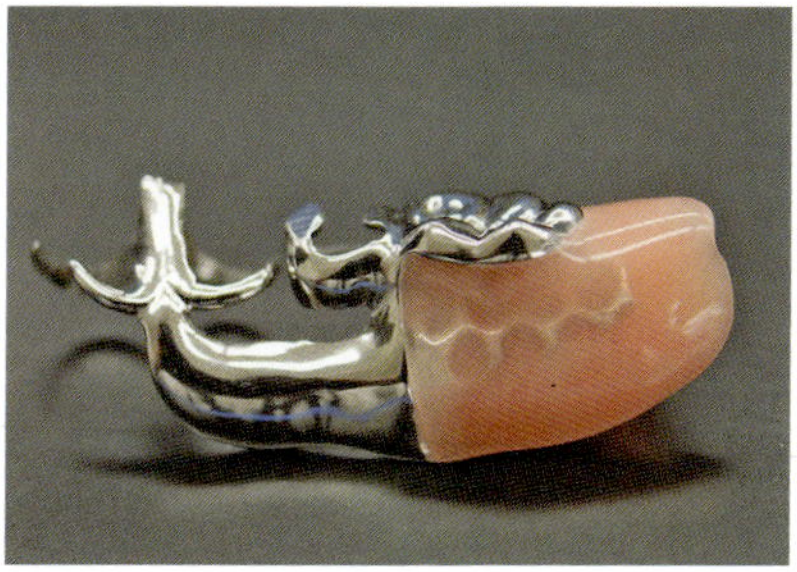

図31-14　人工歯の入るスペースがない症例や対合歯の材質、咬合関係などによっては咬合面を金属に置き換えメタルオクルーザルにすることもある。

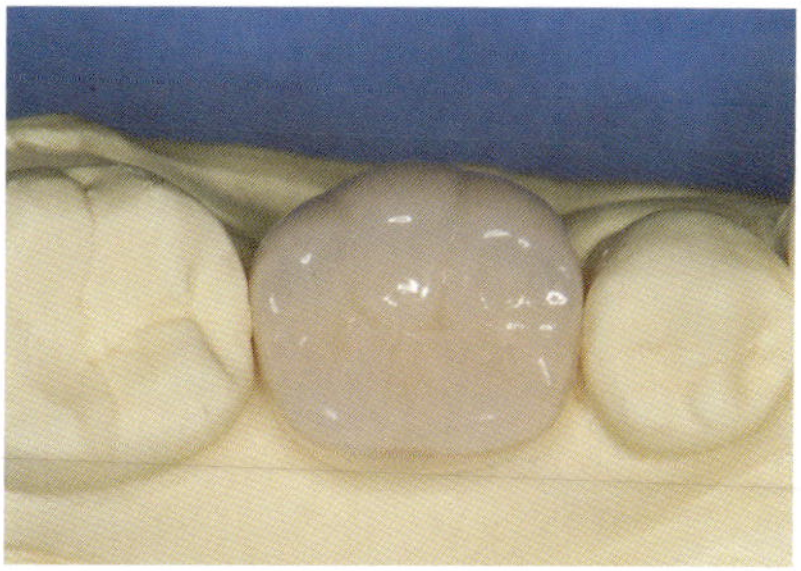

図31-13　臼歯部の人工歯の選択は頬舌・近遠心の幅径が残存歯に調和した人工歯を選択する。

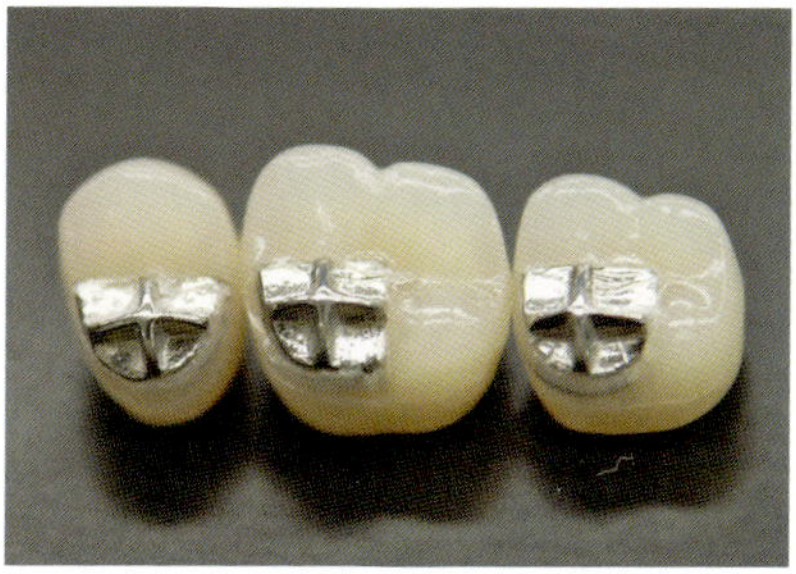

図31-16　リンガライズドの咬合様式に合わせた専用の人工歯や特殊な人工歯としてブレードティースなども使用される（レービンブレードティ―ス：東京歯材社／アメリカントゥースインダストリー社）。

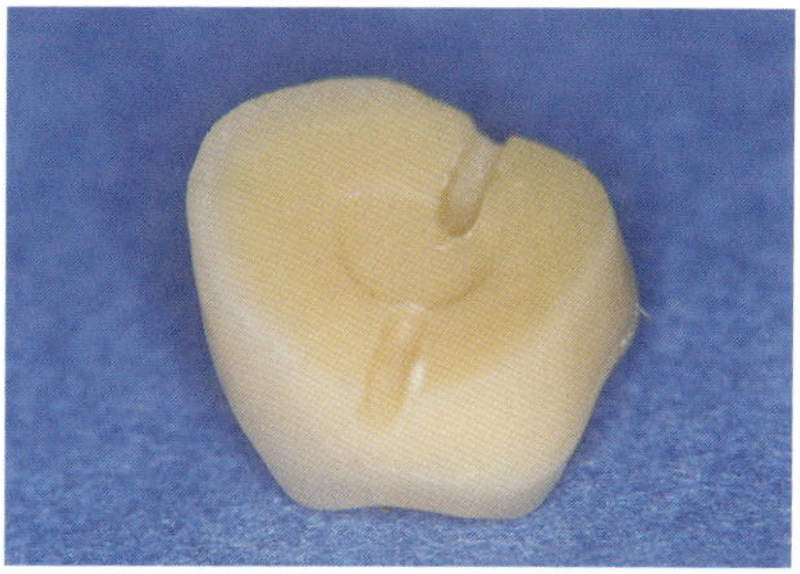

図31-15　硬質レジン歯を顎間距離がない症例に使用する場合、人工歯基底部を削合するが、人工歯の種類によって床用レジンとの接着層が少なくなるので、脱離防止のためにフィッシャーバーなどで溝を入れて機械的維持を付加する。

32 鉤歯の歯冠補綴と維持装置の製作

1. パーシャルデンチャーを演出しよう

パーシャルデンチャーがいかに口腔内においてその能力を発揮するかは、鉤歯の前処置、前準備であるマウスプレパレーションがどのくらい正確に行われているかが、その成功を導くポイントとなります。

歯科医師より「クラスプをかけるから、レストをどこかに付けておいてくれ」といった製作依頼に象徴される一口腔単位で設計を考えない時代は、もう終わりにしなければなりません。

2. マウスプレパレーション

マウスプレパレーションには、メイジャーマウスプレパレーションとマイナーマウスプレパレーションの2つがあります。メイジャーマウスプレパレーションは主に歯科医師が受けもつ領域、マイナーマウスプレパレーションは主に歯科技工士が受けもつ内容となります。

ここではマイナーマウスプレパレーションについて、解説を進めます。鉤歯となるクラウン・ブリッジの技工作業と鋳造床を含めた義歯関係の技工作業を、1人の歯科技工士がすべて行うことはあまりなく、それぞれ専門の歯科技工士（あるいはラボ）が分業しているのが現状でしょう。せっかくパーシャルデンチャーを成功に導くためにつくり直したクラウンでも、鉤歯のレストシートが小さすぎる、対合歯

◆メイジャーマウスプレパレーション

メイジャーマウスプレパレーションには、外科処置、矯正処置、歯周処置、歯内処置および保存処置などがある。

たとえば、動揺が著しく保存の見込みのない歯の抜歯、残存歯の咬合調整、咬合平面の修正、歯髄疾患のある歯の歯内治療、歯肉や歯槽骨などの歯周組織の治療、さらに小さなう蝕の充填処置などはすべてメイジャーマウスプレパレーションである。だから、歯科医師の担当パートといえる。

こうして口腔の環境が改善されたのちに、続いて鉤歯の歯冠補綴処置のためのマイナーマウスプレパレーションを行うことになる。

とのクリアランスが少ない、サベイラインが咬合面寄りに設計されすぎだ、あるいは鉤歯のガイドプレーン同士の平行関係が悪いなど、またクラスプの維持に必要なアンダーカットが正しく付与されておらず、そのために予定のクラスプが設計できないといったことをよく耳にします。

　これらの問題のほとんどは、マイナーマウスプレパレーションの不備によるものです。前述したクラウン・ブリッジの技工作業と、義歯関係の技工作業を専門で受けもっている歯科技工士が、それぞれ単独で作業を行うのが原因でしょう。マイナーマウスプレパレーションはこれらの問題を解決するための、双方の作業における橋渡し的な存在です。そのためマイナーマウスプレパレーションのラボワークは、パーシャルデンチャーとクラウン・ブリッジの知識をもち合わせていないと困難です。

　各レストシートの形態、クラスプとアンダーカット領域の関係、義歯の着脱方向と一致したガイドプレーンの形成方法などを熟知していることが、パーシャルデンチャーを成功に導く正確なマイナーマウスプレパレーションには不可欠なのです。

3. 鉤歯となるワックスアップの注意点

　ここからは、マイナーマウスプレパレーションの手順に沿って解説をしていきます。まず歯冠の解剖形態がワックスアップできたら、それぞれの鉤歯に合った豊隆の調整（アンダーカットの量や領域）を行っていきます。等高点やインサーション・ロッドをもとに、作業用模型を着脱方向に合わせサベイイングテーブルに固定します。ベビーパウダーを利用したり、ハネルなどの薄い咬合紙をサベヤーに付けた測定杆（アナライジング・ロッド）との間に介在させて、ワックスクラウンに接触させ、サベイラインを記入します。

つぎにアンダーカットゲージを用いて、アンダーカット量の測定を行います。アンダーカット量の設定は、設計した維持装置に合わせて設定します。この段階で必要であれば、サベイラインやアンダーカット量は、ワックスを増減させながら調整します。このときにクラウンがオーバーカントゥアにならないように注意が必要です。

最大豊隆部（サベイラインの高さ）は基本的には歯冠の部分に設定しますが、歯冠長の短いケースでは、歯頸部寄り⅓に設定すると、アンダーカット領域に問題が起きることもあるので、歯頸線から咬合面寄りに2ミリ程度のあたりにサベイラインを設定します。拮抗腕のサベイラインの走行形態はクラスプの種類で変化させますが、このときアンダーカット量は、アンダーカットゲージ0.25ミリを基準に調べます。拮抗腕のサベイラインはできるだけ低く設定したいのですが、マージンから1ミリは上方に離して設定しましょう（図32-1～6）。

4．ガイディングプレーンの形成

鉤歯の欠損側のクラウンの豊隆に着脱方向と平行になるようガイドプレーンを形成します。ガイドプレーンは単に着脱方向を導くだけでなく、多面に設定することで把持力を向上させる狙いがあります。平行測定杆にワックス形成用のパーツを取り付け、基本的には歯槽頂（線）と直交（垂直）になるようにワックスクラウンの豊隆を削除し、ガイドプレーンを形成します。義歯の着脱時のガイドになるので、極力広く設定したほうが有利です。間接維持装置の立ち上がり部分でも、ガイドプ

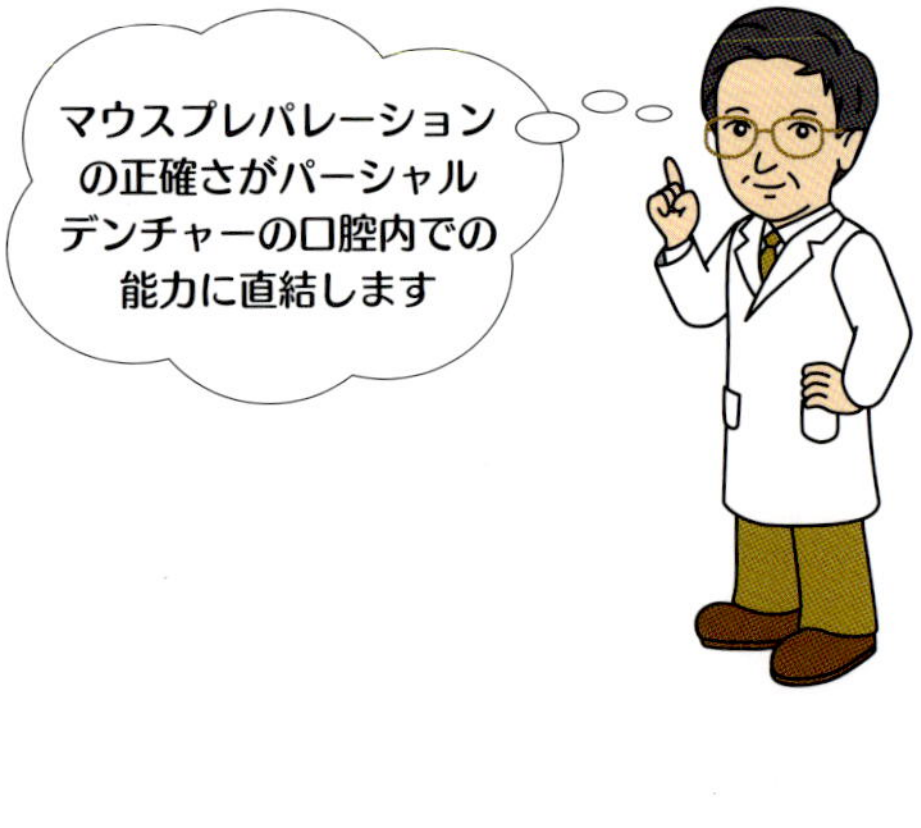
マウスプレパレーション
の正確さがパーシャル
デンチャーの口腔内での
能力に直結します

ワックスアップの注意点

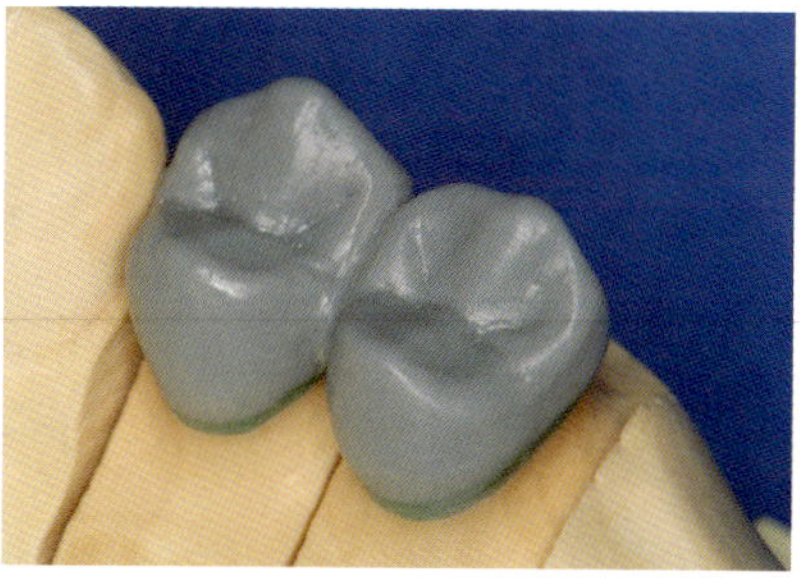

図32-1　ワックスでの歯冠形態の回復。

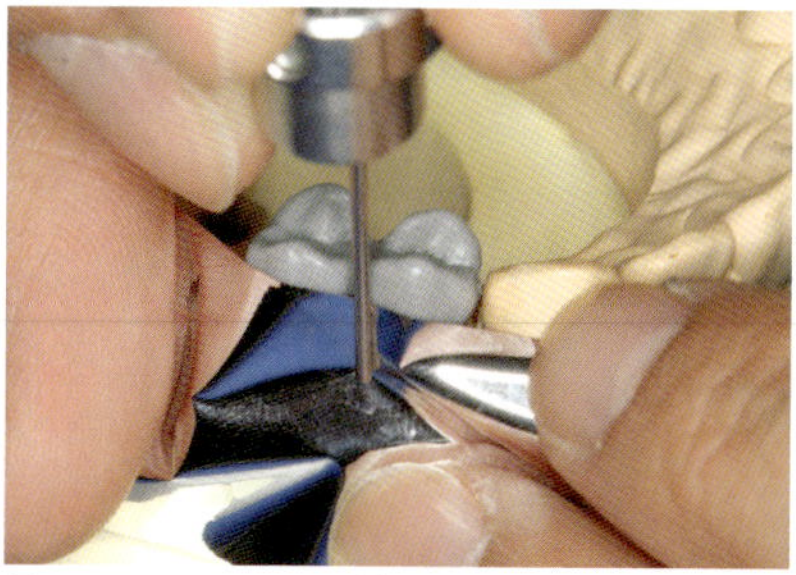

図32-2　サベヤーに付けた測定杆（アナライジング・ロッド）との間にハネルなどの薄い咬合紙を介在させ、ワックスクラウンに接触させてサベイラインを記入する。

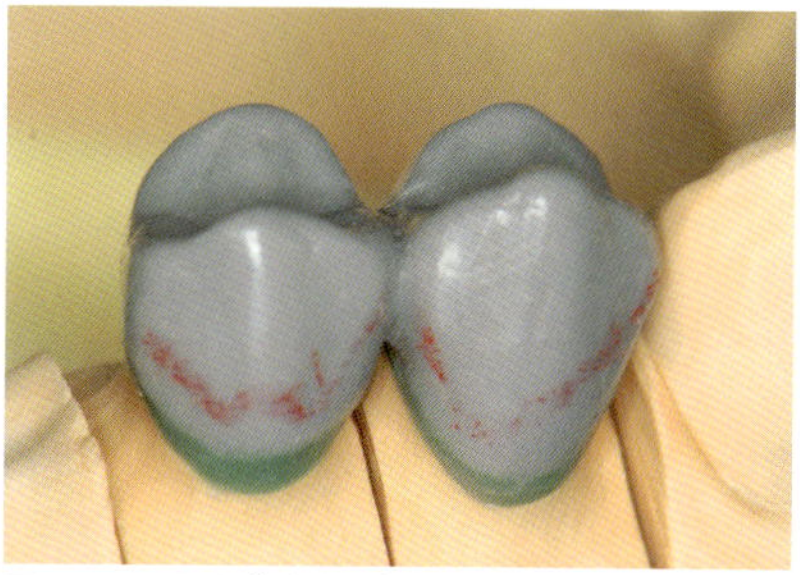

図32-3　最大豊隆部（サベイラインの高さ）は基本的には、歯冠の1/3の部分に設定する。

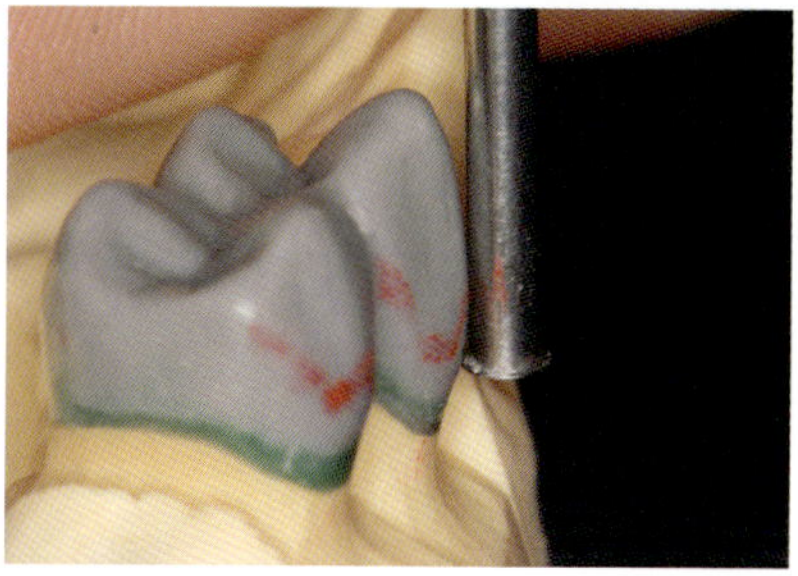

図32-4　アンダーカット量は0.25mmを基準に形成、調整する。

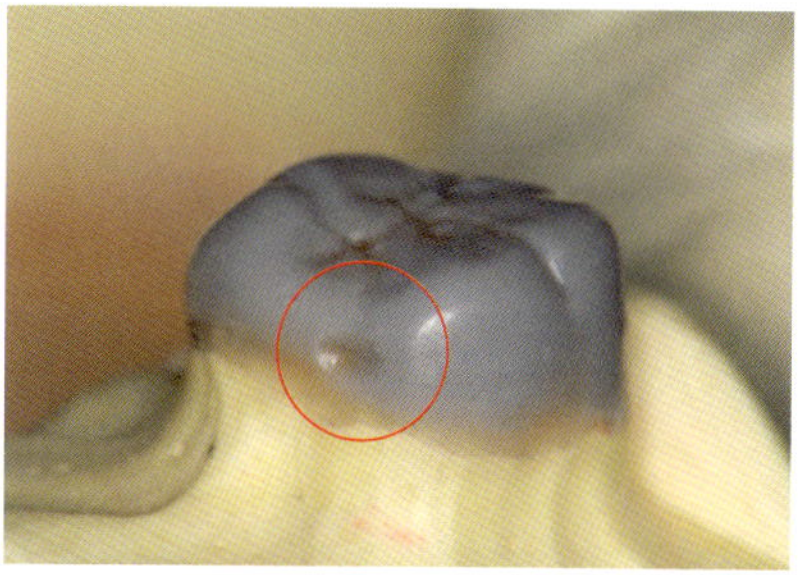

図32-5　アンダーカットが取れない場合の工夫①。鉤先部にディンプルを付与し、アンダーカット部をつくる。

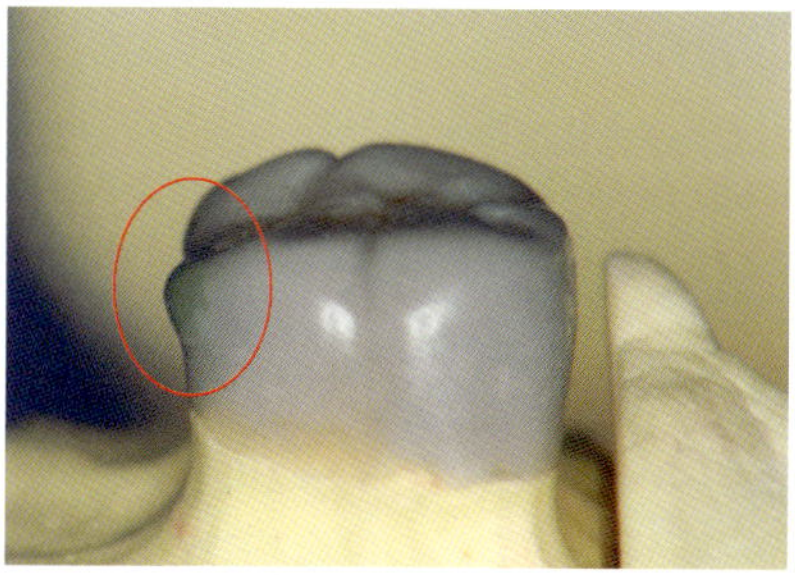

図32-6　アンダーカットがない場合の工夫②。鉤先部にアンダーカットができるように、意図的に歯冠形態をつくる。

レーン（ガイドサーフェース）を形成する必要があります。ここにはマイナーコネクターが設計されることとなります。義歯床に加わった咬合圧を間接維持装置に伝達するマイナーコネクターは、十分な強度が必要です。

そのため、この部分のガイドプレーン（ガイドサーフェース）のスペースを十分確保して形成します。幅は約2.0～2.5ミリ、高さは約1.5ミリ以上を確保したいものです。もしこの部分の形成量が不足している場合、口蓋側にマイナーコネクターが突出し、舌感を損ないます。クラウン鋳造後、さらにミリングマシンなどで研磨、調整することで、より完成度の高いガイドプレーン（ガイドサーフェース）となります（図32－7～11）。

5. レストシートの形成

レストの目的は支持であり、義歯の沈下を防止するのが主な役割です。そのためレストには十分な強度が得られる大きさや形態が非常に重要ですので、その形成には十分な注意を払いましょう。オクルーザルレストの幅径は歯牙頬舌径の約⅓（2.5ミリ以上）、近遠心的には2.0～2.5ミリ、深さは、1.3～1.5ミリ以上は必要です。形状は、先端部をもっとも深くするスプーン状のなだらかな形とし、ハンドピースに直径1.5ミリバーを付けてワックスを削除したり、耳かき状のインスツルメントを利用して形成を行います（図32－12～15）。

6. リンガルレスト（シンギュラム・レスト）の形成

リンガルレスト（シンギュラム・レスト）は頬舌的U字型で、近遠心的には凸状

ガイディングプレーンの形成

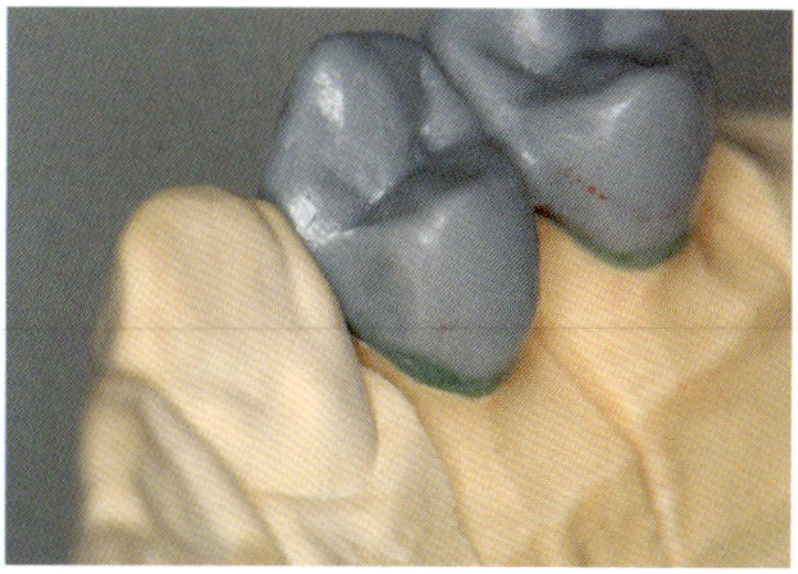

図32-8　間接維持装置の立ち上がり部分においても、ガイドサーフェースを形成する必要がある。

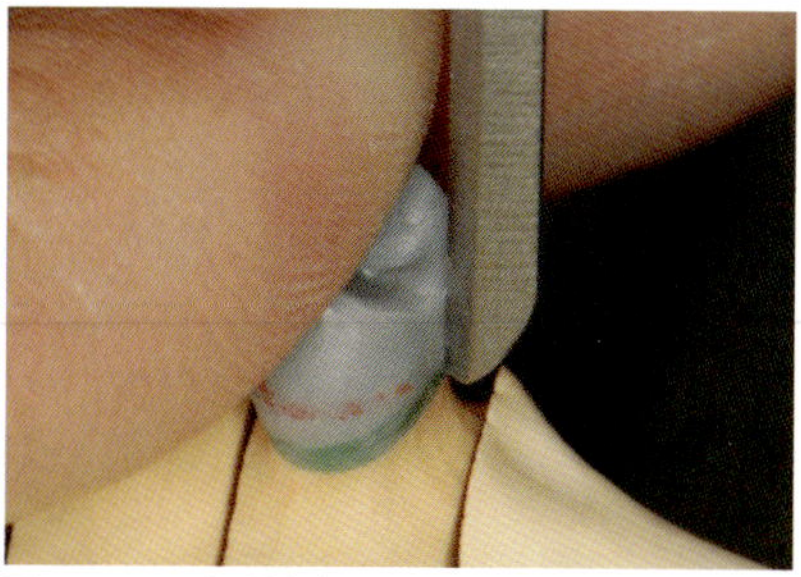

図32-7　平行測定杆にワックス形成用のパーツを取り付け、基本的には歯槽頂（線）と直交（垂直）になるようにワックスクラウンの豊隆を削除し、ガイドプレーンを形成する。

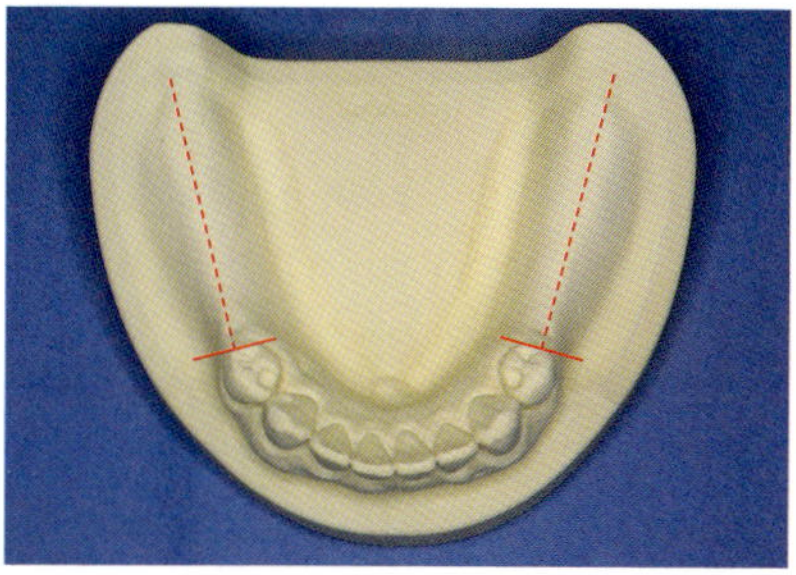

図32-10　両側遊離端欠損などで左右が同じ欠損数の場合にはガイドプレーンの面が左右一致してしまうより、少し角度を変えると２面体となり、より把持力が向上する設計となる。

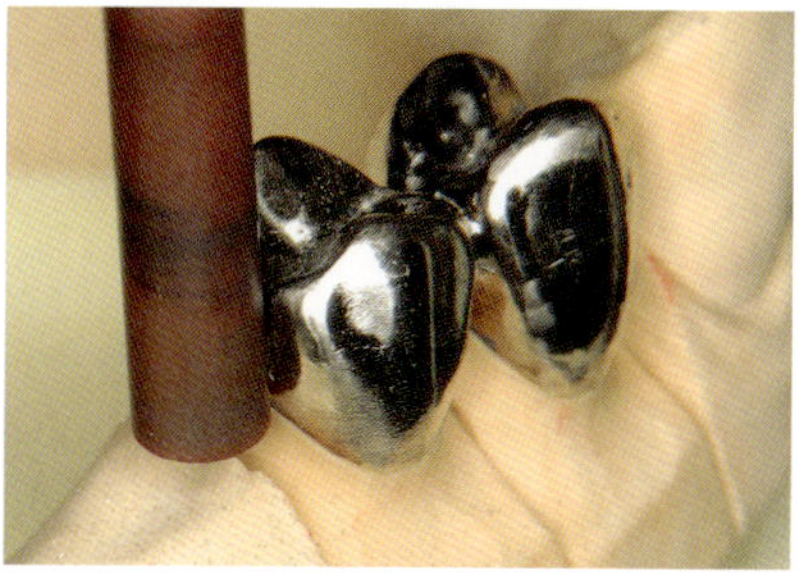

図32-9　クラウン鋳造後、さらにミリングマシンなどで研磨、調整し、より完成度の高いガイドプレーンとする。

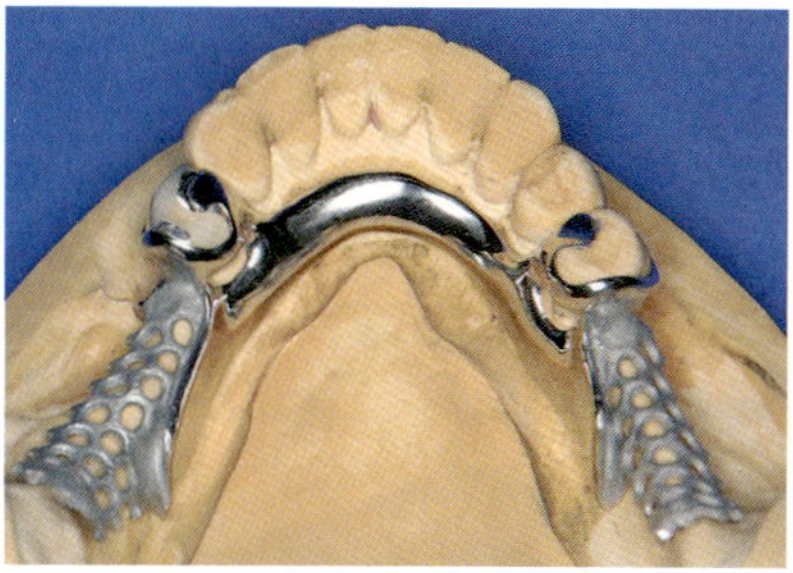

図32-11　舌側などに積極的に着脱方向と平行面を設け、義歯の着脱を誘導したり、動揺に抵抗する働きを重視し、ブレイシングを強化する設計も多くなっている。

レストシートの形成

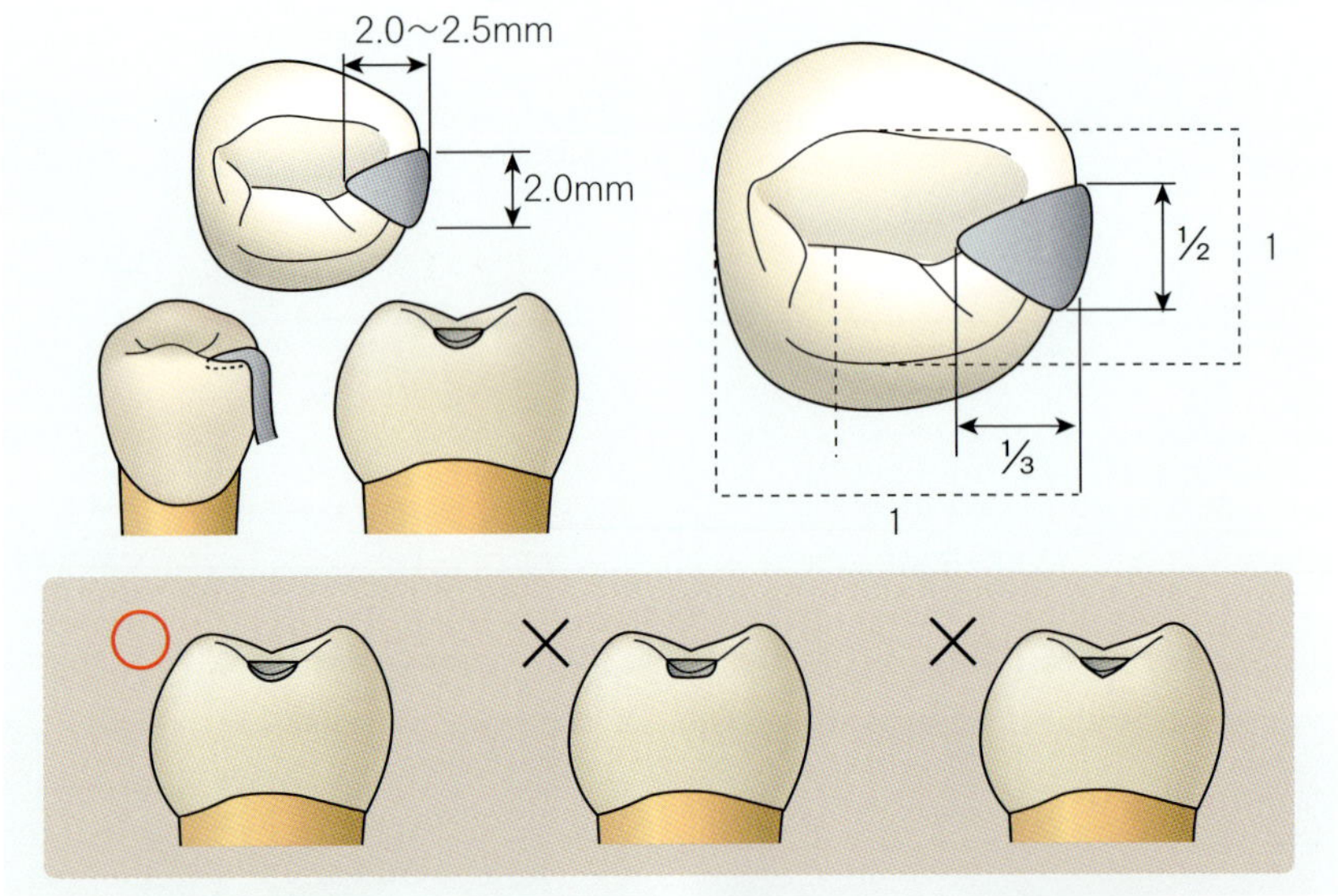

図32-12　形状は先端部をもっとも深くするなだらかなスプーン状の形とする[2]。

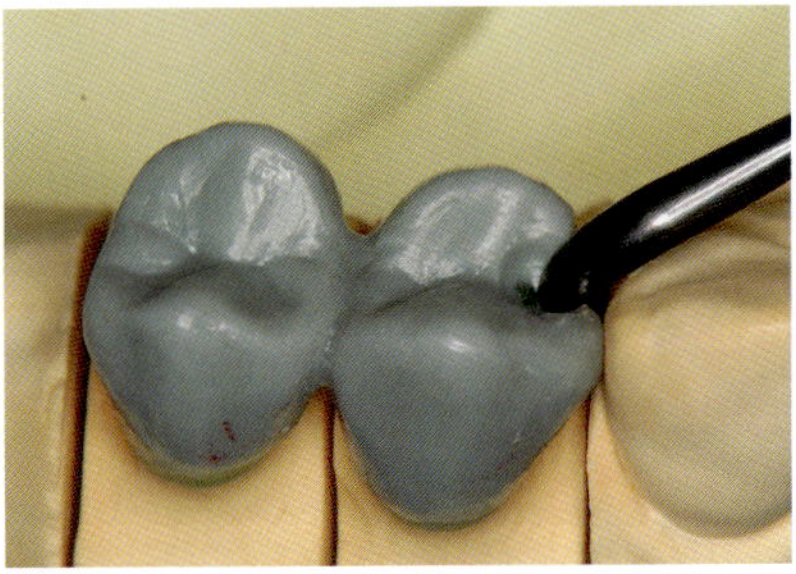

図32-14　耳かき状のインスツルメントを利用して形成を行う。

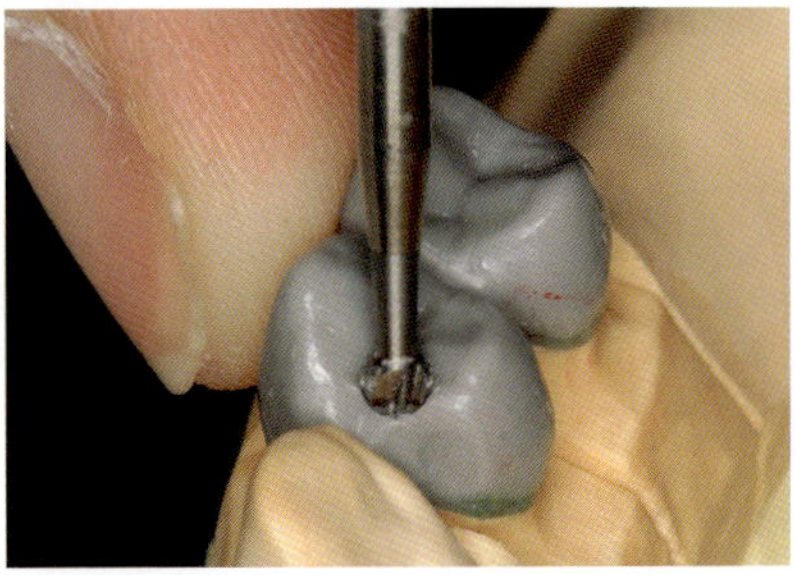

図32-13　ハンドピースに直径1.5mmのバーを付けてワックスを削除。支台歯を傷つけないよう注意を払う。

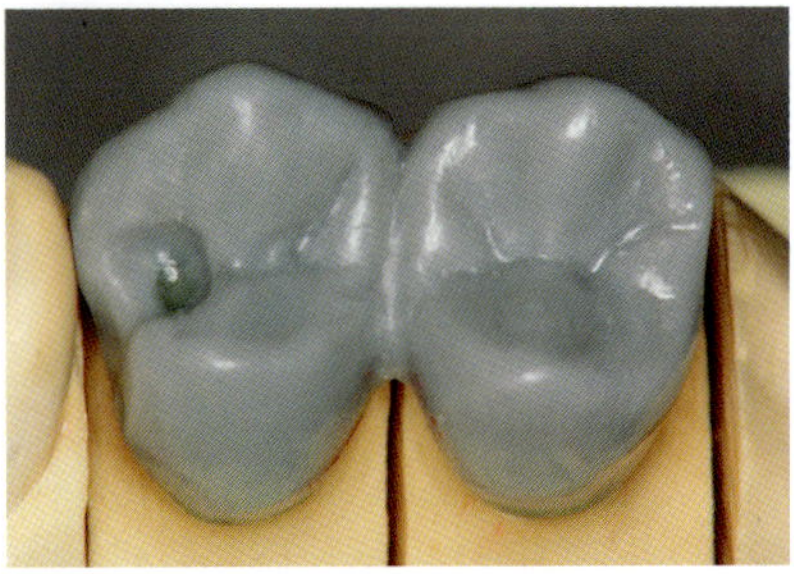

図32-15　レストシートはスプーン状でなだらかな凹面とする。

のスムーズな曲線として仕上げます。幅径は基底部2.0〜2.5ミリ、深さは1.0〜1.5ミリ以上で、先端は移行的に細くなります。ただしこの部分はあまりシャープにならないよう気をつけましょう。

その形成法は、まず基底結節上のワックスを半月上に削除します。支台歯までのワックスの厚みは0.3ミリ以上にし、基底結節の上に幅2.0ミリ程度、高さ約1.5ミリにワックスコーンを植立します。コーンが舌面と自然な移行状態にあることを確認して、ワックスのつなぎ目をスムーズに形成すれば完成です。リンガルレスト（シンギュラムレスト）では、できるかぎりレストが収まった状態で、鉤歯の外形より大きくならないように形成しましょう。ケースによっては舌側に大きく張り出す形となり、舌感を損なうこともあるので、支台歯形成にも十分な配慮が必要です（図32-16〜19）。

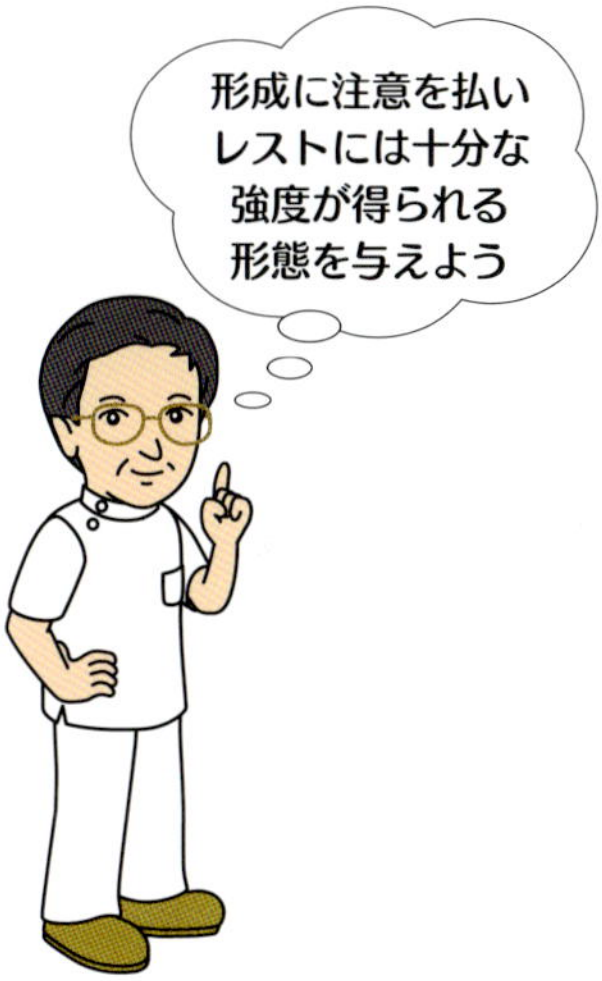
形成に注意を払い
レストには十分な
強度が得られる
形態を与えよう

リンガルレストの形成

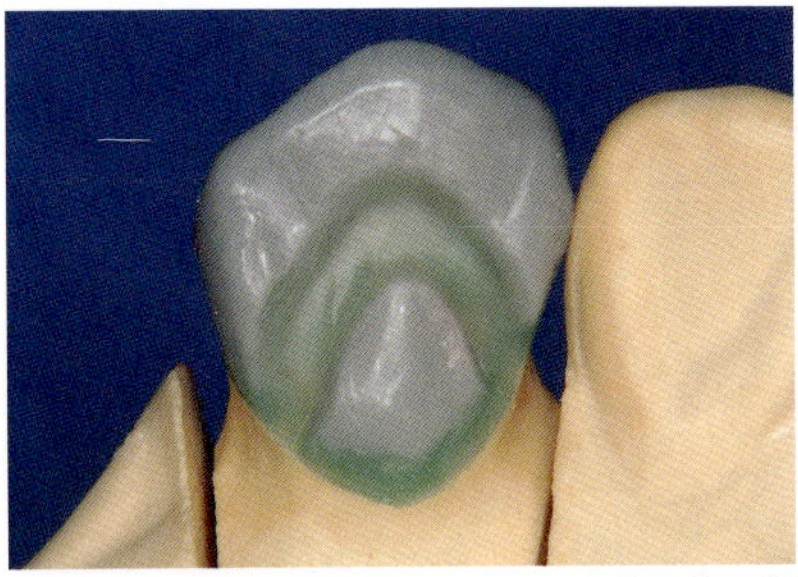

図32-17　基底結節上のワックスを半月状に削除する。支台歯までのワックスの厚みは0.3mm以上とする。

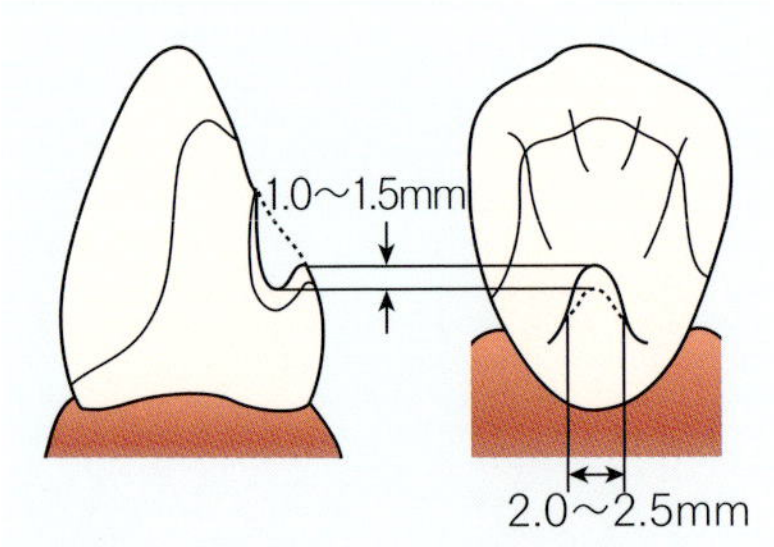

図32-16　リンガルレストの幅径と深さ[2]。

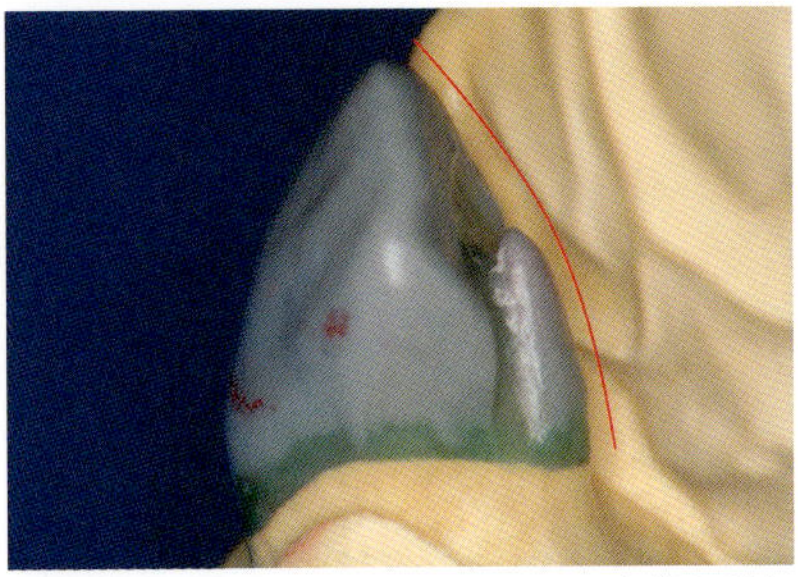

図32-19　植立したコーンが舌面と自然な移行状態にあることを確認。ワックスのつなぎ目をスムーズに形成して完成。

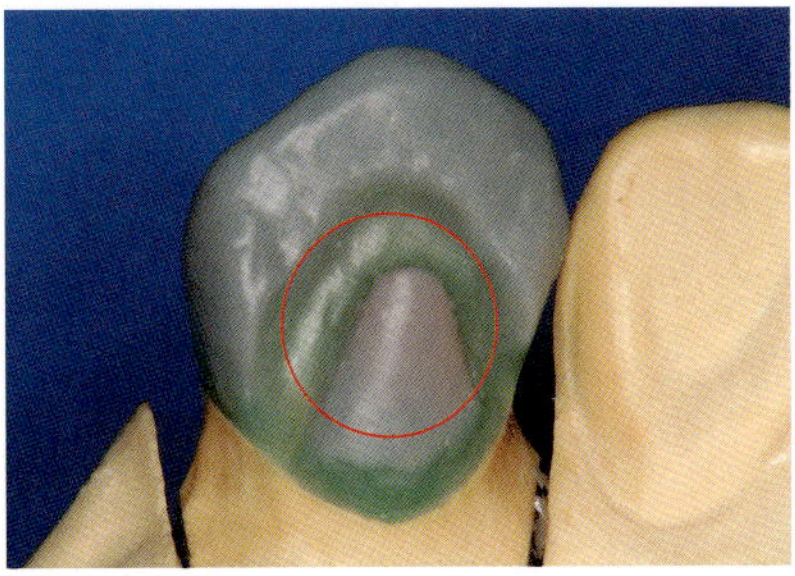

図32-18　基底結節の上に幅2.0mm程度、高さ約1.5ミリにワックスコーンを植立。

33　人工歯に審美的な要素を盛り込もう

1．人工歯のカスタマイズ

パーシャルデンチャーの人工歯排列を行うときに、どうしても隣接しているポーセレンやハイブリッドレジンなどの補綴物や、口腔内の残存歯と色や形態が合わなくて困った経験は誰もがもっているでしょう。この問題を解決するには、陶歯や硬質レジン歯の形態修正をしたり、ステインなどを利用して隣在歯と色の調和を図る必要があります。ここでは硬質レジン歯の物性や色調が向上したので、これを用いたカスタマイズについて解説します（図33-1，2）。

2．接着処理と人工歯の色調調整（図33-3～9）

適切な接着処理は必要です。処理はメーカーの指示に従って行い、接着処理の材料が厚くならないように注意して塗布しましょう。色調調整に使うステイン材は、メーカーよりさまざまな製品が出ています。材質や目的に合わせ使い分けましょう。

3．審美的に調和のとれたパーシャルデンチャー

ここで紹介した方法で、硬質レジン歯に少し手を加えキャラクタライズすると、パーシャルデンチャーの人工歯を隣在する天然歯やメタルセラミッククラウンなどに、調和させることができます。審美的に調和のとれたパーシャルデンチャー製作には、必要なテクニックと工程になるでしょう（図33-10）。

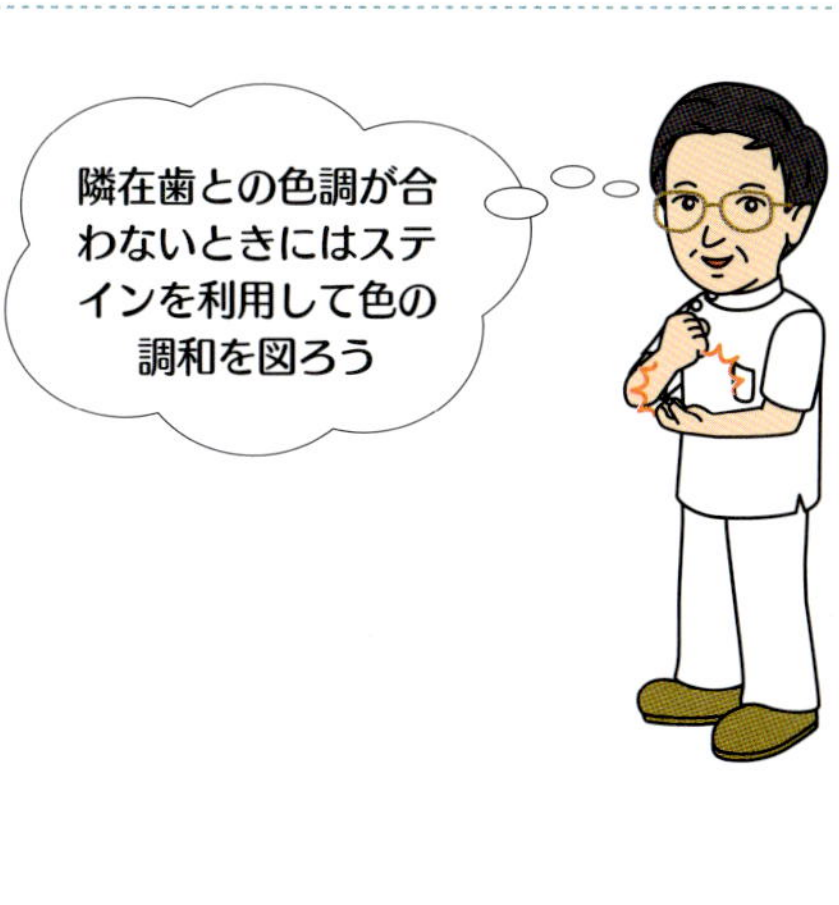
隣在歯との色調が合わないときにはステインを利用して色の調和を図ろう

人工歯の審美的要素

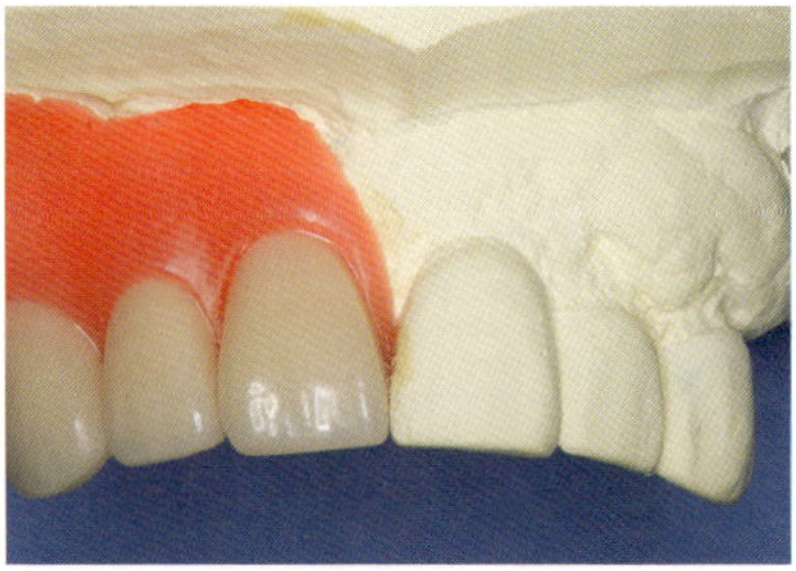

図33-1　人工歯の形態修正。患者のシェードに一番近いシェードの人工歯を選択し、残存歯や患者個々の形態に調和するように形態を修正する（図は形態修正前で反対側切縁と合っていない）。

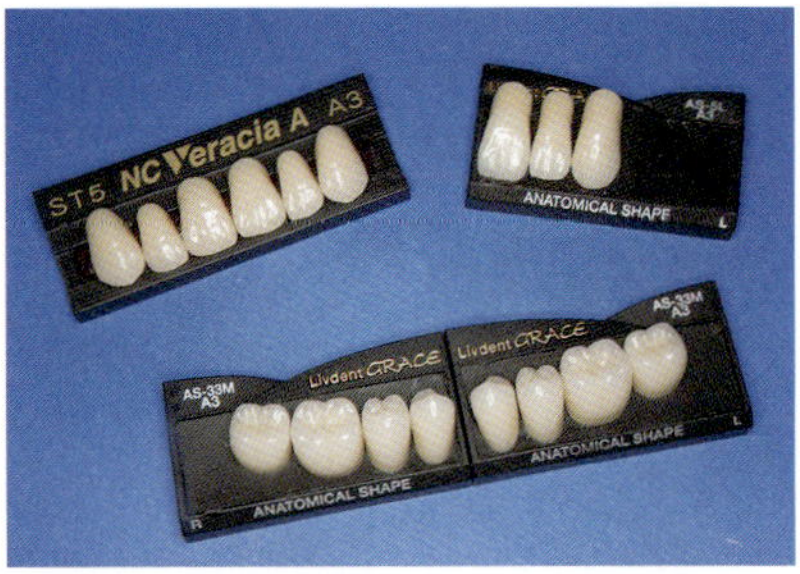

図33-2　比較的歯冠長も長く、歯頚部付近の絞りも少ない人工歯もある。このような人工歯を使うとかなり自由に形態を付与することができる（左上はNCベラシア：松風、右上と下はリブデントグレース：GC）。

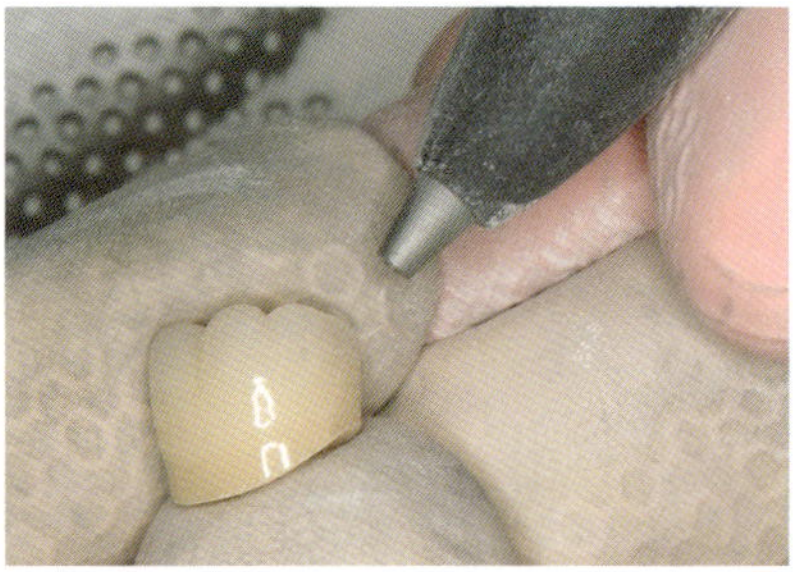

図33-3　人工歯のサンドブラスト処理を行い、接着処理の準備を行う。

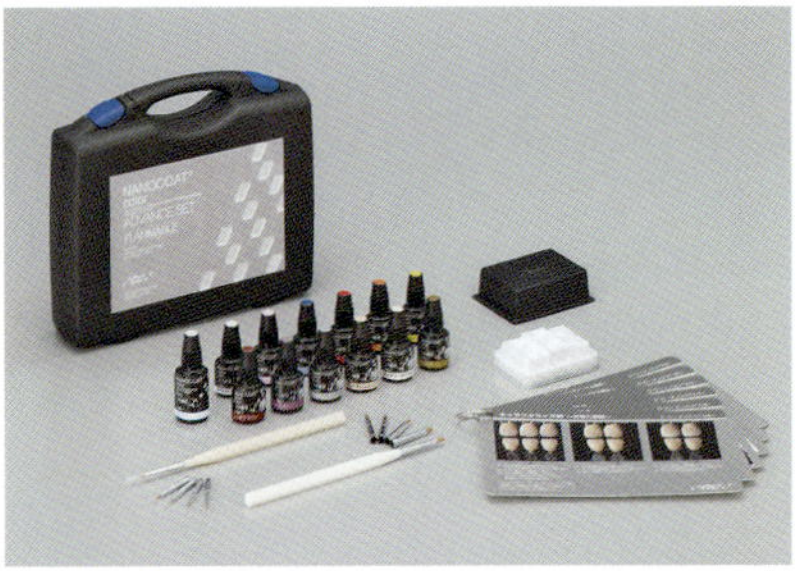

図33-4　筆者らは耐久性が高く、天然歯の色調に合った自然なキャラクタライズを実現できる光重合型レジン表面滑沢キャラクタライズ材「ナノコートカラー（GC）」を主に使用している。

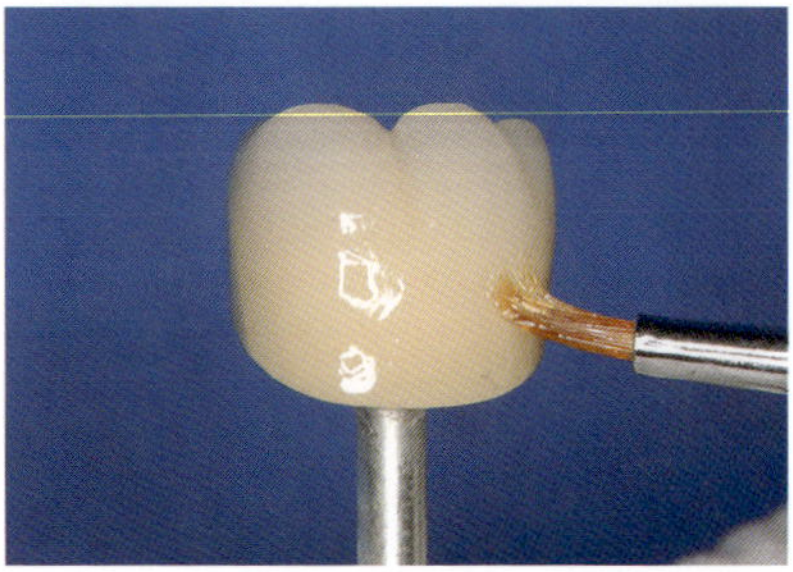

図33-5　ボトルをよく振り混和皿などに適量滴下し、小筆を使用して表面にクリアーを薄く塗布する。

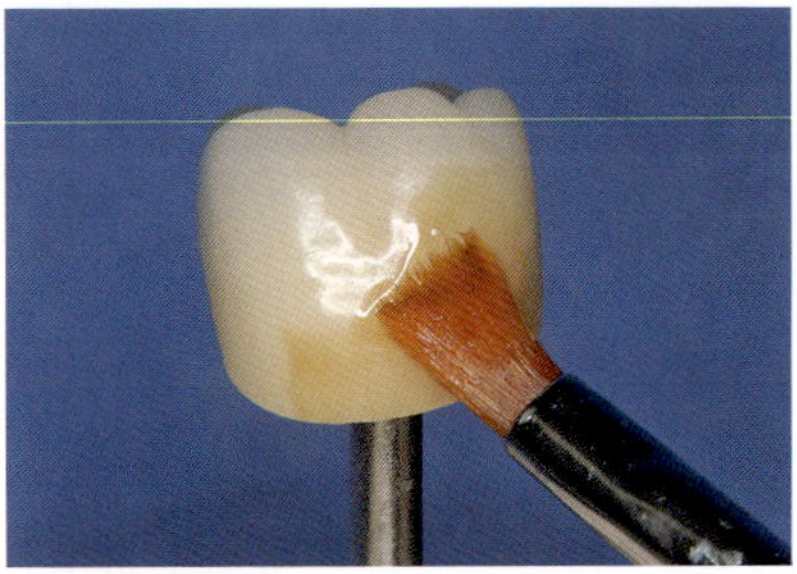

図33-6　最初にベースとなる色（オリーブ）を横方向に塗布し、残存歯と近似するまで数回作業を行う。

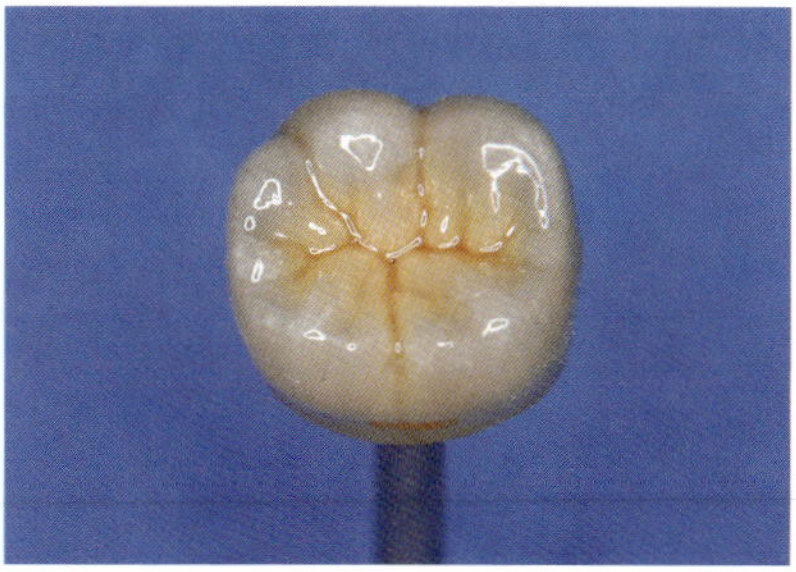

図33-8　裂溝のキャラクタライズ。小筆または細めのインスツルメントを使用し、「レッドブラウン」を裂溝になぞるように塗布する。

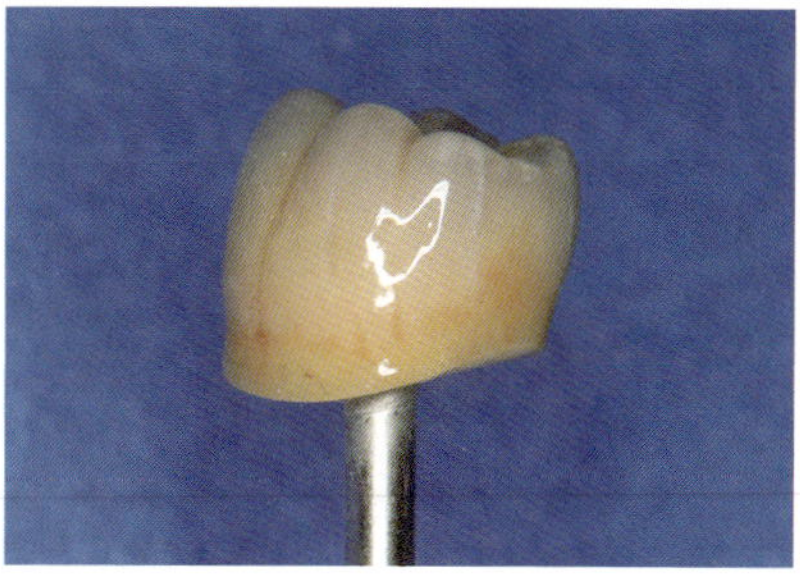

図33-7　ヘアライン、エナメルクラックなどの縦のテクスチャーは、レッドブラウンやアイボリー、ラベンダーなどで表現する。ナノコートカラーは少し時間をおくと、光重合の材質のため粘性が出てくる。クラックなどの細かい表現をする際には、この粘性の上がった状態で使用すると良い。

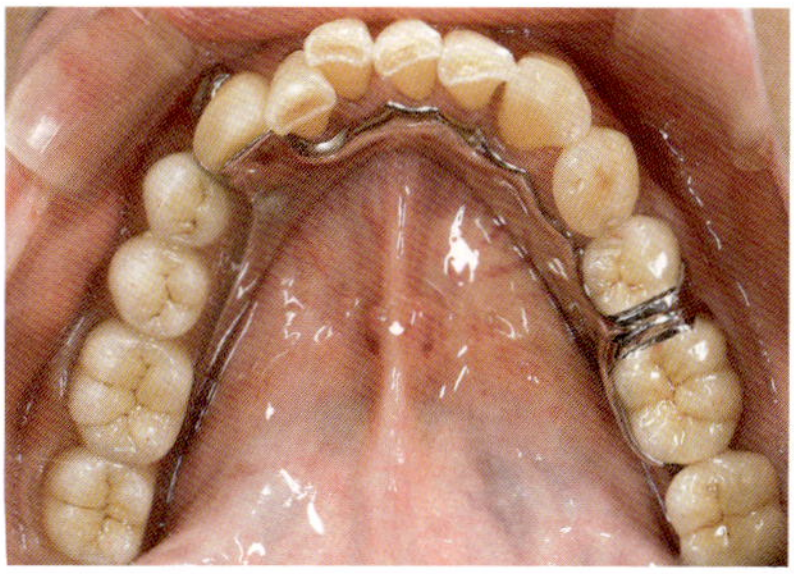

図33-10　キャラクタライズされた人工歯を使ったパーシャルデンチャーの装着状態。周囲の残存歯に調和している（阿佐ヶ谷北歯科クリニック：二宮佑介先生提供）。

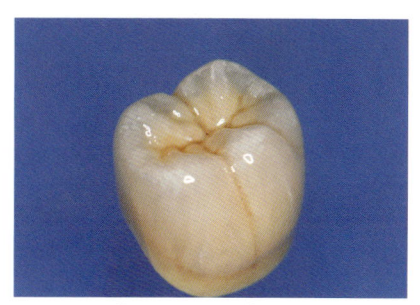

図33-9　最後にクリアーを薄く塗布し、最終重合を行う。

34 レジン床に審美的な要素を盛り込もう

1. 義歯のカスタマイズを行う必要性

かなり普及してきたインプラントですが、インプラントで対応できないケースも多くあり、義歯の需要が高まってきているのも事実です。

さらに高齢者が社会生活で人と接する機会も多くなり、人前でしゃべったり、笑ったりしたときに義歯床のピンク色が不自然にみえて、義歯の装着を他人に気づかれたくないという方もいます（図34‐1）。そのような背景もあって、義歯でも審美性が求められる時代となりました。歯肉の色や歯槽粘膜の色調は、天然歯同様に患者さんごとに異なります。

義歯床の床用レジンにおいては、近年、色や透明感などずいぶん改良されましたが、まだ種類が少なく、実際の臨床では床用レジンそのままの色調で、歯肉の色や歯槽粘膜の色調が調和するケースはほとんどありません。とくにパーシャルデンチャーでは口腔内の部分的なところを担うわけで、コンプリートデンチャーに比べ、審美的な要求（要素）が高くなるのも当然でしょう。このことは床の色調だけではなく人工歯も同様です。カツラでも一目でカツラとわかるものが敬遠されるのとまったく同じです。

2. 床のカスタマイズ―カラーリングの方法

義歯床のカスタマイズでの歯肉色の色調再現法は、大きく分けて2つあります。

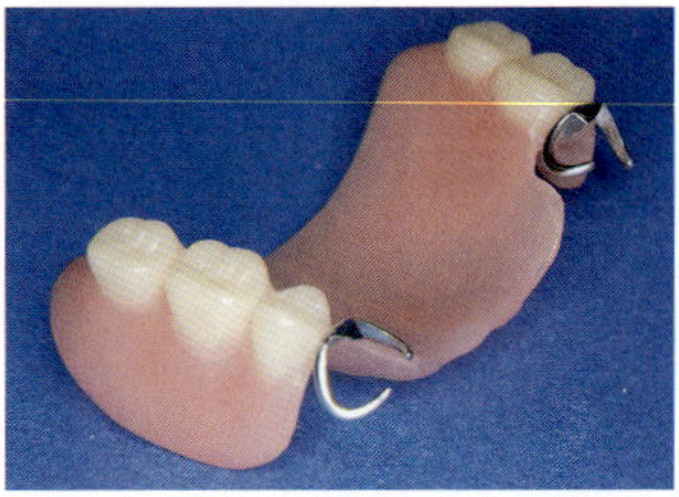

図34-1　典型的な義歯床のピンク色が不自然。義歯の装着を他人に気づかれることを嫌がる患者も増えてきた。

1つは、床用レジンの上にステイン用レジンを築盛するもので、ロウ義歯をフラスコ埋没し、脱ロウした石膏面に重合前に歯肉色の（ステイン材）カラーリング材を築盛して行く方法です（図34‐2〜10）。もう1つは一度重合された床用レジンの上に接着処理を施し、ハイブリッドレジンなどを用いてカラーリング（ステイン）を行う方法があります。

それぞれメリット、デメリットがあり、前者は、最終的な色調が重合後でないと確認ができず、自然な色に近づけるにはかなり熟練が必要です。その点、後者は、前者と違い、仕上がりの色調をイメージしながら築盛ができます。しかしカントゥアを忠実に再現できないことなど、この方法においても自然な色調に近づけるには、やはり工夫と熟練は必要です。

3. ハイブリッドレジンを応用したカラーリング（ステイン）法

ハイブリッドレジンを用いたカラーリング（ステイン）法は、仕上がりの色調を比較的イメージしやすい方法です。歯肉部の調整は一度歯肉形成を通常に行った後に、カラーリングを施す際に必要な材料の厚みを確保するため、約0.5〜1.0ミリ程度の歯肉部のカットバックを行います（ただしボーダーは触らない）。歯肉部のカットバック後に、ロカテック処理などの適切な接着処理を行います。接着処理についてはメーカーの指示に従い、接着処理の材料が厚くならないように塗布します（図34‐11〜20）。

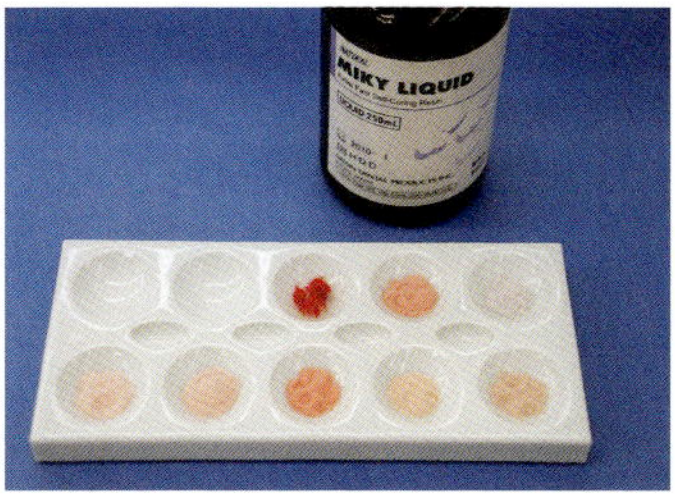

図34‐2　従来から使用されているロウ義歯をフラスコ埋没し、歯肉色のカラーリング材を築盛する材料は、マイキーデンチャーカラーリングセット（ニッシン）がよく使用されている。

床用レジンの上にステイン用レジンを築盛する方法

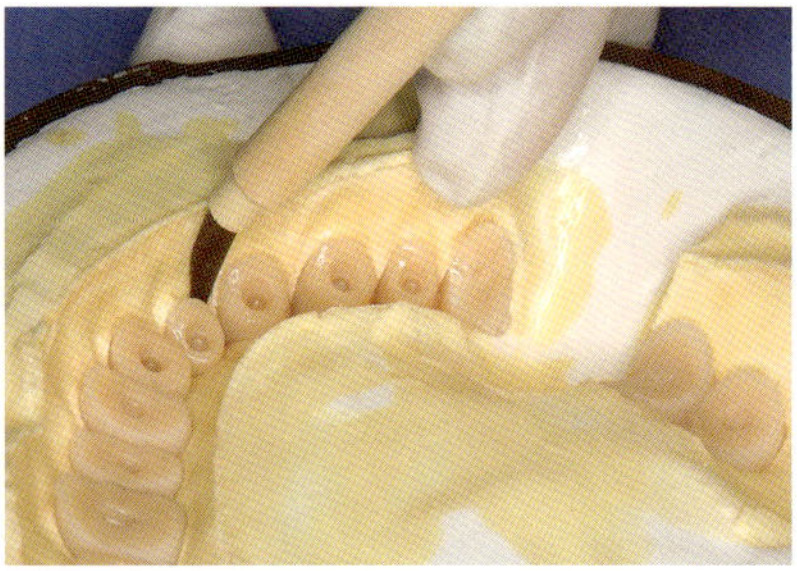

図34-3　築盛したレジンが分離するように、分離剤の塗布はしっかりと行う。

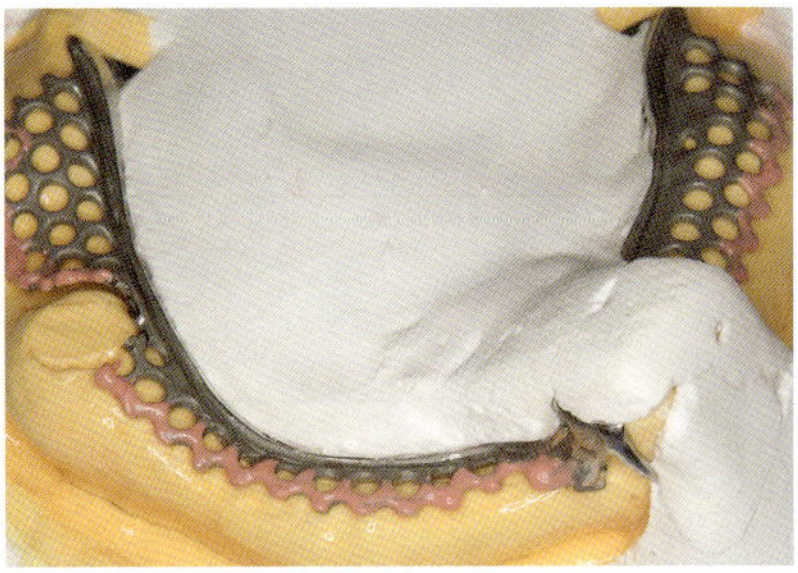

図34-4　維持装置の保持部が床から透けないように、必要に応じてオペーク処理を行う。

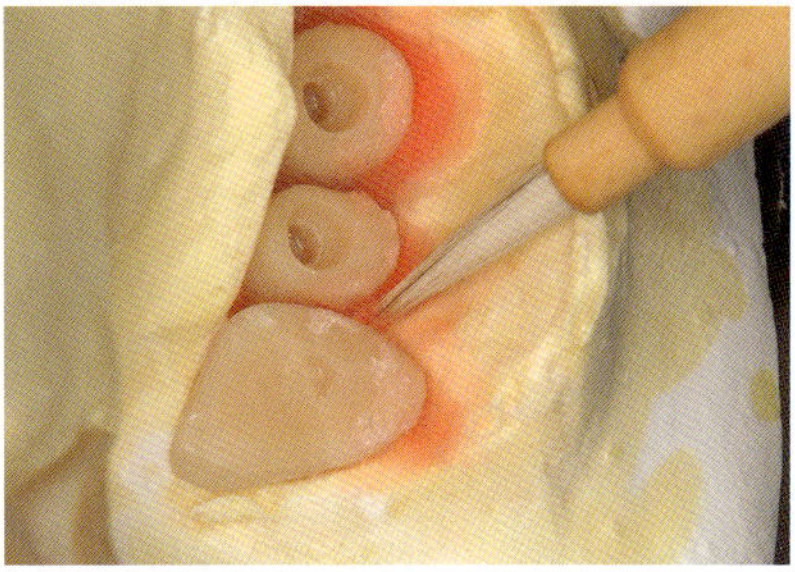

図34-5　遊離歯肉部、歯間乳頭部の築盛を行う。この部分は非常に審美的に重要なので、慎重な操作が必要。遊離歯肉部は♯12を極少量の築盛を行い、その後♯13を築盛する。歯間乳頭部には♯17と♯14を用いると深みが出る。

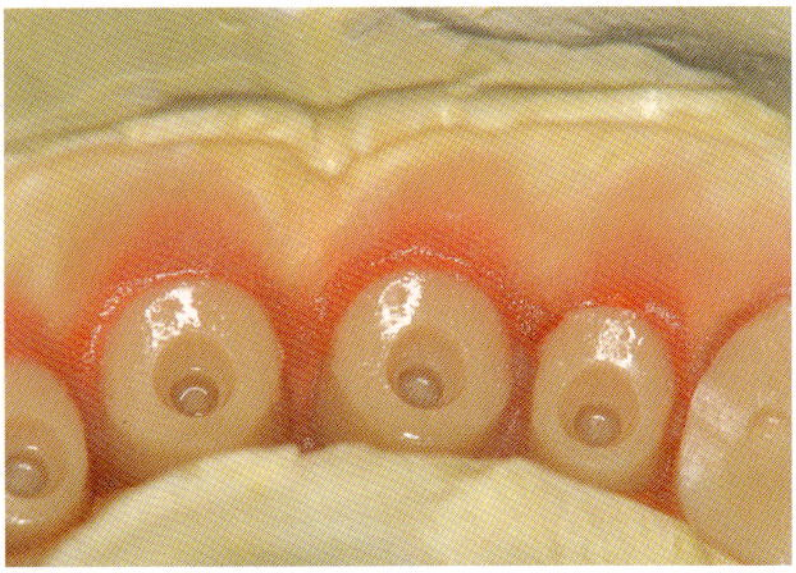

図34-6　歯根豊隆部の築盛を行う。歯根豊隆部は白っぽさを表現するために、♯11を用いる。また、歯根豊隆部下部付近には♯15で少し黄色味を加えることもある。

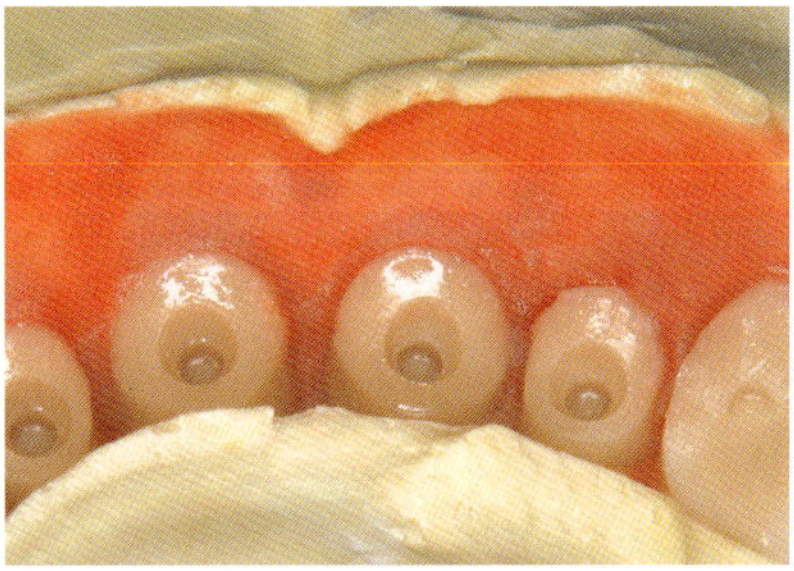

図34-7　歯槽粘膜部の築盛を行う。血管に富んだ可動性の部位で、赤みを強く表現する必要がある。まず♯14を歯根間に向かって扇状に築盛する。かなり赤みが強いので盛りすぎには注意。

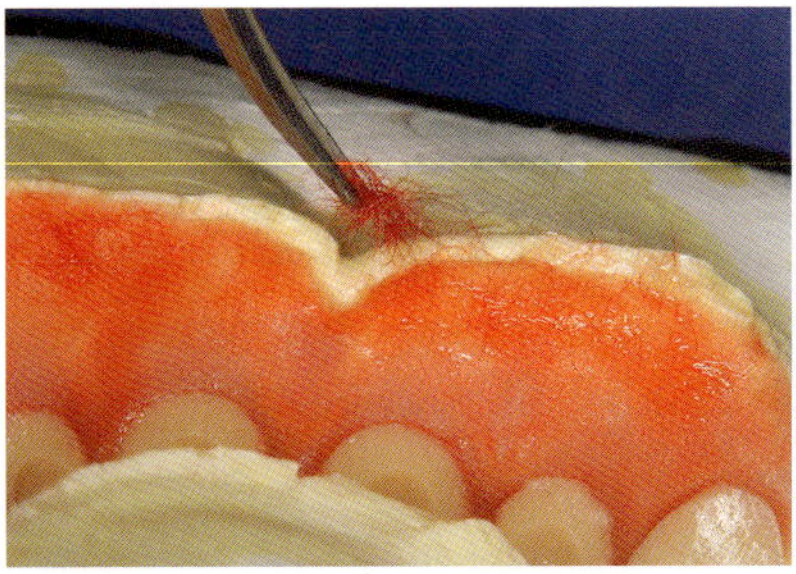

図34-8　可動粘膜部に血管を表現するため、ファイバーをピンセットで固定して行く。ファイバーは十分に溶かして極少量ずつ築盛。

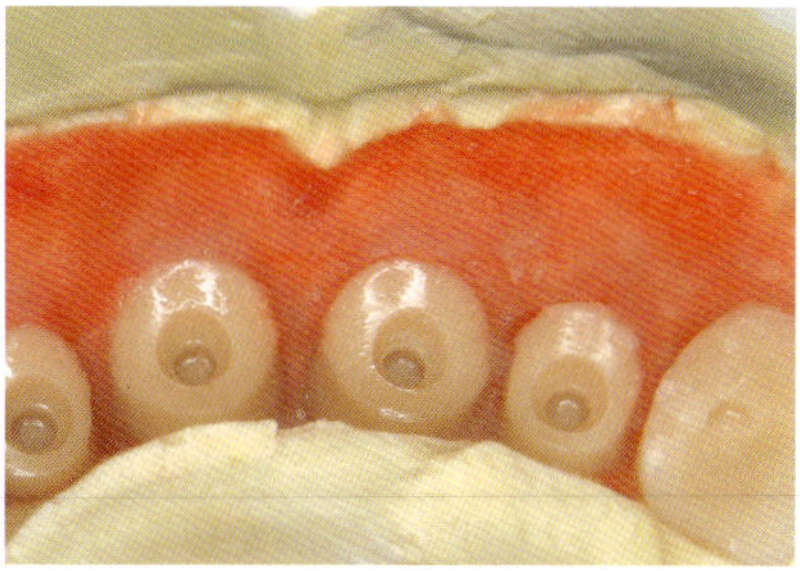

図34-9　ステイン材の築盛が終了後、床用加熱重合レジンを填入し、重合し完成する。填入まで異物の混入と乾燥を防ぐため、ポリエチレンフィルムを被せておく。

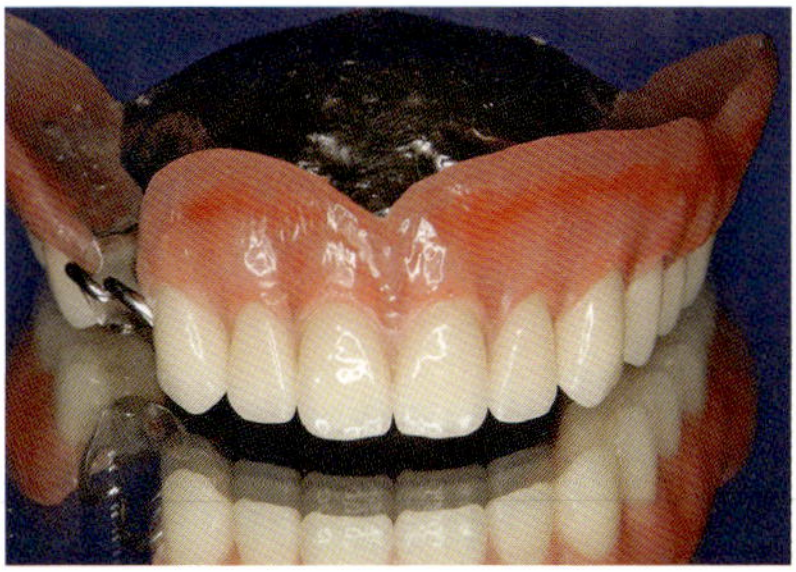

図34-10　完成した自然観のあるステイン床。義歯表面に積層した各種ステイン用レジンが研磨時に削られてなくならないように研磨する。

ハイブリッドレジンを応用したカラーリング（シンフォニー使用例）

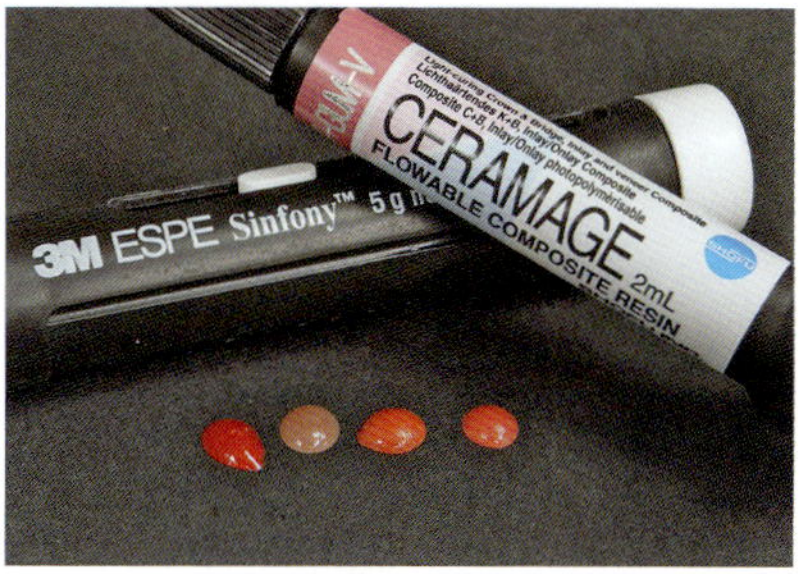

図34-11　数社からガム用のシェードのハイブリッドが発売されている。どのメーカーのものを使っても、大きな差はないと思われる。図はシンフォニー（スリーエム ヘルスケア）とセラマージュ（松風）。

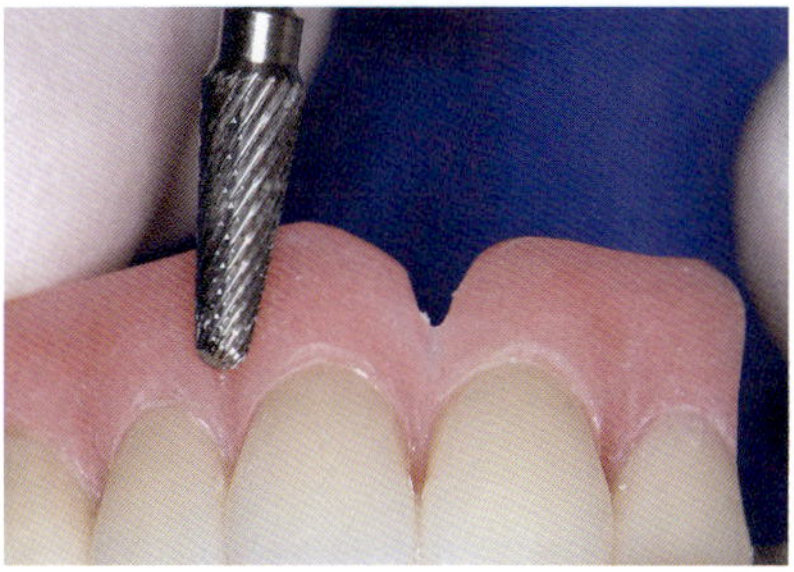

図34-12　必要な材料の厚みを確保するため、歯肉部のカットバックを行う。

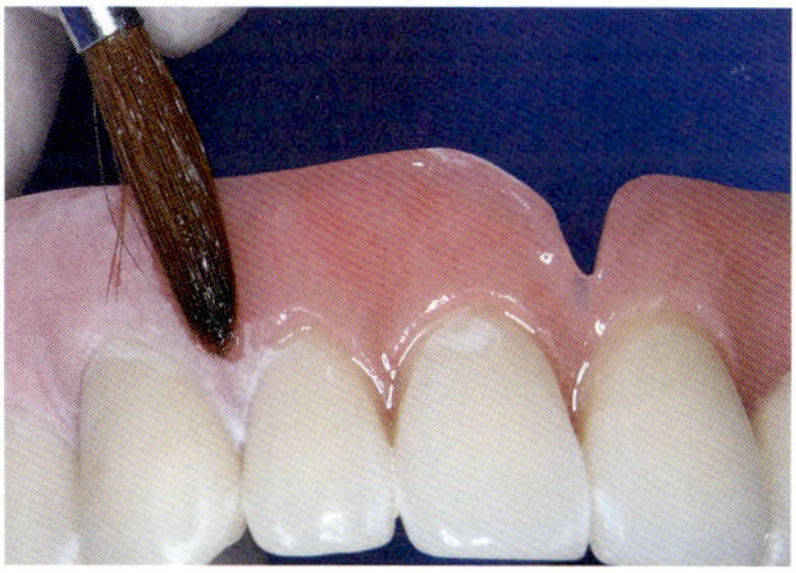

図34-13　歯肉部のカットバック後、適切な接着処理を行う。

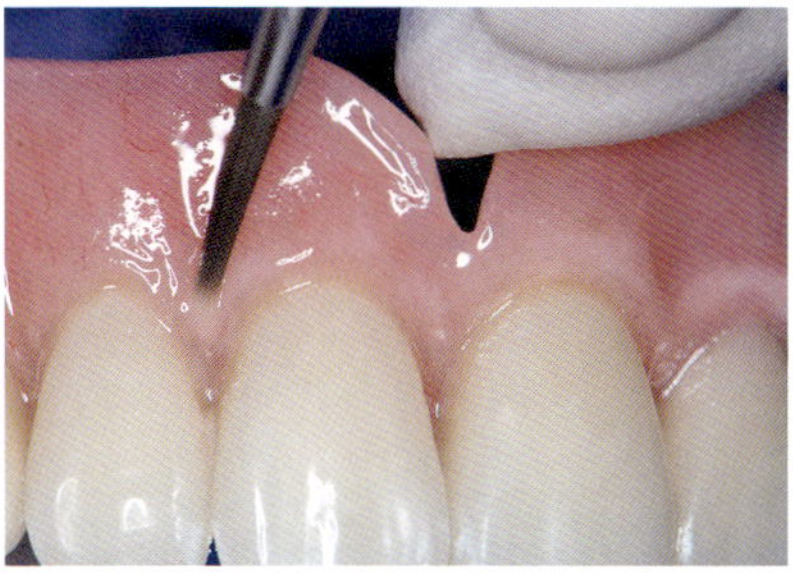

図34-14　1・9：1・7＝6：1または7：1の比率で混和を行い、色調調整したものを歯頸部から約1～2mmの幅になるように築盛。

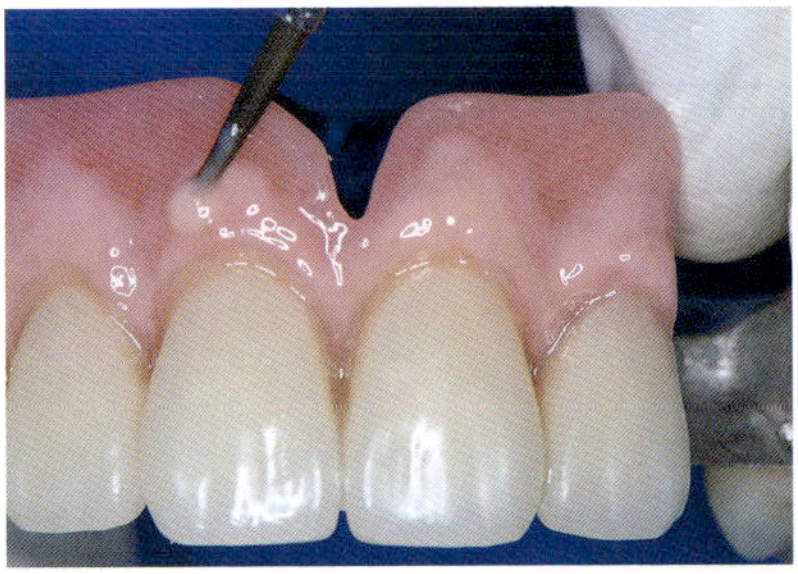

図34-15　1•9：I•7＝6：1または7：1の比率で混和を行い、色調調整したものを歯根部分に築盛する。歯根の走行方向に丸みをもたせながら、滑沢な表面に仕上げる。

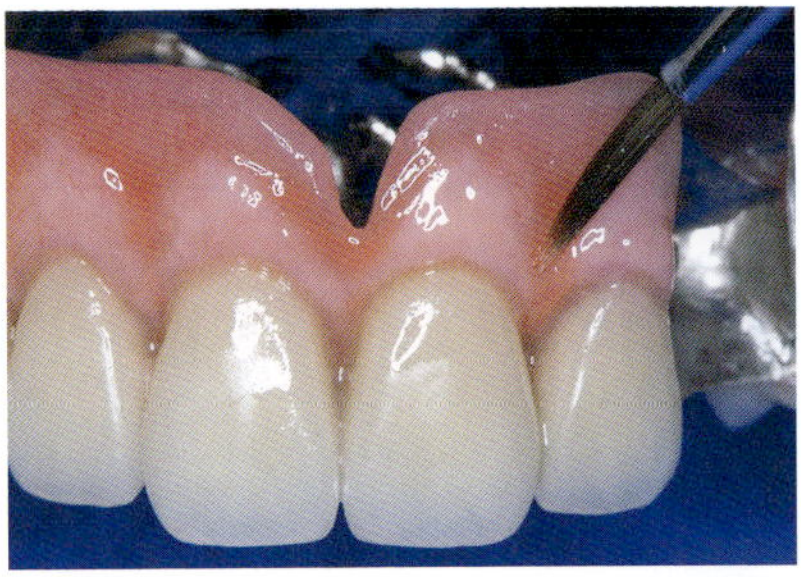

図34-16　1•1：1•12＝2：1の比率で色調調整したものを築盛する。歯根間における凹部感を出すためのカラーリングなので、強すぎないように注意が必要である。

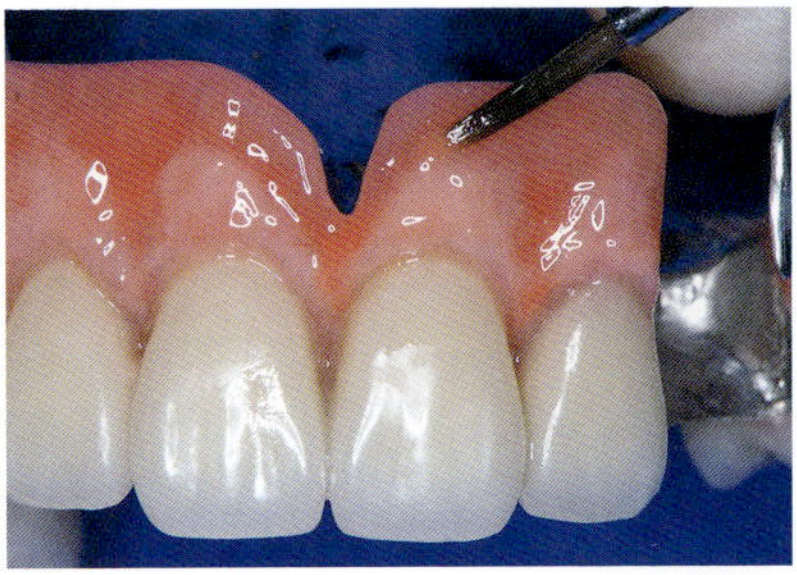

図34-17　1•9：1•10＝4：1の比率で色調調整したものを築盛する。前歯部の場合は口輪筋が緊張した際に入り込む部分なので、やや凹状に築盛する。また遊離歯肉部分なので、縦・斜めに粘膜が引っ張られているように表現にする。

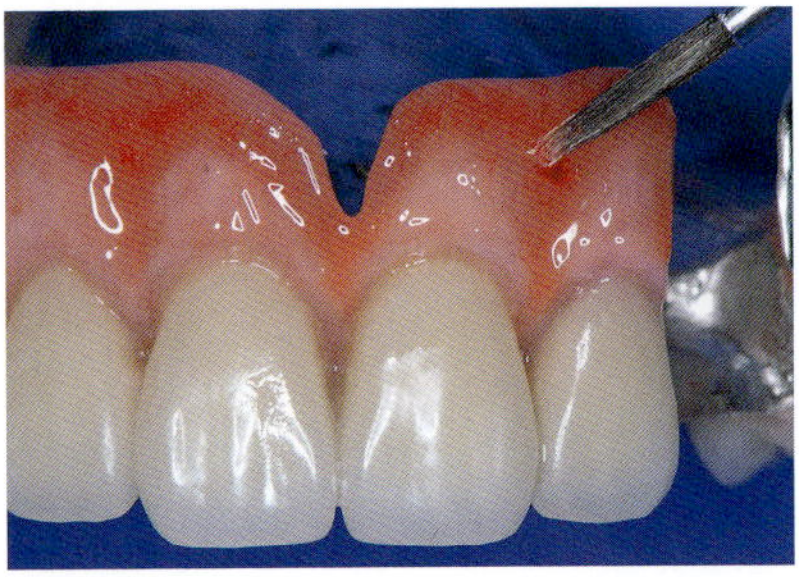

図34-18　血管像。ライブヘアーを張り付け表現する。つぎの工程で上層を築盛するので、この時点では少し強めに表現する。

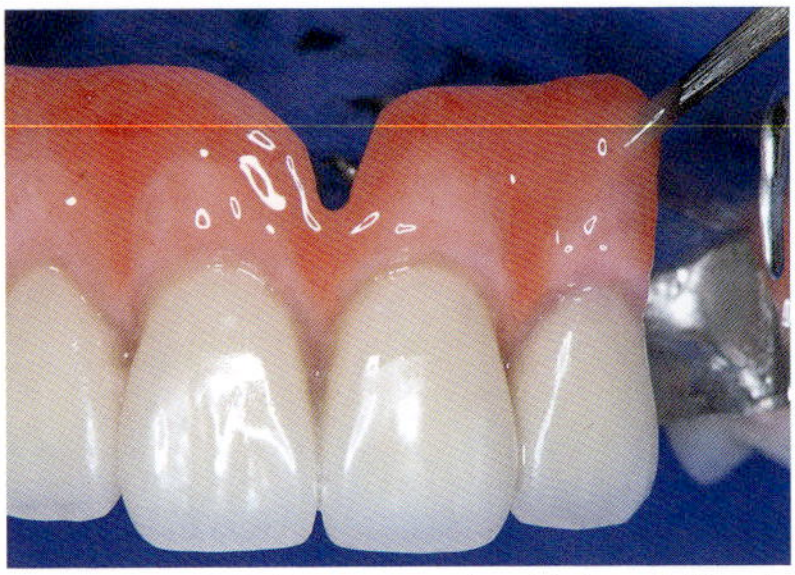

図34-19　全体的に1•9比率で塗布し全体の色調を馴染ませる。歯根豊隆下部の境をぼかすように表現。

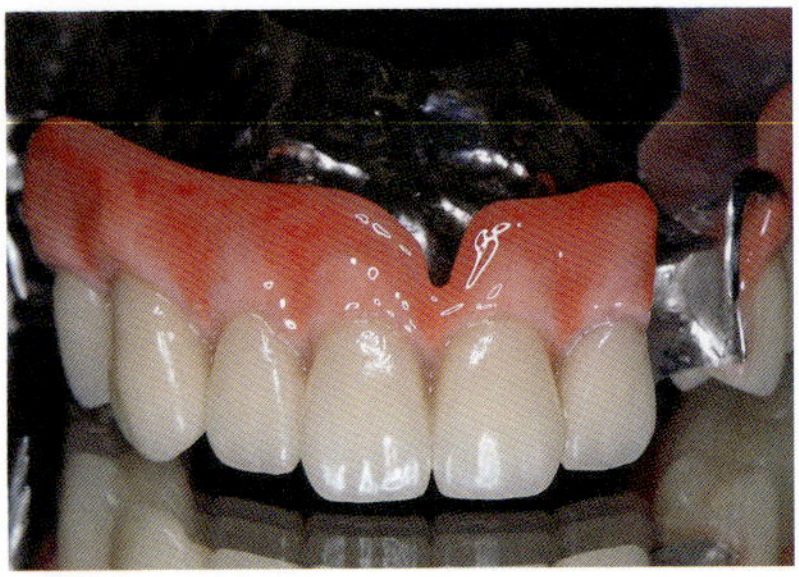

図34-20　ハイブリッドレジンシンフォニー（スリーエム ヘルスケア）を用いたカラーリング法で完成した審美的な義歯。

4. 色調の記録の必要性

デンチャーのカラーリングは義歯の最終試適修了後、床用レジンやハイブリッドのガム用レジンのシェードガイドなどを用いて、患者固有の軟組織の色調を採得、記録しておきます。ＰＦＭ製作時のシェードテイクと同様に、カメラを用いて記録することは色調の伝達の必要事項です。

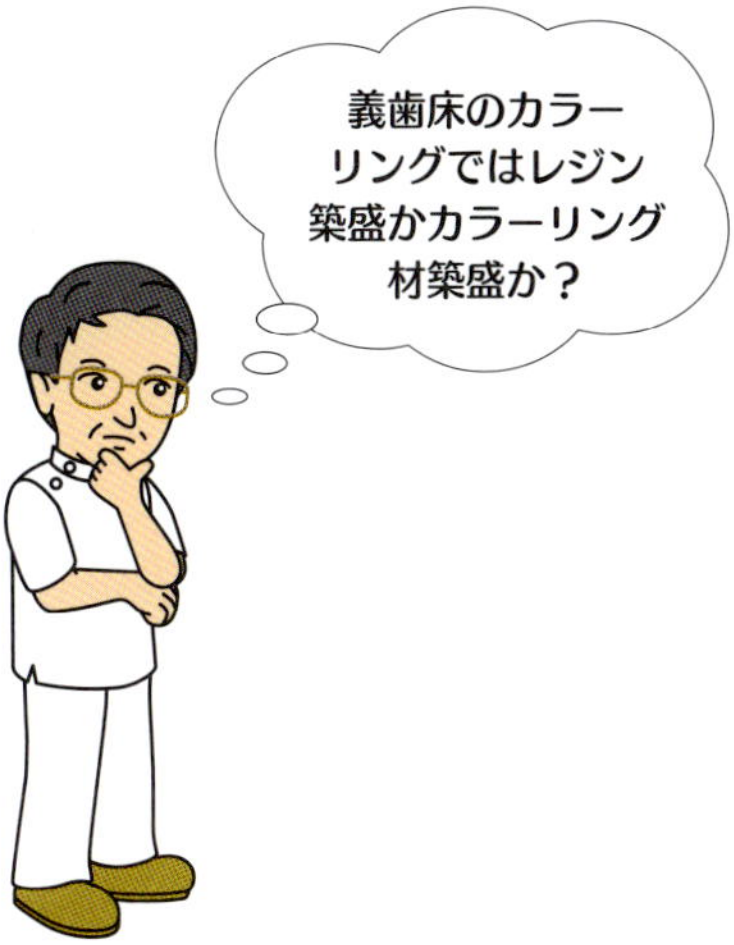
義歯床のカラー
リングではレジン
築盛かカラーリング
材築盛か？

35 咬合床の製作

1. 咬合床を用いた咬合採得

パーシャルデンチャーにも1歯欠損の症例から、コンプリートデンチャーに近いものまで欠損様式もさまざまです。欠損が小さく、残存歯によって咬合関係が明確に保持されている場合は、むしろ咬合床を使わないでシリコンなどのバイト材で直接咬合記録をしたほうが良い場合もあります。

パーシャルデンチャーを装着する患者さんの多くは、残存歯の挺出や傾斜、移動を含めた咬合や歯列に異常を認めます。このようなとき前処置として歯の調整を行い、また必要に応じて適切な歯冠補綴などを施したり、場合によっては、咬合関係を再構築しなければならないこともあります。この場合には治療用義歯などで下顎位の安定を待ち、新義歯を製作することになります。ここでは咬合床を用い咬合採得をしなければならないケースについて、解説していきます（図35-1，2）。

2. 咬合床の設計

基本的には、コンプリートデンチャーの設計に準じますが、パーシャルデンチャーの基礎床は、残存歯を避けて基礎床を製作するという大きな特徴があります。それにともなって、変形や破折が起こることもあります。最終義歯の形態が左右欠損部を連結するような場合、口蓋部分を幅広く粘膜にそわせたり、下顎では残存歯の歯面と接するようにして、咬合床の安定を図ることもあります。

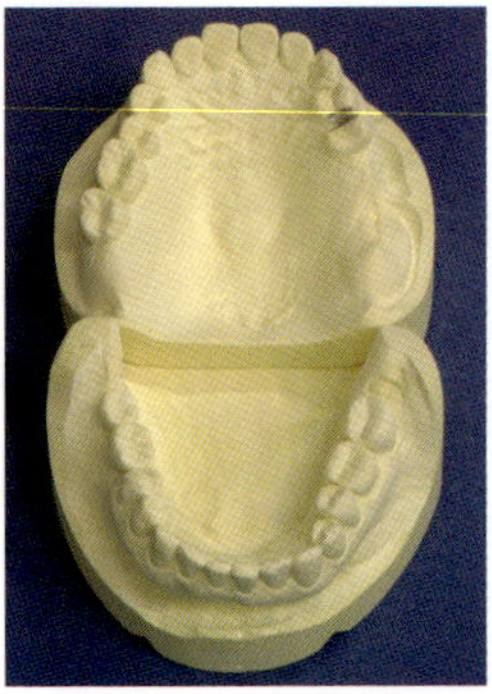

図35-1　欠損が小さく、咬合関係が明確に保持されている場合は、直接咬合記録をしたほうが良い場合もある。

また残存歯の歯頚部付近のアンダーカットを利用し、即時重合レジンでの簡易的なクラスプを製作したり、暫間的に曲げたワイヤークラスプ（線鉤）や、最終義歯に使うクラスプなどを咬合床に取り付けて、安定を図ることもあります（図35-3）。

3. 咬合床の製作（基礎床の製作）

基礎床は、良好な適合性と咬合採得時で変形しない強度をもっていることが大切です。これらを兼ね備えていないと咬合器へ付着・ロウ義歯の試適などの工程に支障をきたし、最終完成義歯の良否に大きく影響を及ぼします。また仮床用レジン圧接後は重合収縮が起こるので、圧接後すぐには模型から外さないで、仮床圧接後硬化前にプレッシャーポットを使用します。こうすることで、適合の良い仮床ができます。完全硬化までの変形を防ぐためにできれば一昼夜、少なくとも2時間～半日程度は放置しておくと良いでしょう。

4. 基礎床の製作の注意点（図35-4～9）

①変形や破折を起こさない十分な強度。
②咬合採得時、基礎床が安定する設計。
③完成義歯をイメージした床外形。
④良好な適合状態。
⑤辺縁は丸くかつ粘膜と移行する形態。

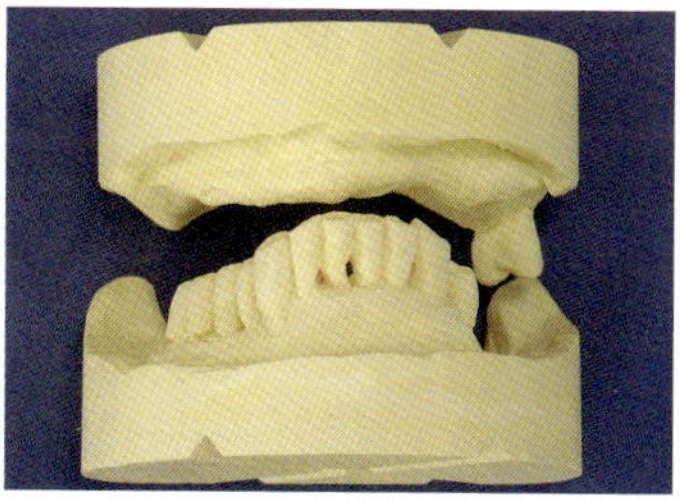
図35-2　パーシャルデンチャーを装着する患者さんの多くは残存歯の挺出や傾斜、移動を含め咬合や歯列において異常を認める。

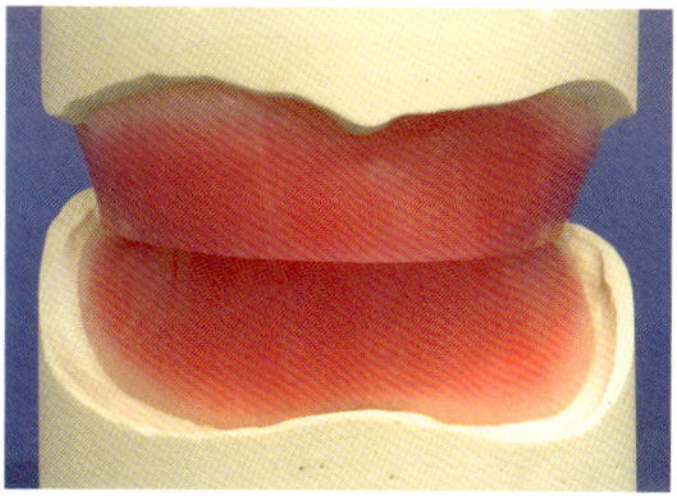
図35-3　コンプリートデンチャーの咬合床。基本的な基準は、コンプリートデンチャーに準じる。

基礎床の製作のポイント

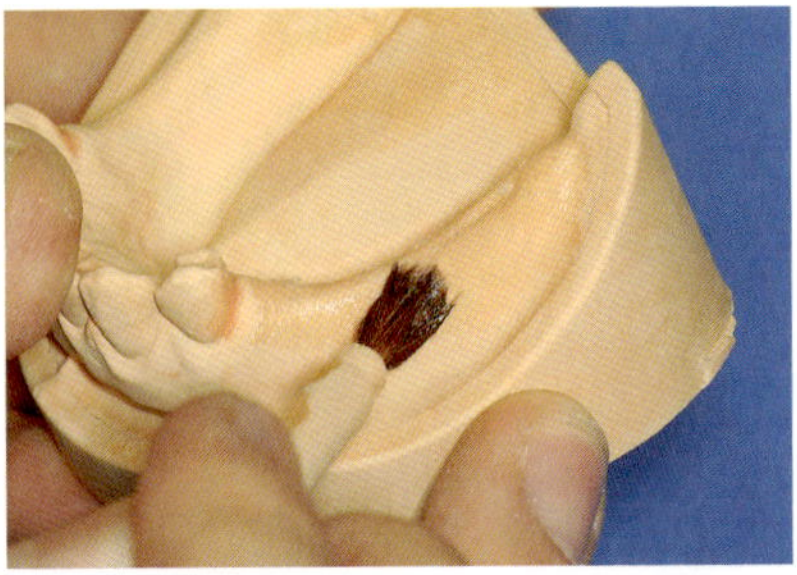

図35-4　基礎床の圧接。残存歯や顎提のアンダーカット部分にパラフィンワックスを用いてブロックアウトを行い、模型に薄くワセリンを塗布する。

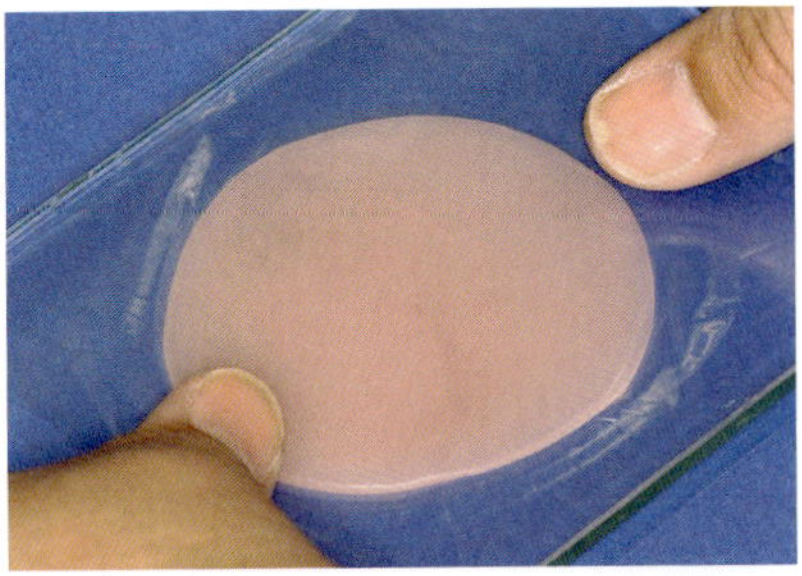

図35-5　練和したレジンを、ガラス板やポリエチレンフィルムを使って均一な厚みにする。均一な厚みを確保することでのちの圧接を効率良く行える。

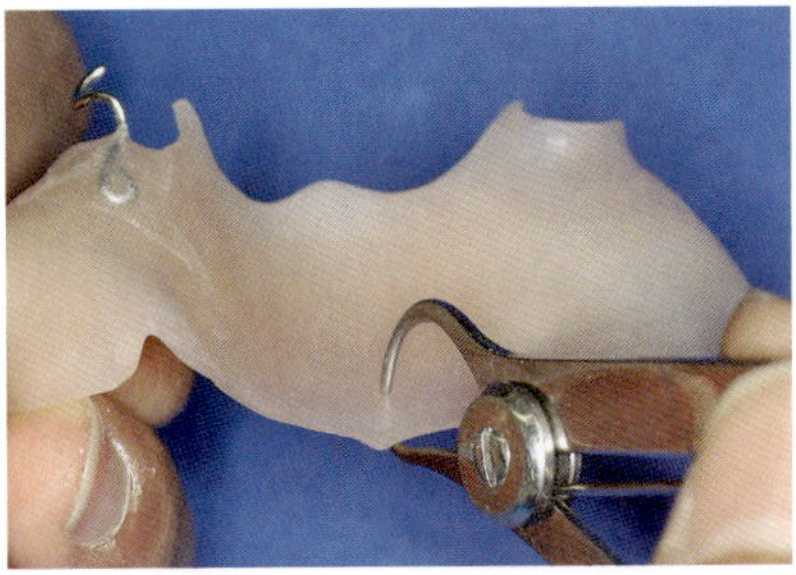

図35-6　基礎床の厚み。咬合採得時の咬合圧や、ロウ提の温度変化によって変形しない厚みが必要である。厚すぎると人工歯排列時のじゃまになり、過度の重合収縮をまねくので1.5～2mm程度が適正。

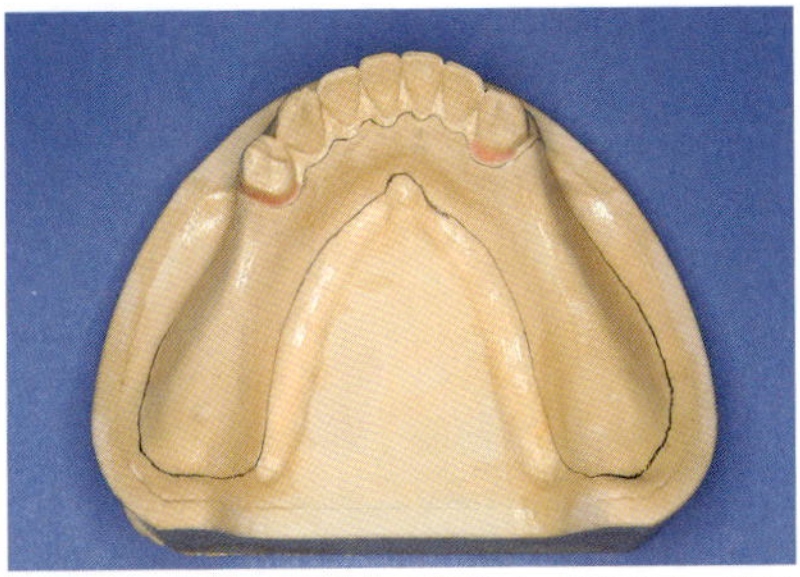

図35-7　基礎床の外形。基礎床の外形は、最終的な完成義歯の床外形を基準とする。下顎遊離端であればレトロモラーパッドまで、上顎遊離端であれば口蓋小窩から1～1.5mm手前まで覆う。粘膜と床の移行部はスムーズに移行するよう注意する。

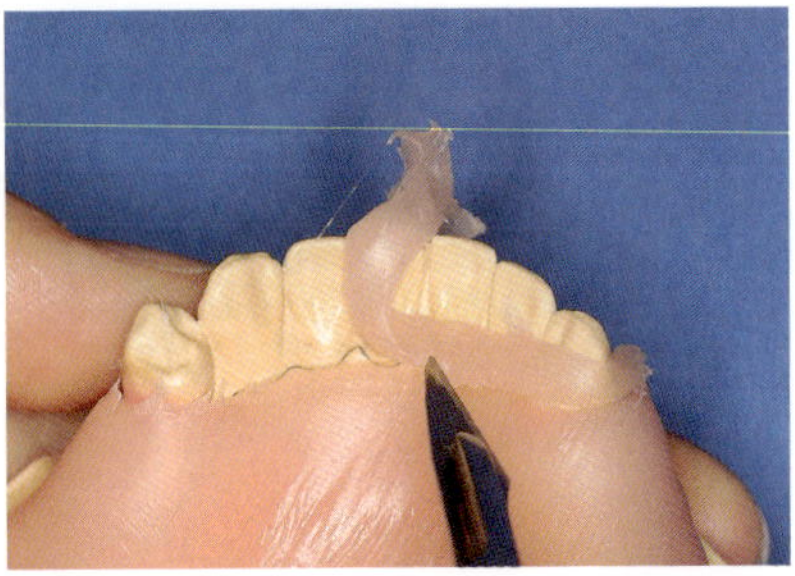

図35-8　レジンを模型に過不足なく圧接したのちメスなどを利用して、外形線からの余剰レジンを切り取る。

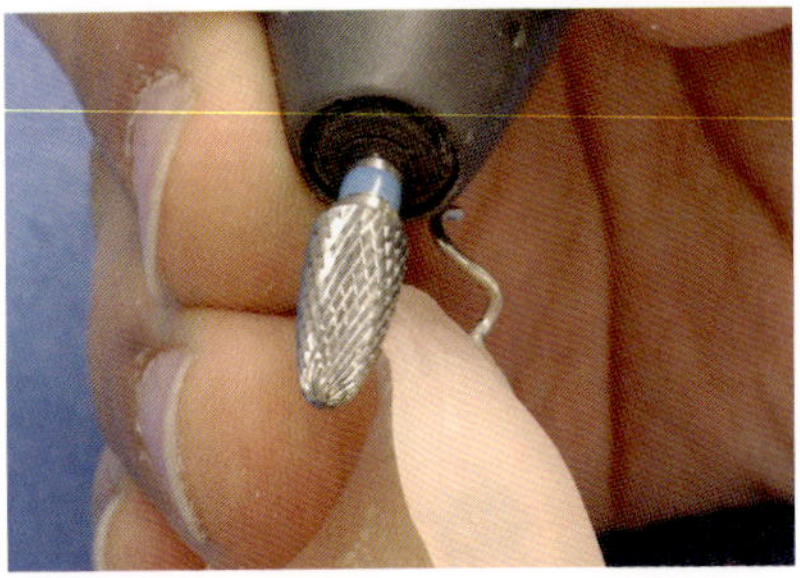

図35-9　レジンが完全硬化後、作業用模型から取り外し、バリや余剰部分をカーバイドバーなどで削合し、床形態を整える。

5. 基礎床の維持

維持装置のないパーシャルデンチャーの基礎床では、咬合採得時口腔内で安定が図れないために、適正な咬合採得ができないことがあります。レジンアップやワイヤークラスプ（線鉤）などを応用し、維持安定を図る工夫を行いましょう（図35-10〜12）。

6. ロウ堤の基準

基本的には、コンプリートデンチャーにおける平均値を基準に決めていきます。パーシャルデンチャーでは残存歯が有力な参考、基準になりますが、残存歯の形態的機能的な評価を十分に行う必要があります。リップサポートも同様な方法にて決めていきます（図35-13〜15）。

7. 咬合床の精度

パーシャルデンチャーの咬合を上手に構築するには、やはりこの咬合床の精度が重要です。適切な維持を咬合床に付与することで、咬合の変位が少なくより最終義歯に近い、正確な咬合採得が可能となります。しかし、咬合床の維持だけでなく、基本的に咬むことで安定する義歯と咬合の関係にも注目し、転覆試験などによる確認も必要な症例もあります。また金属床を用いる場合には、アルタードキャスト法を利用して咬合採得すると得策です。

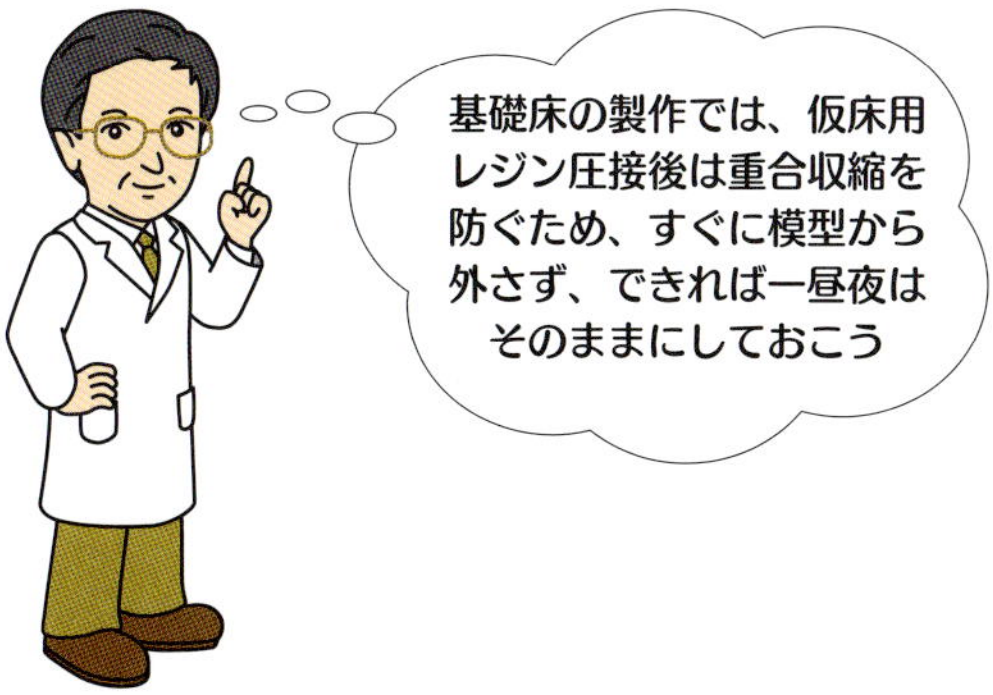
基礎床の製作では、仮床用
レジン圧接後は重合収縮を
防ぐため、すぐに模型から
外さず、できれば一昼夜は
そのままにしておこう

基礎床の維持

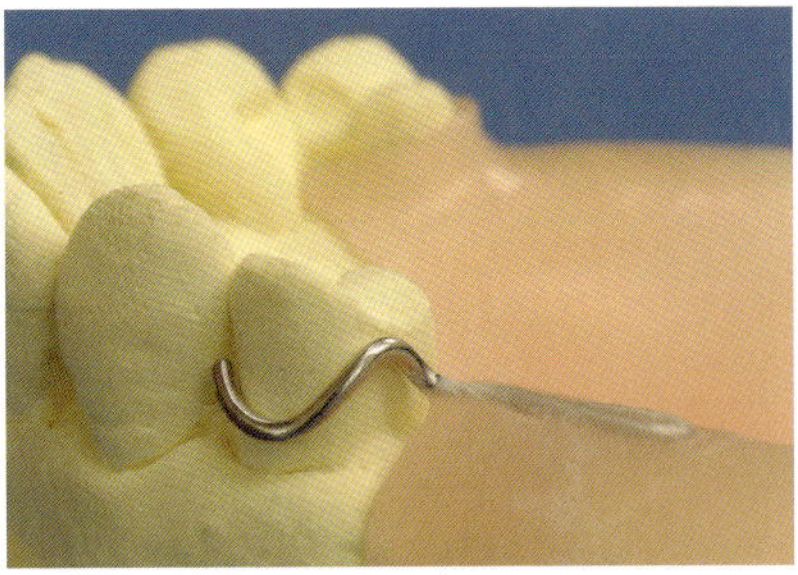

図35-11　暫間的にクラスプを付与して、咬合床の安定を図ることもある。

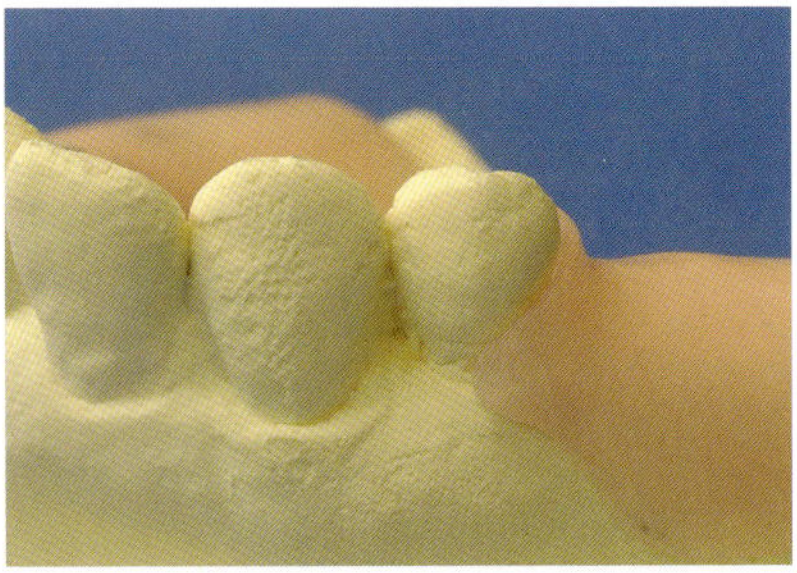

図35-10　基礎床だけでは咬合床の維持が図れないことがあるので、レジンアップの設計を行った。

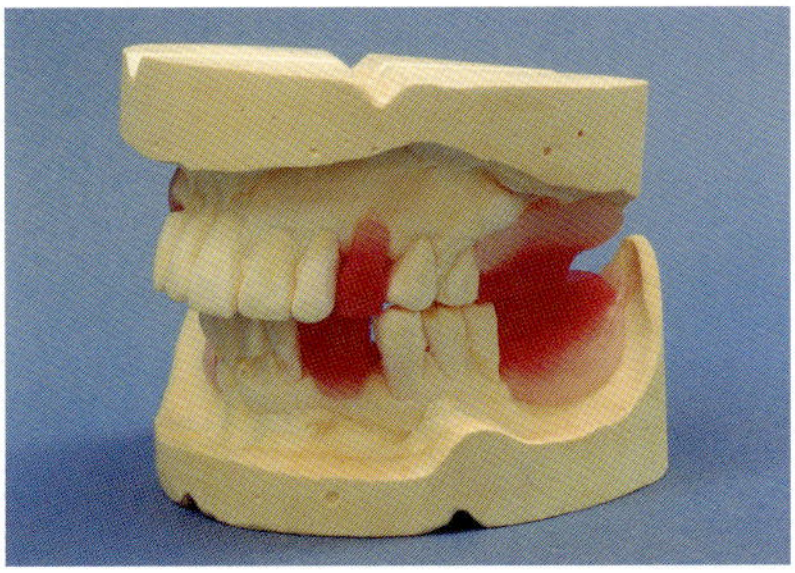

図35-12　咬合床製作にあたっては、患者さん個人の適正なリップサポート、咬合高径、咬合平面をいかに設定するが重要である。また咬合採得時、各設定基準の過不足によるワックスの調整量が少ないことが望ましい。

ロウ堤の基準

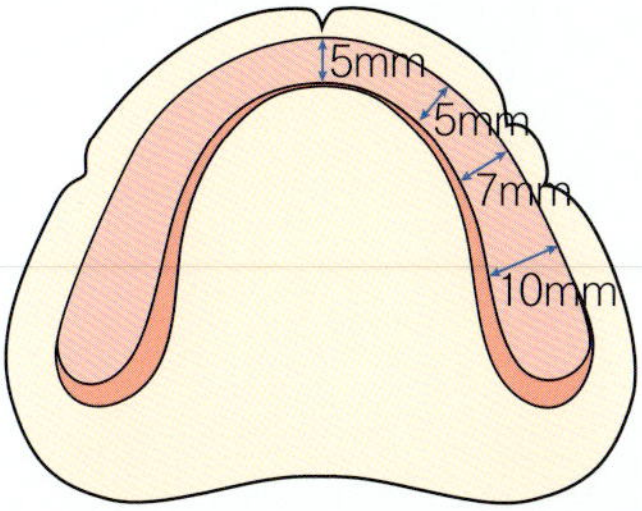

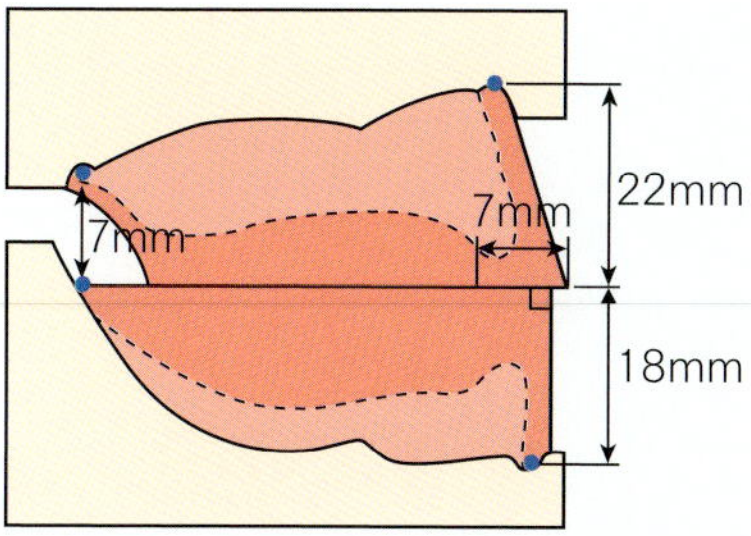

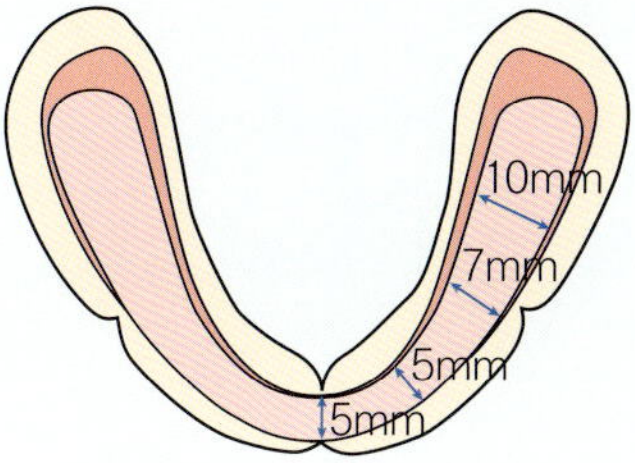

図35-13　上顎・下顎遊離端などの大きな欠損であれば、咬合提後縁はコンプリートデンチャーの基準を用いる。上顎はハミュラーノッチから7mm、下顎はレトロモラーパッドの1/2。最後に、残存歯や粘膜と移行的かつ調和がとれるようにワックスを盛り上げる。

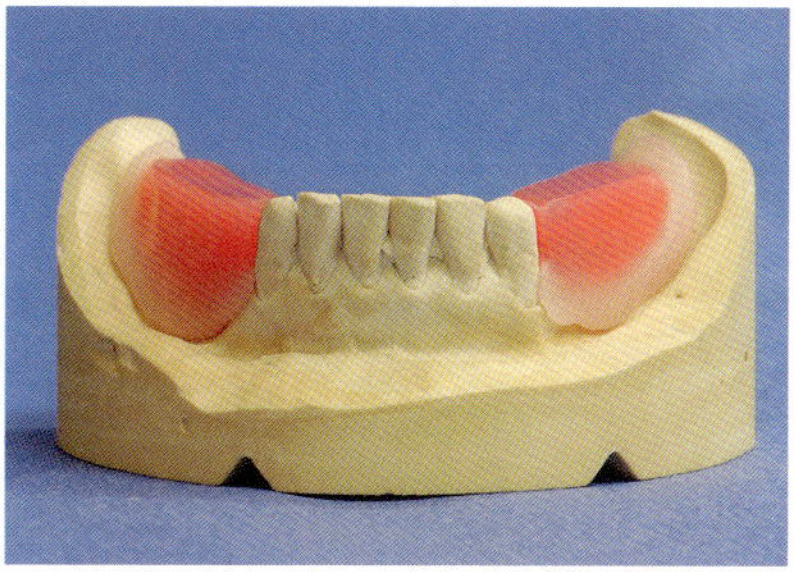

図35-15　残存歯を参考に完成したロウ堤。

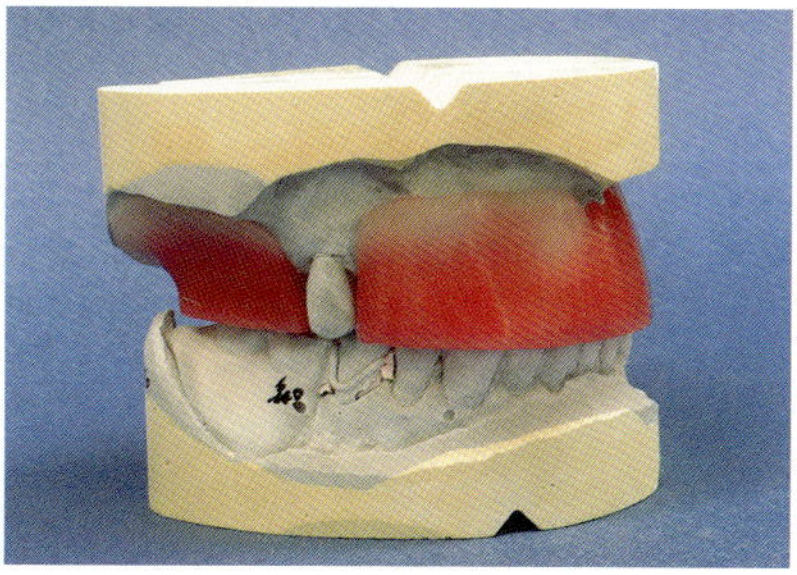

図35-14　リップサポートにおいても同様である。残存歯と調和するようにパラフィンワックスを盛り上げる。

36 アルタードキャスト法

1．アルタードキャスト法とは

パーシャルデンチャーの製作では、義歯の部分と鉤歯にあたる部分を同時に製作することは珍しくありませんが、硬組織と被圧変位量のある軟組織を同時にかつ正確に印象することは意外と困難です。

ここで解説するアルタードキャスト法は、最初に歯などの硬組織の印象から製作した作業用模型上で、鉤歯にあたる部分の補綴あるいはコーヌスの内、外冠などを完成させたのち、その歯冠補綴を完了した模型を用いて、金属床などを製作する方法です。

このようにして製作された金属床は、鉤歯にあたる部分の補綴と精密に適合します。この金属床を使って口腔内で欠損部歯槽粘膜面の印象を行うと、鉤歯と歯槽粘膜の正しい関係が再現できます。

その後、金属床を製作した作業用模型の義歯床部分だけを改造して、パーシャルデンチャーの義歯床部分を完成する方法を、模型改造法（模型改造印象法）アルタードキャストテクニックと呼んでいます。

最近では適合精度の良い義歯床にする目的で、排列終了後、粘膜をもう一度機能印象して粘膜の修正も含めての咬座印象（加圧印象法、咬合圧印象法）として、このアルタードキャスト法を用いられるケースも多いのです。

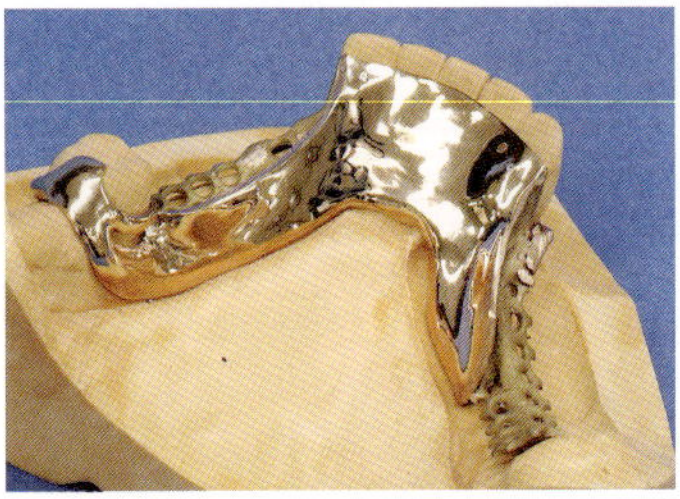

図36-1　模型上での鋳造床フレームの適合（完成）。

2．アルタードキャスト法の手順

1回目の精密印象で起こした作業用模型にて、鋳造床フレームワークを製作します。このときに、レスト・支台装置などが良好な適合状態であるかも確認しておきます（図36-1）。

3．粘膜印象用トレーの製作の準備

鋳造床が完成したのち、アルタードキャスト用の粘膜印象用トレーを製作します。まず現在の模型の齦頬移行部などを参考におおよその床外形線を決めて、外形線を記入します。アルタードキャストで口腔内の印象材スペースを確保するため、その内側の2ミリ前後を目安に歯槽面に＃24（厚さ0.56ミリ）〜＃26（厚さ0.46ミリ）程度のシートワックスを圧接します。つぎに鋳造床を模型に戻していきますが、すでにシートワックスが圧接されているのでスケルトン部のストッパーなどがシートワックスにあたり浮き上がってしまいます。これを防ぐために、スケルトン部分をブンゼンバーナーなどで少し加熱して模型に収め、浮き上がりを防止します。またレスト部分や維持装置などが模型にしっかり収まっていることを再確認します（図36-2，3）。

4．粘膜印象用トレーの製作

鋳造床の模型への適合確認後、常温重合レジンかトレー用オストロンを使用し、欠損部印象トレー（仮床）を製作します。鋳造床のスケルトン部にからめ約1.5ミリの厚さを基準に、板状にしてトレーの外形線に合わせて形成します。レジンが硬化

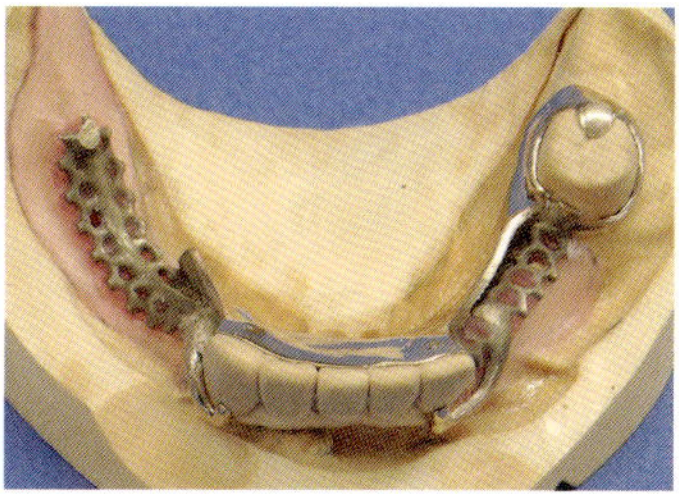

図36-2　鋳造床フレーム製作後、歯槽面に＃24（厚さ0.56mm）〜＃26（厚さ0.46mm）程度のシートワックスを圧接し、印象材のスペースを確保する。

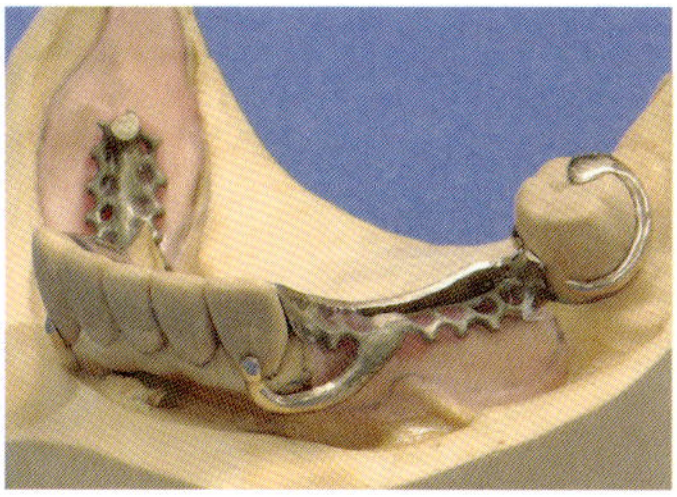

図36-3　レスト部分や維持装置などが模型にしっかり収まっていることを再確認する。

して鋳造床のスケルトン部と一体化したら、欠損部印象トレーの辺縁をトレーの外形線を参考にして、あまりシャープな形にならないように、丸味をもたせて調整します。

欠損部印象トレーが完成したら、咬合採得用の咬合床（ロウ堤）製作か人工歯排列に移ります。咬合床（ロウ堤）は一般的には仮のバイトに合わせて口腔内で微調整するか、2~3ミリ程度少し低めにつくって、シリコンなどのワックス以外のバイト材料で咬合採得されます。細かなところは歯科医師と相談して決めていきましょう（図36-4，5）。

5．粘膜の機能印象

欠損部印象トレーが完成したら、いよいよ口腔内での歯槽粘膜面の機能印象を行います。印象材としては、亜鉛化ユージノールペースト・ティッシュコンディショナーや印象用のワックスなどが使われていましたが、現在ではほとんどがシリコン関連の印象材が使われています。

咬合採得用の咬合床（ロウ堤）か、人工歯排列まで進んでいるのかで作業が少し異なりますが、どちらにしても、口腔内でレスト部分や維持装置などがしっかり収まっているかを再確認します。これが一番重要なポイントです。

咬合採得用の咬合床（ロウ堤）の場合は、歯槽粘膜面の機能印象したのちに鋳造床や印象は口腔内に適合したまま咬合床（ロウ堤）にユージノールペーストやバイト用シリコンを盛り咬合採得を行います（図36-6）。

また人工歯排列まで進んだケースは、粘膜をもう一度機能印象することでより粘

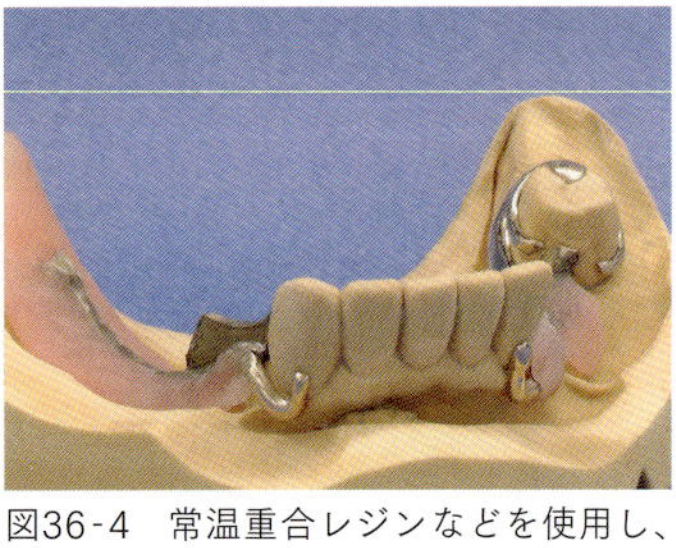

図36-4　常温重合レジンなどを使用し、欠損部印象トレー（仮床）を製作する。最後に歯槽面に圧接したシートワックスをきれいにはがし、完成。

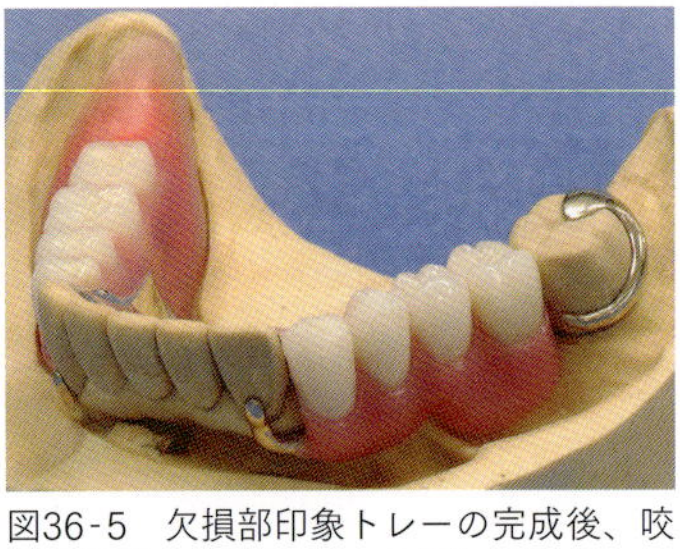

図36-5　欠損部印象トレーの完成後、咬合採得用の咬合床（ロウ堤）製作か、人工歯排列の作業に移る。

膜の修正も含めた咬座印象（加圧印象法、咬合圧印象法）として、このアルタードキャスト法が多く用いられます。技工作業については大きく変わる部分はありませんが、このあたりの違いは理解しておきましょう。

6．改造模型の製作

欠損部の粘膜面が新しく印象されたため、以前に鋳造床と欠損部印象トレーを製作した模型にはそのままの精度で戻ることはありません。新しく印象された欠損部の粘膜面を再現するために、鋳造床と欠損部印象トレーを製作した模型を改造することとなります。

まず粘膜面の印象された部分が、改造する作業用模型にぶつからないようにするため石膏分割ノコやエンジンを利用して切り取ります（図36-7）。この切断面に新しく石膏が注入されたときにしっかり結合するように、アンダーカットを付与します。印象面と作業用模型が接触していないこと、鋳造床が作業用模型に正確に適合していることを確認して、スティッキーワックスなどでしっかりと固定します。作業用模型と新しい粘膜面の印象との間に隙間がある場合は、あとで石膏を注入すると隙間から石膏が流出してしまうので、隙間をユーティリティーワックスやシートワックスなどで封鎖しておく必要があります。

印象面の辺縁は、ユーティリティーワックスやパラフィンワックスなどでボクシングを行い、続いて新しい印象面に石膏を注入します。前の模型はあとで注入する石膏とのなじみを良くするために、少し湿らせておきます。注入した石膏が硬化したら、余分な石膏を少し整理し、改造模型の完成です（図36-8～12）。

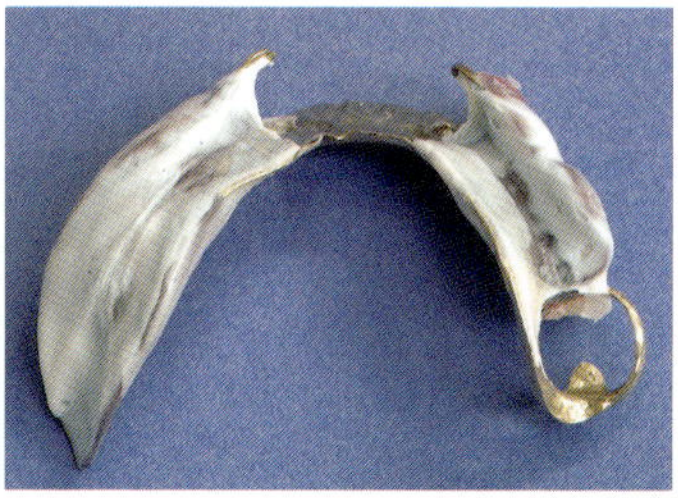

図36-6　口腔内で歯槽粘膜面の機能印象が終了した状態。

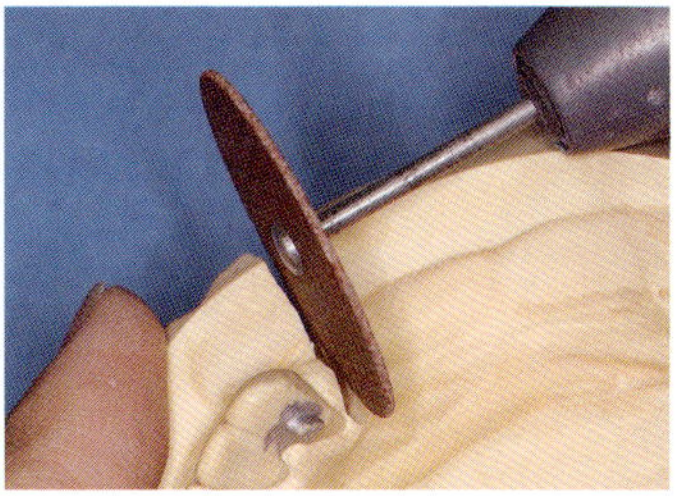

図36-7　粘膜面の印象された部分が、改造する作業用模型にぶつからないように、石膏分割ノコやエンジンを利用して模型を切り取る。

改造模型の製作

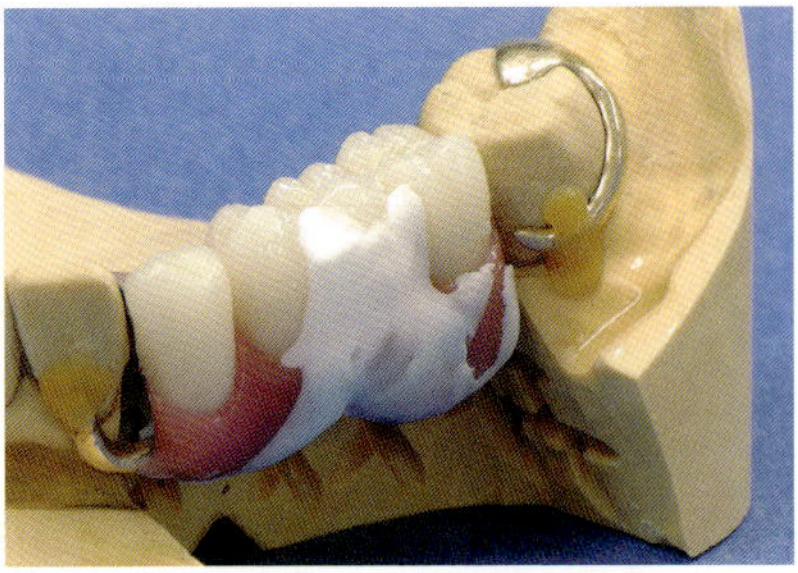
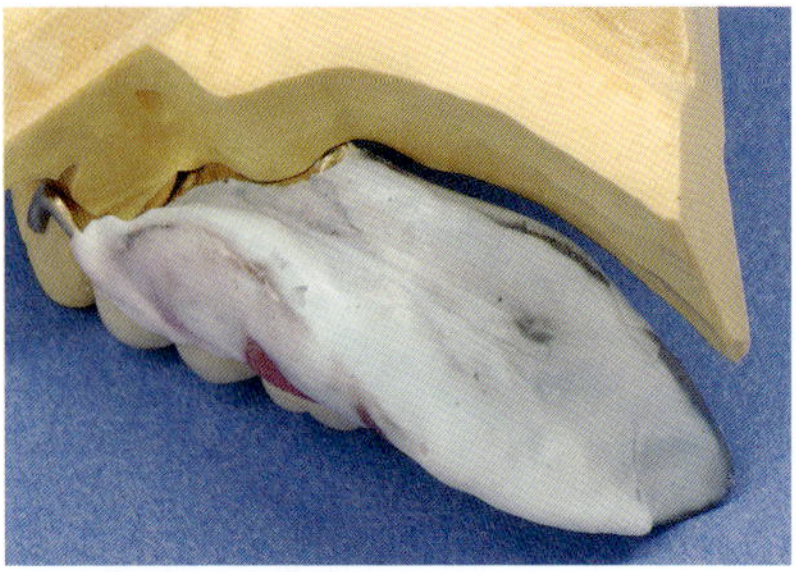

図36-8, 9　印象面と作業用模型の接触がないこと、鋳造床が作業用模型にしっかり適合していることを確認し、スティッキーワックスなどでしっかりと固定する。

図36-10　石膏を注入したとき、隙間から流出してしまうので、隙間をユーティリティーワックスやシートワックスなどで封鎖しておく。

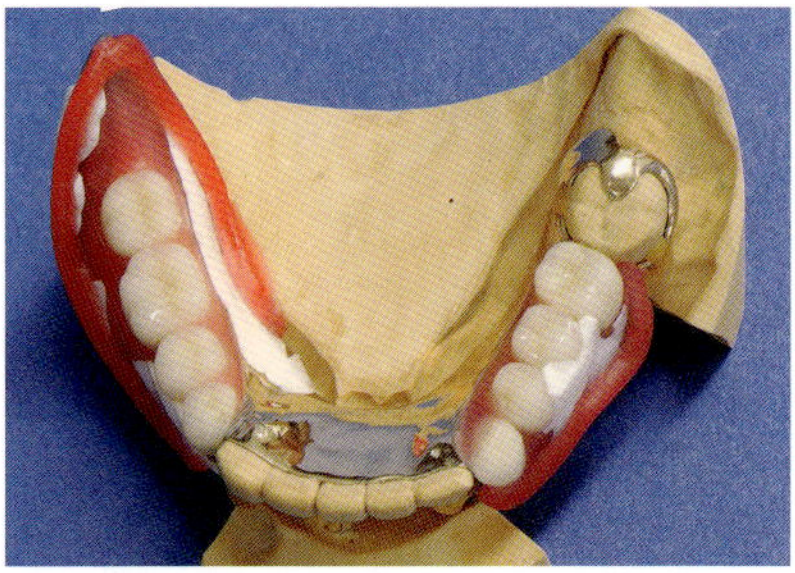

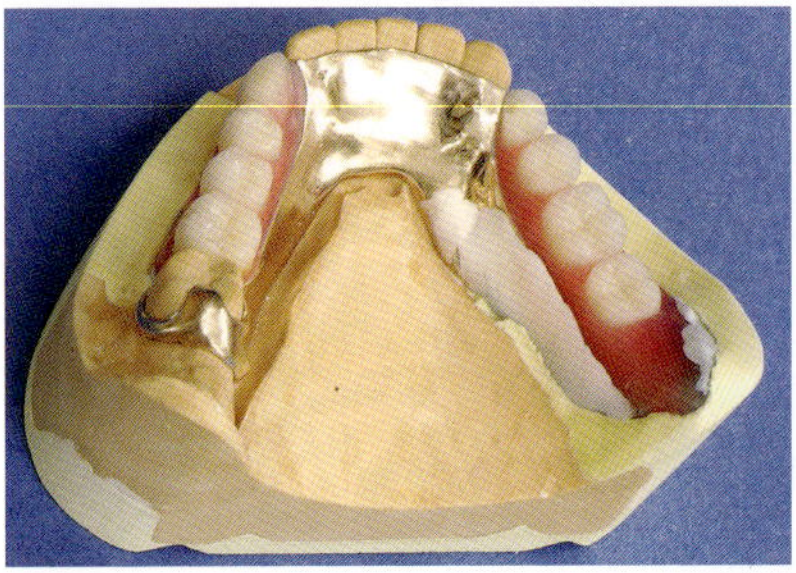
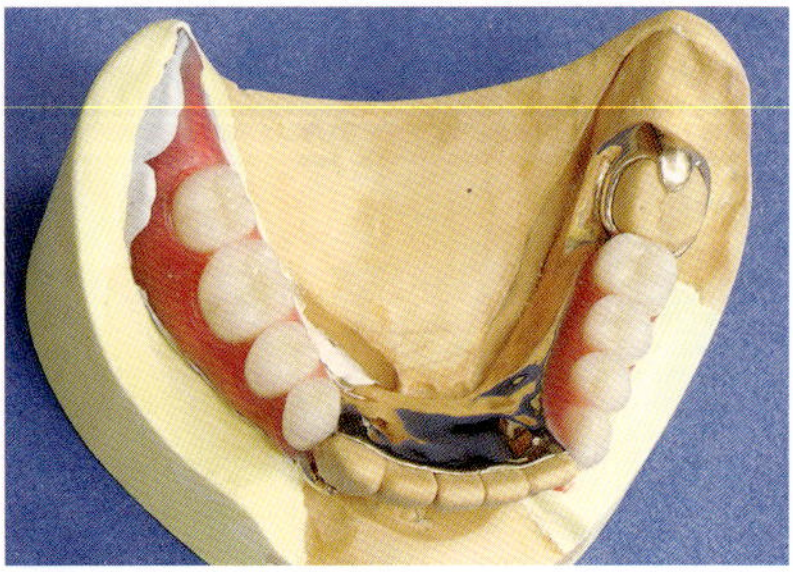

図36-11, 12　注入した石膏が硬化したら改造模型の完成。

7. 改造模型の咬合器付着

アルタードキャスト法や咬座印象をされて粘膜面を改造した模型は、完成しても鋳造床などを模型から一度外してしまうと、新しい印象面が精密に模型に戻らなくなってしまうので、模型から外さず咬合器付着まで行うことが大切です。

模型の咬合器付着が終了し、鋳造床などを模型から外すことになりますが、鋳造床と一体化している欠損部印象トレー（仮床）は取れにくくなっていることが多く、トーチなどで少し軟化させると簡単に分離できます。このようにして改造した作業用模型で通法に従い、人工歯排列から完成までの作業を進めます（図36-13）。

8. つねに適合などのチェック

アルタードキャスト法で製作したパーシャルデンチャーは、口腔内装着時に義歯床内面の修正がなく、欠損部歯槽粘膜と適合します。また前述したように、模型上や口腔内での各ステップでの適合などのチェックは重要です。ちょっとしたエラーにより、試適時は適合が良好だったが、完成義歯のときには不適合であったということになりかねません（図36-14）。

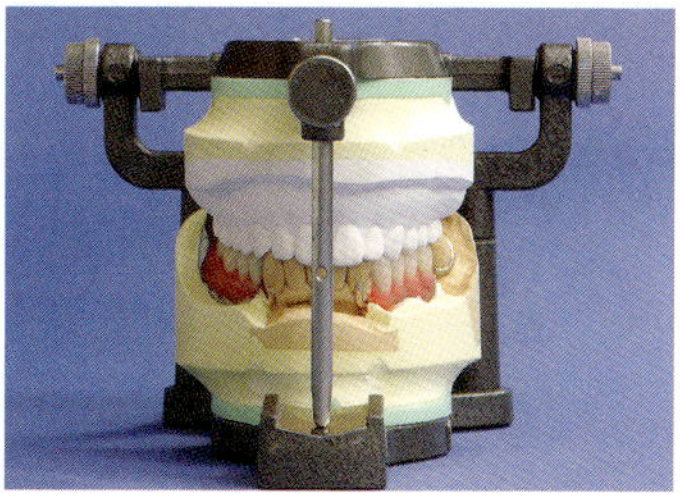
図36-13　模型完成後、咬合器装着された状態。

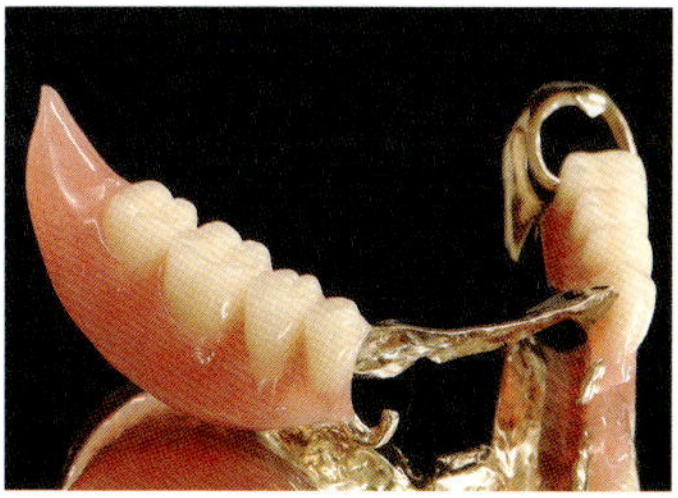
図36-14　アルタードキャスト法で完成したパーシャルデンチャー。

37 義歯床の加熱重合

1. フラスコ埋没

パーシャルデンチャーのフラスコ埋没は、作業用模型上で完成したロウ義歯の床の部分を、床用レジンに置き換えるための第一歩です。しかし、流ロウ時の上下フラスコを分離する際に、作業用模型の一部が破損したり、掘り出し作業中に、床部分やクラスプを破損、変形させてしまい、致命的なトラブルを起こすこともあります。フラスコ埋没時のちょっとした工夫をすることで、重合後の精度はもちろん、義歯の掘り出し作業を容易にまた安全に行うことができます。

2. ワックスデンチャーのフラスコ埋没の前準備

人工歯排列と歯肉形成が終了したワックスデンチャーを、フラスコに埋没するときにもっとも重要なことは、埋没したフラスコ下部の模型を含めた石膏面に、アンダーカットをつくらないことです。また重合後リマウントし、重合誤差による咬合調整を行うため、模型を極力壊さないように重合後に掘り出す必要があります。

まずフラスコに収まることを確認し、もし収まりが悪いのであれば、モデルトリマーなどで調整します。スプリットキャストの面をきれいに残しておかなければ、リマウント時に不正確な位置となってしまいます。ちょっとしたシートや湿らせたティシュペーパーなどを敷いたり、模型のまわりにワセリンなどの分離剤を塗っておくと、分離しやすくなり掘り出す際の破損の程度が軽くなります（図37-1，2）。

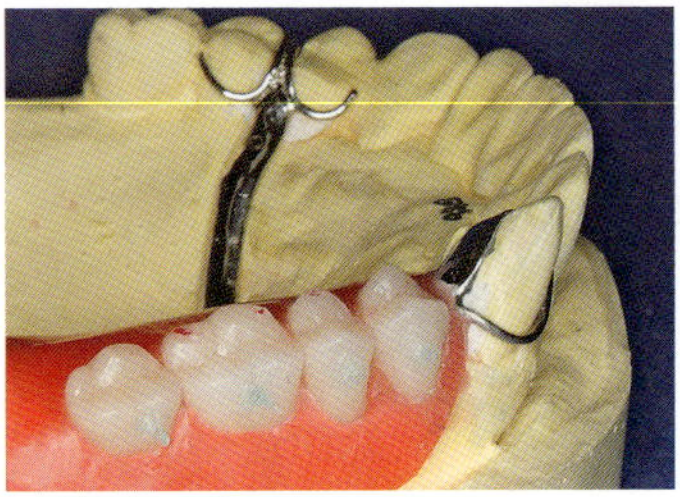

図37-1　人工歯の歯冠長の短い物や脱離しやすそうな形態のものは、あらかじめ人工歯に粘性の高い接着剤「技工用瞬間硬化模型修復材タフゼリー」（ルビー）を山状に盛り上げ、流ロウ時に人工歯が脱離しないように維持を強化しておく。ただし、人工歯によっては、接着剤と強固に接着するものがあるので注意する。

3. フラスコ埋没作業

フラスコ埋没作業は、最初に作業用模型の埋没する場所にあらかじめ石膏を盛ることから始めます。つぎにフラスコ下部に作業用模型のまわりを満たす程度の石膏を入れ、あらかじめ石膏を盛っておいた場所に、作業用模型を沈めてから周囲に石膏を盛りつけます（図37-3〜7）。

石膏がある程度硬化したら、流水下で指の腹や筆を利用して、石膏面をスムーズな面にしていきます。石膏が完全に硬化するまでの間での作業となるので、作業を開始するタイミングが重要です。このときフラスコの合わせ目の金属の部分に石膏がはみ出している場合は、フラスコ上部を勘合させたときに浮き上がりの原因になりますから、スパチュラやインスツルメントで、石膏をきれいに取り除いておきましょう。この時点で、ワックスデンチャーの上に薄く伸びている石膏を削除し、フラスコ下部にアンダーカット部分がないか確認しますが、切削で修正できない箇所は、再度石膏を追加し修正します。

4. フラスコ下部への埋没

フラスコ下部の石膏の硬化後、レジン填入時の上下のフラスコの浮き上がりによるバリの防止策として、細く切ったパラフィンワックスを、ワックスデンチャーの周囲に溶着しておきます。このように埋没の準備ができたフラスコ下部の石膏面に筆を使って分離剤を塗布します（図37-8）。

全体の埋没作業に入る前に、義歯表面の重合仕上げの状態を良くするため、また歯間乳頭部への気泡混入を防ぐため硬石膏を歯間乳頭部へすり込むように盛り、

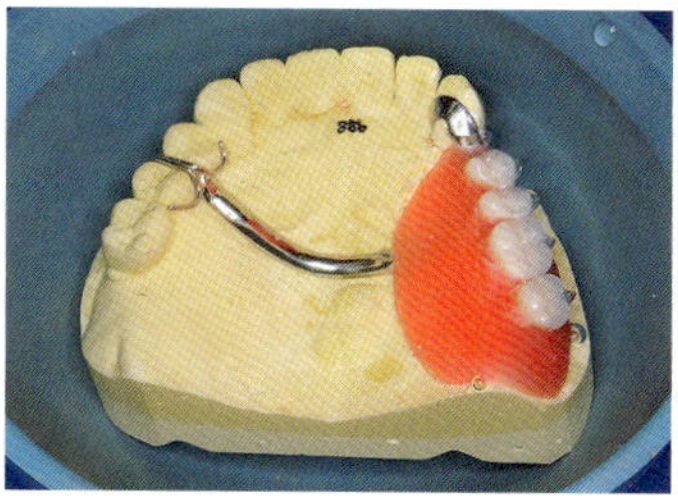

図37-2　ロウ義歯模型は、埋没する石膏とのなじみを良くし、気泡の発生を防ぐためによく吸水させる。模型のまわりにワセリンなどの分離剤を塗っておくと、石膏の分離が良くなる。

フラスコ埋没作業

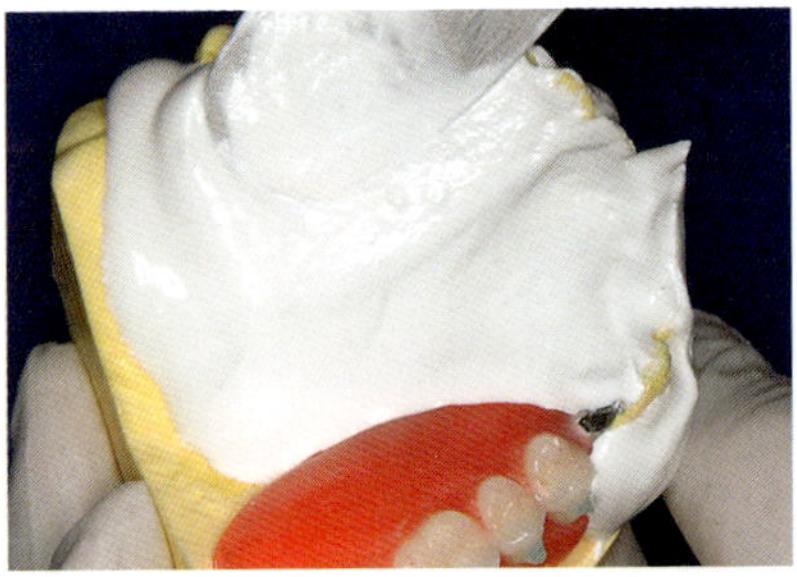

図37-3　石膏スパチュラを使い、石膏を作業用模型に盛りつける。

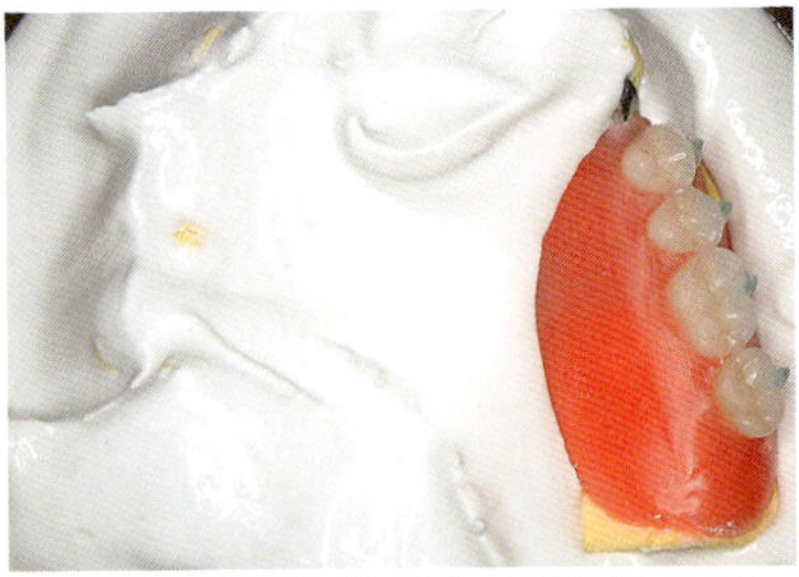

図37-4　作業用模型を所定の位置に沈め、あいている周囲に石膏を盛りつける。このときに模型はフラスコの中央に位置させ、レジン填入時に均一に圧がかかるようにする。

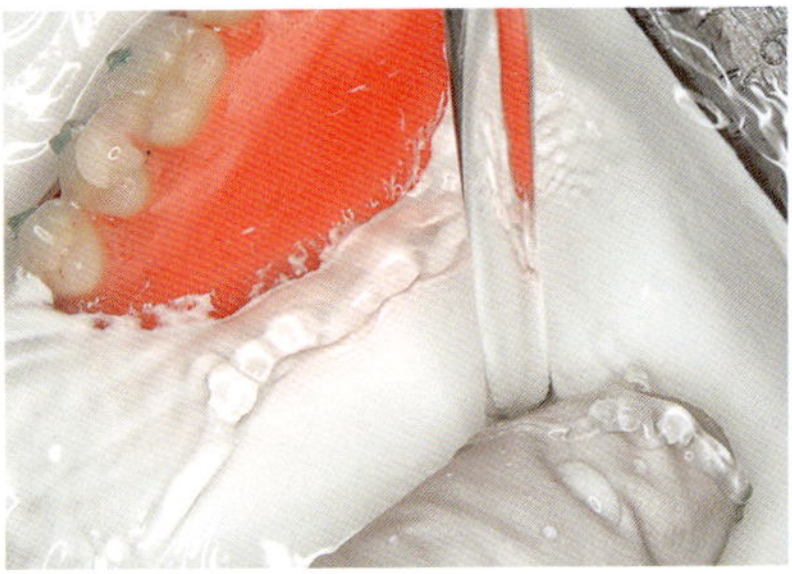

図37-5　流水下で指の腹や筆を利用して石膏面をスムーズな面にしていく。

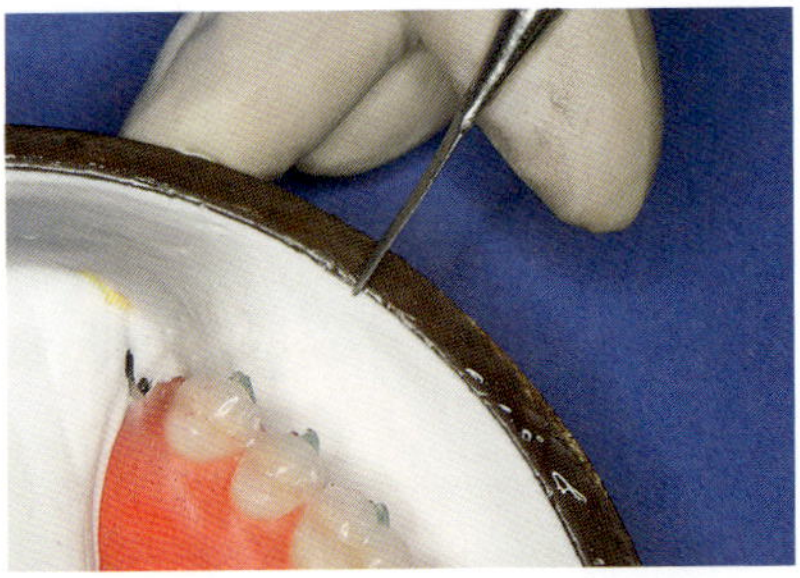

図37-6　フラスコの合わせ目の金属の部分に石膏がはみ出ている場合は、スパチュラやインスツルメントで石膏をきれいに取り除いておく。

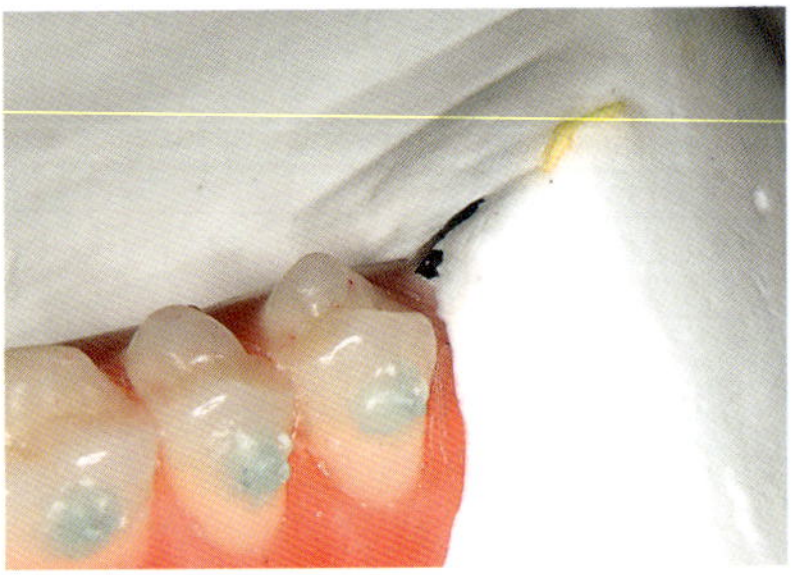

図37-7　ワックスデンチャーの上に薄く伸びている石膏を削除し、フラスコ下部にアンダーカット部分がないことを確認。

ワックスデンチャー部分も少し厚みを設けながら、一層コーティングするように盛りつけます。つぎにフラスコ上部をセットし、バイブレーターを使って石膏泥を注入し、フラスコ上部の蓋をしますが、その際、はみ出した石膏はきれいに拭い取り、油圧プレスなどで上下のフラスコをしっかり固定します（図37-9）。

5. ワックスの流ロウ

流ロウの前準備としてフラスコを温めて、ワックスデンチャーのワックスを軟らかくします。この時点ではあまり温度を上げないで、できるかぎりワックス部分を一塊にして外せるように調整します。あまり溶かしすぎると、石膏表面が荒たり、分離剤の効きが悪くなって、レジンと分離しにくくなるなどの弊害も出てきます（図37-10～15）。

6. レジン重合法による分類

レジン重合法には、加熱重合法と常温重合法、光重合法などが挙げられます。さらに加熱重合法には湿熱法、乾熱法、マイクロウエーブ法などがあります。最近になって光重合法による方法もよく利用されるようになりましたが特別なレジンと器材（光重合機など）などが必要です。

通常の加熱重合レジンは特別な機材を必要としません。この方法は比較的重合ひずみも少ない低温重合に多用されます。常温重合法はシリコンや石膏のコアを用いて、常温重合レジンを流し込み加圧重合する方法で、アタッチメントを利用した症例などによく使われています。

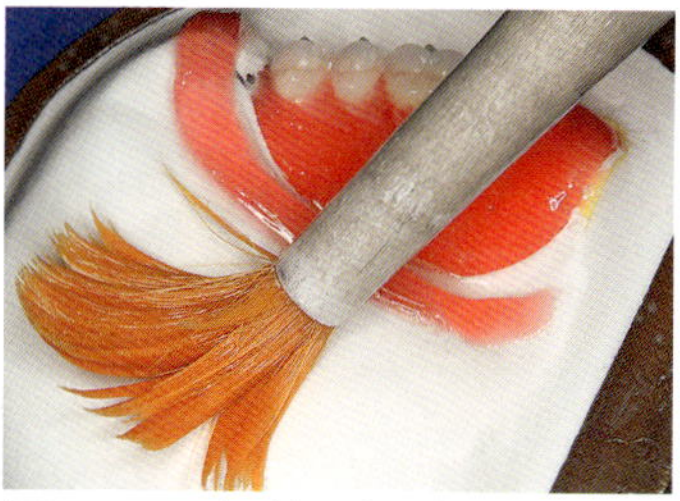

図37-8　レジン填入時の試圧時の余剰レジンの流出口を設けるなど、フラスコの浮き上がりを防止する工夫が必要。

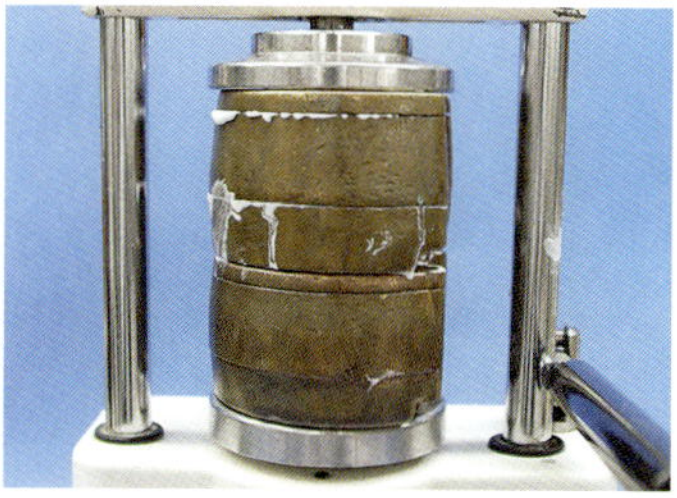

図37-9　バイブレーターを使い、石膏泥を注入し、フラスコ上部の蓋をして油圧プレスなどで上下のフラスコをしっかりと固定。

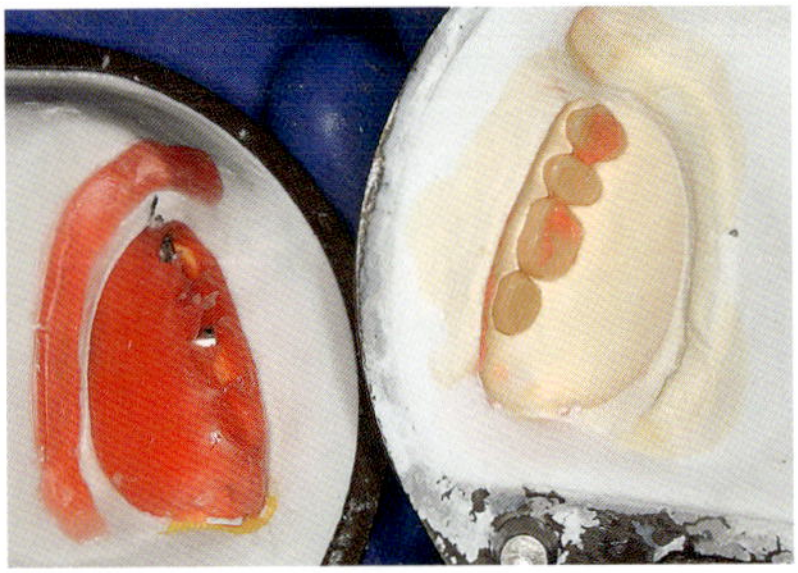

図37-10　脱ロウ時には、一塊として外せる程度までロウ義歯のワックスを軟化する。ただし、溶かしすぎると、埋没石膏へワックスが染み込んでしまう。

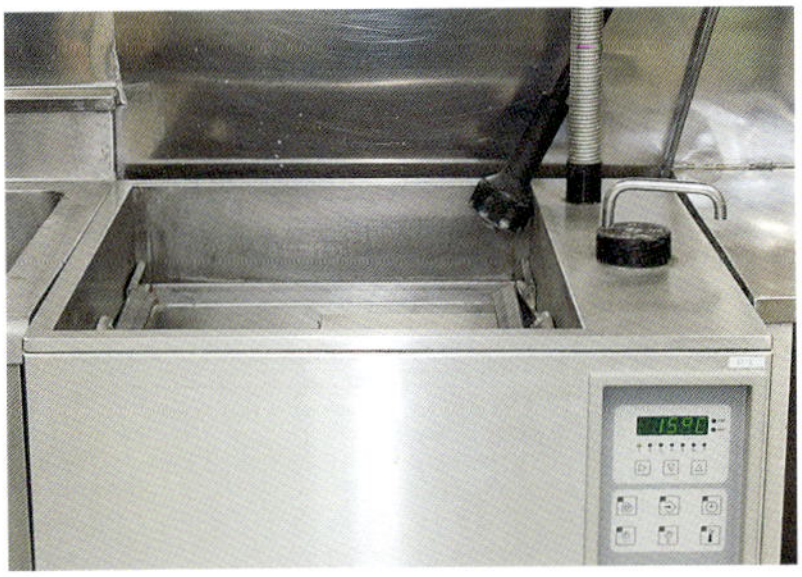

図37-11　Kavoの流ロウ専用機などを使用すると、安定して作業が行える。

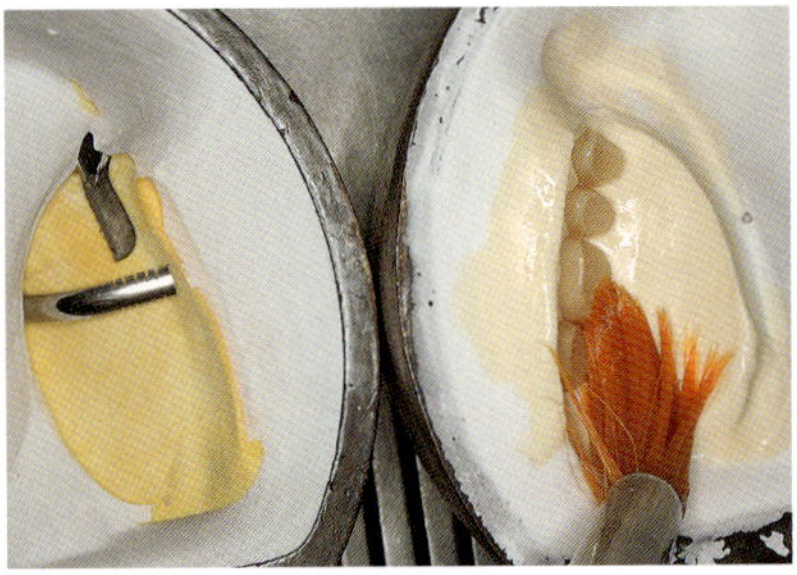

図37-12　人工歯部に中性洗剤などを塗布し、ワックスの油脂が残らないように処理したのちに、きれいな熱湯で洗い流す。

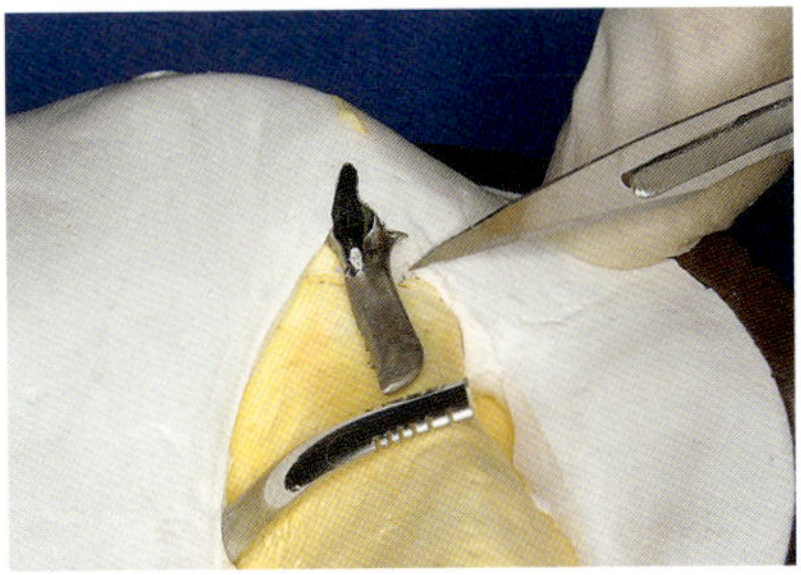

図37-13　埋没した石膏の鋭角な辺縁は削除しておく。レジン填入時にこの部分が欠けて、レジン床のなかに混入することを防ぐためである。

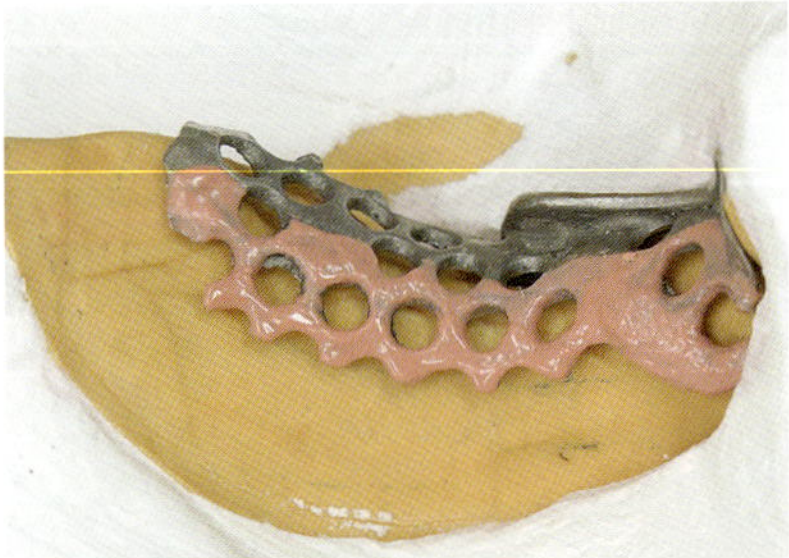

図37-14　金属床義歯の場合、スケルトン部が透過し、歯頚部付近が黒ずんでみえてしまうこともあるので、ピンクオペークを塗り処理しておくと良い。

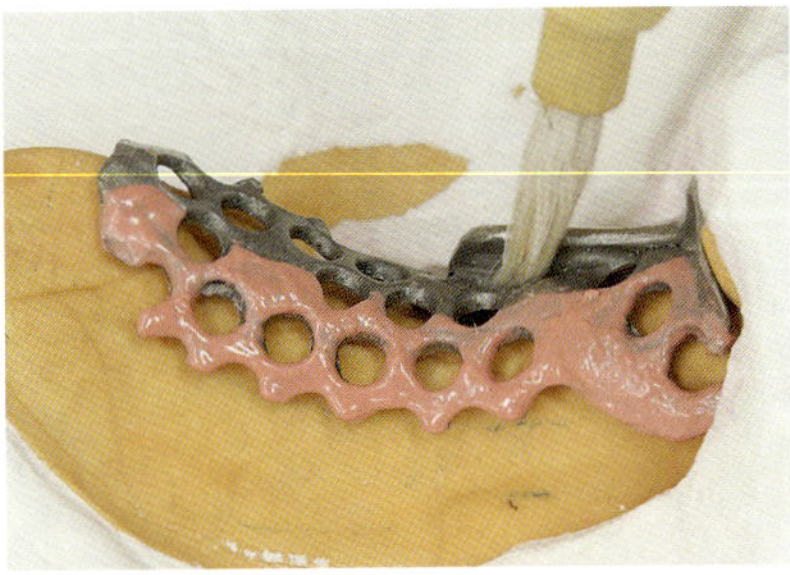

図37-15　フラスコが手でもてるくらいに冷めたら、レジン分離剤を塗布する。十分に乾いたらもう一度塗布する。

各重合材料の重合収縮テスト

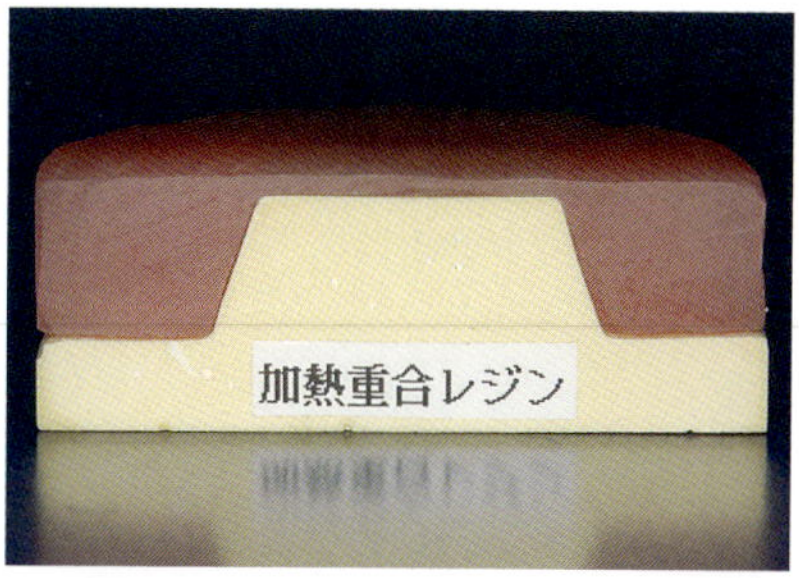
加熱重合レジン

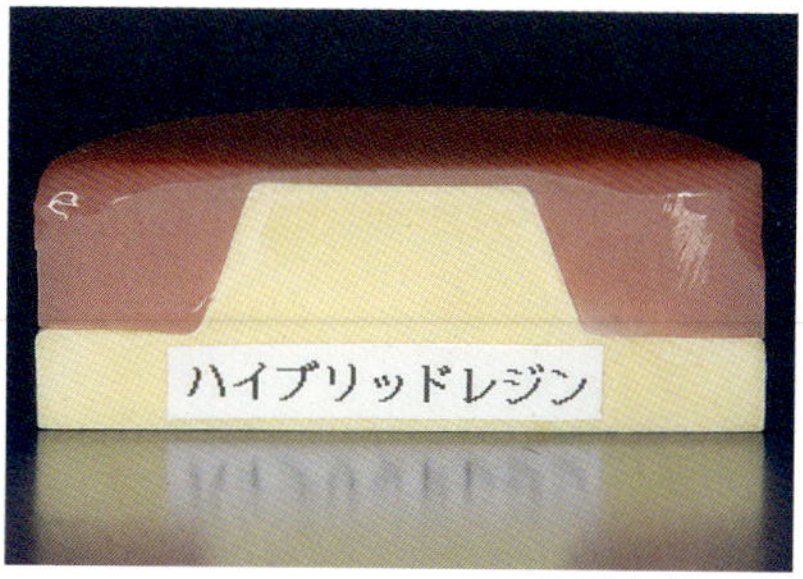
ハイブリッドレジン

流し込みレジン

図37-16～18　加熱・常温（流し込み）・光の各重合材料の重合収縮テスト（石膏型上にて各レジンを重合後、石膏からの浮き上がりを観察）。光重合（ハイブリッドレジン）ではあまり際立った収縮がみられなかった。しかし加熱重合（アクリルレジン）や常温重合（流し込みレジン）では顕著な収縮がみられた。

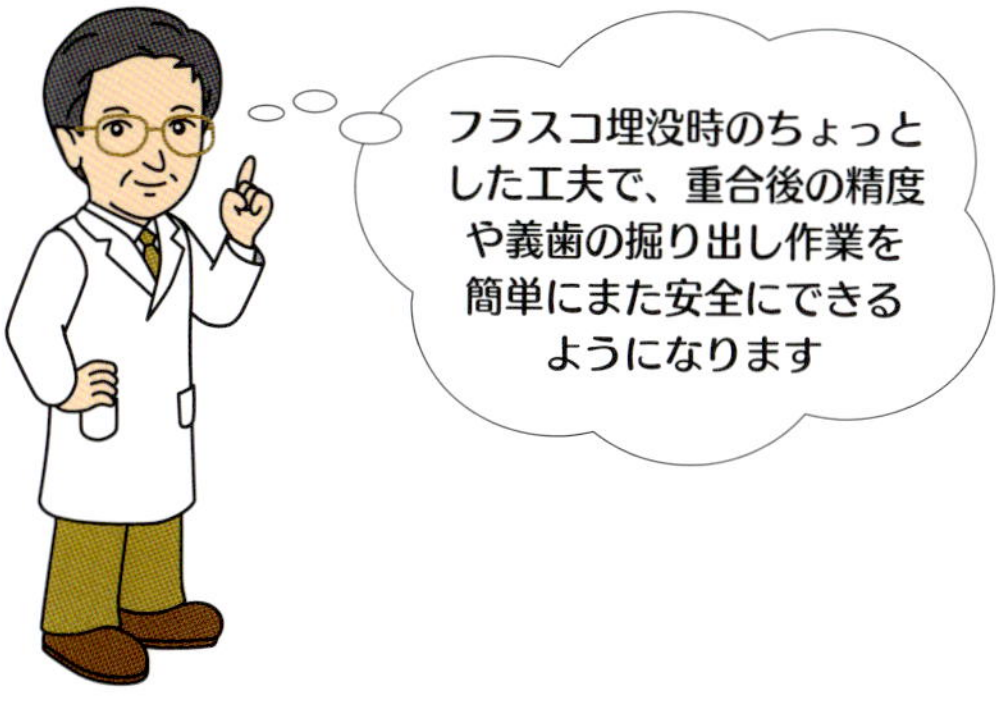
フラスコ埋没時のちょっとした工夫で、重合後の精度や義歯の掘り出し作業を簡単にまた安全にできるようになります

7. レジンの寸法変化と模型材

レジンの重合収縮を補償する膨張率をもつ模型材の使用が、1つの対処法でしょう。ただし理論上の体積変化はさておき、臨床においては、レジンの重合収縮時の収縮補償の確立は、困難なことから、その誤差を修正するため、模型の咬合器装着はスプリットキャスト法で行い、レジン重合後模型をリマウントし、重合ひずみによる咬合などの調整を行っているのが現状でしょう（図37-16～21）。

8. 成型法による分類

成型法には、もっともポピュラーな餅状レジンの加圧填入法や、餅状レジン射出注入法、射出成形レジンを用いた射出注入法などがあります。餅状レジン射出注入法には加熱重合レジンを用いる方法と、常温重合レジンを用いる方法があります。この方法は加圧填入法のバリによる浮き上がり、あるいは適合精度の問題を改善するために考案されました。重合収縮の一部として考えられる熱収縮が少なく、全体としての重合収縮が少なく抑えられます。

また最近では残留モノマーや溶出物を低減し、従来の床用レジンに比べ弾性をもたせた熱可塑性樹脂を使ったインジェクションタイプの材料も開発されて、これらのシステムも注目を集めています（図37-22）。

9. 適合の良い義歯製作時の重合のポイント

湿熱法のキュアリングサイクルには、65～70度で60分、100度で30～60分と2段階に分けて重合する方法と、65～70度で8～24時間かけて低温で長時間、重合する方

加熱重合レジンの収縮量と各石膏の膨張率テスト

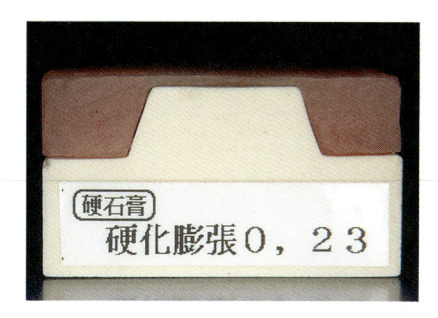

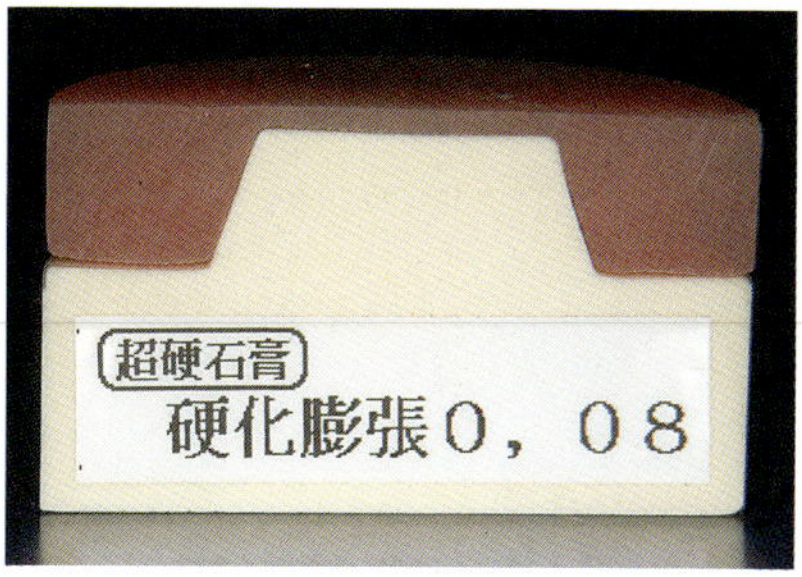

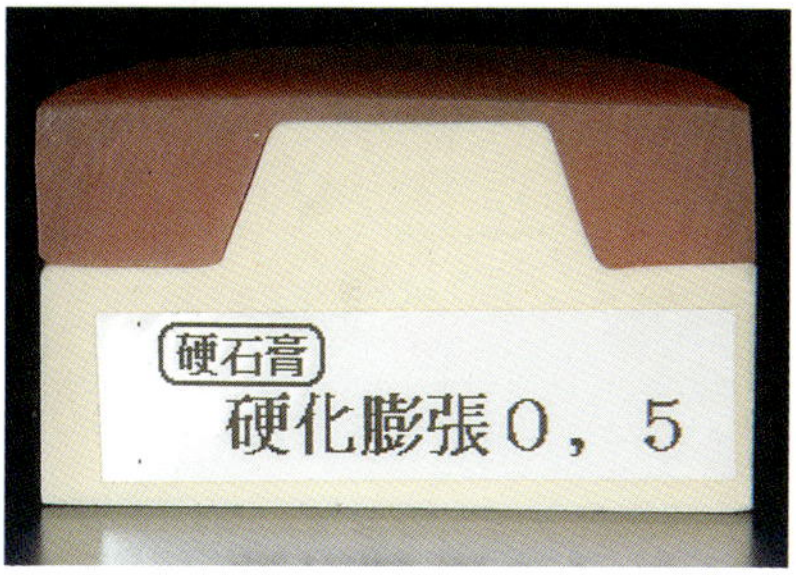

図37-19～21　加熱重合レジンを使用し、重合収縮量と各石膏の膨張率での適合実験（マスター模型台の複製模型台を硬石膏（膨張率0.23・0.5）と超硬石膏（膨張率0.08）で製作し、その模型上で重合したレジンをマスター模型台に戻し、浮き上がり状態から適合性を観察)。超硬石膏では膨張が足りず、浮き上がりが顕著である。硬石膏（0.23）ではやはり浮き上がりがみられるが、硬石膏（0.5）では良い適合が得られた。やはり、レジンの収縮量と石膏の膨張のバランスは大切である。

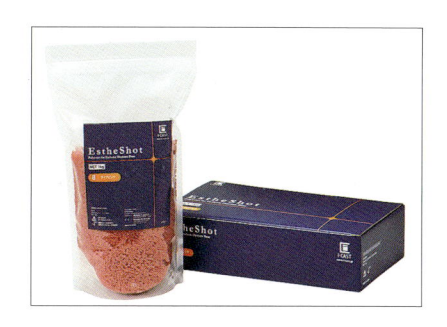

図37-22　リライニングも可能で、適度な弾性を有しているポリエステル樹脂を使った「エステショットシステム」(アイキャスト）。

法があります。どの方法でも急激に温度を上昇させると、気泡発生の原因となります。

100度で係留を行ったり、長時間係留するのは未重合のレジンを反応させるためです。残留モノマーはレジンの強度を低下させるほか、レジンアレルギーのアレルゲンとして働くことが知られています。レジン重合後の冷却は、できるだけ長時間かけて室温になるまで放冷します。急冷すると熱収縮によりレジン内部に応力が発生し、義歯を割り出したときに解放され変形の原因となるからです（図37－23）。

10．レジン填入と加熱重合

レジンの使用に際してはメーカーの指定した混和比、予備重合時間をよく守ることが大切です。季節、室内環境、保管状態に影響を受けやすいので注意しましょう。

まず餅状になったレジンを填入し、ポリエチレンフィルムを2枚介在させ、50気圧でプレスします。30秒ほど保持したら開輪しバリを除去。その後のプレスからは、フィルムを1枚にし、80気圧でのプレス作業を2、3回繰り返します。バリが出なくなったのを確認して、フィルムを介在させずに80気圧でプレスし、20分以上保持します。

加熱重合はプレスから外し、クランプでフラスコを固定した後、水の状態から重合槽に入れ、1時間で水温が70度になる設定で、8時間以上重合します（図37－24）。

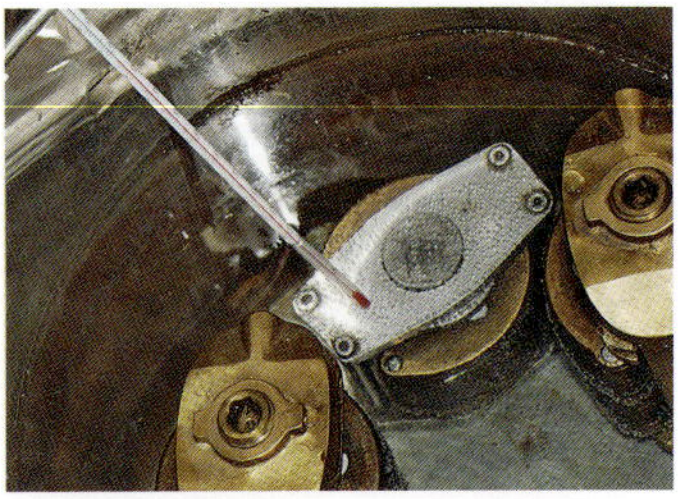

図37-23　筆者らは65～70℃で８～24時間かけて低温で長時間、重合する方法をメインに行っている。

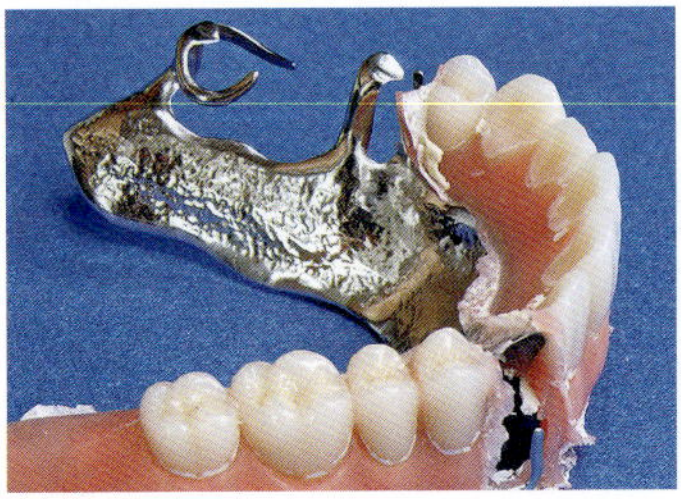

図37-24　重合が終了し、フラスコから掘り出されたパーシャルデンチャー。

38　義歯床の常温流し込み重合

1. 重合方法の選択基準

パーシャルデンチャーは総義歯と異なって、クラスプやフックなどの維持装置やバー、メタルフレームなどが組み込まれる形となっています。またアタッチメントデンチャーやインプラントを利用した症例などは、多種多様な症例に合致した最良の埋没・重合方法を選択しなければなりません。

作業用模型に対して、クラスプやメタルフレームが設定されている比較的単純な場合には、加熱重合レジンの加圧填入法は有効な方法ですが、ポーセレンやレジン前装冠が直接設計されているコーヌスやアタッチメントのケースなどは、レジンを填入するときのプレス操作によって生じる前装冠の損傷が危惧されます。また、石膏埋没の割り出しの際にも事故の危険性は大きいので、以下に解説する流し込み重合レジンを用いた常温重合法で対応します（図38－1）。

2. シリコンコアの製作

完成したロウ義歯に、レジンを流し込むための流入口としてのスプルーイングを行います。棒状にしたパラフィンワックスでレジンの流れなどを考慮し、スプルーを設定します。その後、シリコンのヘビーボディータイプでコアを採得します（図38－2～4）。

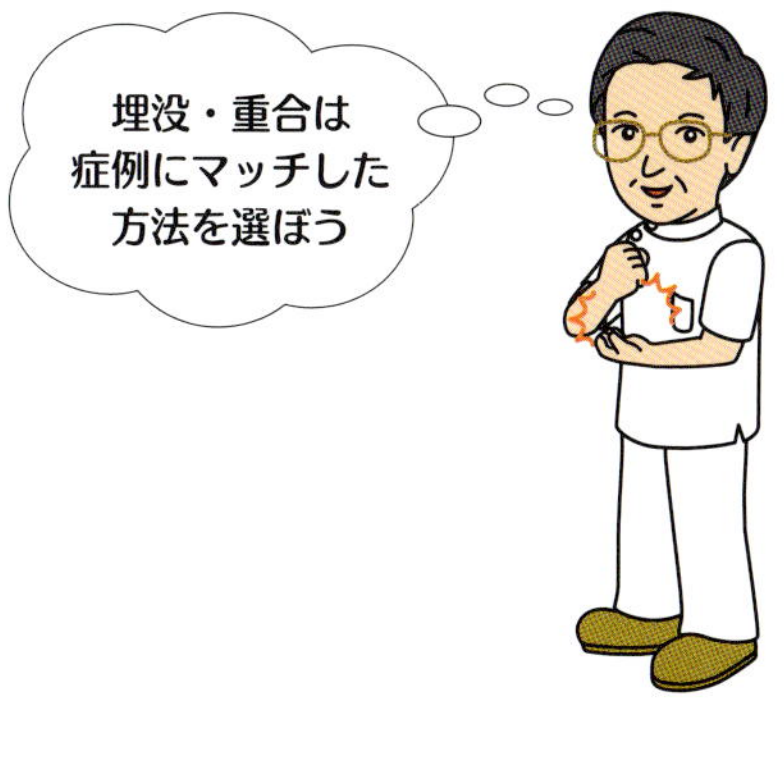
埋没・重合は
症例にマッチした
方法を選ぼう

シリコンコアの製作

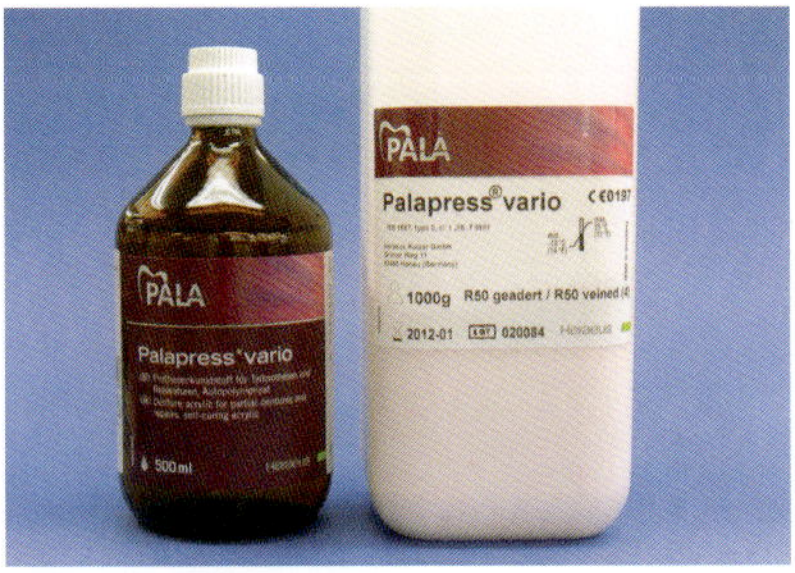

図38-1　常温重合法に利用するレジン材料パラプレスバリオ（ヘレウス クルツァージャパン）。

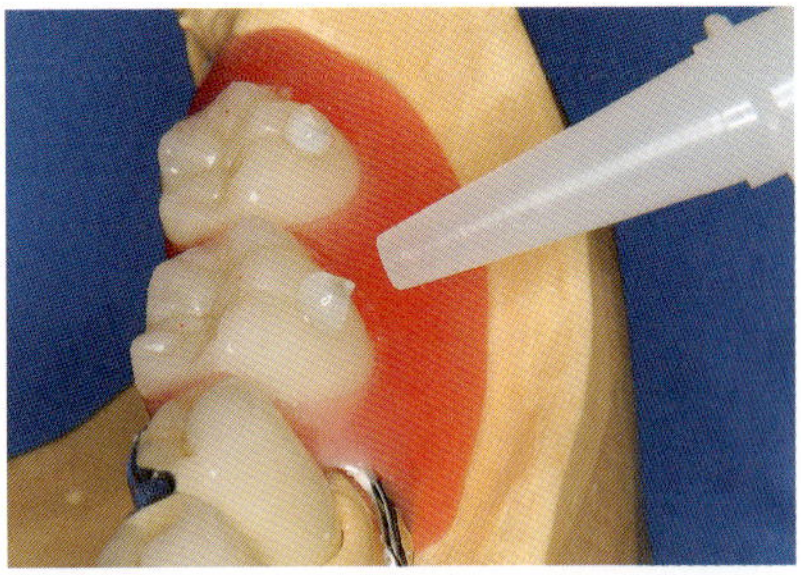

図38-2　人工歯の歯冠長が短く脱離しやすそうな形態のものや、人工歯の形状が近似しておりシリコンコアへのセッティング時に位置関係がわかりにくいような場合、あらかじめ人工歯に粘性の高い接着剤（技工用瞬間硬化模型修復材タフゼリー：ルビー）を山状に盛り上げ、維持を付けておくと便利である。人工歯によっては、接着剤と強固に接着するものがあるので注意が必要である。

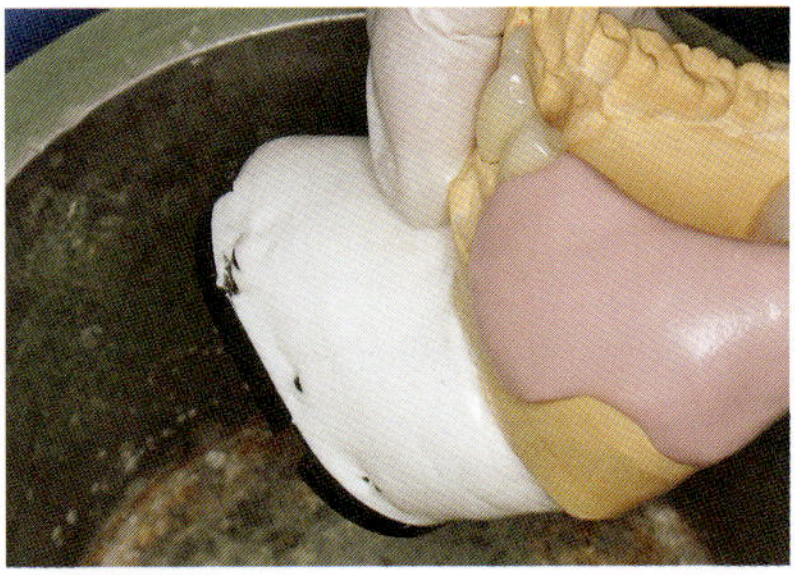

図38-3　シリコンのヘビーボディータイプでコアを採得時、パテを硬化させる際にプレッシャーポットに入れ、10分以上硬化させる。コア採得には、変形しにくい少し硬めのシリコンを選択する。

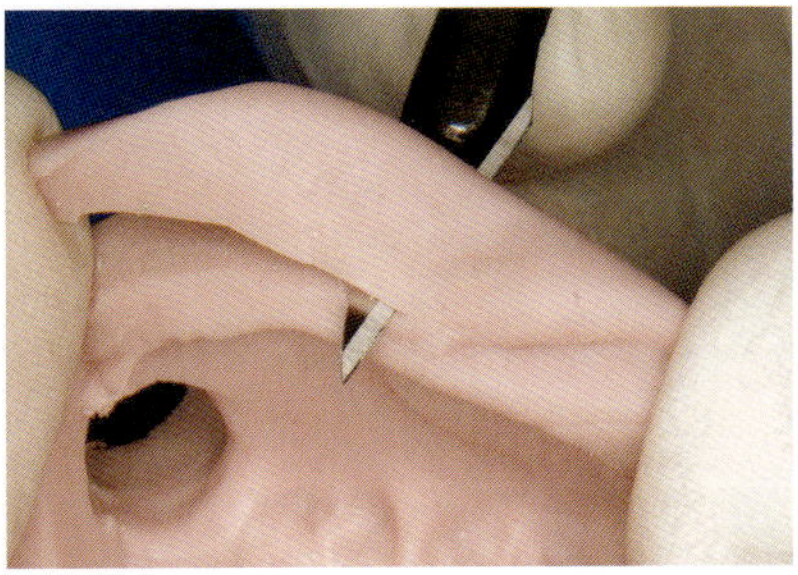

図38-4　シリコンのヘビーボディータイプ硬化後、コアの適合が確認しやすいようパテの余剰分をナイフでカットし、再度適合を確認する。

3. 脱ロウ

人工歯、維持装置などをロウ義歯より外し、脱ロウします。模型の床重合部分においても加熱重合レジン同様、十分な脱ロウを行います（図38-5）。

4. 人工歯・維持装置のセッティング

模型にレジン分離剤を塗布後、維持部の面積が少ないものや人工歯の形態によっては、脱離を防止するための維持を設けます。その後、人工歯をコアに戻し、瞬間接着剤で固定しますが、この際、床用レジンとの接合面をプライマーで処理することが大切です。維持装置などは模型に正確に戻し、必要に応じて、ブロックアウトやアンダーカットのリリーフなどを行います。金属への接着処理などもこの時点で処理しておきましょう（図38-6～10）。

5. 流し込みの準備

人工歯・維持装置などがセッティングされたシリコンコアを模型にそっと戻し、所定の位置まで戻っていることを確認し、瞬間接着剤で仮固定したのち、パラフィンワックスなどで固定、あとで流し込むレジンが流出しないようにしっかりコアとのつなぎ目を封鎖します（図38-11，12）。

6. レジンの流し込み

常温流し込みレジンのパラプレスバリオをメーカーの指示に従い、粉末とモノマーを正確に紙コップなどに採取し計量します。粉にモノマー液を入れ約30秒練和

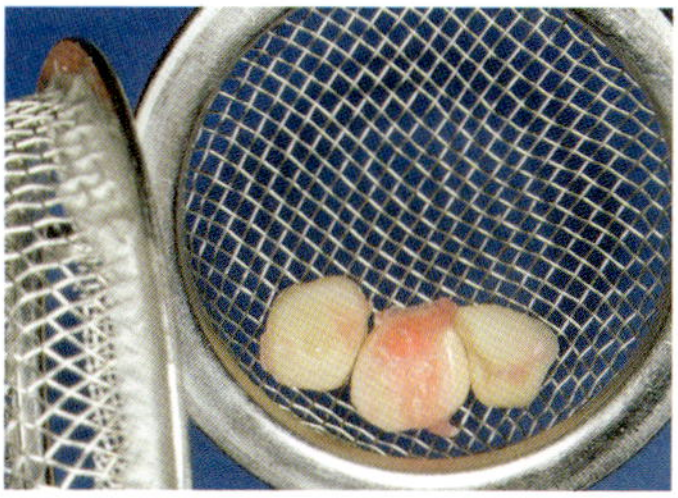

図38-5　人工歯や細かな維持装置を誤って流してしまわないように、網に入れて脱ロウする。

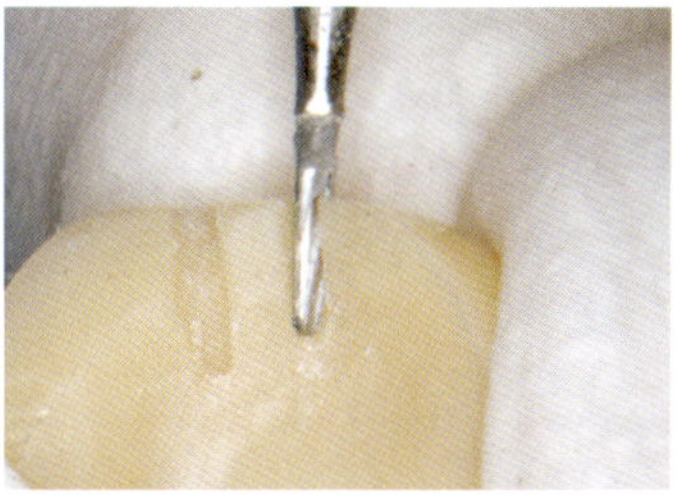

図38-6　人工歯の形態によっては、人工歯の基底部に脱離を防止するための維持を付与する。

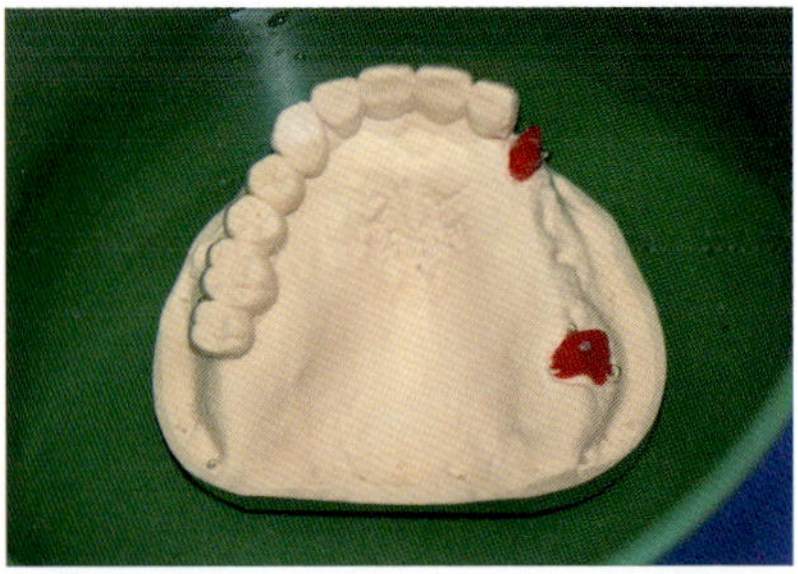

図38-7　作業用模型の基底部から、50℃程度のお湯に浸漬し、十分に吸水させる。模型が乾燥していると、流し込みレジンのモノマーが石膏に染み込みレジンの流れが悪くなったり、流し終わった後に加圧重合する際に、石膏内部の気泡によって表面が荒れる原因となる。

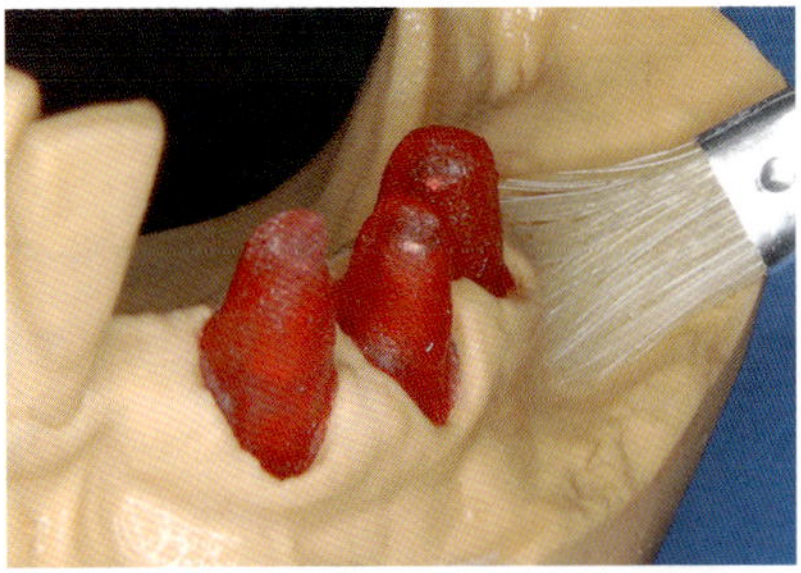

図38-8　模型の粘膜面には、石膏分離剤アイスラー（ヘレウス クルツァージャパン）を塗布。

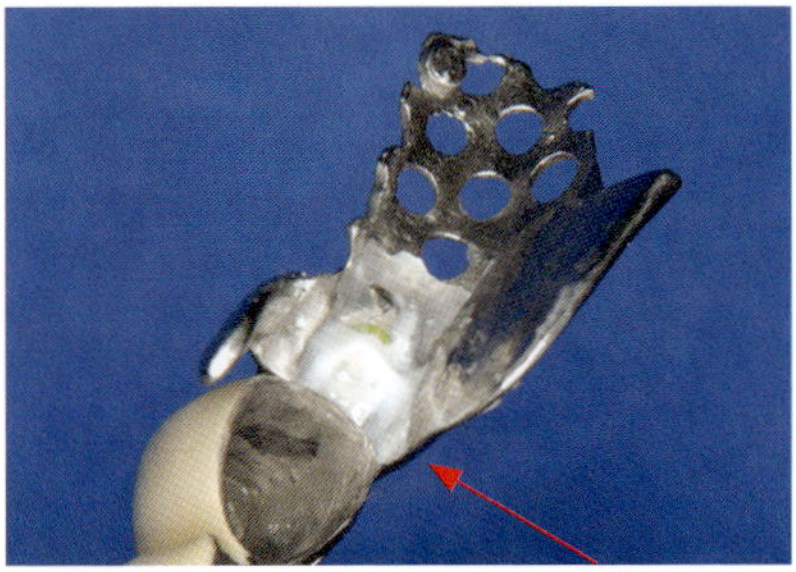

図38-9　アタッチメントのケースなどは、レジンが誤って流れ込むのを防止するために、アタッチメント内面にフィットチェッカー（GC）などのシリコンを少し入れながら組み込んでおくのも１つの方法である。

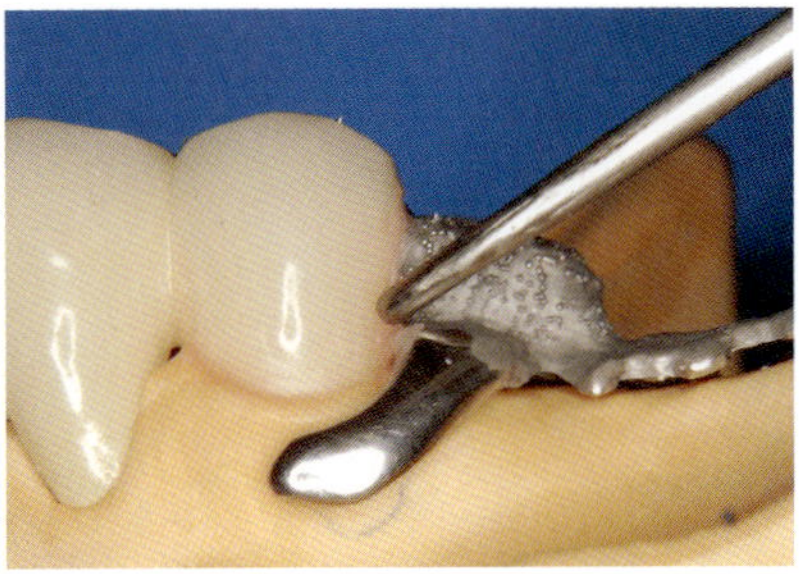

図38-10　必要に応じて、ブロックアウトやアンダーカットのリリーフを行う。

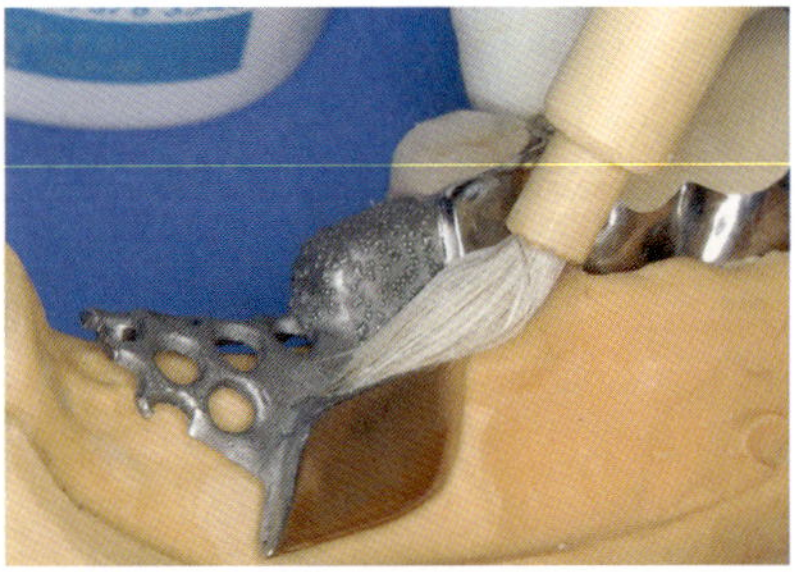

図38-11　レジン分離剤を塗布したのち、金属床のフィニッシング部に接着剤（MR・BOND：トクヤマデンタル）を塗布する。

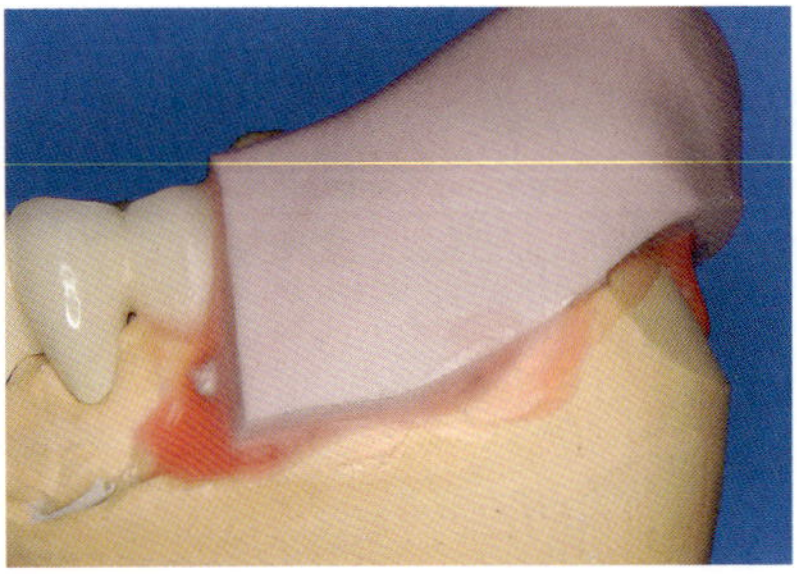

図38-12　シリコンコアを模型に戻し、あとで流し込むレジンが流出しないように、パラフィンワックスなどでしっかりコアとのつなぎ目を封鎖する。

します。まず脱泡の目的で、2気圧程度で加圧後、すみやかに脱泡されたレジンを、シリコンインデックスに設置しておいた注入口よりコアの壁に沿わせるように、ゆっくりと注入します。注入後、注入口のレジンが曇り、レジンがべたべた手に付かなくなっている状況で、2気圧、専用重合釜で約55度で45分以上重合を行います。プレッシャーポットを利用する際は、ラバーボールに60度程度のお湯を張り、床部とスプルーの境界まで湯に浸けて重合します（図38－13，14）。

7. 研磨から完成まで

重合完了後、シリコンインデックスから慎重に義歯を取り出し、通法に従い、順に研磨を行い完成させます（図38－15，16）。

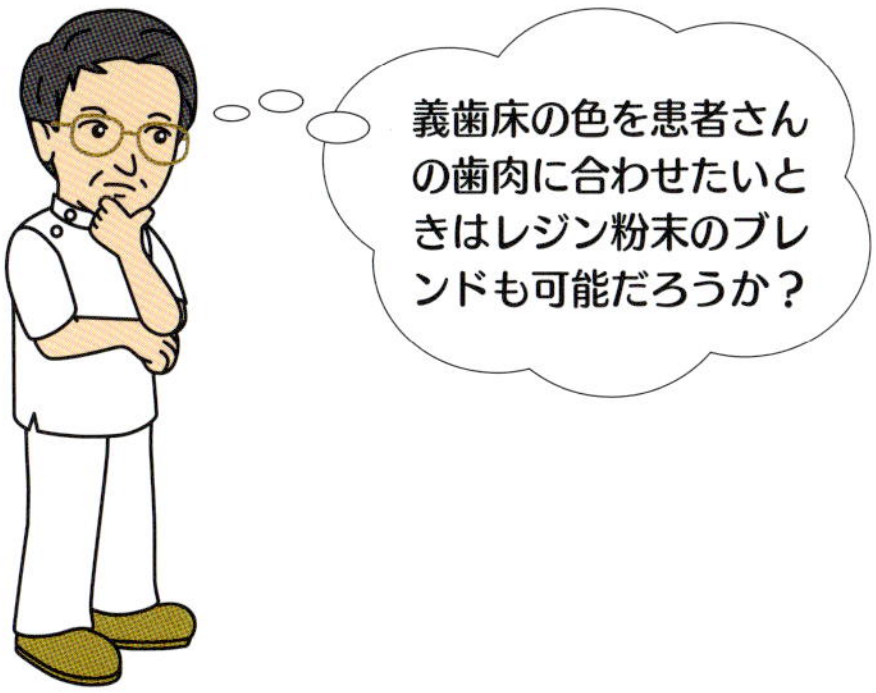
義歯床の色を患者さんの歯肉に合わせたいときはレジン粉末のブレンドも可能だろうか？

レジンの流し込みと完成

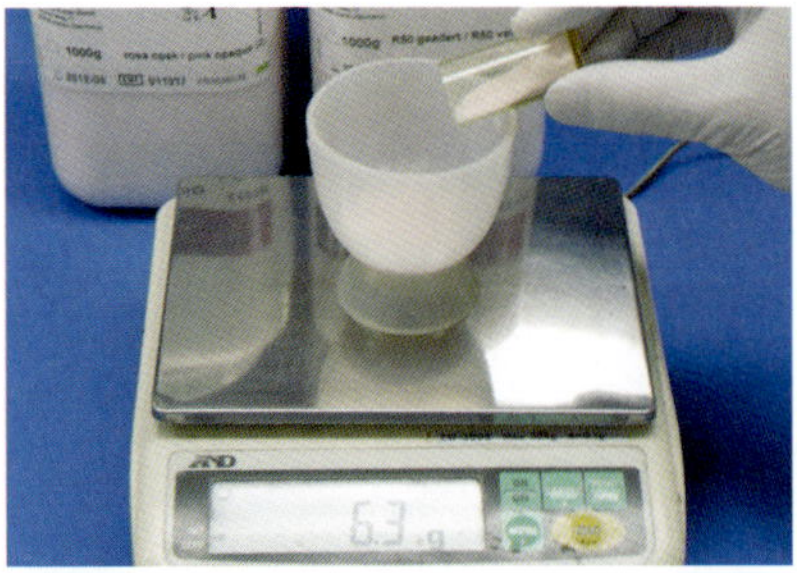

図38-13　床の色調を患者の歯肉色に近似させなければならない場合は、レジンの粉末をブレンドして使うことも可能である。

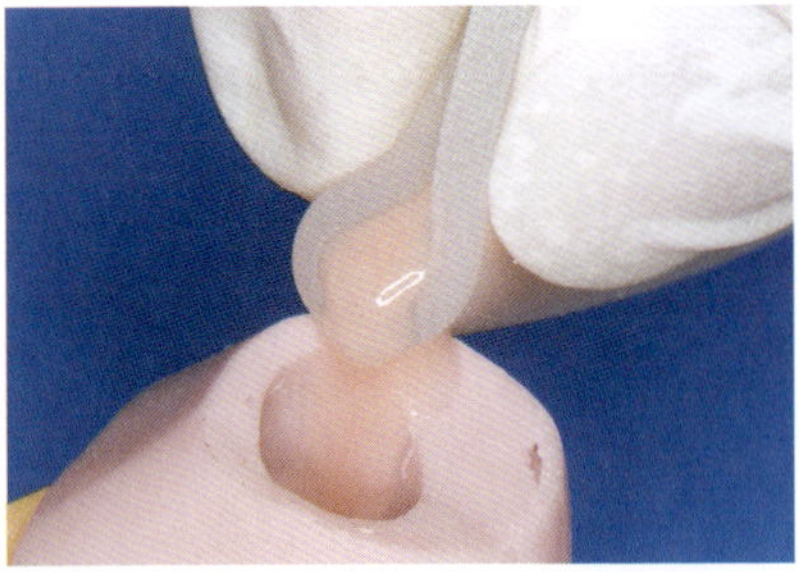

図38-14　脱泡されたレジンを注入口よりコアの壁にそわせるように、ゆっくりと注入する。

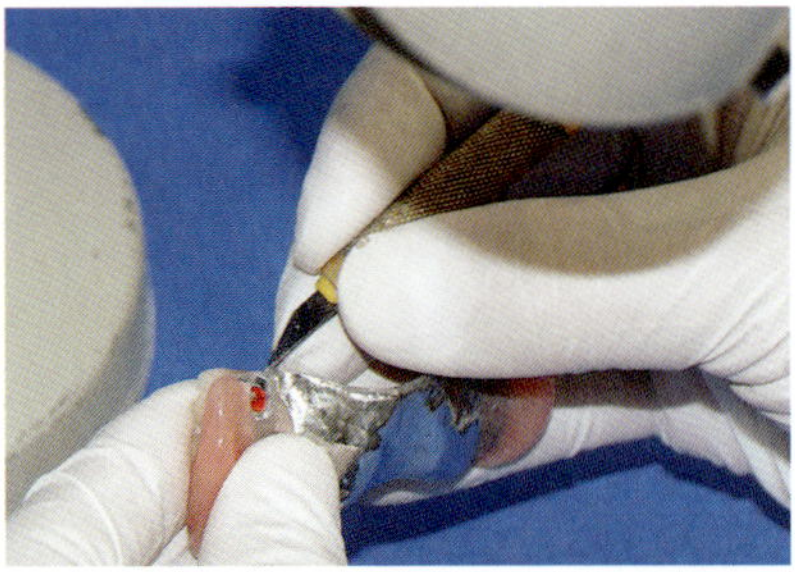

図38-15　非常にレジンの流れが良いため細部にも流れ込んでいることが多く、クラスプやアタッチメントの内面も十分なチェックを行う。

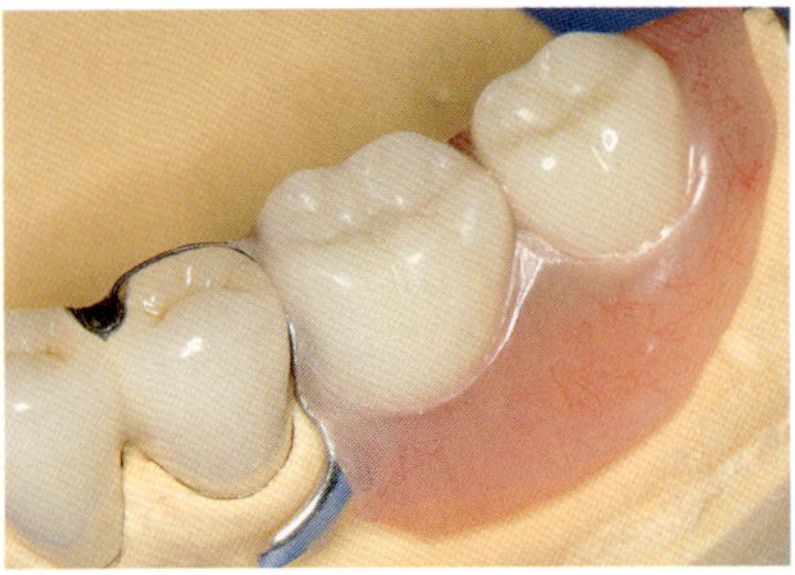

図38-16　常温流し込みレジンにて完成したパーシャルデンチャー。この方法はプロビジョナルクラウンを製作する際にも役立てることができる。

39 研磨のポイントと義歯の管理法

1. 研磨の目的

義歯研磨の目的には、審美効果や咀嚼や発音などの機能を向上させて、食物残渣の停滞を少なくし、口腔内の清潔さを保ち、金属の変色、腐食を防ぐなどの目的があります。パーシャルデンチャーは、バーやクラスプなど一括鋳造された鋳造床とクラスプやバーのみを鋳造や屈曲などで製作して義歯に組み込むレジン床に大別されます。

しかし、いずれの床用レジンでも、加熱重合レジンか常温重合レジン（流し込みレジン）が使われることには変わりありません。また使われる金属も、白金加金やコバルトクロムやチタンと、さまざまな性質や硬度をもった金属があるので、各材料の特性を知ることで、正確に早くきれいに研磨を行えるようになるのです（表39－1）。

2. 研磨の前段階として

床用レジンの重合後、多少のバリが出ることはやむをえません。しかしそのバリを最小限に抑えることは、咬合高径が変化しにくいばかりではなく、のちの研磨作業をスムーズに行える要因の1つです。ロウ義歯のフラスコ埋没時、流ロウ後のレジン填入の試圧時の、余剰レジンのトン路を設けるなどの工夫も必要です。また義歯の表面の滑沢性も研磨には重要で、埋没時の石膏の種類や気泡を巻き込まない工

表39-1　各材料の特性を知ることも、正確に早くきれいに研磨を行えるポイント

素材	硬さ（Hv）
硬質レジン歯	45
アクリルレジン歯	20
12%Pd	150～250
18K	170～230
硬質レジン	60
ハイブリッドレジン	100
コバルトクロム合金	400

夫などが大切です（図39－1）。

3．重合後のリマウントおよび咬合調整

重合完了後、義歯をフラスコより取り出しますが、極力模型が壊れないように取り出します。模型から義歯を取り外す前に、取り出した模型をスプリットキャストの維持に合わせ固定し、咬合器にリマウントをします。この際に重合で変形を起こし、当初の目標としていた咬合とずれている場合は、この時点で修正を行ってから研磨へと移ります（図39－2，3）。

4．義歯を模型から取り外す

クラスプや床部分の破損や変形に十分注意を払いながら、模型から義歯を取り外しますが、このとき極力模型を壊さないように心がけましょう。模型より取り外したのち、床表面に付着している細かな石膏の除去は、石膏溶解液を利用して行います（図39－4，5）。

5．ハンドモーターによる研磨

研磨前に、実体顕微鏡で小さなバリや気泡などを細部にわたりチェックします。チェック終了後、カーバイドバーNo15、17などを使用し、バリを除去しながら大まかな外形も捉えていきます。その後フィッシャーバー、ディスクなどを利用して、クラスプ周囲の処理を行います。クラスプやガイドプレーン内部などに入り込んでいる不要なレジンを、カーバイドバー、シリコンポイントなどで取り除くと大まか

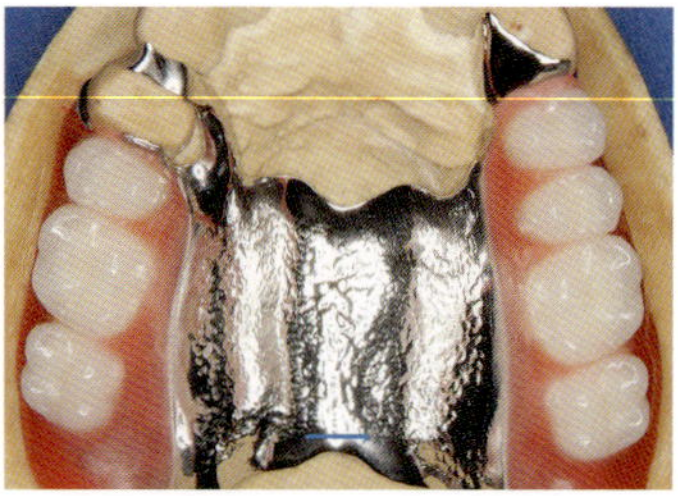

図39-1　鋳造床をはじめクラスプやバーは床重合後に一度に研磨をするのではなく、あらかじめ仕上げ研磨まで行い、組み込み仕上げることが重要である。

模型の取り外しから研磨

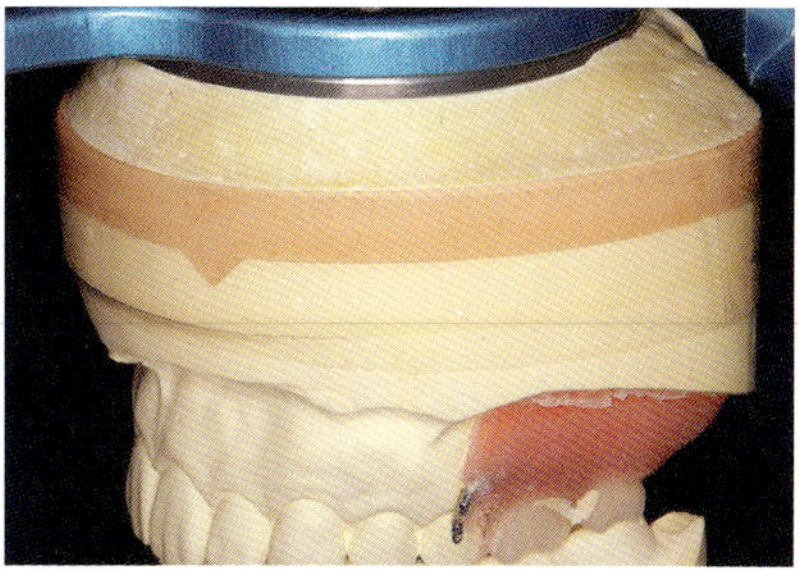

図39-2　取り出した模型をスプリットキャストの維持に合わせ固定し、咬合器にリマウントを行う。

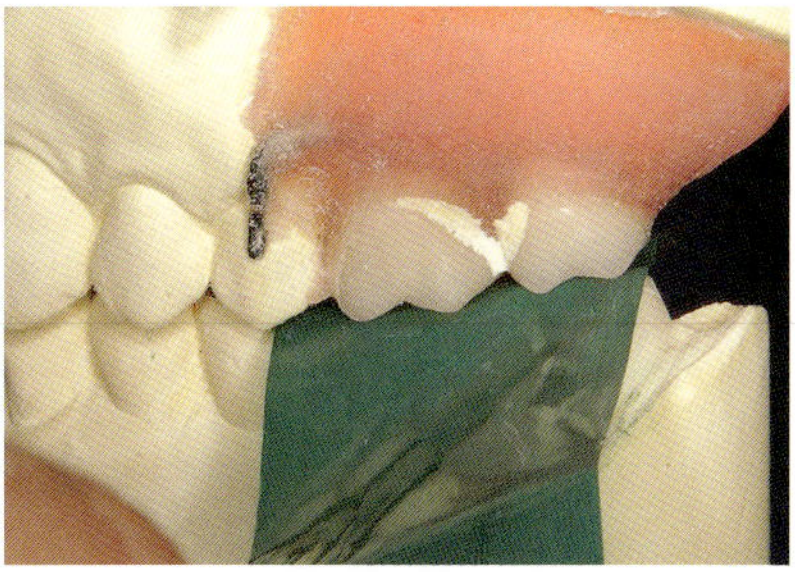

図39-3　重合にて変形を起こし、咬合がずれている場合は、この時点で咬合調整などの修正を行う。

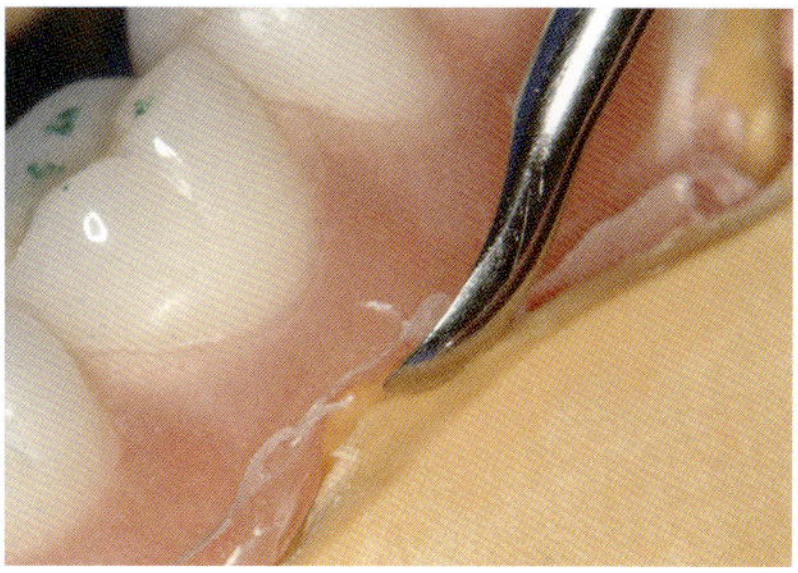

図39-4　クラスプや床部分の破損や変形に十分注意を払い、模型から義歯を取り外す。

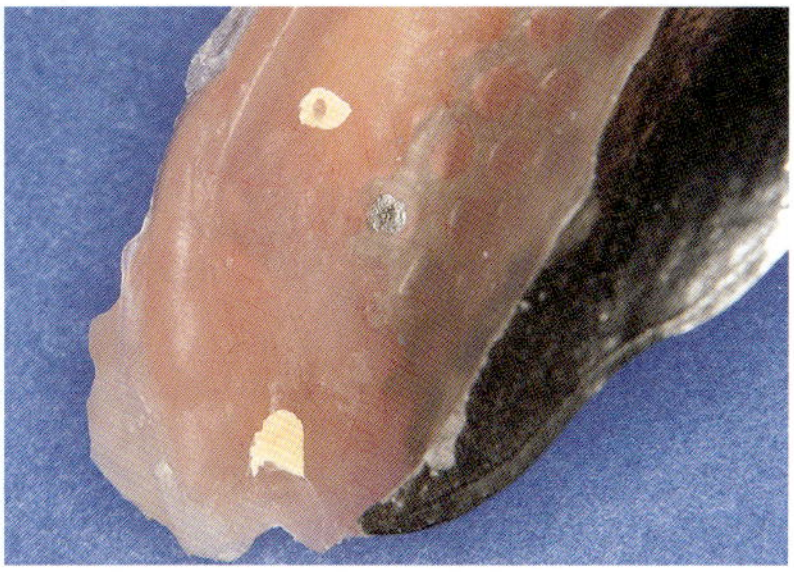

図39-5　細かな石膏の除去を石膏溶解液で行う。研磨前のデンチャー。

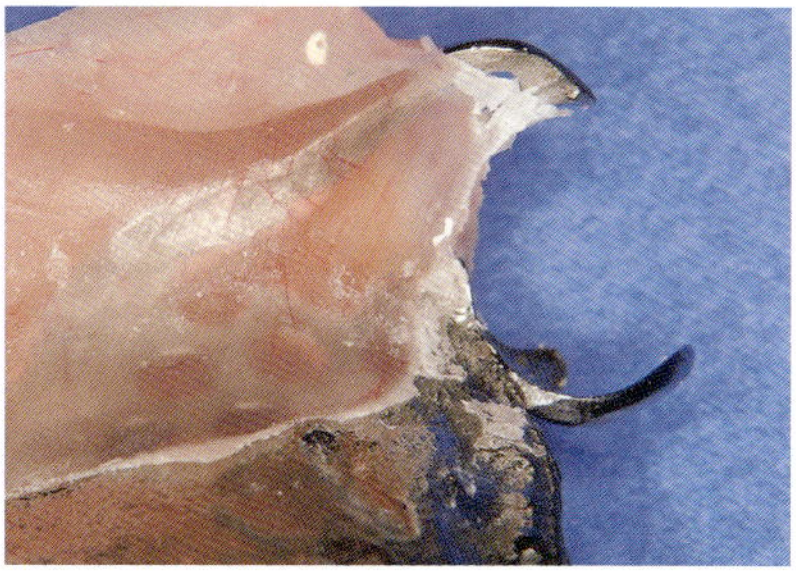

図39-6　実体顕微鏡による細部のチェックを行う。

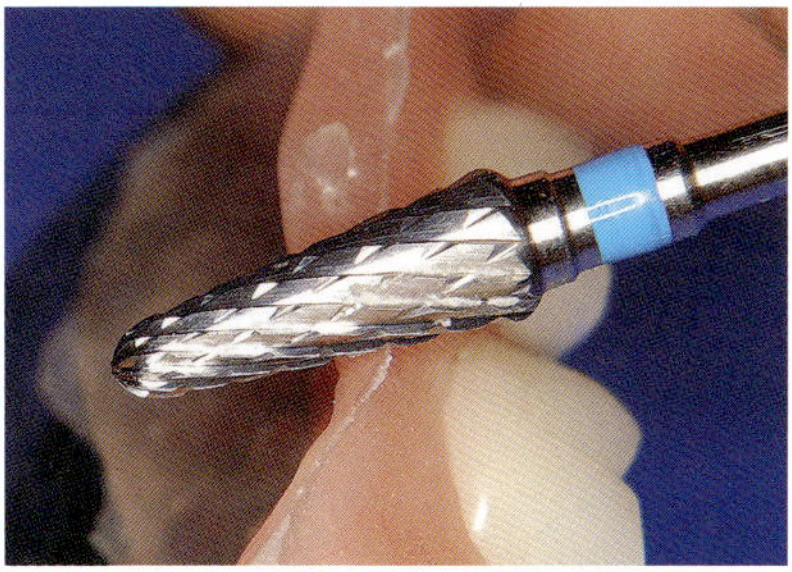

図39-7　カーバイドバーなどを使用し、バリを除去しながら大まかな外形も捉えていく。この際、金属部分やレジン部分において、研磨熱による変形には十分気をつけて作業を行う。

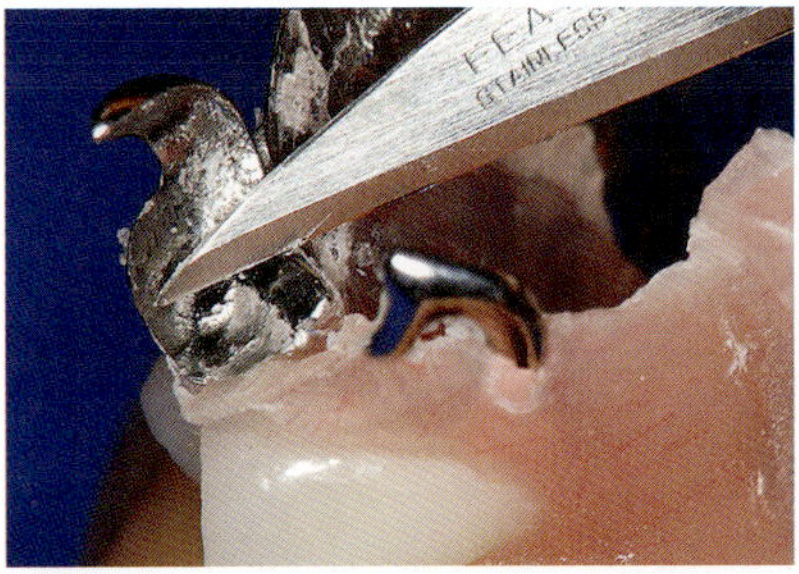

図39-9　レストの内面など細部に床用レジンが皮膜のように入り込んでいる場合は、バーを使用せず、デザインナイフなどの手用工具で取り除くほうが良い。

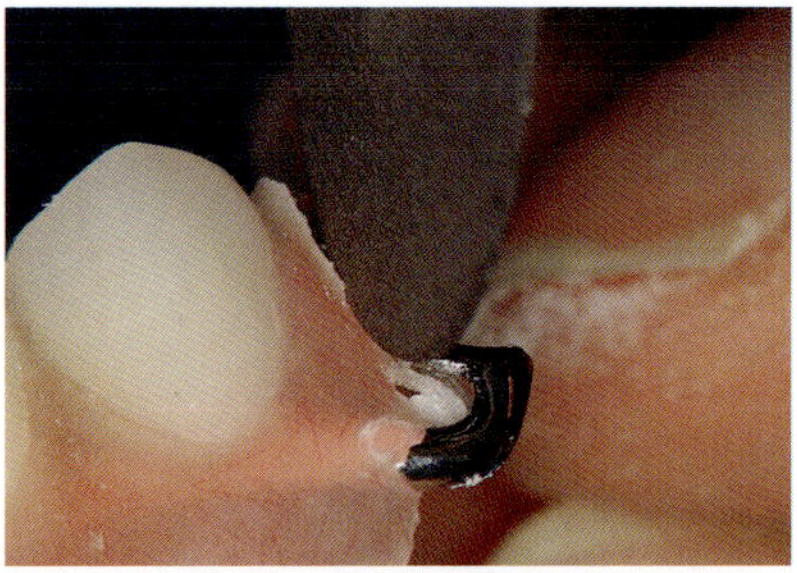

図39-8　ディスクなどを利用して、クラスプ周囲の処理を行う。

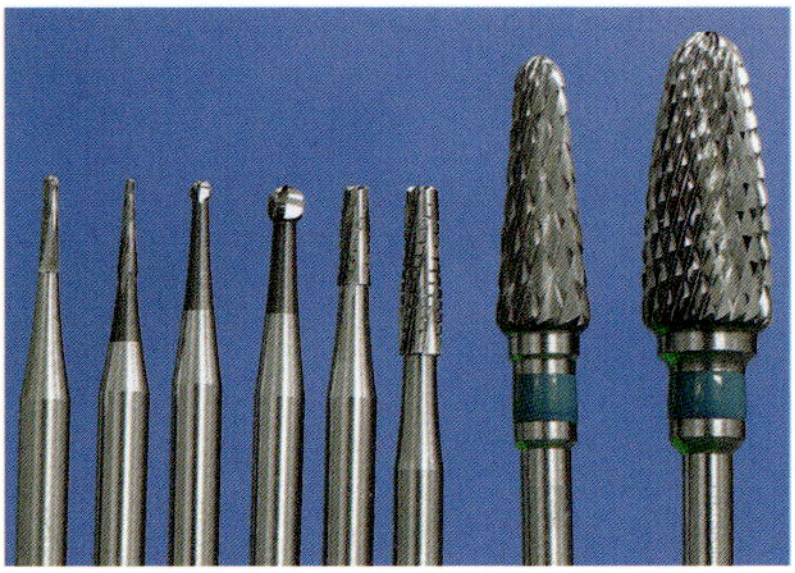

図39-10　調整に使用しているポイント類。

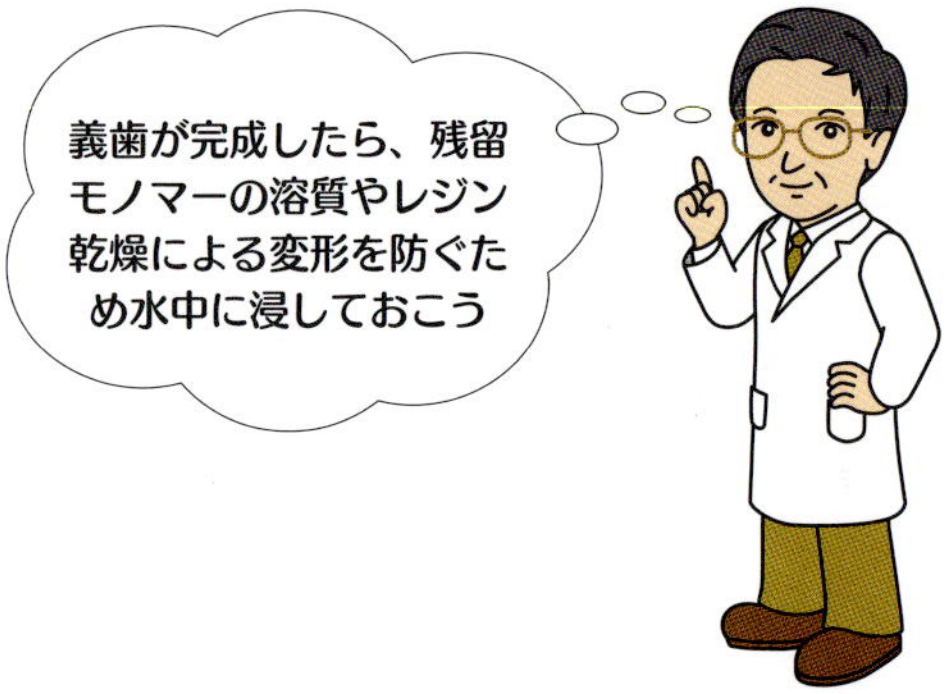
義歯が完成したら、残留モノマーの溶質やレジン乾燥による変形を防ぐため水中に浸しておこう

な形ができ上がります。ここで一度義歯を作業用模型に戻し、床の外形や粘膜面のアンダーカットなどのチェックを行い、この時点で頬小帯などの形態修正も行います。適合に影響を及ぼす箇所なので慎重に作業しましょう（図39-6〜10）。

6．荒研磨

歯頸部や歯冠乳頭はプラークが付着しやすい場所です。人工歯と床レジン部にシャープな境目ができないように研磨します。歯間乳頭部の形態にも注意が必要で、シリコンポイントNo13などで歯頸部をなぞるように研磨します。この工程によりレーズによる艶出しがスムーズに進み、ブラシによる人工歯へのダメージも大幅に軽減されます。

その後、ビックシリコンポイントなどを使用して、全体の中研磨を行います。カーバイドバー使用時にできた粗面を滑らかな面に整えていきますが、粘膜面も指で触りながら粗面があれば、この時点で滑らかな面に整えます。粘膜面は過度の研磨によって適合に影響を及ぼすことがあるため、プラークの付着などを考慮し、必要最小限の研磨とします（図39-11，12）。

7．レーズ研磨から仕上げ

レーズ用ブラシ（1行・2行・3行）とバフを使用して研磨します。ブラシの大きさは、大、小いくつか用意し、義歯の研磨する場所や形状、目的に合わせて使い分けましょう。ブラシをかける際にも、いろいろな方向からブラシをあて、過度に研磨されるところがなく均等に研磨できるように、ブラシが入りにくい箇所から磨

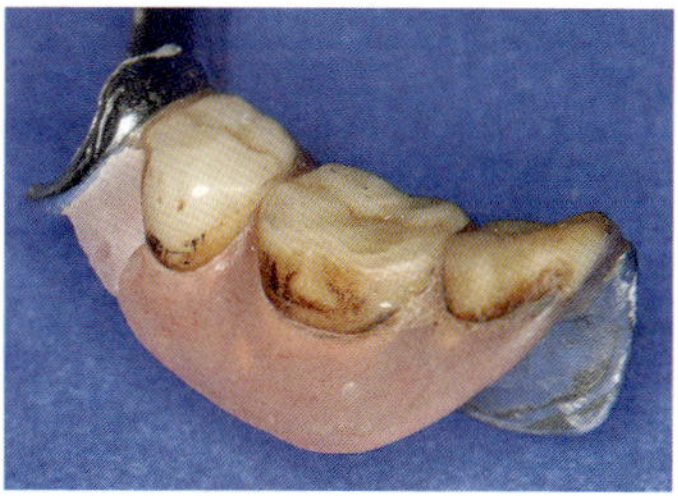

図39-11　歯頸部付近に付着したプラーク。セットして約3ヵ月のデンチャー。

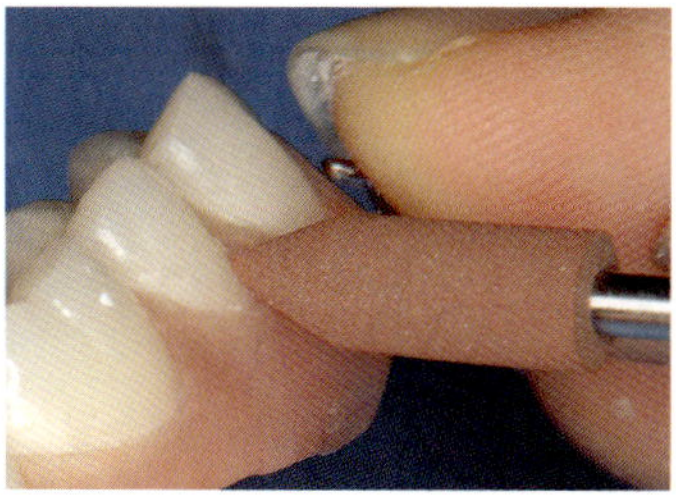

図39-12　シリコンポイントNo13などで歯頸部をなぞるように研磨を行う。

いていくなどの工夫が必要です。ブラシによる研磨が終了したら、一度義歯についている研磨剤を洗い落とし、その後、艶出し用研磨剤でバフによる研磨を行い、レジン床の最終的な艶出しを行います。

金属床のフィニッシングライン付近の研磨は、金属とレジンの硬度の違いから、レジン部分が過度に研磨され、へこんでしまわないよう気をつけ、またクラスプなど複雑に設計されている箇所は、バフなどに絡まると思わぬ事故につながりますから細心の注意が必要です（図39 - 13〜18）。

8．義歯の保管

研磨終了後、超音波洗浄機やスチームクリナーなどで、義歯に付着している研磨剤を洗浄します。チェアーサイドへ届ける前に実体顕微鏡を用い、再度細かなチェックをし、義歯内面の状態やアタッチメント義歯の場合は、アタッチメント周囲などの確認を行います。完成後の義歯は、残留モノマーの溶出やレジンの乾燥による変形を防ぐために、水中に浸しておくと良いでしょう。

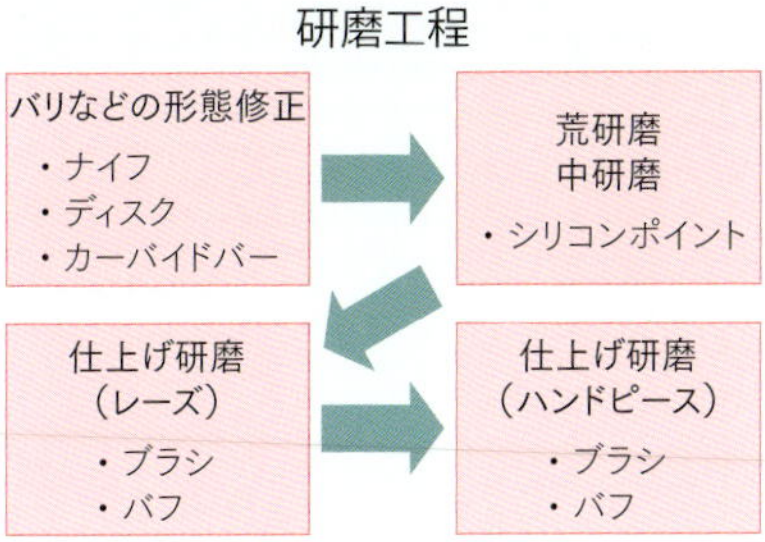

図39-14　研磨に使う道具や、研磨する順番を決める事が効率化につながる。

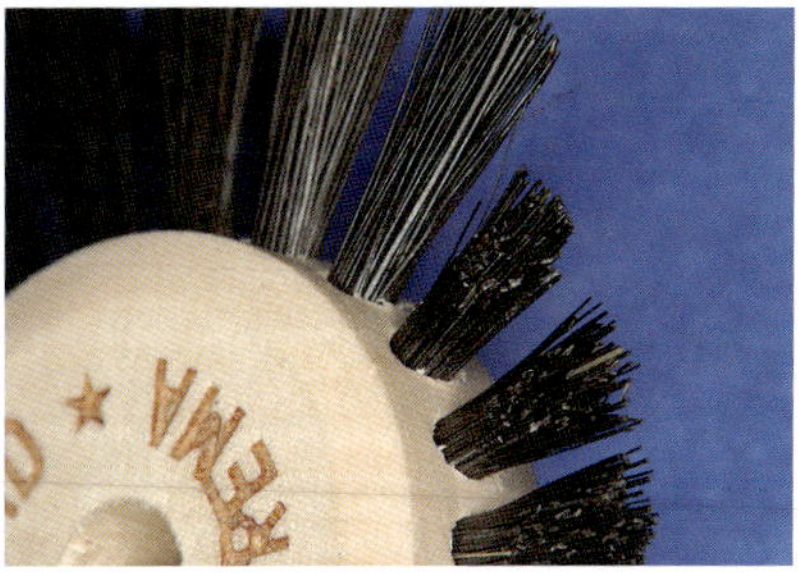

図39-13　1行ブラシは図のように毛先をカットして使うことで、必要でない個所の過度の研磨を避けることができる。

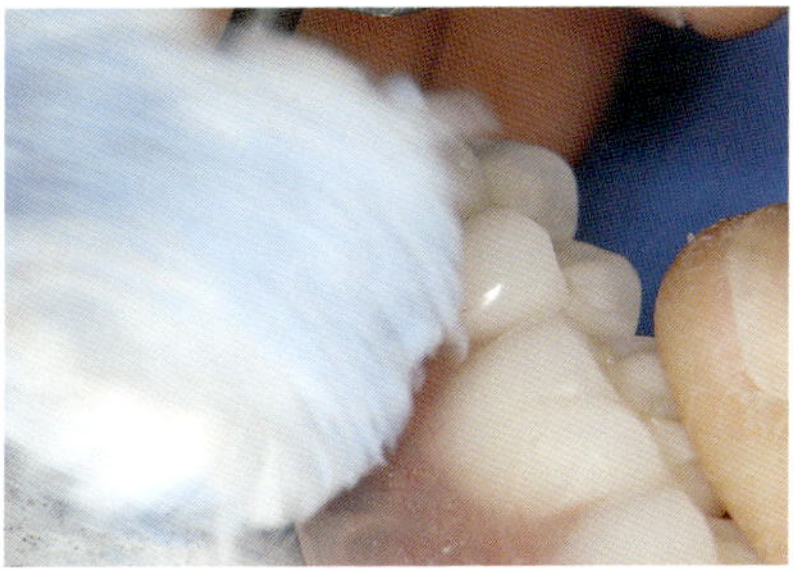

図39-16　レーズ用ブラシやバフでは研磨不能な細部の研磨を、ハンドピースにてマンドレールに付けたフェルトコーンやロビンソンブラシを使用して、研磨を行う。クラスプや大連結子などのメタル部分も同様に、ハンドピース用バフなどを用いメタルの最終艶出し研磨を行う。

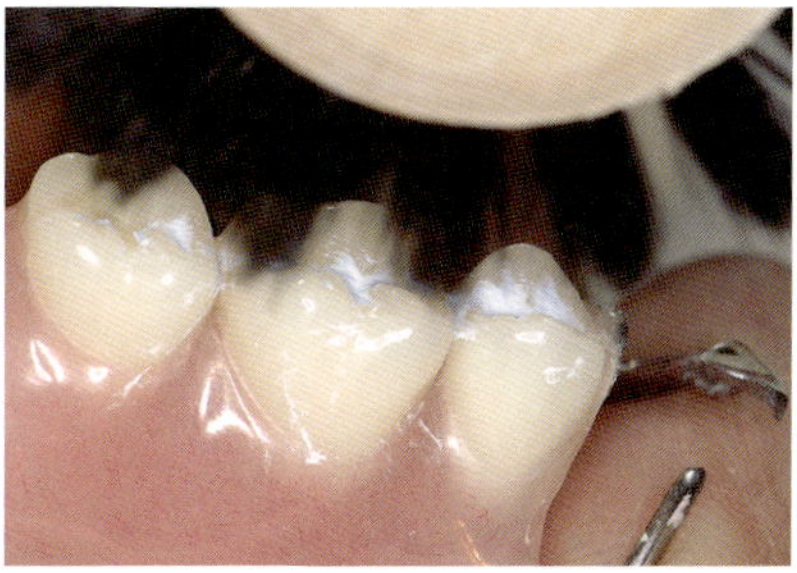

図39-15　人工歯研磨については、レーズ用1行ブラシの小さなものを選択し、咬合面の研磨を行う。過剰な研磨で、調整された咬合関係を壊さないように注意して研磨を行う。

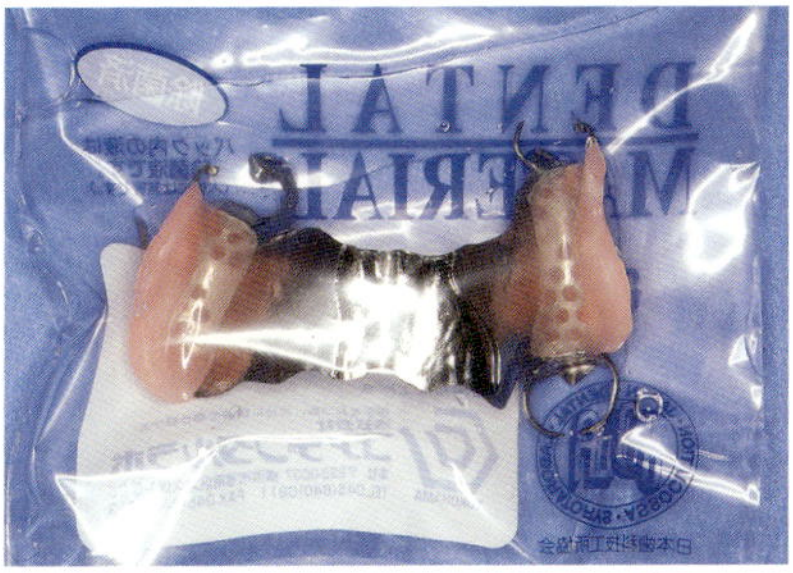

図39-18　技工室から各医院やほかの技工所に送る際には、除菌液を少量袋に入れたうえでパッキングを行っている。

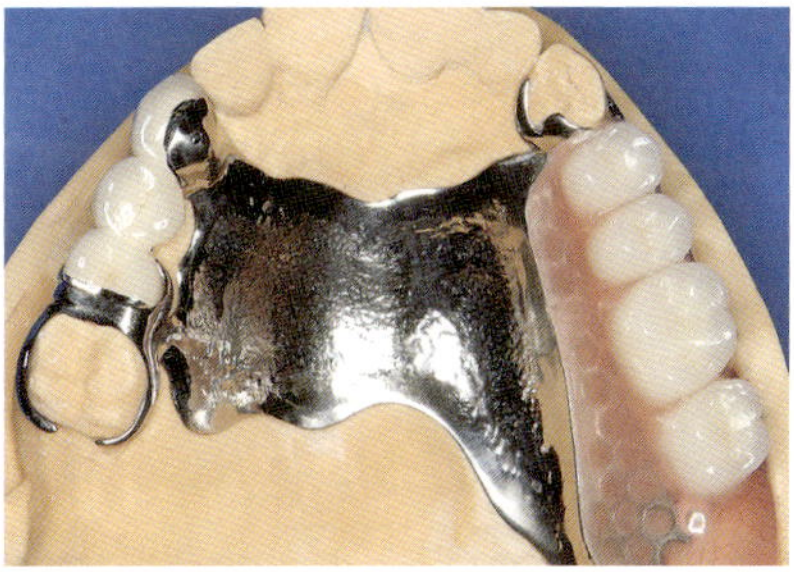

図39-17　研磨終了後、完成した義歯。

40 アタッチメント（維持装置）を知ろう

1. パーシャルデンチャー製作のガイドライン

インプラントの普及で欠損部の補綴設計では、審美性が欠かせない要素となってきています。パーシャルデンチャーの設計でも、大きく吸収した顎堤を補うといった本来のデンチャーの利点なども再考され、鋳造床関連の器材の発展もともない設計が大きく変化してきています。

また歯科治療にはパーシャルデンチャーにかぎらず、4つのガイドラインがあることはよく知られています。このガイドラインは症例によって優先順位は変わりますが、パーシャルデンチャーの要素をこの4つのガイドラインにいかに組み込んで行くかが、成功のカギとなるのです。

2. アタッチメントを知ろう

メールとフィメールが連結して、関節のように結合して義歯を維持する装置の総称です。メールとフィメールの一方が何らかの方法で鉤歯に固定され、残る一方が部分床義歯、加工義歯に固定されます。素材は金属（非緩圧性）が中心で一部が樹脂、ゴム製（緩圧性）などのものもあります。

アタッチメントのほとんどは、摩擦の抵抗により維持を期待しています。長期間の使用で、アタッチメントそのものの摩滅や素材の劣化が起こり、維持の強さのコントロールが難しいため、ある期間で交換する必要がありました。近年はメインテ

◆4つのガイドライン

①Function（機能）：よく噛める・スムーズな発音。

②Structure（構造）：補綴物として壊れない・構造力学。

③Esthetics（審美性）：審美的回復・自然感。

④Biology（生物学的安定）：歯、支持組織を健全に保つ。

ナンス性を考慮し、部分床義歯、加工義歯に固定されるメールのほうを簡単に交換できるものや、比較的簡単に維持の調節ができるものなどが主流となってきました。
分類としては大きく分けて以下の４つに分類されます。

①歯冠内アタッチメント
②歯冠外アタッチメント
③根面アタッチメント
④バーアタッチメント

3-1. 歯冠内アタッチメント

アタッチメントが歯冠のなかに組み込まれています。非緩圧性のものが多く、既製と自家製ではプレシジョンダウエルやテレスコープ、チャネルショルダーピン（CSP）などが代表的ですが、最近は主に既製の歯冠内アタッチメントを多用します。また自家製のアタッチメントの補助維持装置または、将来設計のために使うこともあります。

歯冠内アタッチメントは、フィメールを受け入れる支台歯の削除量が大きくなるのが欠点で、歯冠長のほうも5～6ミリ程度は必要です。その代表的なものとしては、マイクロデグテックなどがあります（図40-1）。

3-2. 歯冠外アタッチメント

アタッチメントが歯冠外形の外にあります。歯冠内アタッチメントと比べると機構的に緩圧性を与えられています。粘膜負担義歯に多用されています。歯冠外ア

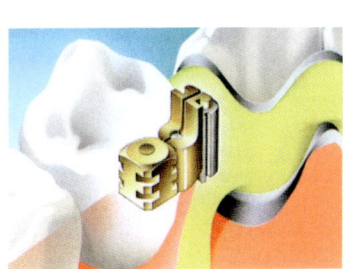

図40-1　代表的な歯冠内アタッチメント。それぞれメールの交換や維持の調整が簡単な機構をもっている。マイクロデグテック（デンツプライ三金）。

タッチメントは歯冠内アタッチメントに比べ、比較的支台歯の削除量が少なくてすみますが、歯冠長のほうはやはり5〜6ミリ程度は必要です。既製アタッチメントがほとんどで、ミニダルボ、ミニSG-F、などが代表的です（図40-2〜5）。

3-3. 根面アタッチメント

孤立歯や少数残存歯の歯根を利用し、ワックスアップ時点で根面部に既製のプラスティックパターンを付けて、埋没、鋳造してメール部をメタルに置き換える方法や、鋳接やアタッチメント本体をロウ着する方法などがあります。

磁性アタッチメントは、ハウジングパターンを使い、根面にスペースをつくったのち、接着性レジンなどで接着する方法が採られる場合もあります。このようにアタッチメントのメールを付けた根面にセットしたのちに、義歯内面にフィメール部を組み込むのが一般的です。咬合作用点が低いのが特徴で、ボナ、OPアンカー、磁性アタッチメントや、維持の調整ができるミニガーバープラスなどがあります。

根面アタッチメントは、緩圧機構をもたせたものも多いのですが、複数使用する際、アタッチメント中心に義歯の回転がどのように起こるか、あるいは緩圧機構が働かなくなることもあるので、設定数や位置を考慮し設計しなければなりません。これらのアタッチメントは、オーバーデンチャータイプにすることが多く、その際、人工歯の最終排列位置とクリアランスには十分な配慮が必要です。まず人工歯の排列を行い、その後、アタッチメントを設定するほうが確実でしょう（図40-6〜8）。

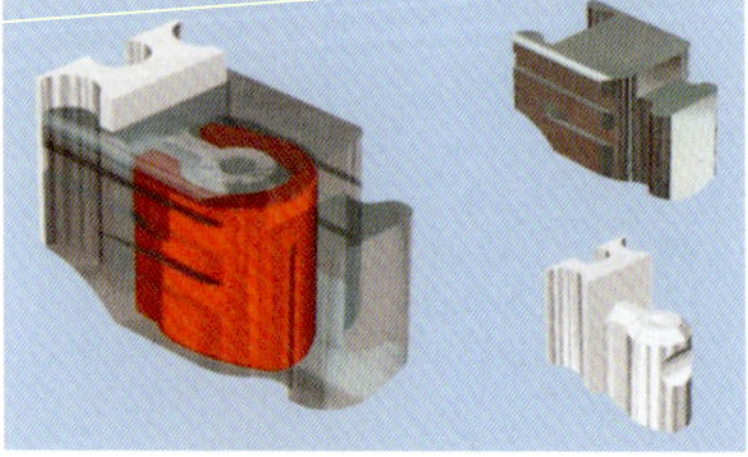

図40-2　代表的な歯冠アタッチメント。ミニSG-F（大信貿易）。

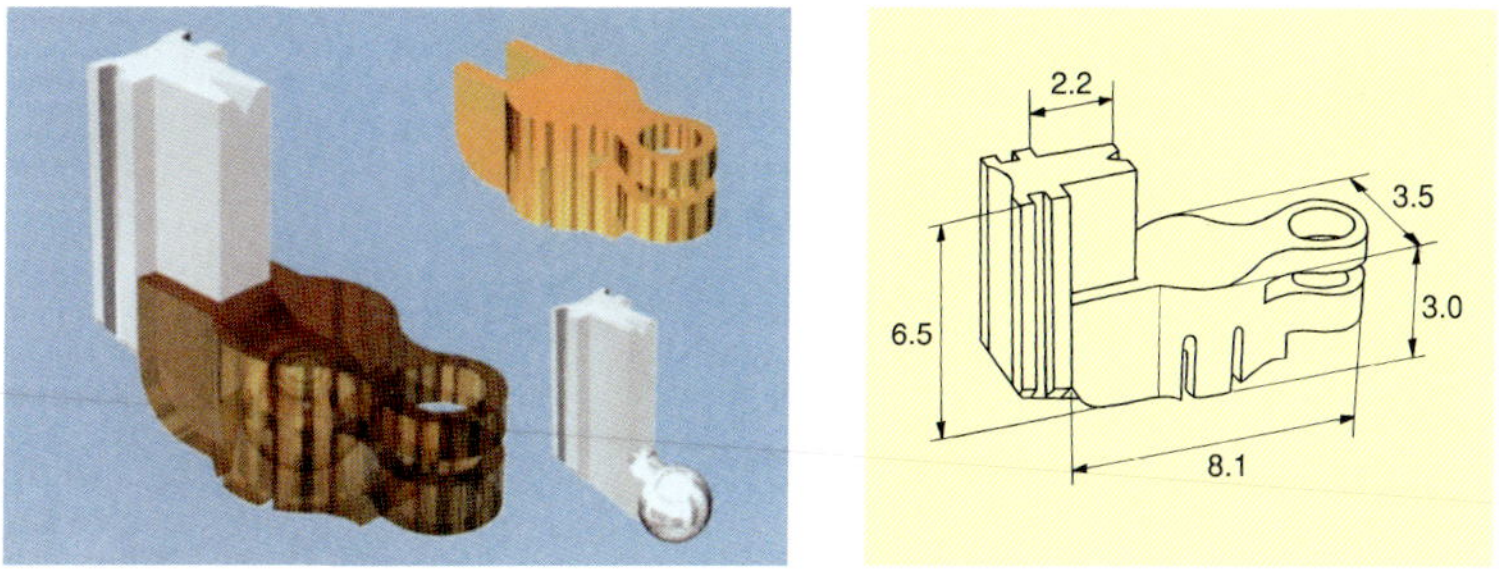

図40-3a, b　同ミニダルボ（大信貿易）。

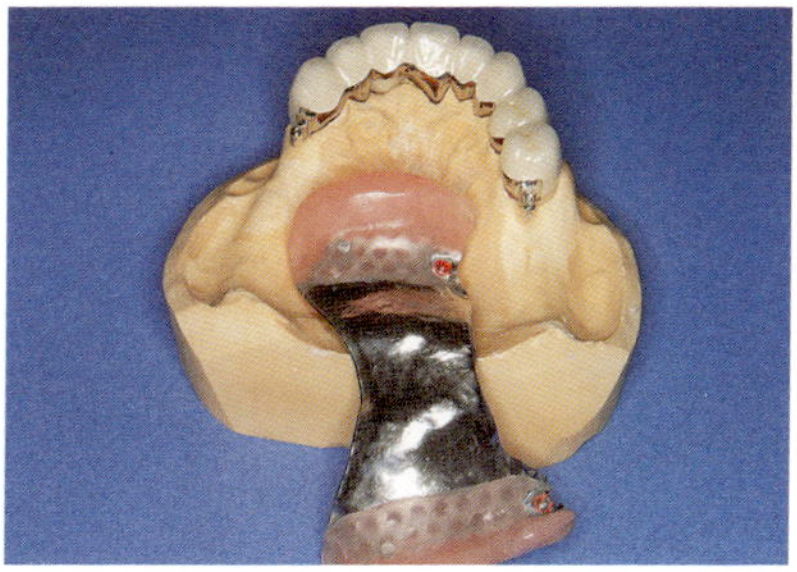
図40-5　歯冠外アタッチメント。

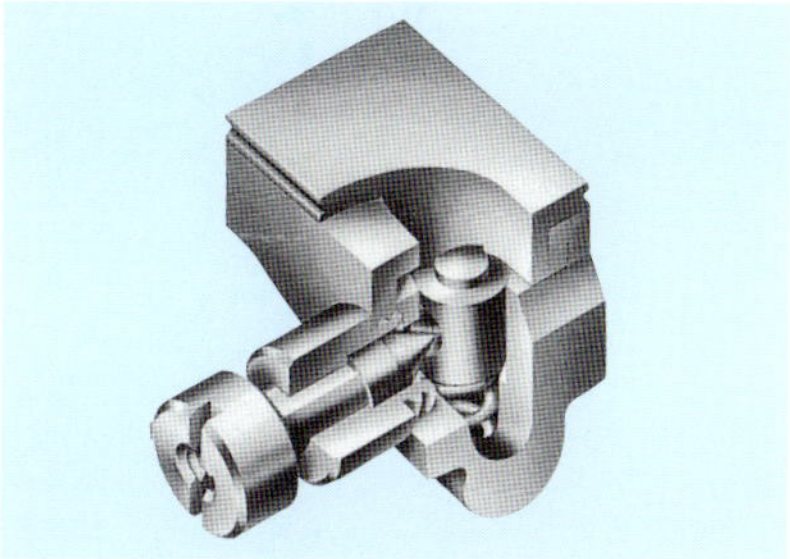
図40-4　リーゲルの要素を盛り込んだアタッチメントもある。ボタンを押すことで維持から解放される機構である（ロボロック：ヘレウス クルツァージャパン）。

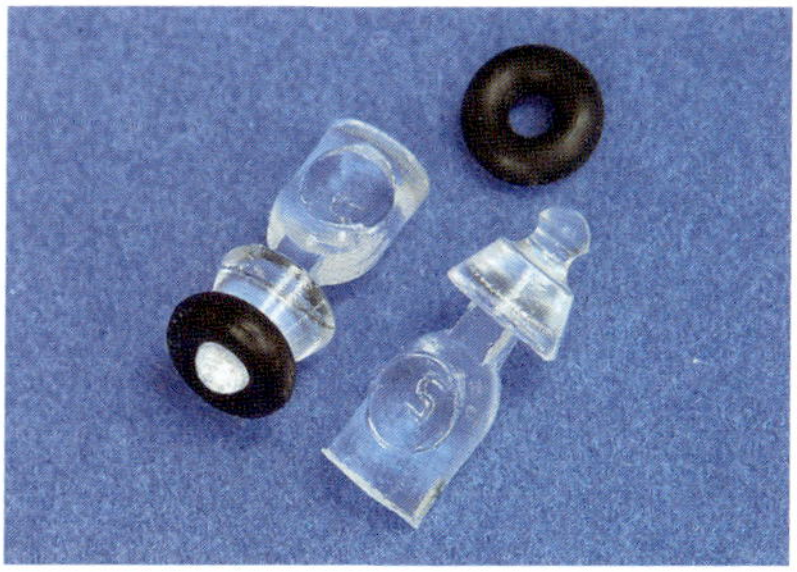
図40-7　OPアンカー（白鵬）。

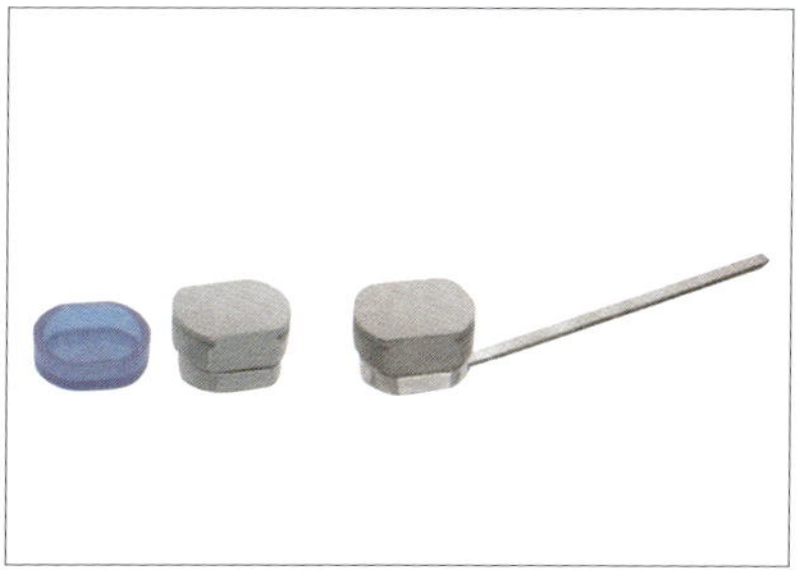
図40-6　キーパーを鋳接したり、ハウジングをパターンに取り付けて使う磁性アタッチメント。ギガウスC（GC）。

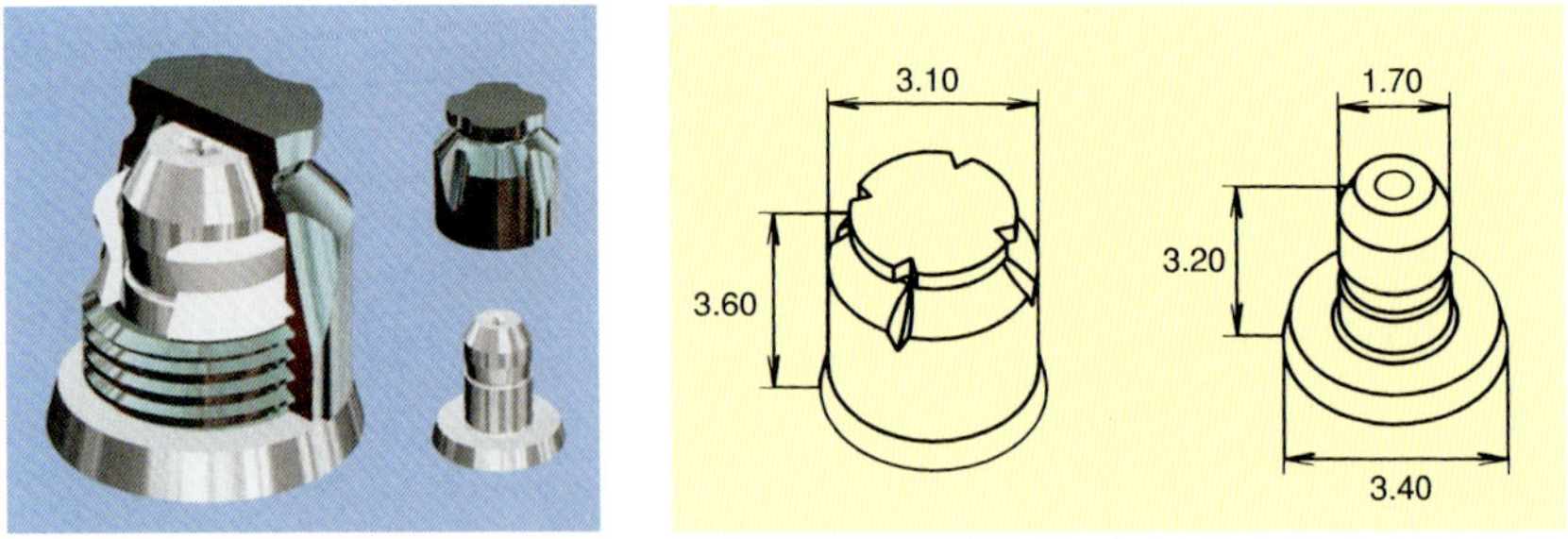

図40-8a, b　維持の調整機構をもたせたミニガーバープラス（大信貿易）。

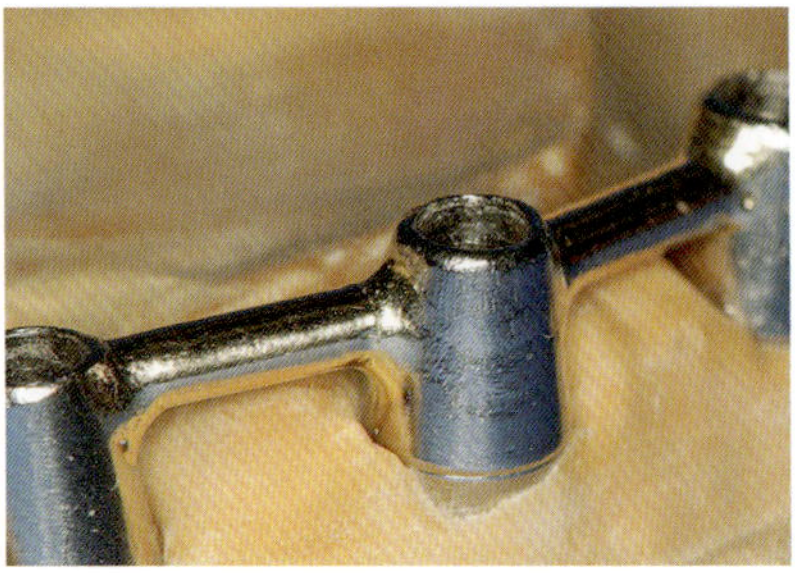

図40-9　バーの断面が円形で回転方向の動きが期待できるニューCMバー（大信貿易）などがある。

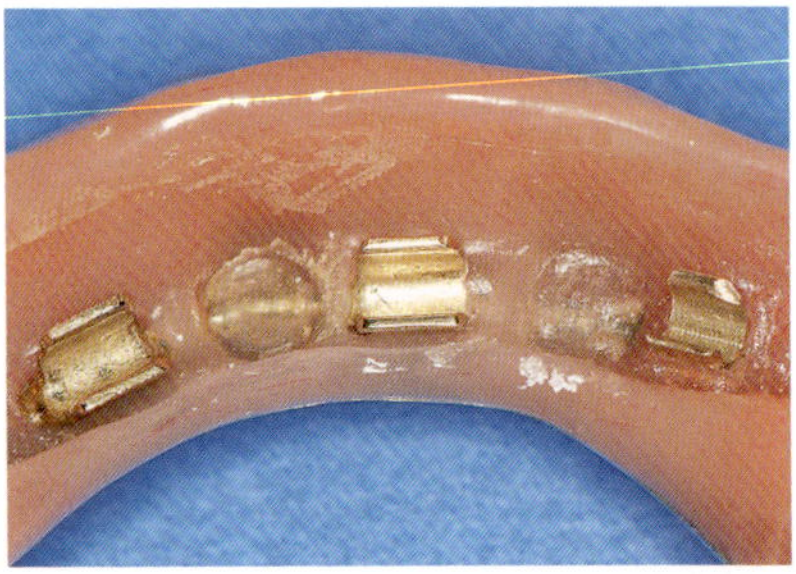

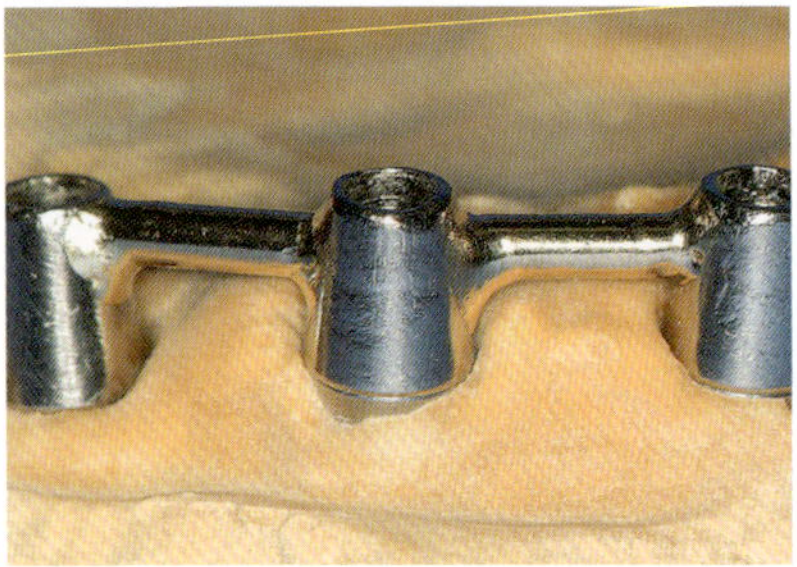

図40-10, 11　ニューCMバーを使った臨床例。

3-4. バーアタッチメント

2歯以上の歯を金属バーで連結して、このバーを覆う義歯の粘膜面にフィメールを付けてバーと連結します。支台装置にはクラウンや根面板を用いることが多く、インプラントを利用した義歯の維持装置としてもよく使われます。バーの断面が円形で、回転方向の動きが期待できるものにはニューCMバーなどがあり、断面が平行な面をもっているドルダーバーや、自家製でのミリングバーなどもこの種類に含まれます（図40-9～11）。近年は維持の強さをコントロールできる、各種フィリクションインサートを内蔵したものもあります（図40-12）。

4. 審美を考慮した維持装置―ミリングデンチャー

現状の臨床のなかで、前歯、小臼歯部分での維持装置は、強く審美を求められるケースも少なくありません（図40-13）。ここではミリングデンチャーの症例を紹介します。

精密なミリングの加工面に対して、コバルトクロム合金などの床用金属でもスタビライジングアームを、高精度にワンピースで適合できるようになりました。このため、今までのパーシャルデンチャー設計の概念の幅も広がりました。ミリングにおいても、すべての軸面をパラレルに形成するフルミリングから、インターロックやチャネルのみをパラレルに形成し、そのほかの軸面は2～6度のテーパーを与える、パーシャルミリングが多用されるようになりました。このミリングデンチャーを設計するに際して、鉤歯（維持歯）になる歯には必ず歯冠修復が必要となります。このようにすることで、把持力や拮抗作用から、機能時における支台歯と義歯床の

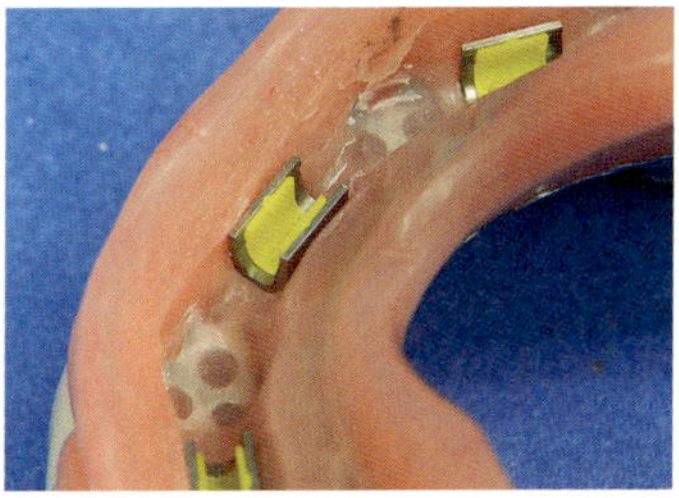

図40-12　維持の強さをコントロールできる各種フィリクションインサートを利用（ドルダーバーマイクロチタンフィメール：大信貿易）。

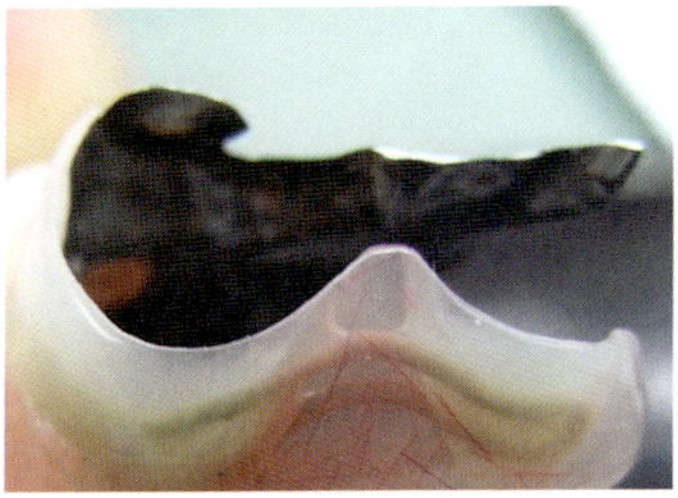

図40-13　金属のクラスプを使わず、レジンを使用し板鉤をベースとし、唇側および頬側面をレジンで覆い審美性と全体の着脱方向を考慮する。

ミリング加工

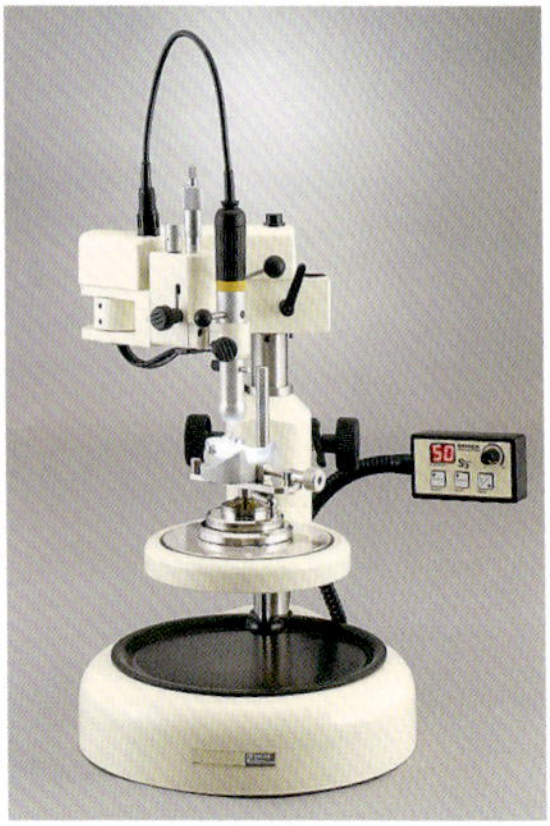

図40-14　ミリングマシン（S-3 マスター：ヘレウス クルツァージャパン）。

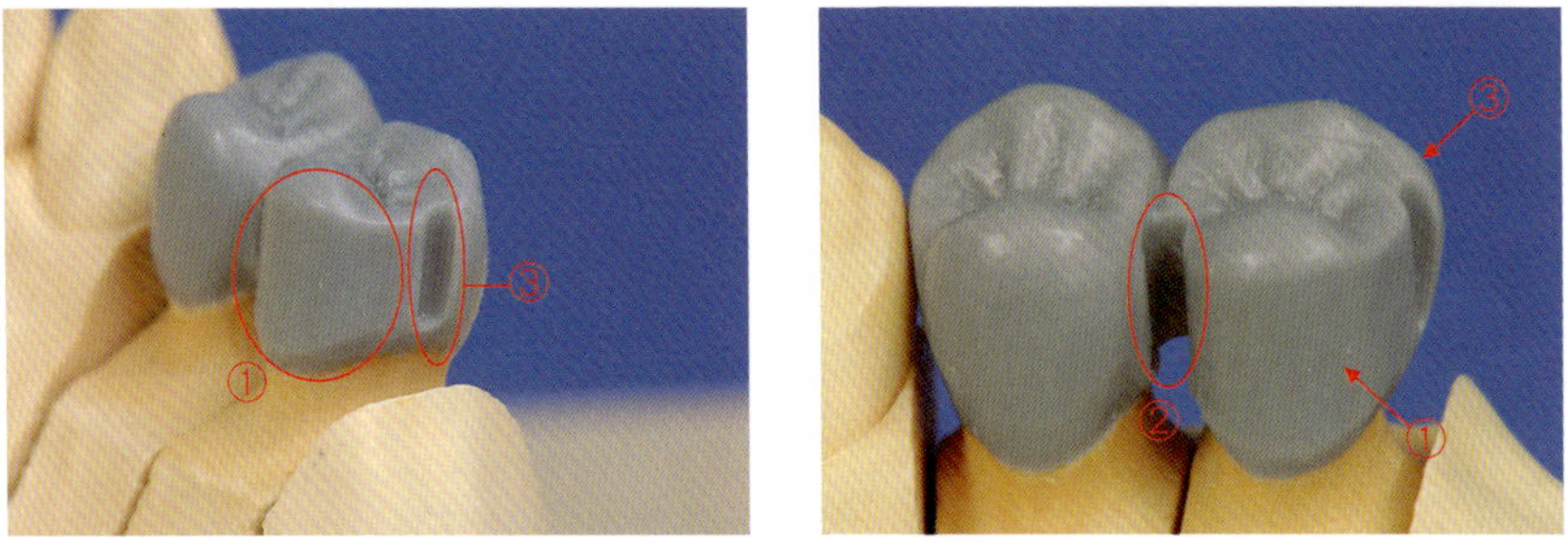

図40-15a, b　ミリング面は3つのミリング方法がある。①軸面ミリング、②ドリリング、③グルービング。

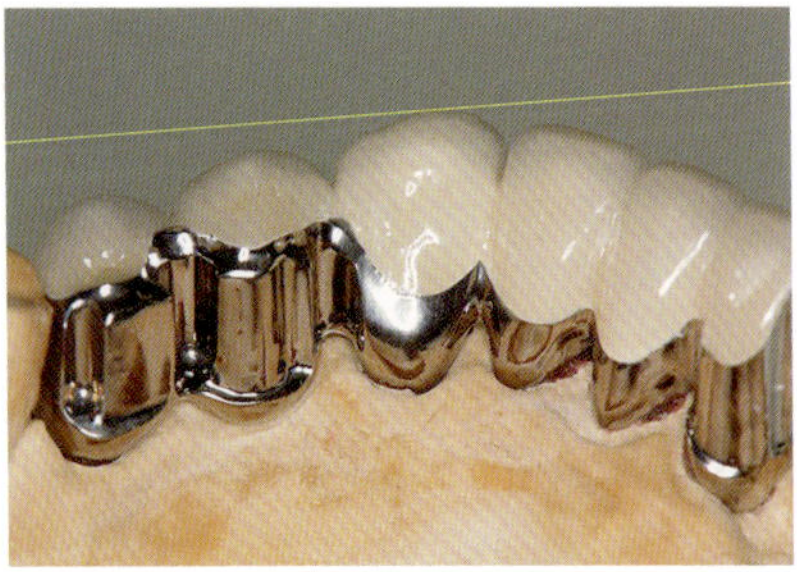

図40-17　インターロックやチャネルのみをパラレルに形成し、そのほかの軸面は2～6°のテーパーを与えるパーシャルミリング。

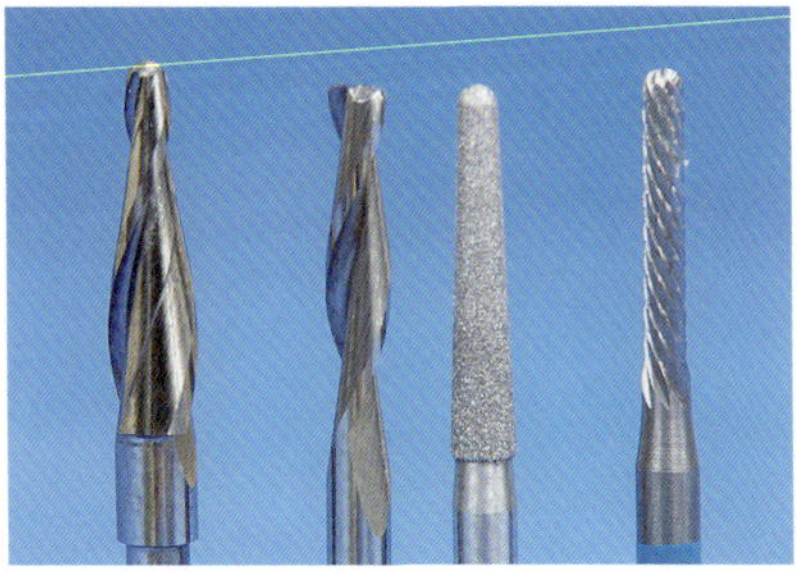

図40-16　ミリングバー（JOTA：日本歯科商社）。

一体化が確実に図れるのです。

クラスプデンチャーに比べ、ミリング加工をしたデンチャーはリジットサポートとなり、義歯の動きが少なくなります。ケースによっては一体化を図ったために床のついた延長ブリッジとなってしまう危険性もあり、前述したパーシャルデンチャー製作のガイドラインにそって、一口腔単位での審査・診断をしたうえで、もっとも効果的な対策を講じて設計を行う必要があります。また適材適所で専用加工バーを使用し、精密な加工面をつくることが重要です（図40‐14〜18）。

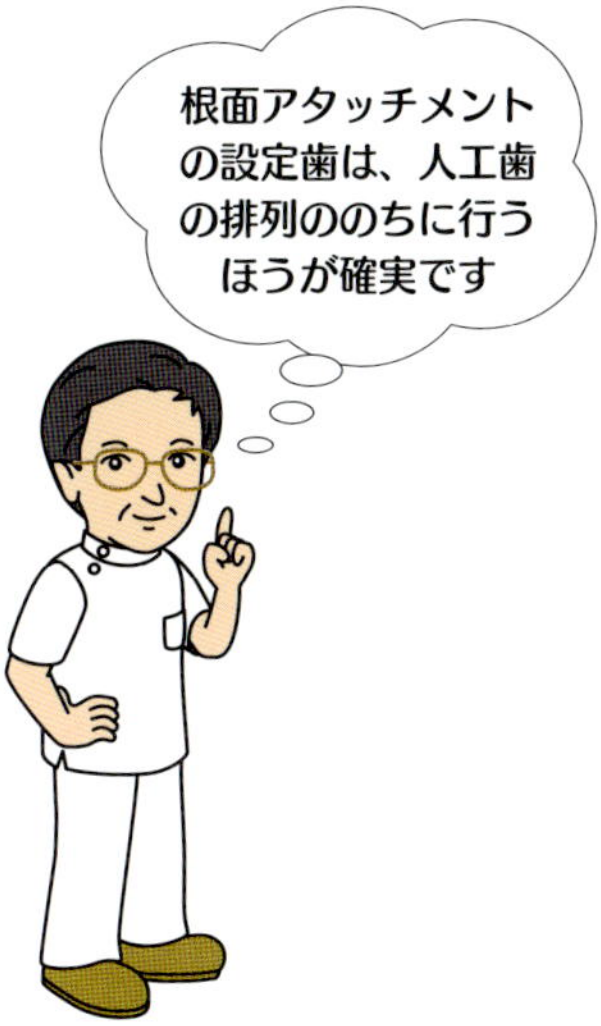
根面アタッチメントの設定歯は、人工歯の排列ののちに行うほうが確実です

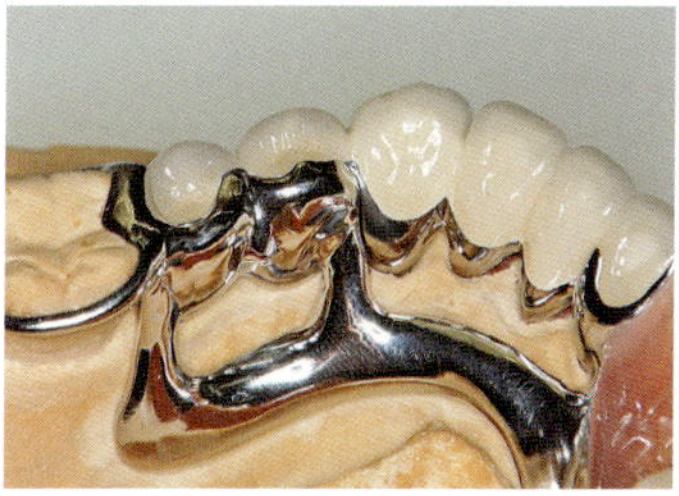
図40‐18　完成したミリングデンチャー。

41 コーヌスデンチャーを知ろう

1．コーヌスデンチャー（コーヌスクローネ）

テレスコープデンチャーは、内冠のテーパーを0度の平行な軸壁を形成してこの上に外冠を製作し、お互いの軸壁の摩擦力によって、デンチャーの維持を保つものです。このテレスコープでは多面的な平行を保つことや、内外冠の適合なども非常に難しいものでした。

ここで紹介するコーヌスデンチャーは、そうした問題を解決するため軸面に少しテーパーを付与したシステムです。コーヌスとは円錐のことで、内冠軸壁の片側の傾斜度（コーヌス角）が平均6度になるように形成します。テーパーを付けることで製作時の問題はほぼ解決されました。内冠と外冠の接触面において維持、把持、支持が発揮されるシステムとすることで、コーン型の内冠に対し、内冠の天井にスペースを設け外冠を押し広げるような形となり、内冠と外冠の接触面の摩擦抵抗で維持が発揮されるのです（図41-1，2）。

2．着脱方向の設定

基本的には咬合平面と垂直に設定をするのが理想的ですが、臨床では各支台歯の植立方向と、顎堤との平行性などによってほぼ決定されます。模型をサベヤーに取り付け固定したのち、測定杆（アナライジング・ロッド）やコーヌス用のカッティングナイフなどを取り付け、確認しながら着脱を決定していきます。支台歯の平行

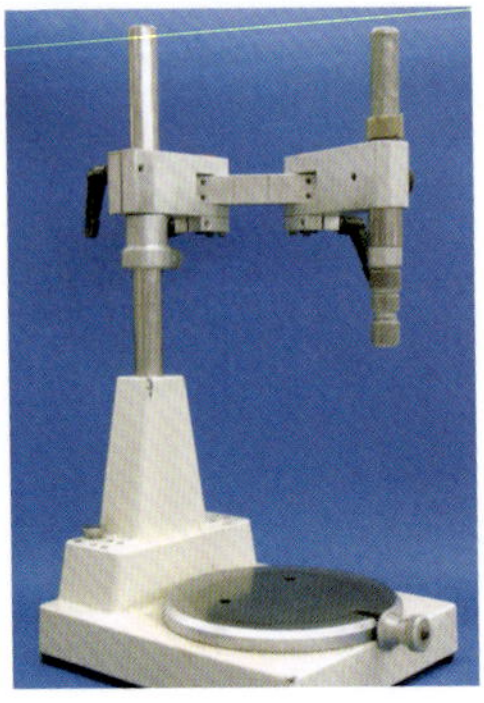

図41-1　内冠をワックス形成する際のサベヤーは、上腕にヒンジ機構があり、アームが自由に動くタイプが使いやすい（コーヌスパラレロメーターSP：ローヤル製作所）。

性により、全周軸面を6度で形成できるケースは臨床においてまずありません。相対する軸面を4度と8度、2度と10度、0度と12度という形で変化させながら、どの支台歯ともアンダーカットにならないようにします。

もう1つ気をつけなければならないのは、支台歯同士や顎堤との間の平行性が悪い場合など、歯頸部にアンダーカット（ネガティブヴィンケル）ができますが、この量があまりに多いと、支台歯周囲の清掃性が悪く、審美的にもメタルが露出して、審美領域では問題が生じてきます。どうしても問題になる場合は、担当歯科医師と相談して、口腔内で支台歯の削合、調整を依頼することもあります（図41-3～6）。

3．内冠のワックスアップ

支台歯の着脱方向に合わせ、ワックスを盛り上げ、コーヌス用のカッティングナイフを取り付け、あらかじめ設定したコーヌス角に形成していきます。内冠のワックスの厚さはかなり異なってきますが、最低の厚みは、のちほど軸面をミリング研磨することも考え、0.5ミリは確保しておきます。支台歯マージンに外冠のマージン設定が近い場合、マージン付近の処理は、ぎりぎりまでワックスをミリングしてしまうと、あとのミリング研磨でマージンがアンダーになりますから、必ずミリングの調整研磨代を考え形成しておきましょう（図41-7～10）。

4．内冠のミリング研磨

鋳造された内冠の内面をチェックし、適合状態が確認できたら、つぎに外面の最終調整を行います。内冠軸面に与えたコーヌス角が変わらないように注意しながら

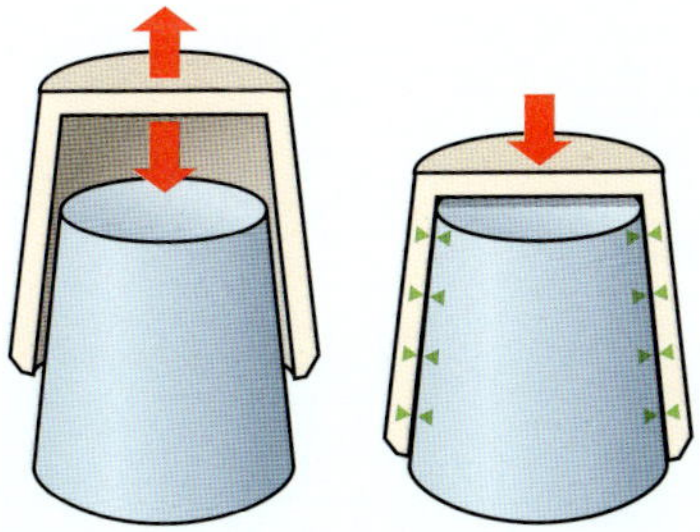

図41-2　内冠と外冠の間で、摩擦による維持力が発生する。この際、天井部は接触しない[6]。

着脱方向の設定

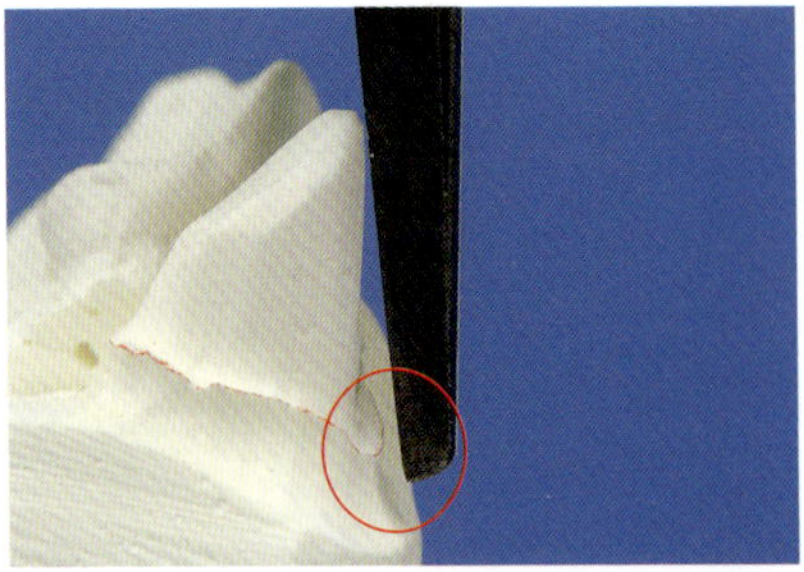

図41-4 着脱の方向を決めるにあたり、審美領域のアンダーカット（ネガティブヴィンケル）の量にも気をつけたい。

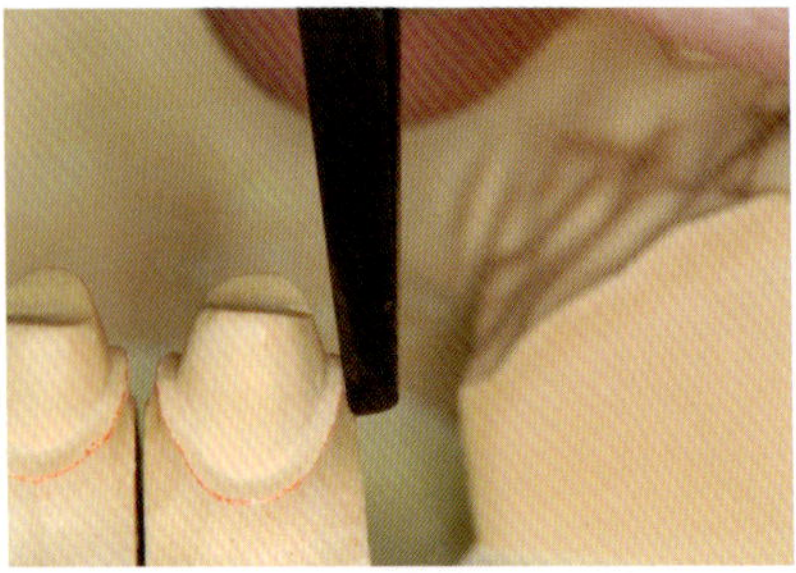

図41-3 コーヌス用のカッティングナイフなどを取り付け、確認しながら着脱を決定していく。

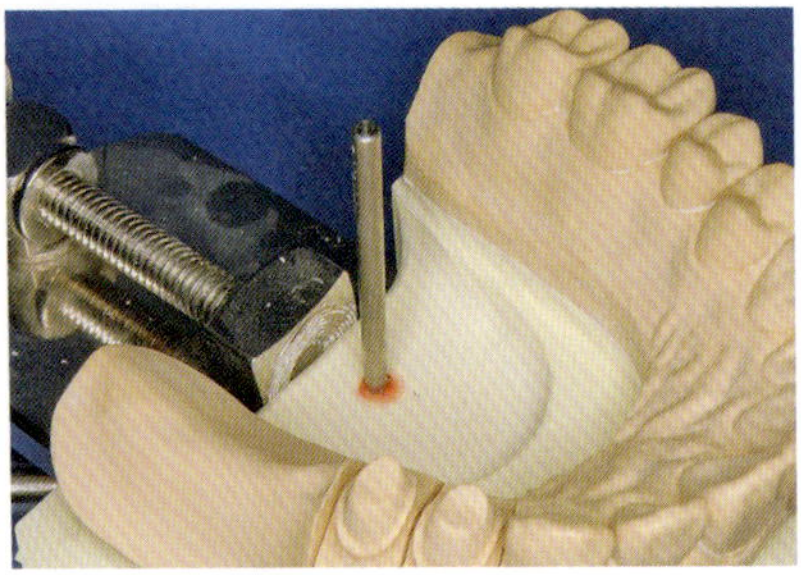

図41-6 各支台歯や顎堤との平行性を確認し、着脱方向が決定されたら、使い古しのバーなどで着脱方向に模型が再装着できるように、インサーション・ロッドを設定しておく。

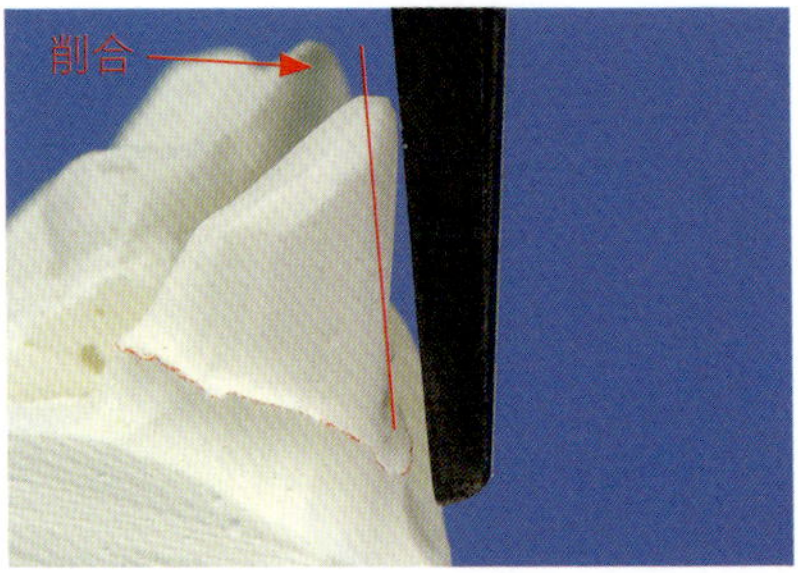

図41-5 歯頸部にアンダーカット（ネガティブヴィンケル）ができることがある。問題になる場合は支台歯の削合、調整が必要。

内冠のワックスアップ

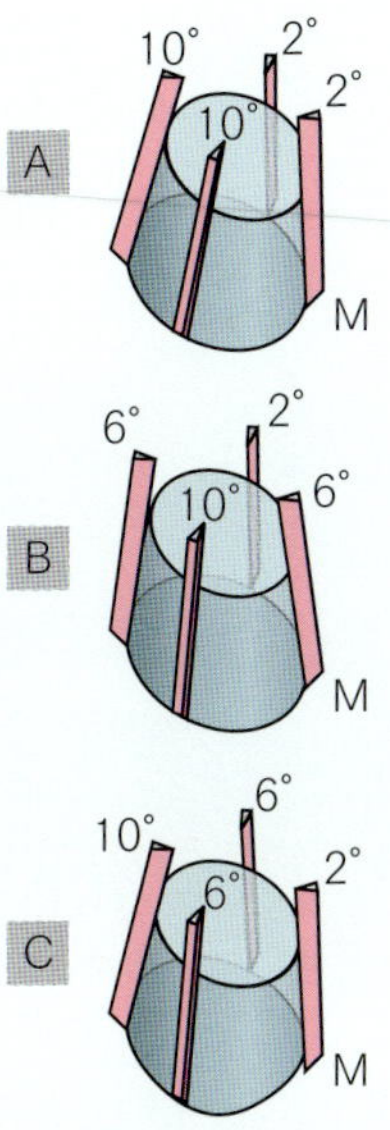

図41-8　支台歯間の植立方向で軸面のコーヌス角は異なってくる[5]。

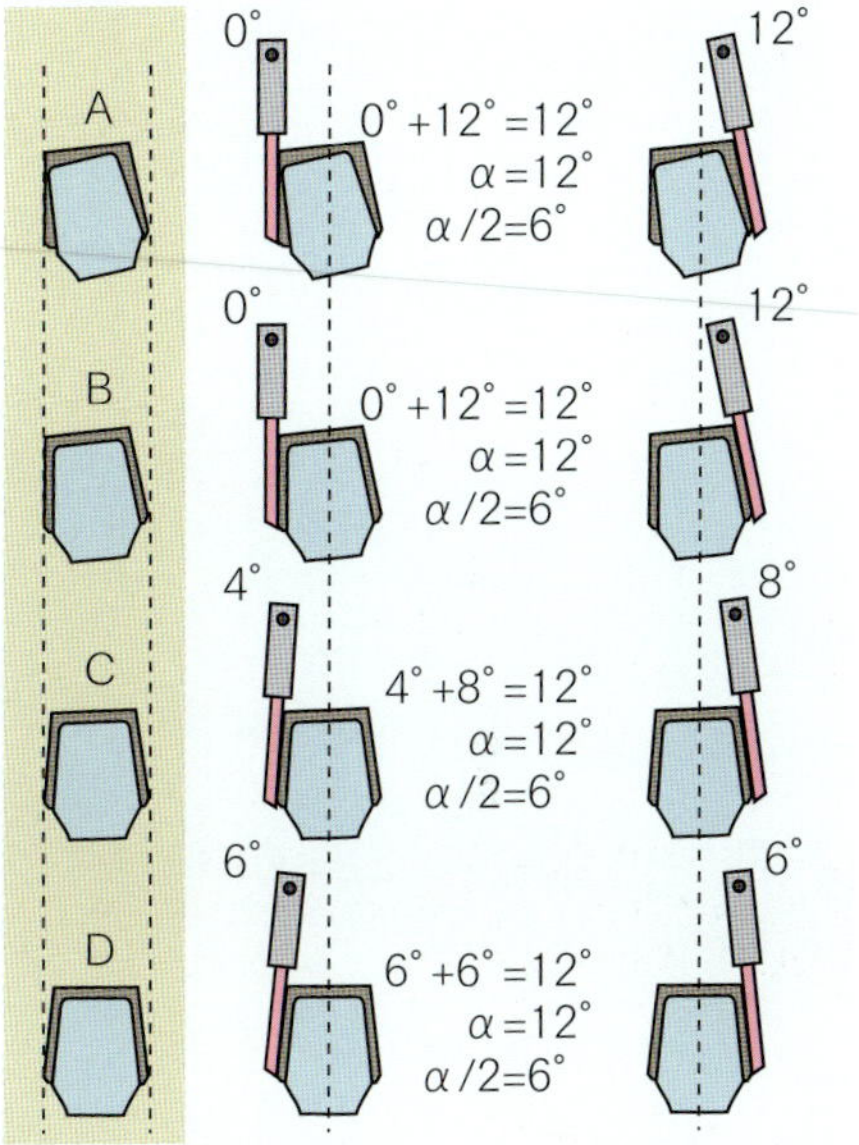

図41-7　相対する軸面が6°となれば良い[5]。

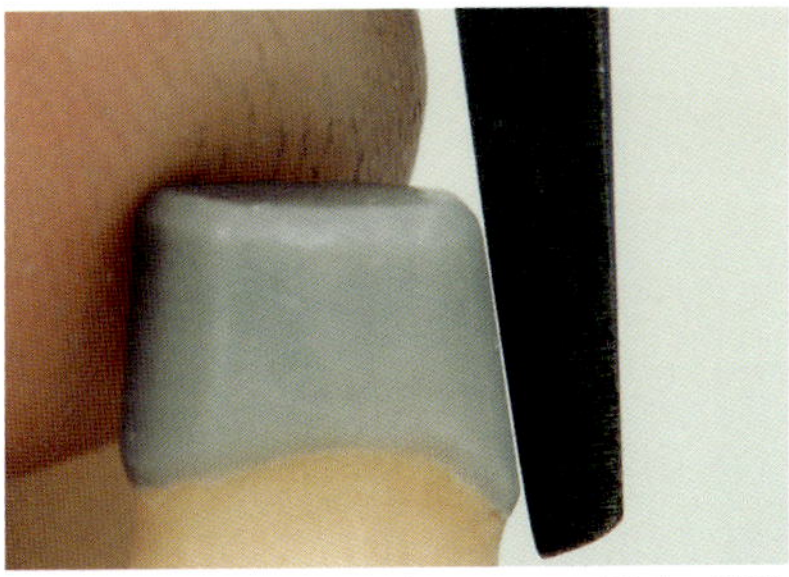

図41-10　カッティングナイフでの形成の際はメタルでのミリング調整・研磨代を考慮して行う。

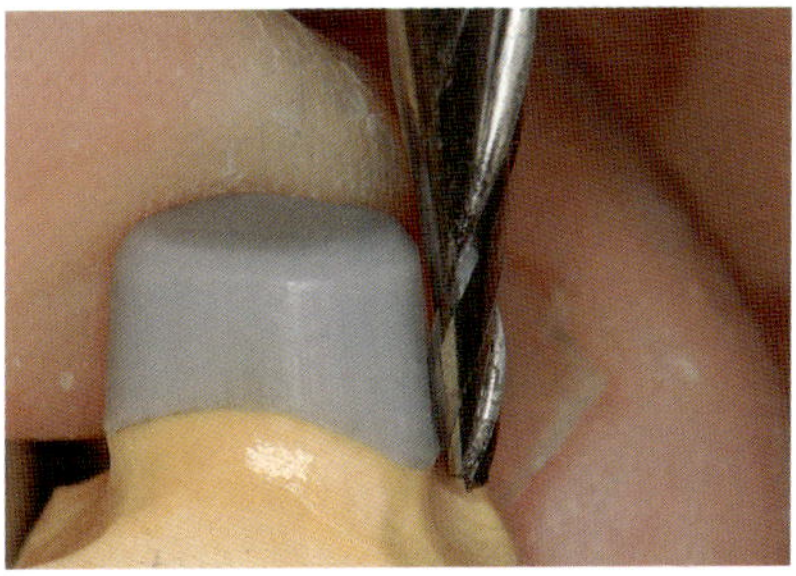

図41-9　ミリングマシンにて、コーヌス用のワックスミリングのバーで、設定したコーヌス角に形成していく。外冠の勘合を阻害しないためにも、内冠歯頸部付近には、前装材料の厚みを確保する目的で、ショルダーやシャンファー形態に仕上げないほうが良い。

ミリング研磨をします。ペーパーディスクを利用した、コーヌス内冠のミリング研磨の専用機もありますから、上手に使えば内冠軸面を効率良く研磨できます（図41-11，12）。

5．外冠のワックスアップ

コーヌスデンチャーを製作するときのステップには、いくつかの方法があります。まず1つ目は内冠のみを製作し、一度口腔内で試適確認したのちに、個人トレーで粘膜との関係も含めた印象を採る方法です。2つ目は内冠と外冠を模型上で同時につくり、外冠を口腔内にてパターンレジンなどで固定して、個人トレーにより粘膜との関係も含めた外冠のピックアップ印象を採る方法です。

3つ目は内冠を模型上で完成したのち、内冠の印象を行い、支台歯として、あらかじめ製作し、内冠を先に口腔内にセットし、粘膜との関係の印象を採り、あとの外冠製作の技工作業では、最初に内冠作成時に準備しておいた支台歯を使って、外冠を製作して行く方法です。それぞれ利点・欠点があり、ケースによる使い分けが必要です。ここでは、日常臨床においてもっともよく利用される、2つ目の内冠と外冠を模型上で同時製作して進める方法を中心に紹介します（図41-13〜15）。

6．外冠の調整

外冠の鋳造が終わったら、内冠と適合させます。内冠と外冠の適合は最終的な義歯の維持力に関係するので慎重に行います。模型上でのコンタクトやバイト調整終了後、口腔内でそれぞれ単独で製作した外冠をパターンレジンで固定し、個人トレー

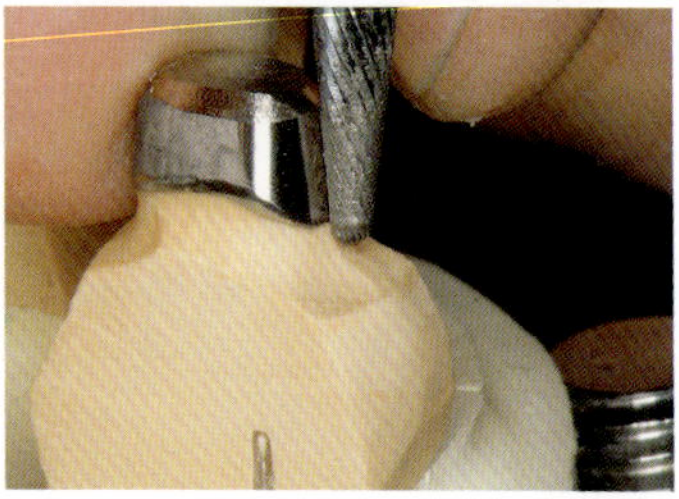

図41-11　ミリングマシンによる内冠軸面のミリング研磨。

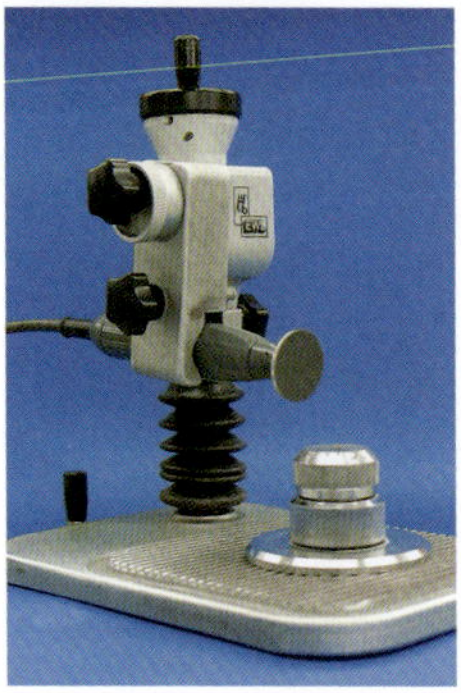

図41-12　コーヌス内冠のミリング研磨の専用機（Kavo社）。

外冠の調整

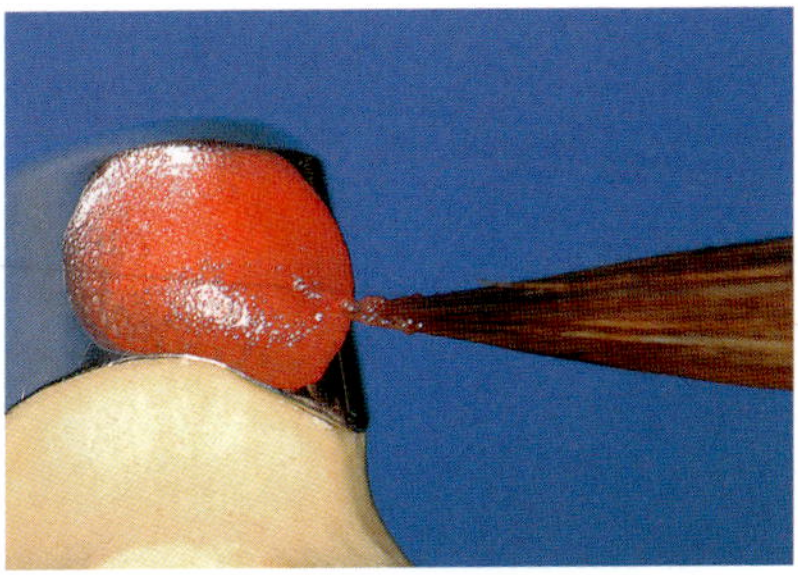

図41-13　完成した内冠に分離剤を塗布せず、外冠部分にパターンレジン（GC）を一層盛り、全体に0.5mm程度のキャップを製作。

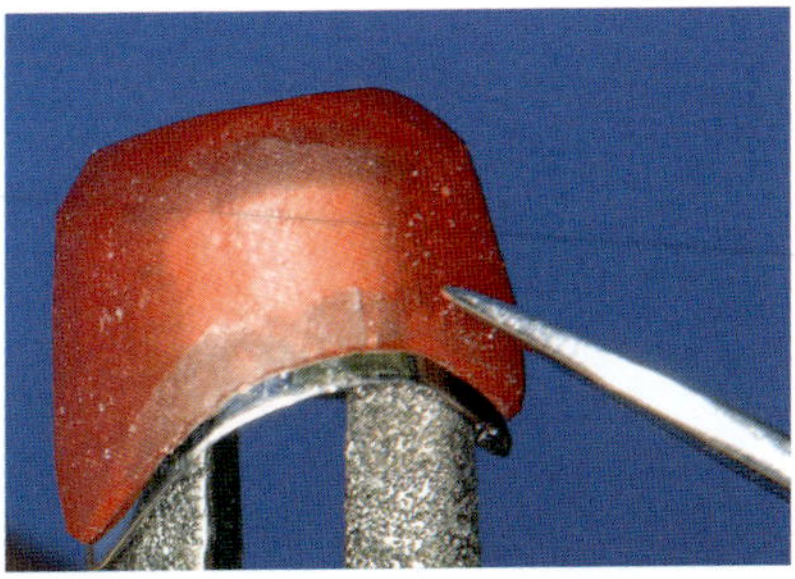

図41-14　キャップを外す際、歯頚部よりインスツルメントなどでキャップと内冠の間に空気入れる感じでもち上げ、外していく。ちょっとしたコツを覚えると簡単にできる。

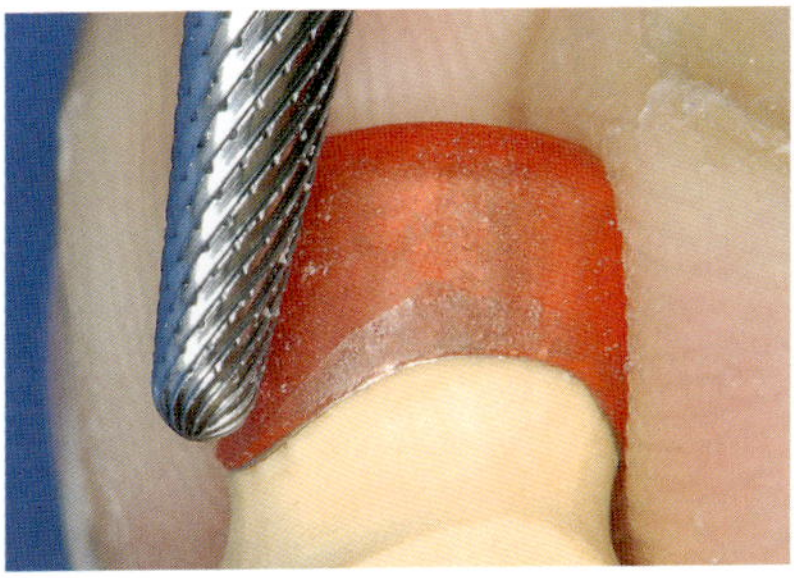

図41-15　キャップをカーバイドバーなどで厚みを調整した後、通常どおりワックスアップを行う。

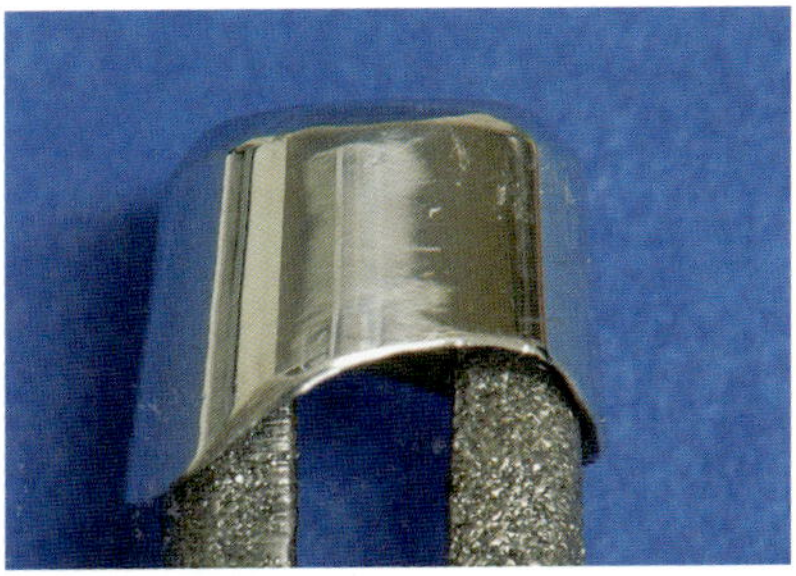

図41-16　内冠と外冠の適合ではコーヌス鉗子を使うが、内冠のマージン付近を変形させたりしないように注意して使う。

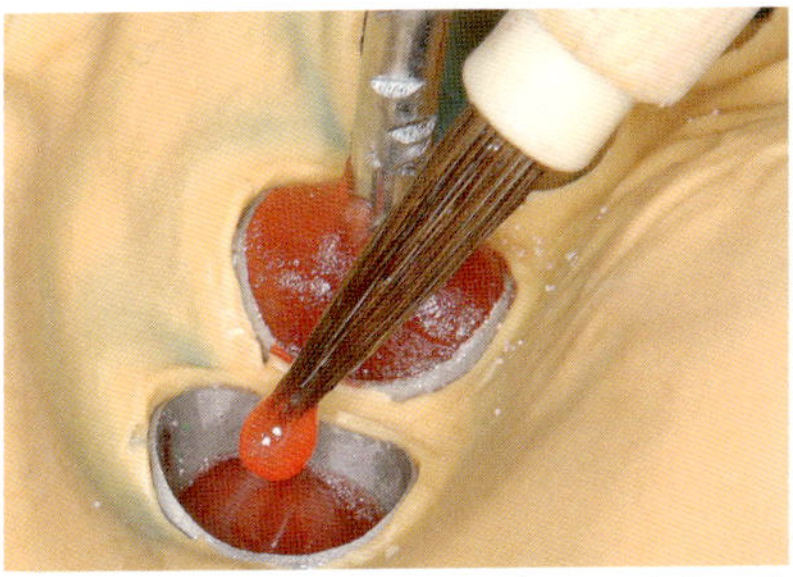

図41-17　外冠をピックアップされた印象の外冠の内面にパターンレジンを筆盛り、維持を付けたのちに石膏を流し、最終模型（義歯製作用模型）を製作し、リマウントを行う。

により粘膜との関係も含め、外冠のピックアップ印象を採ります。この際、外冠にレジン埋入用の脚を付けなければならない場合は、ピックアップ時の印象のじゃまになるのであれば、あらかじめ脚を鋳造で製作しておいて、ピックアップ終了後に、外冠とロウ着すると良いでしょう（図41-16～19）。

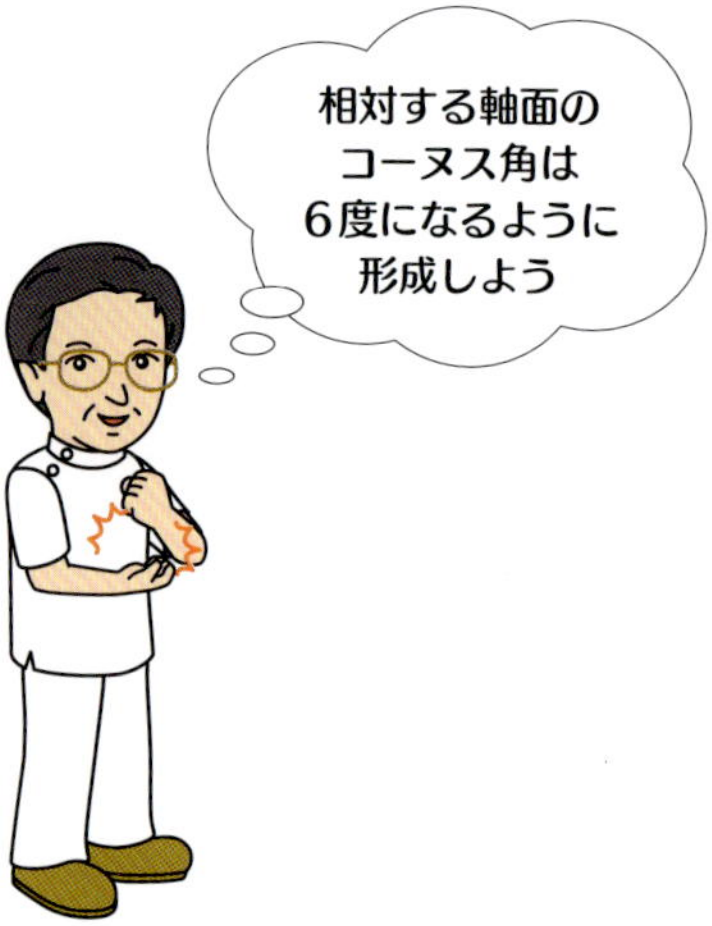
相対する軸面の
コーヌス角は
6度になるように
形成しよう

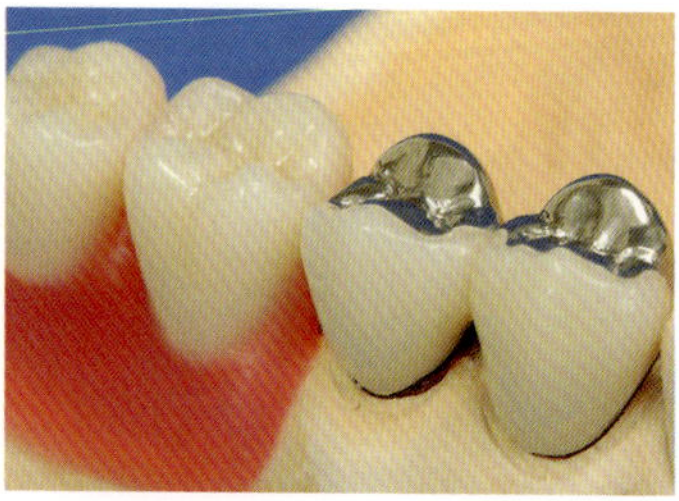

図41-18　通報に従って鋳造床を製作し、外冠をロウ着後、レジン前装などを施し人工歯を排列する。

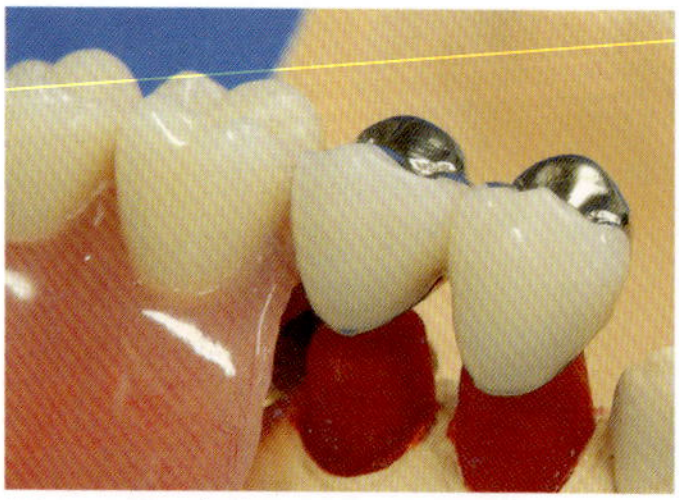

図41-19　完成したコーヌスデンチャー。

参考文献・上巻

1．中村輝保，南　一郎，風間龍之輔（著），五十嵐順正（監修）：初心者限定　部分床義歯のBasics 連載歯科医師のためのはじめてのパーシャルデンチャーの設計．第１回パーシャルデンチャー設計の流れ. QDT：2009：34（8）：75-83.

2．小出　馨ほか：基本クラスプデンチャーの設計．補綴臨床別冊：2002．118，120.

3．南　一郎，中村輝保，風間龍之輔，五十嵐順正（監修）：初心者限定　部分床義歯のBasics連載 若手歯科医師のためのはじめてのパーシャルデンチャーの設計．浮かないための設計のポイント ―維持について―. QDT：34（10）：2009：52-64.

4．野首孝祠，五十嵐順正（編著）：新版　現代のパーシャルデンチャー―欠損補綴の臨床指針―．東京．クインテッセンス出版．2000.

5．国際デンタルアカデミー編：技工に強くなる本（上）．東京．クインテッセンス出版．1984.

6．吉田秀人：ポジティブ３Ｋパーシャルをめざして：月刊　吉田秀人．東京．デンタルダイヤモンド．2007.

7．奥野善彦：有床義歯技工学局部床義歯編．東京．医歯薬出版．1978.

8．大山喬史（編著）：パーシャルデンチャーアトラス　デザイン理論と臨床 遊離端義歯を中心に．東京．医歯薬出版．2005.

9．尾花甚一，奥野義彦編：パーシャルデンチャーの設計と臨床例．歯界展望別冊．b1985.

10．奥森健史：連載　ベーシックパーシャルデンチャー・デザイン．歯科技工：2009：37（10）.

11．丸森賢二，生田龍平，熊元理貴，船坂俊夫：特集１　技体研・The FINAL歯科技工士の患者体験が変える補綴物の姿．歯科技工：1999：27（12）．1499-1526.

12．堤　嵩詞，深水皓三ほか：目でみる人工歯排列＆歯肉形成．月刊歯科技工別冊．2005.

13．村岡秀明編：パーシャルデンチャー私の臨床. DENTAL DIAMOND増刊号．1999.

14．古賀壮一：QDT Selected ARTICLE Japan　歯肉色ハイブリッドレジンの特性を生かした自然感のある義歯製作―セラマージュガム色を活用して―（後編). QDT：2008：33（6）．103-116.

15．小出　馨編著：デザイニング・コンプリートデンチャー．月刊歯科技工別冊．2008.

16．野首　孝，井上　宏，細井紀雄，五十嵐順正：パーシャルデンチャーテクニック 第４版．東京．医歯薬出版．2008.

17．安田　登ほか（編）：床用レジンの世界 その１加熱重合レジンと義歯製作. QDT別冊：1991.

18．平　澤忠，加藤武彦，丸山松司ほか：義歯床用レジンと歯科技工．歯科技工別冊：1982.

19．奥野義彦ほか編：歯科技工辞典　東京．医歯薬出版．1991．4-5.

20．青木智彦，大野淳一，小野寺保夫：The MILLINGミリングテクニックの基本と実践．月刊歯科技工．1996：145－160.

21．大野淳一，加藤武彦，堤　嵩詞編：目で見るコンプリートデンチャー：歯科技工別冊．1994.

22．久野富雄，佐々木雅史，陸　誠：新装版初心者のための臨床的クラウンの製作法．東京．クインテッセンス出版．2008.

クインテッセンス出版の書籍・雑誌は、歯学書専用
通販サイト『**歯学書.COM**』にてご購入いただけます。

PCからのアクセスは…

歯学書　検索

携帯電話からのアクセスは…

QRコードからモバイルサイトへ

新装版 技工に強くなる本 上巻

2012年4月10日　第1版第1刷発行

監 著 者　田《た》村《むら》勝《かつ》美《み》

著　　者　久《く》野《の》富《とみ》雄《お》／佐《さ》々《さ》木《き》雅《まさ》史《し》／陸《くが》　誠《まこと》
土《は》師《ぜ》幸《ゆき》典《のり》／佐《さ》藤《とう》幸《こう》司《じ》

発 行 人　佐々木　一高

発 行 所　クインテッセンス出版株式会社
東京都文京区本郷3丁目2番6号　〒113-0033
クイントハウスビル　電話 (03)5842-2270(代表)
(03)5842-2272(営業部)
(03)5842-2279(書籍編集部)
web page address　http://www.quint-j.co.jp/

印刷・製本　サン美術印刷株式会社

©2012　クインテッセンス出版株式会社　禁無断転載・複写
Printed in Japan　落丁本・乱丁本はお取り替えします
ISBN978-4-7812-0251-8　C3047

定価はカバーに表示してあります

うちの新人技工士にも読ませたい！　自分でも読んでみたい！

QDTプラクティカルマニュアル

新装版 初心者のための臨床的クラウンの製作法

歯科技工士・歯科技工所レベルアップのために

久野富雄／佐々木雅史／陸　誠　共著

新人教育に、技工所の管理・運営のレベルアップに、ベテラン技工士の復習にも使える

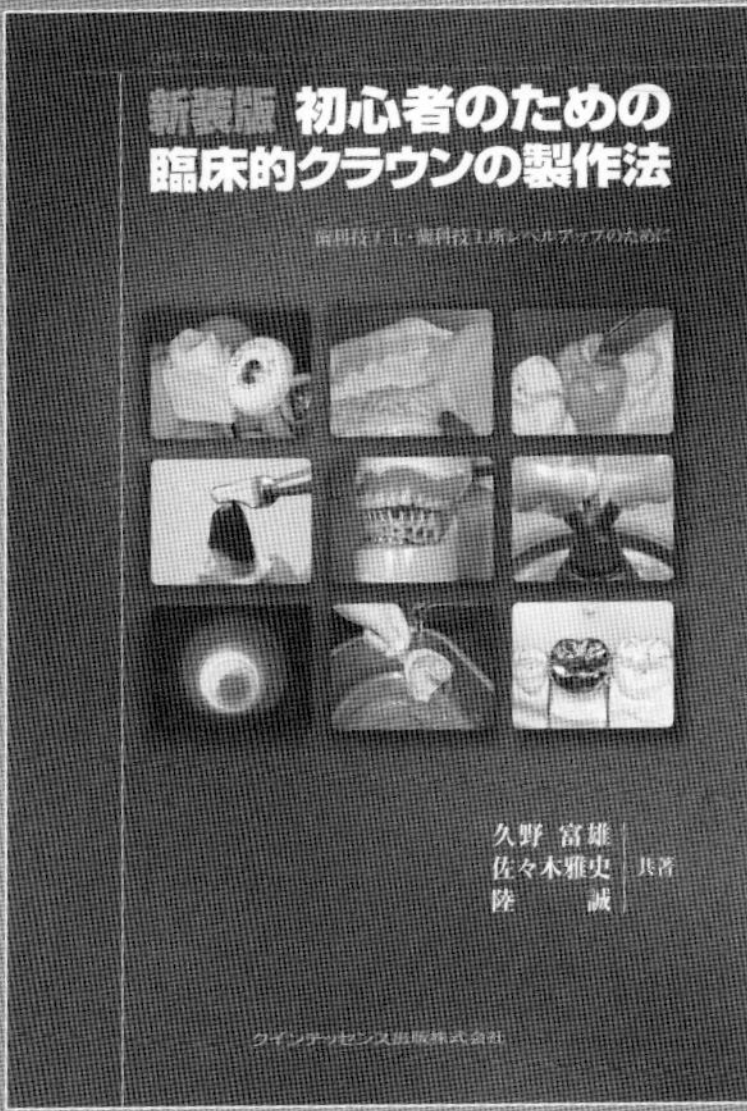

●わかるワックス・アップの理論！

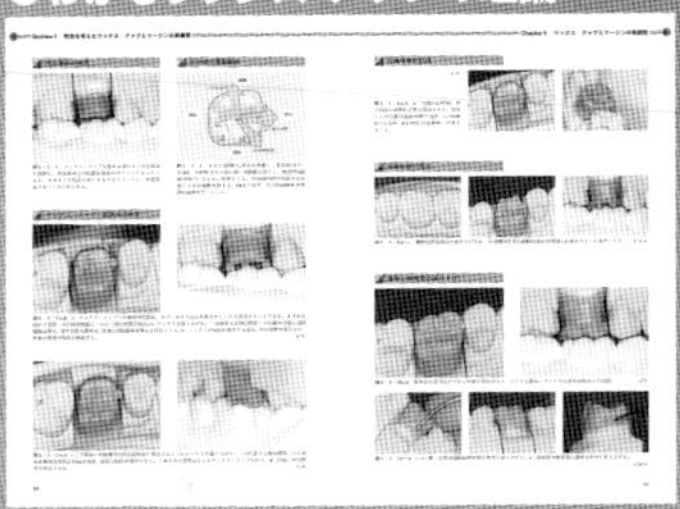

●効率的な作業用模型の製作！

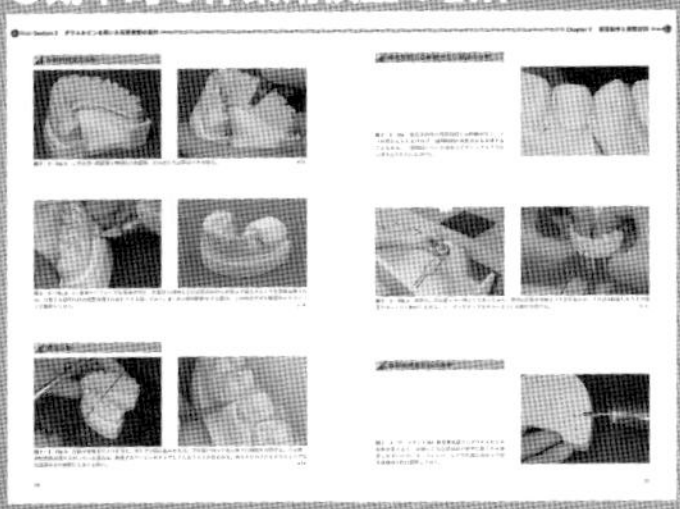

歯科技工士ならば誰もが通る道、メタルクラウンの製作法を「わかる理論」「伝わるテクニック」にこだわり、カラー写真で再現

CONTENTS

Chapter1　歯科医院から届いた印象の取り扱い方
Section1　印象の消毒・殺菌処置と材料・トレーの選択
Section2　感染予防対策と印象の確認・調整

Chapter2　模型製作と模型材料
Section1　giro FORMシステムを使用した作業用模型の製作
Section2　既製トレー・システムを使用した作業用模型の製作
Section3　ダウエルピンを用いた石膏模型の製作

Chapter3　模型のトリミング
Section1　giro FORMシステム模型のトリミング
Section2　間接法を用いた補綴物のためのトリミング
Section3　ダウエルピンを用いた分割復位式模型のトリミング

Chapter4　咬合器装着
Section1　ギルバッハ・システムを用いたフェイスボウ・トランスファー
Section2　Artex-AR咬合器への装着
Section3　口腔顎運動を意識した咬合器装着
Section4　平均値咬合器（デンタルホビー）を用いての咬合器装着

Chapter5　ワックス・アップとマージンの再調整
Section1　ヒーターインスツルメントを使用したワックス・アップ
Section2　中心窩の位置を押さえた理論的ワックス・アップ
Section3　咬合を考えたワックス・アップとマージンの再調整

Chapter6　鋳造1―スプルーイングから埋没まで―
Section1　材料と器具の管理に基づくスプルーイングと埋没
Section2　クルーシブルを利用したスプルーイングと埋没
Section3　ワックスパターンから考えるスプルーイングと埋没

Chapter7　鋳造2―金属の性質と鋳造から酸処理まで・遠心鋳造―
Section1　埋没材の特徴を考慮した掘り出しと酸処理時の注意
Section2　金属の性質から考える真空加圧鋳造
Section3　真空加圧鋳造機「キャスコム」を用いた鋳造
Section4　遠心鋳造機を用いた金属の溶融と埋没・鋳造

Chapter8　適合と咬合調整
Section1　適合の精度を向上させるクラウンの調整法
Section2　内・外面の適合と咬合調整

Chapter9　研磨・仕上げ・最終チェック
Section1　各種ポイント、バーを用いた研磨と最終チェック
Section2　研磨時の注意点と洗浄から納品まで

Chapter10　クラウン製作から始まるインプラント・審美技工物への道
Section1　インプラントの審美歯科技工に挑戦しよう
Section2　インプラント技工から見る将来の歯科技工

●サイズ：A4判　●176ページ　●定価：8,400円（本体8,000円・税5%）

クインテッセンス出版株式会社
〒113-0033　東京都文京区本郷3丁目2番6号　クイントハウスビル
TEL. 03-5842-2272（営業）　FAX. 03-5800-7592　http://www.quint-j.co.jp/　e-mail mb@quint-j.co.jp

「咬合理論」に基づく問題発見・問題解決能力を磨こう!

QUINT KICK-OFF LIBRARY

咬合に強くなる本

上巻・下巻
好評発売中
普光江　洋：著

それは日常臨床のなかで遭遇したある症例から始まった!
なぜ装着したばかりのセラミック冠が破折したのか?
臨床経験3年目の若手歯科医師「田中君」が直面した咬合の謎!
咬合とは何か?　ブラキシズムとは何か?　顎機能診断とは何か?
さあ、田中君とともに考えよう!

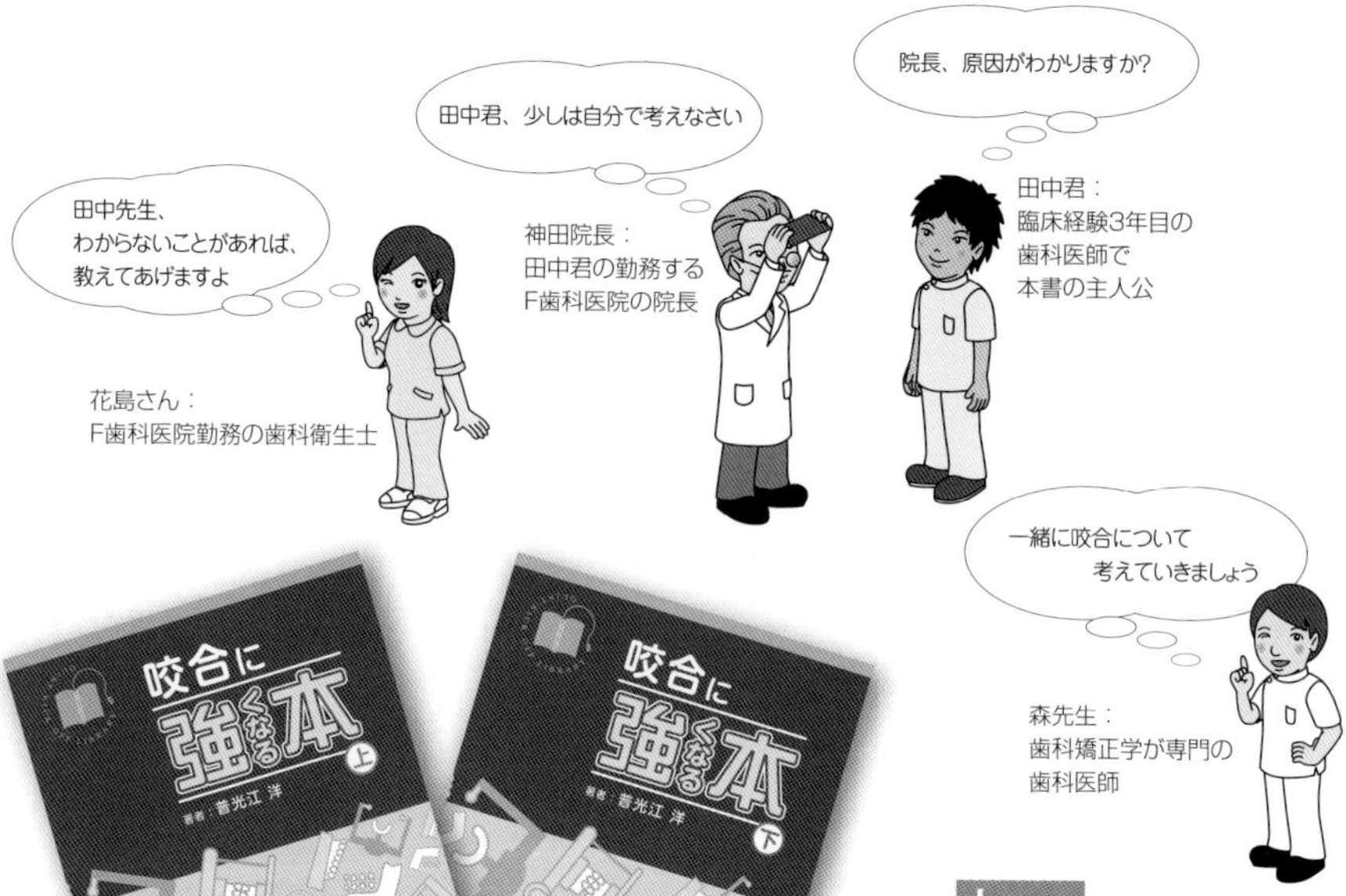
院長、原因がわかりますか?
田中君、少しは自分で考えなさい
田中先生、わからないことがあれば、教えてあげますよ
田中君：臨床経験3年目の歯科医師で本書の主人公
神田院長：田中君の勤務するF歯科医院の院長
花島さん：F歯科医院勤務の歯科衛生士
一緒に咬合について考えていきましょう
森先生：歯科矯正学が専門の歯科医師

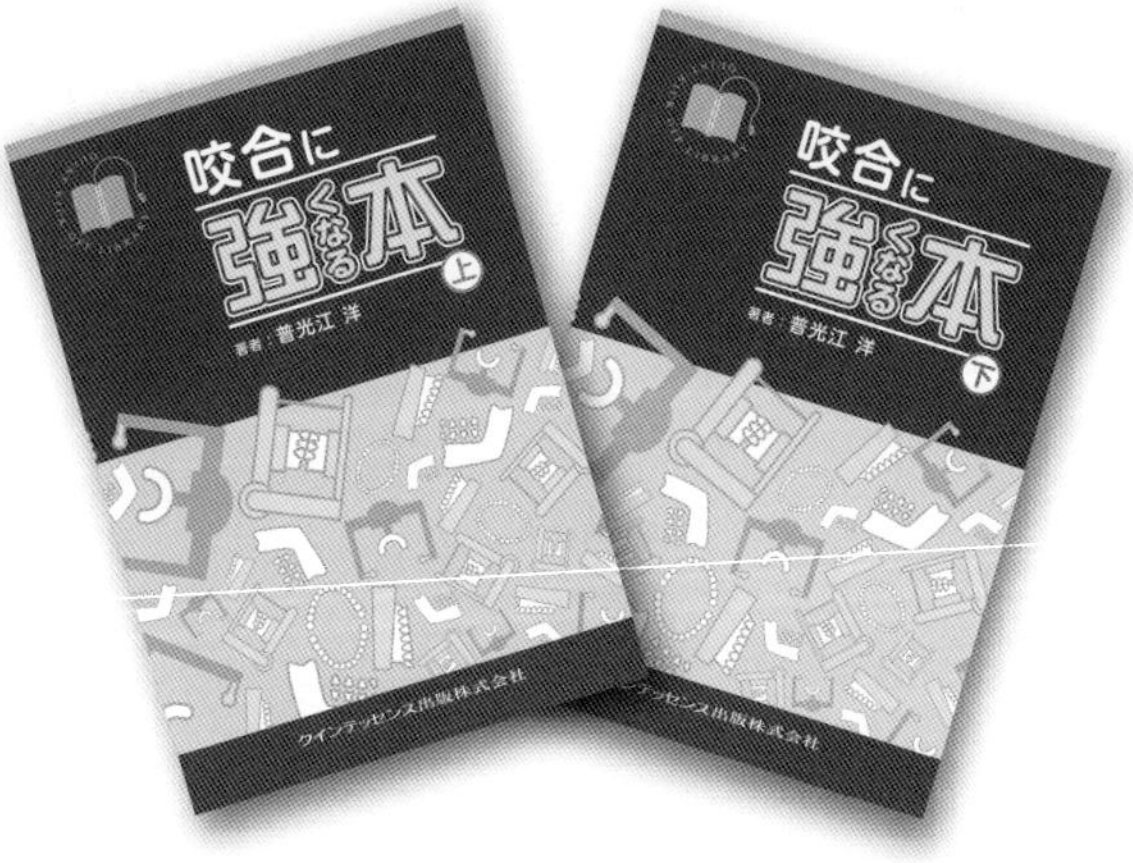
咬合に強くなる本 上
著者 普光江 洋
クインテッセンス出版株式会社
咬合に強くなる本 下
著者 普光江 洋
クインテッセンス出版株式会社

上巻・目次
プロローグ　セラミック冠はなぜ破折したのか?
第1部　基本的な咬合器の使い方
第2部　顎機能診断テクニックを身につけよう
第3部　セファロ分析に基づく診断

下巻・目次
第4部　セファロ分析から顎機能診断へ
第5部　診断から治療へ
エピローグ　はじめての学会発表

●サイズ:A5判　●上巻140ページ　●上巻定価:4,410円(本体4,200円・税5%)
●下巻148ページ　●下巻定価:4,515円(本体4,300円・税5%)

クインテッセンス出版株式会社
〒113-0033　東京都文京区本郷3丁目2番6号　クイントハウスビル
TEL. 03-5842-2272(営業)　FAX. 03-5800-7592　http://www.quint-j.co.jp/　e-mail mb@quint-j.co.jp